VIVIR BIEN

¡con poca grasa!

VIVIR BIEN
¡con poca grasa!

Aprenda estas técnicas fáciles para *perder peso*, tener *más energía* y *vitalidad* y disfrutar de una *vida más larga y saludable*

Robert K. Cooper, Ph.D.
con la colaboración de Leslie L. Cooper

Rodale Press, Inc.
Emmaus, Pennsylvania

Aviso

Este libro sólo debe utilizarse como volumen de referencia, y no como manual de medicina. La información que se ofrece en el mismo tiene el objetivo de ayudarle a tomar decisiones con conocimiento de causa acerca de su salud. No pretende sustituir ningún tratamiento que su médico le haya indicado. Si sospecha que tiene algún problema de salud, lo exhortamos a buscar ayuda de un médico competente.

Impreso en los Estados Unidos de Norteamérica en papel
reciclado y neutro

Editor de Prevention® Health Books en español: Abel Delgado
Traducción al español: Professional Translating Services, Luis A. de la Vega, Ph.D., Director, Miami
Diseñadora de la carátula: Debra Sfetsios y Lynn Barilla
Diseñador del libro: Christopher R. Neyen
Ilustradores: Mark Murphy y Michael Gellatly

ISBN 0–87596–445–1

Distribuido en las librerías por St. Martin's Press

6 8 10 9 7 5 carátula dura

Nuestro objetivo es demostrar que toda persona puede usar el poder de su cuerpo y de su mente para mejorar su vida. El mensaje en cada página de nuestros libros y revistas es: ¡Usted sí puede mejorar su vida!

Para Chris, Chelsea y Shanna, con nuestro amor y estímulo, deseándoles que gocen toda la vida de excelente salud y que vean realizados todos sus sueños

Índice

Segunda Parte: Sus diez Quemadores de Grasa

Reconocimientos

Queremos expresar nuestra especial gratitud a aquellas personas que nos proporcionaron apoyo profesional continuo en las investigaciones necesarias para este libro, así como en la redacción del mismo. Pat Corpora, presidente, y Bill Gottlieb, vicepresidente sénior y editor en jefe de Rodale Books, crearon y respaldaron desde el principio el concepto general de esta iniciativa Vivir Bien con Poca Grasa. Ed Claflin, redactor-gerente, trabajó largas horas prestando gran atención a la configuración del libro para la gama más amplia de lectores, y Jane Sherman dio orientaciones durante el tránsito del manuscrito por las últimas fases de edición.

Jennifer Haigh, escritora asociada de Rodale Health and Fitness Books, brindó asistencia detallada para establecer los más recientes fundamentos médicos y científicos a favor de una dieta baja en grasa —y nos ayudó a presentar y esclarecer los muchos beneficios para la salud que ofrece un programa de vida en que se ingiera menos grasa. Anita Small y Valerie Edwards-Paulik investigaron las referencias médicas y científicas, al igual que Lisa Schoppmann, nuestra asistente de investigaciones de la Biblioteca Médica de la Universidad de Michigan. Linda R. Yoakam, D.R., dirigió los análisis nutricionales de todas las recetas, y Linda Miller y Jean Rogers llevaron a cabo la supervisión editorial de la sección de recetas del libro. Cada cierto tiempo durante el proceso de redacción, otros miembros del personal de Rodale Books —Dudley

Jahnke, Lois Hazel, Linda Johns, Mary Lengle y Bernadette Sauerwine— nos ofrecieron su experiencia y estímulo.

Estamos profundamente agradecidos a los siguientes profesionales que, durante años, han influido en nuestra forma de pensar y han servido de inspiración a nuestros esfuerzos: Liz Applegate, Ph.D.; el doctor George L. Blackburn, Ph.D.; Steven N. Blair, P.E.D.; el doctor Harold H. Bloomfield; Kelly D. Brownell, Ph.D.; el doctor C. Wayne Callaway; Thomas F. Cash, Ph.D.; el doctor Kenneth H. Cooper; Ellington Darden, Ph.D.; el doctor Robert S. Eliot; William Evans, Ph.D.; el doctor Tom Ferguson; Peter Hauri, Ph.D.; el doctor Sheldon Saul Hendler, Ph.D.; el doctor William Hettler; Michael F. Jacobson, Ph.D.; el doctor Lawrence E. Lamb; Wayne C. Miller, Ph.D.; el doctor Martin Moore-Ede, Ph.D.; Joyce D. Nash, Ph.D.; Esther M. Orioli; el doctor Dean Ornish; James Perl, Ph.D.; Judith Rodin, Ph.D.; el doctor Irwin H. Rosenberg; Ernest Lawrence Rossi, Ph.D.; Bryant A. Stamford, Ph.D.; el doctor Robert E.T. Stark; el doctor Robert L. Swezey; Robert E. Thayer, Ph.D.; el doctor Art Ulene; el doctor Peter D. Vash; Wayne L. Westcott, Ph.D.; y el doctor Redford Williams.

Por último, queremos manifestarles nuestro agradecimiento a los muchos otros dedicados investigadores, educadores y especialistas en medicina interna de todo el mundo, quienes periódicamente hacen revelaciones vitales para la salud, y nos dan esperanzas con respecto a nuestro futuro colectivo y alas a nuestros sueños personales.

Sección de referencia

Nota del editor:
Dado que hay mucha variación regional en cuanto a los términos para distintas comidas entre los hispanohablantes, y también porque hay varios términos utilizados en este libro que no son muy comunes, hemos creado esta sección de referencia para los lectores. A la izquierda en letra oscura (negrita) verán el término empleado en este libro, luego una definición con sinónimos y su nombre en inglés. Si aún tiene dudas en cuanto a los términos usados en este libro, una sugerencia o algún comentario, sírvase escribirnos a la siguiente dirección: Rodale Press, Servicio al Lector, P.O. Box 6002, Emmaus, PA 18098-0602.

aceite de *canola*	Aceite derivado de la semilla de colza (*rapeseed* en inglés) bajo en grasas saturadas. Sinónimo: aceite de colza.
Activador	En este libro, su significado es información contenida en recuadros que aparecen en el texto, la cual describe de una manera fácil e inmediata cómo usted puede activar la quema de grasa corporal en su cuerpo; también incluye consejos sobre cómo usted puede adaptarse más fácilmente al programa Vivir Bien con Poca Grasa.
adobo	Una salsa utilizada para sazonar carne de res, de ave o pescado y así aumentarle el sabor. En inglés: *marinade.*
alubias	*Véase* **frijoles**.
alverjilla	*Véase* ***petits pois***.
arándano	Una baya azul de plantas oriundas de Norteamérica.
arándano agrio	Una baya roja de la misma familia que el arándano azul, utilizada en los Estados Unidos

para hacer una salsa. En inglés: *cranberry*.

arroz silvestre — Hierba acuática norteamericana muy cultivada por los indios norteamericanos. Es alta en proteína y carbohidratos. Muchos cocineros lo consideran un grano, pero en términos botánicos es una hierba. En inglés: *wild rice*.

arveja — *Véase* **chícharo**.

arvejilla — *Véase* ***petits pois***.

bagel — Panecillo en forma de rosca con un hueco en el centro. Se cocina en agua hirviente, luego se hornea. Se puede preparar con una gran variedad de sabores y normalmente se sirve con queso crema.

banana — *Véase* **plátano**.

banano fruto — *Véase* **plátano**.

batata — Este término se refiere a dos viandas distintas. Para algunos hispanos, es la vianda alargada de color naranja-amarilla conocida como "*sweet potato*" o "*yam*" en los Estados Unidos. Para otros, es una vianda roja y redondeada. Sinónimos: boniato, camote.

betabel — *Véase* **remolacha**.

betaraba — *Véase* **remolacha**.

biofeedback — Proceso mediante el cual se suministra una información individual (generalmente visual o auditiva) sobre el estado de una o más constantes vitales, como el ritmo cardíaco o las ondas cerebrales con el fin de controlar los procesos biológicos del cuerpo.

Bircher-Benner muesli — *Véase* ***muesli***.

bistec — Un pedazo de carne de res, que tiene varios nombres según el corte que se le hace. Sinónimos: churrasco, bife, biftec, filete. En inglés: *steak*.

bizcocho — *Véase* **torta**.

bocadillo — *Véase* **merienda**.

bok choy — Un tipo de repollo chino. Hay muchas variedades de este vegetal; el más popular tiene un tallo blanco y largo con hojas grandes de color verde oscuro. Tiene un sabor fresco y ligero, y requiere poca cocción.

boniato — Para algunos hispanos, este término describe una vianda de color naranja-amarilla llamada "*yam*" o "*sweet potato*". Para otros, es una vianda redonda y roja que se prepara sancochada.

brownie — Una torta cremosa de chocolate cortada en trozos cuadrados; a veces se rellena con nueces. Su nombre viene de su color marrón, "*brown*" en inglés.

cacahuate — Nuez que proviene de una hierba leguminosa. Se come en varias formas, tostada o hecha mantequilla. Sinónimos: cacahuete, maní. En inglés: *peanut*.

cacerola — Una comida horneada en un recipiente hondo tipo cacerola y que contiene papas o atún. Sinónimos: guisado, guiso, timbal. En inglés: *casserole*.

cake — *Véase* **torta**.

cambur — *Véase* **plátano**.

camote — Una vianda de color naranja-amarillo. Sinónimos: boniato, batata. En inglés: "*yam*" o "*sweet potato*".

cantaloup — Melón pequeño de corteza rugosa y pulpa anaranjada.

	Sinónimo: cantalupo. En inglés: *cantaloupe*.
cay	*Véase* **torta**.
champiñón	Variedad del *fungi* de la clase *Basidiomycetes*. Hay muchas variedades, entre ellas "*shiitake*" y el "*Italian brown*". Sinónimo: hongo. En inglés: *mushroom*.
chícharo	Una semilla verde de una planta leguminosa eurasiática. Sinónimos: arveja, guisante. En inglés: *pea*.
colín	*Véase* **palitos de pan**.
crutón	Trozo pequeño y cuadrado de pan utilizado como aderezo para ensaladas. Sinónimos: cuscurro, picatoste. En inglés: *crouton*.
cubiertas	Capa con que se recubre una torta (cake, bizcocho, queque). Sinónimos: capa, crema de adorno. En inglés: *topping*.
cuscurro	*Véase* **crutón**.
dip	Salsa que acompaña los diferentes bocaditos (como hojuelas o *chips*) que se sirven con el aperitivo o en una fiesta.
durazno	*Véase* **melocotón**.
ejotes	*Véase* **habichuelas verdes**.
fideos cabellos de ángel	Un tipo de pasta sumamente fino. Sinónimo: *capelli d'angelo*. En inglés: *angel hair pasta*.
focaccia	Un pan italiano plano y redondo. Es bajo en sal y se sazona con salvia.
frijoles	Una de las variedades de plantas con frutas en vaina del género *Phaselous*. Vienen en muchos colores: rojos, negros blancos, etc. Sinónimos: habichuelas, habas, alubias, judías, porotos. En inglés: *beans*.

frijoles *adzuki*	Frijoles secos del Japón de color marrón con una línea roja cerca del "ojo" y de sabor dulce.
frijoles colorados	Frijoles de color rojo. Sinónimos: porotos colorados, alubias rojas. En inglés: *kidney beans*.
frijoles de carita	Frijoles blancos con una manchita negra que parece una cara pequeña o un ojo. En inglés: *cowpeas, black-eyed peas*.
frijol de soya	Un tipo de frijol del Oriente que se emplea mucho en la cocina asiática. Sinónimos: semilla de soja, haba de soja, soja. En inglés: *soy bean*.
fudge	Un sirope blando hecho de mantequilla y azúcar de varios sabores, como vainilla, chocolate y arce.
granola	Una mezcla de copos de avena y otros ingredientes como azúcar moreno, pasas, cocos y nueces. Se prepara al horno y se sirve en pedazos o barras. En los Estados Unidos, suele comerse en el desayuno.
guineo	*Véase* **plátano**.
guisante	*Véase* **chícharo**.
guiso	Este término tiene variaciones regionales. Para algunos hispanos, se refiere a la comida horneada en un recipiente hondo, llamada *casserole* en inglés. Pero para otros, se refiere a una comida, por lo general carne o vegetales, que se cocina a una temperatura baja con poco líquido. Sinónimo: estofado. En inglés *stew*.
habas	*Véase* **frijoles**.

haba blanca	Un frijol plano, cultivado inicialmente en la ciudad de Lima, en Perú. Sinónimos: poroto blanco, judía blanca. En inglés: *lima bean*.
habichuelas	*Véase* **frijoles**.
habichuelas verdes	Frijoles verdes, largos y delgados que forman parte de la dieta típica de los Estados Unidos. Sinónimos: ejotes, habichuelas tiernas, judías verdes, porotos verdes. En inglés: *green beans*.
harina pastelera	Una harina fina y baja en gluten que se utiliza para hacer tortas y galletitas. En inglés: *pastry flour*.
hinojo	Un vegetal/especia que sabe a anís y que tiene muchas variantes. En inglés: *fennel*.
hoagie	Un tipo de sándwich hecho con pan italiano, queso, tomate, jamón, *salami*, *bologna*, mayonesa y aceite. También conocido como *submarine*, *sub*, o *hero*.
hojuela	Rebanadas pequeñas y delgadas de comida que se venden en bolsas grandes en los supermercados de los Estados Unidos. Hay varios tipos de hojuelas, como las de tortillas, las de papas fritas, o las de maíz. En inglés: *chips*.
hongo	*Véase* **champiñón**.
huachinango	*Véase* **pargo**.
judías	*Véase* **frijoles**.
judía blanca	*Véase* **haba blanca**.
liquid smoke	Un condimento típicamente utilizado en la cocina estadounidense para sazonar los platos de frijoles (habichuelas) y darles un sabor ahumado sin tener que usar ingredientes

	altos en grasa como jamón o tocino.
maní	*Véase* **cacahuate**.
melocotón	Fruta originaria de la China de color amarillo rojizo que tiene la piel velluda. Sinónimo: durazno. En inglés: *peach*.
merendar	Comerse una comida ligera entre las comidas principales del día, es decir, comerse una **merienda**.
merienda	Comida ligera entre las comidas principales del día, sin importar el contenido ni la hora. Según la definimos aquí, la merienda se puede comer por la mañana, por la tarde, o por la noche. Puede consistir de un sándwich, unas papitas fritas, o algo saludable como yogur bajo en grasa o galletitas de centeno integral. Sinónimos: refrigerio, bocadillo, bocadito, tentempié, botana. En inglés: *snack*.
muesli	Un tipo de cereal procedente de Suiza. Por lo general, consiste en una mezcla de avena, centeno, trigo, y cebada, más frutas secas y nueces.
muffin	Rollo de pan dulce hecho con huevos, y ocasionalmente con frutas, que se prepara horneado. A veces se le llama panqué o panquesito.
pacana	Nuez del nogal americano. En inglés: *pecan*.
palitos de pan	Pan servido en forma de palos. Sinónimos: colín, grisín, palitroques. En inglés: *breadstick*.
palomitas de maíz	Granos de maíz cocinados en aceite o a presión hasta que formen bolas blancas. Sinónimos: rositas de maíz, rosetas de

	maíz, copos de maíz, cotufa, canguil. En inglés: *popcorn.*
pargo	Pez rojo que vive en las aguas cálidas como las del Golfo de México, conocido por la calidad de su carne. Sinónimos: huachinango, chillo. En inglés: *red snapper*.
pasta *Bulgur*	Un tipo de pasta hecha de trigo *Bulgur*, un trigo integral del Medio Oriente que por lo general se encuentra en tiendas de productos naturales.
pastel	Masa de hojaldre horneada rellena de frutas en conserva. Es parte de la cocina típica de los Estados Unidos. Sinónimos: pai, pay y tarta. En inglés: *pie*.
petits pois	Chícharos (guisantes) frescos y tiernos, generalmente más pequeños que los demás chícharos. Sinónimos: alverjilla, guisante de olor, chícharo de olor. En inglés: *sweet pea*.
plancha	Un tipo de ejercicio que fortaleza el pecho, los brazos y los hombros. Sinónimo: lagartija. En inglés: *push-up*.
plátano (guineo)	Una fruta cuya cáscara es amarilla y que tiene una pulpa suave y dulce. Se cultiva principalmente en Sudamérica, y se come crudo o cocido. Sinónimos: guineo, banano fruto, banana, cambur. En inglés: *banana*.
plátano maduro	Es un plátano verde que ha madurado y tiene un color marrón. También se cocina frito, y tiene un sabor más dulce que el plátano verde. Sinónimos: guineo maduro. En inglés: *ripe plantain*.

plátano verde	Una fruta del mismo género que el plátano amarillo. Su cascara es verde, y tiene un contenido más alto de almidón (fécula) y azúcar que el plátano amarillo. Sinónimos: plátano macho. En inglés: *green plaintain.*
porotos	*Véase* **frijoles**.
poroto blanco	*Véase* **haba blanca**.
queque	*Véase* **torta**.
quinoa	Grano integral que se cultiva en países sudamericanos como Ecuador, Colombia, y Perú.
ratatouille	Un estofado (guiso) francés hecho de vegetales como berenjenas, tomates, pimientos verdes, cebollas y ajo, todos cocinados en aceite de oliva. Hay muchos variantes de este plato, y se puede comer caliente o frío.
remolacha	Raíz roja-morada de una planta frondosa. Sinónimos: betabel, betarraga. En inglés: *beet.*
repollo	Una planta cuyas hojas se agrupan en forma compacta y que se comen en distintas formas: hervidas, rellenas o crudas. Sinónimo: col. En inglés: *cabbage.*
restaurantes de comida rápida	Restaurantes que venden comidas preparadas al momento o comidas ya cocinadas, como *McDonald's*, *Wendy's* o *Kentucky Fried Chicken.*
sésamo	Una planta asiática cuyas semillas planas se utilizan para hacer aceites y galletitas. Sinónimo: ajonjolí. En inglés: *sesame.*
squash	Un vegetal cuya corteza es de color naranja y que se parece a la calabaza.

tempeh	Frijoles (habichuelas) de soya fermentados que se moldean en forma de "cuadrados" y que por lo general se cocinan a la parrilla; el *tempeh* es un alimento básico de Indonesia.
tienda de productos naturales	Una tienda que vende comidas orgánicas como granos integrales, pan de pita y otras comidas que se preparan sin agregarles conservantes químicos. Muchas de las comidas mencionadas en este libro están disponibles en estas tiendas. En inglés: *health food stores*.
toronja	Una fruta tropical de color amarillo. Sinónimo: pomelo. En inglés: *grapefruit*.
torta	Un postre horneado generalmente preparado con harina, mantequilla, edulcorante y huevos. Sinónimos: cay, cake, pastel, tarta, bizcocho, panqué, ponqué, queque. En inglés: *cake*.
wild rice	*Véase* **arroz silvestre**.
yam	Una vianda de color amarillo anaranjado. *Véase* **camote** o **boniato**.

Tiendas de productos naturales

Si usted no puede encontrar las comidas o productos que se mencionan en este libro en la tienda donde usted normalmente compra los víveres, podría tratar de conseguirlos en las siguientes tiendas de productos naturales, en inglés *health food stores*.

Aunque la lista no cubre por completo a los Estados Unidos y Puerto Rico, le debe de servir como punto de partida. Todas tienen por lo menos un empleado que habla español y también tienen la mayoría si no todos los productos recomendados en este libro. Si usted no vive cerca de ningunas de estas tiendas, le aconsejamos que busque en su guía telefónica bajo *health food stores* para encontrar una tienda que esté en su área.

Arizona
Maranatha Health Foods, 15830 N. 35th Avenue, Phoenix, AZ 85023
Aqua Vita, 3225 N. Los Altos Avenue, Tucson, AZ 85705

California
Consejería Naturista, 5036 Mission Street, San Francisco, CA 94112
Cuevas Health Foods, 429 S. Atlantic Boulevard, Los Angeles, CA 90022
Nature's Store House, 307 3rd Avenue, Chula Vista, CA 91910
La Sierra Natural Foods, 11550 Pierce Street, Riverside, CA 92505
Boney's Market Place, 510 W. 13th Avenue, Escondido, CA 92025
Kristina's Natural Ranch Market, 761 E. Barstow Avenue, Fresno, CA 93710
Health Food City, 3651 E. Foothill Boulevard, Pasadena, CA 91107
El Centro Naturista, 114 S. D Street, Madera, CA 93638
The Food Mill, 3033 MacArthur Boulevard, Oakland, CA 94602
M & B Ranch Market, 3019 Lincoln Avenue, San Diego, CA 92104
Sacramento Natural Foods Co-Op, 1900 Alhambra Boulevard, Sacramento, CA 95816
Heartland Health Foods, 4755-A Quail Lakes Drive, Stockton, CA 95207
Lassen's Health Foods, 3471 Saviers Road, Oxnard, CA 93033

Colorado
Wild Oats Market, 2260 E. Colfax Avenue, Denver, CO 80206
Alfalfa's Market, 201 University Boulevard, Denver, CO 80206

Connecticut
Centro de Nutrición y Terapias Naturales, 1946 Park Street, Hartford, CT 06105

Florida
Ansley's Natural Marketplace, 3936 W. Kennedy Boulevard, Tampa, FL 33609
Ansley's Natural Marketplace, 402 East Sly Avenue, Tampa, FL 33604
Natural Food Market, 1011 5th Street, Miami Beach, FL 33139
Natural Food Market, 9455 South Dixie Highway, Miami, FL 33156
La Colmena, 2901 SW 8th Street, #207, Miami, FL 33135
Discount Health Foods, 16501 NE 6th Avenue, North Miami Beach, FL 33162
Health Foods Plus, 676 W. 49th Street, Hialeah, FL 33012
Cooper City Health Foods, 9540 Griffin Road, Cooper City, FL 33328

Ilinois
La Artemisa Health Food, 3521 W. Fullerton Avenue, Chicago, IL 60647

Maryland
Village Market Natural Grocer, 7006 Reisterstown Road, Baltimore, MD 21215

Massachusetts
Centro de Nutrición y Terapias, 200 Essex Street, Lawrence, MA 01840
Centro de Nutrición y Terapias, 1789 Washington Street., Boston, MA 02118

Nevada
Wild Oats, 6720 W. Sahara Avenue, Las Vegas, NV 89102

New Jersey
Revé Health Food Store, 839 Elizabeth Avenue, Elizabeth, NJ 07201
Be-Vi Natural Food Center, 4005 Bergenline Avenue, Union City, NJ 07087
Nature's Horizon, 701 E. Landis Avenue, Vineland, NJ 08360

New Mexico
Co-op Market, 1300 S. El Paseo Street, Suite M, Las Cruces, NM 88001
La Montañita Food Co-op, 3500 Central Ave SE, Albuquerque, NM 87106

New York
Sano Health Food Center, 4065 Broadway, New York, NY 10032
Nature's Own Health Food Store, 1059 Flatbush Avenue, Brooklyn, NY 11226

Puerto Rico
Dieta Vital, GL 15 Campo Rico, Carolina, PR 00982
Family Health Food, 1668 Paraná El Cerezal, Río Piedras, PR 00926
Salud Health Food, 1350 Avenida Ashford, Condado, PR 00907
Descubra Health Foods, 75-8 Calle 24 Sierra, Bayamón, PR 00961

Texas
Whole Foods Market, 3715 Colony Drive, San Antonio TX 78230
El Paso Health Food Center, 2700 Montana Avenue, El Paso, TX 79903
Whole Foods Market, 2218 Greenville Avenue, Dallas, TX 75206
Seekers, 9336 Westview Drive, Houston, TX 77055
Sun Harvest Farms, 1440 Airline Road, Corpus Christi, TX 78412
Laredo Health Foods, 1218 Hidalgo Street, Laredo, TX 78040
Sun Harvest Farms, 2008 N. 10th Street, McAllen, TX 78501

Washington, D.C.
Hugo's Natural Foods Market, 3817 Livingston Street NW, Washington, DC 20015

Primera Parte

Elimine la grasa con habilidad, no con voluntad

La grasa no es algo que sólo se ve por fuera, sino que se vuelve parte de su vida, tal como se convierte en parte de sus células. Altera el funcionamiento de su cuerpo y puede dañar la capacidad inmunológica del organismo. Cuando usted empieza a vivir con poca grasa, sus células cambian —lo que significa que también cambian su cuerpo y su mente. Y al hacerlo, cambiará su vida.

Usted sabe, desde luego, que no es la única persona que se preocupa por el exceso de grasa. Si usted piensa como otros millones de personas, ya está listo para librarse de esta de una vez y por todas. Sin embargo, vale la pena tomarse unos minutos para considerar el problema que usted afronta. Por ejemplo:

- ¿Es usted una mujer mayor de 30 años que ha subido de peso cada vez que ha salido embarazada, y luego no puede bajar de peso?
- ¿Es usted un hombre mayor de 30 años que está preocupado porque se ha dado cuenta de que se le empieza a abultar el vientre o tiene un "salvavidas"?
- ¿Está trabajando horas extras, y encuentra que casi no le queda tiempo para hacer ejercicios?

- ¿Está preocupado por prevenir las enfermedades del corazón y el cáncer?
- ¿Lucha por su aspecto y desea sentirse más joven a medida que envejece?
- Si está ingiriendo demasiada comida alta en grasa, ¿sospecha que esto se debe al estrés?
- ¿Le gusta comer afuera, pero se siente "saboteado" por la cantidad de "grasa oculta" que contienen las comidas que sirven en los restaurantes?
- ¿Le resulta más difícil que nunca mantenerse en forma?
- ¿Se está "poniendo ancho" (los típicos "rollitos de grasa de la madurez"), y a pesar de que haga ejercicios para reducir el abdomen y pierda libras, aún se le nota?

Lo bueno es que, sea cual sea su caso o su lucha contra la grasa, el programa Vivir Bien con Poca Grasa es lo suficientemente práctico para adaptarse a su estilo de vida. Y este programa es universal: está orientado a las causas precisas más frecuentes de aumento de la grasa, y utiliza las estrategias más eficaces descubiertas por médicos y científicos de todo el mundo para quemar la grasa.

Capítulo uno

Queme la grasa con más facilidad

Primeramente, empecemos por reconocer que cada uno de nosotros está librando una batalla difícil contra sus propios procesos biológicos. Por ejemplo, usted tiene que enfrentarse a sus niveles diarios de estrés y de apetito. Estas dos fuerzas formidables hacen que las comidas altas en grasa nos resulten irresistibles, y que presentemos tanta resistencia a hacer ejercicios, que es posible que nos sintamos algo desanimados. Y si usted ha tratado valientemente de "matar de hambre" sus células adiposas saltando las comidas, o haciendo dietas durante semanas consecutivas, ya ha descubierto la verdad: que esto no funciona.

¿Por qué? Porque el cerebro y el cuerpo obedecen a un viejo impulso inherente de producir y almacenar grasa, el cual parece acelerarse con enloquecedora facilidad cada vez que usted intenta utilizar algunas de estas antiguas y bien intencionadas técnicas para bajar de peso. Si usted trata de reducir el consumo de calorías, buscar el tiempo para hacer ejercicios durante una hora y saltar comidas importantes como el desayuno, el almuerzo, o las meriendas entre las comidas principales, de veras no está perdiendo la grasa para siempre. Es muy simple, sólo está librando un combate contra la gordura que probablemente tenga que repetir.

Aunque las encuestas nacionales indican que hoy día millones de nosotros queremos perder grasa de forma permanente, simplemente no sucede, por lo que nos sentimos frustrados.

El programa Vivir Bien con Poca Grasa le ayudará a desentrañar, de una forma muy sencilla, dos misterios que desconciertan a la mayoría de las personas que tratan de combatir la grasa: cómo *"apagar"* los mecanismos del cuerpo que producen grasa y cómo *"prender"* los que la queman. A través de este libro, usted descubrirá nuevas formas prácticas de estar más saludable y de permanecer así. Descubrirá la manera de burlar sus antojos innatos de ingerir alimentos con mucha grasa, y podrá reducir —o eliminar— las viejas tendencias biológicas de su cuerpo de producir y almacenar grasa.

Al mismo tiempo, el programa le permitirá tener un mayor control "hora por hora" de su metabolismo, o sea, de los procesos quemadores de energía que ocurren en las células las 24 horas del día.

Usted aprenderá diversas técnicas prácticas y específicas para elevar su propio metabolismo de forma sana. Llegará a "dominar" las distintas maneras en que el cuerpo puede quemar calorías y producir la energía necesaria para llevar a cabo funciones esenciales. Y cuando usted active esos procesos metabólicos, activará un quemador de grasa. Es así de simple.

Elegir para eliminar

Si usted piensa que tiene la culpa de la grasa adicional que está en su cuerpo, es hora de que cambie de idea. No se culpe a sí mismo. La verdad es que tenemos demasiada grasa en el cuerpo porque los productores de grasa forman parte de nuestro estilo de vida, y los quemadores de grasa no.

En realidad, pocos de nosotros disponemos de los medios necesarios para ayudarnos a triunfar. Y es por eso que el programa Vivir Bien con Poca Grasa le ofrece medios en lugar de trucos.

Lo que hace falta para alcanzar el éxito es *habilidad*, no *voluntad*. Para combatir la grasa, usted no tiene que aprenderse un plan grandioso y complicado. Podrá elegir sus tácticas a partir de todo un menú de posibilidades.

Y para emplear su habilidad, le recomiendo pasos muy específicos, cada uno de los cuales se basa en sólidas teorías acerca de los procesos corporales —teorías sobre las que se realizan extensas investigaciones.

Usted puede llevar a cabo estos pasos de inmediato, en cualquier parte y a cualquier hora del día. Cada uno de ellos representa lo que los científicos llaman una habilidad de punto de accionamiento. Se trata de una pequeña decisión bien enfocada que requiere una toma de conciencia y el cálculo del momento preciso, más bien que una lucha de fuerza bruta. Y ninguno de estos pasos tiene nada que ver con privarse de algo.

Según los investigadores, no podemos lograr cambios personales permanentes con fijarnos metas muy elevadas. Es bueno tener tales metas, pero eso no es lo más importante. Lo que necesitamos es tomar decisiones en el momento oportuno. No importa cuán insignificante pueda parecer cada una de estas decisiones; en conjunto, constituyen la forma más poderosa de lograr resultados inmediatos y duraderos.

Grandes cambios paso a paso

Con el programa Vivir Bien con Poca Grasa, usted utilizará los poderes inherentes en el cerebro y el cuerpo para bajar de peso y mejorar su salud. El resultado será más vigor durante toda la vida y una sensación mucho mayor de bienestar. En cuanto empiece a poner en práctica este programa, descubrirá que se convierte fácilmente en parte natural de su vida. Pronto ni siquiera tendrá que pensarlo.

A diferencia de otros programas que usted pueda haber ensayado en el pasado, los pasos que recomiendo en el programa Vivir Bien con Poca Grasa se concentran en el punto crucial del problema: la forma en que el cerebro y el cuerpo ajustan la energía y el metabolismo en respuesta a las decisiones que usted tome.

Durante todo el día, desde que usted se despierta por la mañana hasta que se acuesta por la noche, se activan y desactivan mecanismos en el cuerpo que producen grasa o la queman.

Esto no sucede solamente a las horas de las comidas, ni durante las sesiones formales de ejercicios, sino todo el día y todos los días.

Y ello incluye este momento.

Pues, sí; sépalo o no, ahora mismo, usted está enviando indicios o "señales" específicas a miles de millones de células del cuerpo, y les está ordenando una de estas dos cosas: que fabrique y almacene más grasa corporal, o que queme más grasa para convertirla en energía y en procesos curativos.

¿Cuál de estas elige usted? Mientras lee estas palabras, ¿está usted sentado o acostado? ¿A qué hora comió por última vez? Específicamente, ¿qué hará durante los próximos diez minutos?

Sus decisiones no son pasivas. Usted está tomando decisiones activas.

Para que usted pueda aprender cómo prender los quemadores de grasa que existen en su cuerpo, le aconsejo que ponga en práctica los "Activadores" que encontrará en todo este libro. Cada uno de estos "Activadores" describe una técnica para quemar más grasa de forma fácil e inmediata. ¿Quiere un ejemplo? Pues lea la información sobre el "Activador" que aparece en la página 6. Pero leer esta información es solamente el primer paso. Después, usted tiene que activarse, poniendo en práctica esa técnica para quemar la grasa. No le va a tomar mucho tiempo, y si usted prende cada "Activador" mientras lee este libro, adquirirá hábitos (y habilidades) que pueden cambiar su vida.

Activador

HABILIDAD
NO
VOLUNTAD

¿Hay hielo en su refrigerador? ¿Tiene un vaso cerca? Usted dispone de todo lo que necesita para activar un quemador de grasa ahora mismo.

Saque un poco de hielo del refrigerador, póngalo en un vaso y llene el vaso de agua fría. Mientras lee el resto de este capítulo, haga una pausa cada cierto tiempo para beber un poco.

Aunque esta acción le parezca sencilla, su cuerpo está respondiendo en dos formas muy importantes. En primer lugar, está empleando cierta cantidad de energía adicional en calentar el agua helada. Y en segundo lugar, cada vez que bebe un líquido, contribuye a "engañar" al estómago para que crea que está lleno. Esto, desde luego, mitiga instantáneamente el apetito.

Descubrirá más información sobre el poder que ejerce mantenerse hidratado, cuando lea acerca del Quemador de Grasa Nº 3 (página 105). Pero en este momento, haga una pausa y busque ese vaso de agua antes de seguir.

¿Por qué decimos "habilidad no voluntad"?

Según los resultados de más de 50 estudios en los que participaron más de 30.000 sujetos, un cambio personal eficaz depende de que las cosas se hagan de forma adecuada en los momentos adecuados.

La revisión de más de 80 artículos investigativos indicó que uno de los elementos principales de un cambio personal exitoso es la percepción del control, la sensación de que usted puede manejar los pasos requeridos. Según uno de los principales equipos de investigación, "las personas que sólo confían en su fuerza de voluntad tienden a fracasar". Por esta razón, el programa de Vivir Bien con Poca Grasa se basa en la habilidad, no en la voluntad.

Por supuesto, cuando usted adquiere nuevas habilidades, es más probable que se habitúe a utilizarlas si entiende por qué resultan tan eficaces. Las habilidades para vivir con poca grasa no se diferencian de estas. ¿Qué le sucede a su cuerpo cuando usted apaga los productores de grasa y prende los quemadores de grasa? ¿Por qué algunas veces sus células almacenan grasa, y otras veces la eliminan? ¿Por qué debe tener cuidado al consumir tanto los carbohidratos como la grasa? ¿Y por qué debe vigilar también la cantidad de calorías que ingiere?

No sería sorprendente que, si usted ha confiado anteriormente en la fuerza de voluntad, no sepa las respuestas a estas preguntas. Cuando confiamos en nuestra fuerza de voluntad, es más probable que nos pongamos a prueba, diciendo constantemente cosas como: "Si sólo pudiera saltar esta comida o dejar de tener este antojo, me demostraré a mí mismo que puedo hacerlo, y eso me ayudará a disminuir la grasa de mi dieta y a eliminar la grasa del cuerpo para siempre".

Pero a su cuerpo realmente no le importa si gana o pierde en las batallas que usted libre con su voluntad. De hecho, si se enfrasca en una lucha diaria de poder en contra de su voluntad, es posible que su cuerpo esté esperando que usted se rinda, y que, por el contrario, les preste atención a los productores de grasa en vez de los quemadores.

Tampoco tiene sentido concentrarse en un aspecto del proceso para quemar grasa a expensas de otro. ¿Por qué combatir la grasa yéndose por la tangente con un programa que sólo se base en los ejercicios o sólo en la nutrición? Y, sin embargo, eso es precisamente lo que muchas personas hacen. Según un estudio, la mayoría de las personas que vigilan su dieta permanecen físicamente inactivas. En cambio, muchas personas que se concentran en los ejercicios sencillamente no prestan atención a la necesidad de ingerir comidas y meriendas sanas y bajas en grasa.

Si usted ingiere ciertos alimentos, hace ejercicios de formas específicas, y descansa y se levanta siguiendo determinados patrones, usted programa automáticamente a su cuerpo de manera eficiente y receptiva para que queme más grasa, en lugar de producirla o almacenarla. Cuando entienda este programa, dejará de considerar el éxito o el fracaso en términos de bajar o subir de peso, de comer demasiado o muy poco, de llenarse de comida o de morirse de hambre. De hecho, nunca tendrá que usar esas palabras otra vez.

Cocine bien y con poca grasa

El programa Vivir Bien con Poca Grasa le ayudará a asegurarse de que no se incorpore a un programa en que aumente y baje de peso constantemente. Los principios que este libro contiene (y que contiene el programa) se basan en teorías que se han desarrollado a partir de una amplia gama de las más recientes investigaciones, las cuales abarcan no sólo la medicina y la nutrición, sino también la ciencia de los ejercicios, la psicología, la cronobiología (la influencia de los biorritmos diarios en el cuerpo y el cerebro), los patrones de sueño, la neurociencia, los factores ambientales, la dinámica del estrés y muchas otras disciplinas.

Conjuntamente con las demás habilidades necesarias para vivir con poca grasa, es esencial adquirir habilidades para cocinar del mismo modo. Aunque sea o no sea usted la persona que cocine en su casa, debe saber cómo aprovisionar su despensa con deliciosos alimentos bajos en grasa, cómo preparar comida con poca grasa que les gusten a todos los miembros de su familia, y cómo consultar un menú para elegir platos que no contengan grasa cuando cene afuera.

Las técnicas para cocinar con poca grasa no son complicadas, pero es fundamental aprenderlas. Compre alimentos adecuados, sustituya los ingredientes altos en grasa por otros que sean sanos y contengan poca grasa, mida las porciones que sirva y no se deje seducir por los establecimientos donde vendan comida rápida. Además, usted necesita que sus comidas bajas en grasa incluyan una gran variedad de frutas, vegetales, granos y otros ingredientes ricos en nutrientes. Estos alimentos contribuyen a que sus platos tengan un rico sabor, de manera que cada comida resulte una experiencia agradable.

En la Tercera y Cuarta partes de este libro, usted encontrará información sobre las habilidades que necesita para dominar un programa completo de cocina baja en grasa. Una guía práctica le ayudará a comprar e ingerir alimentos bajos en grasa, ya sea que vaya a comer en casa o afuera, junto con una gran cantidad de recetas para poner en práctica el plan de "3 más 4" de poca grasa —comidas, meriendas y postres bajos en grasa confeccionados a partir de platos favoritos, y que ofrecen una amplia variedad de nuevos sabores.

Lo mejor de todo es que descubrirá que no es nada complicado hacer el cambio a la cocina baja en grasa. Usted verá que lo único que le hará falta es tener algunos utensilios de cocina adicionales y conocer algunas técnicas básicas para cocinar con poca grasa, las cuales se aprenden con facilidad.

De hecho, comprar alimentos bajos en grasa, prepararlos y cocinarlos constituye uno de los pasatiempos más gratos que pueda descubrir. En lugar de dejar de comer —el callejón sin salida de tantas dietas restringidas cuya popularidad pertenece al pasado— comer con poca grasa le permite saborear comidas deliciosas. Una vez que haya probado algunas de estas recetas y experimente un mayor número de sabores con menos grasa, comerá tan bien y lo disfrutará tanto, que no querrá volver al pasado.

Pruebas a nivel personal

El programa que usted descubrirá en las próximas páginas es el que he seguido con mi propia familia por más de doce años, y lo he compartido con mis compañeros profesionales, así como con muchos amigos. Cada aspecto de este programa se basa en investigaciones científicas o médicas, o bien en consejos de los especialistas.

Le atribuyo a este programa que se hayan producido cambios radicales en mi propia vida, mejorando mi salud, mis condiciones físicas y mis niveles de eficiencia en cuanto a energía y trabajo. Durante la pasada década, este programa ha transformado los esfuerzos de mi familia por controlar el peso en algo que resulta sorprendentemente fácil y automático, en un plan que, de hecho, se ocupa de sí mismo, sin que haya que pensarlo dos veces.

Mi esposa Leslie ha obtenido beneficios duraderos con este programa. Mientras desarrollábamos el programa Vivir Bien con Poca Grasa, fue perdiendo de forma continua el exceso de grasa corporal —hasta tal punto que gradualmente pasó desde la talla 12, en 1984, a la talla 5 (su talla normal) sólo dos años después. Incluso después de sus embarazos en 1990 y 1993, recuperó su peso y figura normales —y, lo que es más importante, su vigor y su nivel de energía. Desde que convertimos este programa en parte permanente de nuestro estilo de vida, ha mantenido su peso y energía —y todavía usa la talla 5.

Todas las recetas que encontrará en la Cuarta Parte fueron creadas por Leslie en nuestra propia cocina. A nosotros nos gustan todas, y también les encantan a nuestros hijos —incluyendo el de 16 años, que es muy fastidioso para la comida, y la de 5 años, que es aún más selectiva. (*Nota:* También tenemos una niña de 2 años, pero ella no está lista todavía para comer con poca grasa. Los expertos en nutrición tienen el criterio de que los niños menores de 2 años no deben tener una dieta muy baja en grasa.) La ventaja de hacer pruebas familiares en la propia casa es que todas estas meriendas y comidas han sido probadas y modificadas cada vez que resulte necesario por "críticos" muy exigentes.

Pues, las comidas que encontrará en este libro no sólo contienen poca grasa, sino que también son deliciosas. Y casi todas se pueden preparar rápidamente.

Capítulo dos

Los beneficios de vivir con poca grasa

Reducir el contenido de grasa de su dieta e incluir más alimentos nutritivos, tales como frutas y vegetales, conlleva beneficios tanto a corto como a largo plazo. Una vez que usted logre vivir con poca grasa, la calidad de su vida mejorará de inmediato. Su estado de ánimo también mejorará, sus facturas de víveres disminuirán, y usted se sentirá más alerta y con más energías.

Algunos de los beneficios de vivir con poca grasa son resultado de la pérdida de peso. Menos grasa en su dieta significa menos grasa en su cuerpo. Si usted tiene sobrepeso, comer con poca grasa y de forma sensata, combinado con un ejercicio regular, constituye un modo natural de perder peso de manera permanente sin pasar hambre ni sentirse privado u obsesionado por el deseo de comer. Una vez que ponga en práctica el programa Vivir Bien con Poca Grasa, podrá dejar de preocuparse por el peso y empezar a disfrutar de los beneficios de un cuerpo esbelto y saludable.

Estos son algunos de los beneficios confirmados por los estudios más recientes.

- Aumento de la autoestima
- Menos dolor en las articulaciones
- Reducción del nivel de colesterol y de la presión arterial
- Menor riesgo de padecer de gota, várices y lesiones relacionadas con el trabajo, como el síndrome del túnel carpiano
- Menor riesgo de sufrir ataques cardíacos, ataques de apoplejía, diabetes y cáncer —cuatro de las diez principales causas de muerte en los Estados Unidos

Pero la pérdida de peso no es la única razón para reducir el contenido de grasa de su dieta. Incluso si su peso es normal, seguir una dieta baja en grasa disminuirá el riesgo de padecer enfermedades graves. Igualmente puede disminuir los dolores de espalda, y también fortalecer su sistema inmunológico para que lo defienda contra los resfriados y ayudarlo a recuperarse de cualquier lesión. Y puesto que los buenos hábitos en el comer se adquieren con tanta facilidad como los malos, su pareja y sus hijos se beneficiarán con el ejemplo que usted les dé. Enseñarles hábitos sanos a los miembros de su familia constituye una sólida inversión en la salud de estos en el futuro —lo que redundará en beneficios para todos durante el resto de sus vidas.

Perder peso: una obsesión general

Conocer los beneficios de vivir con poca grasa es una cosa, pero ponerlos en práctica es otra —es una batalla donde muchos de nosotros, por lo general, llevamos las de perder. Wayne Miller, Ph.D., director de la Clínica de Pérdida de Peso de la Universidad de Indiana en Bloomington, dice que hace diez años, el 25 por ciento de la población norteamericana tenía sobrepeso. Hoy día, el 33 por ciento de los norteamericanos tiene sobrepeso, y esa cifra sigue aumentando. Entre los latinos, según las estadísticas de la Asociación del Corazón de los Estados Unidos, el 31 por ciento de los hombres latinos y el 40 por ciento de las mujeres latinas en los Estados Unidos tienen sobrepeso.

La obesidad es un problema complejo en el que intervienen elementos genéticos, psicológicos y de conducta, por lo que no existe una explicación fácil de los motivos por los cuales tantas personas no parecen ser capaces de librarse del exceso de peso. Muchos de nosotros damos por sentado que las personas obesas simplemente comen demasiado, pero los estudios demuestran que las personas que tienen sobrepeso, como grupo, no comen más que las delgadas, sino de forma diferente. Las personas delgadas obtienen la mayor parte de las calorías de los carbohidratos y de las proteínas magras. Las personas con sobrepeso obtienen la mayor parte de las calorías de la grasa.

Esta diferencia clave es uno de los factores principales que explican la razón por la que algunas personas tienen que luchar contra el exceso de peso, mientras que otras se mantienen delgadas con poco esfuerzo. El doctor Miller plantea que la grasa que contiene la dieta tiene la mayor probabilidad de convertirse en grasa corporal. Y agrega: "Desde hace mucho tiempo sabemos que hay algo en la grasa dietética que simplemente estimula el almacenamiento de grasa en el cuerpo."

Ese "algo" es la tendencia natural del cuerpo de almacenar calorías grasas en el vientre o en las caderas en vez de quemarlas para producir energía. Los investigadores saben que el cuerpo almacena más fácilmente la grasa que los carbohidratos o las proteínas. "Almacenar grasa es un proceso que requiere poca energía", expresa el doctor Miller. "Se ha calculado que, para almacenar la grasa, quemamos alrededor del 3 al 5 por ciento de las calorías que contiene, mientras que en los carbohidratos quemamos entre el 25 y el 27 por ciento al almacenarlos."

Comidas que queman más calorías

La sustitución de carbohidratos o proteínas por grasa también tiene un efecto profundo sobre su metabolismo. Cada vez que usted come, hace que se inicie el Efecto Térmico de los Alimentos (ETA) —un aumento temporal del metabolismo que le ayuda a digerir y absorber mejor sus nutrientes.

El ETA alcanza un alto nivel después de que usted ingiere una comida o merienda con muchos carbohidratos complejos y una cantidad moderada de proteínas, siendo mucho más bajo después de una comida alta en grasa. Por ese motivo, muchos científicos consideran que los carbohidratos complejos y las proteínas son alimentos que "generan calor". Al ingerir esos alimentos "más calientes" usted quemará más calorías, según explica el doctor Elliot Danforth, director de Investigaciones Clínicas de la Escuela de Medicina de la Universidad de Vermont en Burlington.

En lo concerniente al metabolismo, comer una merienda alta en carbohidratos es como echar una carga de hojas secas a una hoguera: la llama se alza de pronto y consume el combustible en forma rápida y eficiente. Si usted ingiere una merienda alta en grasa, es como si utilizara leña mojada: el fuego tiene que hacer un gran esfuerzo para quemarla, y usted termina por producir más humo que calor.

Si ingiere día tras día comidas bajas en grasa, el hecho de quemar calorías adicionales puede traducirse en una pérdida de peso que será lenta, pero significativa. De hecho, algunos investigadores opinan que al cambiar una dieta con un 40 por ciento de calorías procedentes de grasa (el promedio actual entre los estadounidenses) por una dieta con un 20 a un 25 por ciento de grasa, una persona activa normal puede perder grasa del cuerpo sin tener que reducir la cantidad total de calorías.

Comer y vivir bien

Esto nos lleva a conocer la mayor ventaja que aporta el programa Vivir Bien con Poca Grasa: a diferencia de las dietas rigurosas, esta es una estrategia que usted podrá continuar toda la vida.

En un estudio realizado en la Universidad de Minnesota, en Minneapolis, se comparó cómo bajaban de peso dos grupos de mujeres con sobrepeso. Un grupo siguió una dieta baja en calorías de 1.200 calorías diarias con menos de 40 gramos de grasa. Las mujeres del otro grupo podían comer todo lo que querían —siempre y cuando mantuvieran su consumo de grasa por debajo de 20 gramos diarios. Después de seis meses en ese plan, ambos grupos perdieron la misma cantidad de peso, pero las mujeres que ingirieron menos grasa tenían más energías y se sentían más satisfechas con su alimentación que las que redujeron las calorías.

Los "transportadores" de colesterol

El colesterol total, la cantidad total de colesterol que contiene la sangre, cuando es alto aumenta el riesgo de las enfermedades cardíacas y de los ataques de apoplejía. Pero, en realidad, el riesgo que usted corre depende en gran medida del tipo de "transportadores" de la sangre —llamados "lipoproteínas"— que hacen circular el colesterol por el cuerpo. Existen tres tipos principales de lipoproteínas.

LAD (Lipoproteína de Alta Densidad). Con frecuencia se le llama "colesterol bueno", y es el tipo de lipoproteína que brinda protección. En realidad, extrae el colesterol de las arterías coronarias y lo transporta a otra parte. En general, mientras más alto usted tenga el nivel de LAD, mejor protegido estará contra las enfermedades del corazón.

LBD (Lipoproteína de Baja Densidad). Este tipo es considerado, generalmente, el principal culpable de las enfermedades del corazón. Al unirse a otras sustancias químicas que transporta la sangre, la LBD se adhiere a las paredes de las arterias coronarias, especialmente las que están más cerca del corazón, contribuyendo a la formación de una compleja sustancia llamada ateroma, la cual obstruye las arterias. Mientras más alto sea el nivel de LBD, mayor será el riesgo de padecer enfermedades del corazón.

LMBD (Lipoproteína de Muy Baja Densidad). Este tipo de colesterol es fabricado por el hígado para transportar diversas sustancias grasas a través del cuerpo. Estas sustancias incluyen los triglicéridos, que son los ácidos grasos libres que se combinan en grupos de a tres, y se almacenan en el cuerpo en forma de grasa. El LMBD también transporta LBD. Mientras más alto sea el nivel de LMBD, mayor cantidad de LBD podrá producir el hígado. Por lo tanto, el LMBD contribuye, directa o indirectamente, a transportar y almacenar la grasa, así como a la producción de colesterol "malo".

Un nivel ideal de colesterol total en suero es de 200 miligramos por decilitro. No obstante, algunos estudios indican que mientras más bajo, mejor será. El nivel ideal de colesterol total para el promedio de los adultos fluctúa entre 180 y 190 miligramos por decilitro.

Actualmente se considera que la cifra más importante es la proporción del colesterol total con la LAD —y las proporciones "seguras" son diferentes para hombres y mujeres. La proporción recomendada es de menos de 4,6 para el hombre y 4,0 para la mujer. También se ha señalado que un menor nivel de colesterol en el suero puede reducir el riesgo de desarrollar cáncer colorrectal.

Aún más: cuando los investigadores contactaron a las mujeres un año después, las que comían con poca grasa habían dejado de engordar un 50 por ciento menos en comparación con las que reducían las calorías.

"Las mujeres que continuaban la dieta baja en grasa se sentían más satisfechas con su calidad de vida que las mujeres con una dieta que limitaba el consumo de calorías", dice Meena Shah, Ph.D., investigadora asociada del Centro de Nutrición Humana de la Universidad de Texas, en Dallas, y una de las autoras del estudio. "Una dieta baja en grasa no es una excusa para comer en exceso, pero permite comer más, especialmente si usted se concentra en los carbohidratos complejos, como son las frutas, los vegetales y los cereales integrales."

También resulta ser muy importante no aumentar el total de calorías, como usted podrá comprobarlo cuando examinemos algunos Productores de Grasa. Pero no hay forma alguna de que usted pierda grasa y no la recupere si utiliza el conteo de calorías —como la gente hacía en los antiguos planes de dieta. Sólo se puede lograr la pérdida de grasa corporal si controla el consumo de grasa en su alimentación. Además, las personas que ingieren poca grasa tienen menos probabilidades de sentirse hambrientas e insatisfechas que las personas que simplemente reducen las calorías; también es menos probable que se frustren y se den por vencidas.

No sea como la marea

Con una dieta baja en grasa, usted evitará también el error de caer en ciclos de altibajos —hacer dieta y bajar de peso sólo para recuperarlo en pocos meses. Además de la carga emocional que produce la preocupación constante por el peso, los ciclos de altibajos tienen otra desventaja oculta: las investigaciones indican que las personas que bajan de peso continuamente sólo para recuperarlo después, en realidad almacenan más grasa abdominal que las personas que llegan a determinado peso y se mantienen en el mismo.

Desde cualquier ángulo que se mire, un exceso de grasa abdominal no es nada bueno. Un vientre protuberante, además de ser poco atractivo, es peligroso. Los expertos en la materia saben que un vientre protuberante en forma de "salvavidas" es mucho más riesgoso que la grasa que se almacena en las caderas o en los muslos: está más relacionada con un mayor riesgo de contraer diabetes, enfermedades del corazón y cáncer.

Y según las investigaciones, es posible que la grasa abdominal produzca otros efectos en la salud que los científicos aún no conocen. Al parecer, el vientre abultado está relacionado con un mayor riesgo de cálculos biliares, mientras que la grasa de las caderas y de los muslos no es un factor tan importante. Algunos estudios incluso sugieren que un exceso de grasa abdominal podría estar relacionado con la infertilidad en la mujer.

Si alguna vez usted ha pasado hambre al imponerse una dieta muy baja en calorías, hallará que vivir con poca grasa es mucho menos difícil. Y he aquí otra buena noticia: cada vez es más fácil vivir con poca grasa. Las investigaciones indican que una vez que reduzca la grasa en su dieta durante varios meses, usted y otros miembros de su familia posiblemente le perderán el gusto a la grasa. Más de la mitad de las mujeres que participaron en un estudio manifestaron que habían empezado a perder el gusto por la grasa, y casi las dos terceras partes dijeron que, tras ingerir un menú bajo en grasa durante algunos meses, se sentían mal físicamente si comían alimentos altos en grasa.

Lucha y fortaleza

Hasta ahora nos hemos concentrado en la forma en que vivir con poca grasa puede mejorar la vida y la salud, ayudándole a bajar de peso. Pero, ¿qué sucede si usted no está pasado de peso? ¿Existe algún motivo para renunciar a una dieta alta en grasa si usted ya ha alcanzado el peso correcto?

La respuesta es un "sí" bien enfático. Incluso si usted es una de las pocas personas afortunadas que pueden mantenerse esbeltas aunque ingieran comidas rebosantes de grasa, es posible que su cuerpo no tenga un aspecto tan hermoso por dentro como por fuera. Aunque su peso sea el normal, una dieta continua a base de alimentos altos en grasa es inevitable que le haga daño a la larga, debilitando el sistema inmunológico y aumentando el riesgo de tener problemas de salud, desde impotencia y cálculos hepáticos, hasta enfermedades del corazón y cáncer.

Las investigaciones indican que una dieta baja en grasa aumenta el número de glóbulos blancos (leucocitos) que combaten las enfermedades y que constituyen su primera línea de defensa contra las infecciones. Debido tal vez a las ventajas de este sistema inmunológico, las personas que consumen menos grasa son menos propensas a ciertos tipos de cáncer.

Los estudios sugieren, además, que comer con poca grasa puede prevenir los cálculos biliares, las partículas parecidas a guijarros que se forman en la vesícula biliar, un órgano en forma de pera que se encuentra debajo del hígado. Los cálculos biliares son más frecuentes en hombres y mujeres de más de 35 años de edad, y pueden producir hepatitis y fuertes dolores abdominales si salen de la vesícula biliar —un problema grave que a menudo requiere una intervención quirúrgica.

Una dieta baja en grasa puede ser incluso un arma en la lucha contra la osteoporosis, la enfermedad de los "huesos frágiles", la cual incapacita a miles de personas de edad avanzada cada año. Los resultados son prematuros, pero un estudio indica que las mujeres que ingieren poca grasa son menos propensas a las fracturas de huesos que las que ingieren grasa.

Existen incluso algunas evidencias de que una dieta baja en grasa puede reducir la gravedad de las complicaciones relacionadas con la esclerosis múltiple.

Asuntos del corazón

Quizás el beneficio mejor conocido de una dieta con poca grasa es el efecto que produce en el corazón y los vasos sanguíneos. Según el Departamento de Salud y Servicios Humanos de los Estados Unidos y el Centro Nacional de Estadísticas de Salud, las enfermedades del corazón son la primera causa de muerte entre los latinos que residen en los Estados Unidos, tanto hombres como mujeres. ¿Cuántas veces ha oído usted decir que alguien sufrió "de repente un ataque al corazón"?

Lo irónico es, desde luego, que la mayoría de los ataques al corazón son el resultado de cambios graduales que se van desarrollando en el sistema circulatorio a través de muchos años. Estos cambios incluyen la arteriosclerosis, que es un endurecimiento y engrosamiento gradual de las arterias debido a la acumulación de ateroma, una sustancia grasa y cerosa que se acumula durante años de vida sedentaria y una alimentación deficiente. El ateroma restringe el flujo de la sangre a través de las arterias. Al mismo tiempo, las personas que padecen enfermedades del corazón son más propensas a la formación de coágulos de sangre, y en una arteria que ya se ha estrechado debido a la acumulación de ateroma, uno de esos coágulos puede detener por completo el flujo sanguíneo. El resultado es un infarto del miocardio —lo que nosotros llamamos un ataque al corazón.

Los médicos saben desde hace mucho tiempo que una dieta alta en grasas saturadas es la principal causa de la arteriosclerosis, y que la reducción de la grasa en la dieta puede hacer más lento este proceso, e incluso revertirlo.

Menos presión y más potencia

Una dieta con poca grasa también reduce el riesgo de padecer de alta presión arterial, otro factor de riesgo importante para las enfermedades del corazón. Si usted tiene sobrepeso, una de las formas más seguras de hacer bajar la presión arterial es deshacerse de ese exceso de grasa corporal.

Pero aun si su peso es normal, reducir la grasa de su dieta puede ayudar a controlar la presión arterial. Algunas investigaciones indican que una dieta con poca grasa puede reducir la presión arterial, independientemente de que baje de peso o no.

Los epidemiólogos (quienes estudian las enfermedades en poblaciones de personas) han observado que la alta presión arterial es menos frecuente en los países menos desarrollados donde las personas consumen, por lo general, menos grasa y más carbohidratos complejos.

Las personas que llevan una dieta alta en grasa tienen mayor tendencia a la formación de coágulos sanguíneos que pueden bloquear las arterias coronarias —otro factor de riesgo importante para las enfermedades del corazón. Esta es un área en que la reducción de la grasa produce resultados inmediatos.

En un pequeño estudio realizado entre mujeres jóvenes con colesterol alto, el cambio a una dieta baja en grasa durante sólo cinco meses redujo la formación de coágulos sanguíneos, y de ese modo disminuyó en alrededor del 30 por ciento el riesgo de morir de un ataque al corazón.

Una buena circulación tiene otras ventajas menos manifiestas. Independientemente de la edad, los hombres que siguen una dieta baja en grasa tienen menos probabilidades de padecer de impotencia que aquellos con arterias llenas de ateroma.

Ya tiene la que necesita

Hay un tipo de grasa que se necesita para que el cuerpo funcione bien.

Las grasas poliinsaturadas se encuentran en los cereales, las semillas, las nueces, los alimentos a base de soya (tales como el tofu) y algunos vegetales, y son fundamentales para el cuerpo, ya que sin ellas el cuerpo no puede utilizar las grasas adecuadamente. Este grupo de grasas proporcionan ácidos grasos esenciales que se llaman ácido alfalinoleico y ácido linoleico.

El cuerpo convierte fácilmente el ácido linoleico en ácido araquidónico, el cual es muy importante para la composición de las membranas de las células. Por lo tanto, usted necesita consumir grasas poliinsaturadas para que le ayuden a almacenar grasa —lo cual es necesario para sobrevivir— y a formar las membranas de las células.

Pero, si bien esta grasa es necesaria, es improbable que usted tenga que preocuparse alguna vez por consumirla en cantidad suficiente. Hoy día, con la gran variedad de alimentos enteros que pueden adquirirse, usted recibe todo el ácido linoléico que necesita, independientemente de que su dieta sea baja o alta en grasa.

Las arterias obstruidas también guardan relación con los dolores de espalda: las autopsias indican que las personas cuyas arterias abdominales están recubiertas de ateroma, muestran un deterioro de los discos de la columna inferior que está relacionado con los dolores en la parte inferior de la espalda.

Su conexión con el cáncer

La grasa, ya sea la que brilla sobre el bistec o la que está cómodamente alojada alrededor de su cintura, también puede aumentar el riesgo de desarrollar ciertos tipos de cáncer.

El cáncer de la próstata, el segundo tipo de cáncer más frecuente entre los hombres en los Estados Unidos, ha sido relacionado con el consumo de grasa. Los investigadores saben desde hace mucho tiempo que el cáncer de la próstata es mucho menos frecuente en los países donde la dieta tradicional contiene poca grasa saturada —el tipo de grasa que se encuentra en productos de origen animal tales como la carne, el queso, la mantequilla y la leche entera. Los investigadores también saben que cuando los hombres procedentes de Polonia o Japón, países donde es bajo el consumo de grasa saturada, van a vivir a los Estados Unidos, el riesgo de que contraigan esta enfermedad aumenta extraordinariamente. Según los expertos, la culpa la tiene la alimentación típica estadounidense, con su grasa en abundancia y su "queso adicional".

Más aún: nuestra frívola despreocupación acerca de la alimentación puede incluso contribuir al desarrollo de tipos de cáncer cuyas causas son obviamente ambientales como, por ejemplo, el cáncer de la piel y el cáncer de los pulmones. Dos de los tipos de cáncer más frecuentes en los Estados Unidos están relacionados con hábitos peligrosos —tomar el sol en exceso y fumar cigarrillos. Sin embargo, tal vez estos no sean los únicos factores que determinan su desarrollo.

Un estudio, en el que participaron 76 personas con cáncer de la piel, indicó que las que ingerían una dieta baja en grasa tenían menos probabilidades de desarrollar nuevas lesiones precancerosas que las que ingerían una dieta alta en grasa.

Cuídese las entrañas

Aunque dejar de fumar es, sin lugar a dudas, la mejor estrategia para prevenir el cáncer del pulmón, los científicos saben que miles de no fumadores mueren de cáncer pulmonar todos los años. Es demasiado pronto para explicar con certeza el motivo por el cual unas personas se ven afectadas por la enfermedad y otras no, pero por lo menos un estudio sugiere que la grasa puede ser uno de los factores.

Cuando los investigadores compararon los hábitos alimenticios de 429 mujeres no fumadoras que padecían de cáncer del pulmón con las dietas de 1.021 mujeres saludables que no padecían de cáncer, dichos investigadores hallaron que mientras más cantidad de grasa saturada consumían, mayor era el riesgo de desarrollar cáncer pulmonar.

La grasa dietética también es un factor en el desarrollo del cáncer del sistema digestivo. El tipo más común es el cáncer colorrectal, el cual afecta cada año a más de 100.000 hombres y mujeres estadounidenses —casi tantos como en el caso del cáncer del pulmón.

El cáncer colorrectal, al igual que el cáncer del pulmón, puede prevenirse mediante unos pocos cambios en el estilo de vida. La fórmula, en realidad, es muy sencilla: reducir la grasa, especialmente la grasa saturada, y comer alimentos altos en fibra, tales como frutas, vegetales y granos enteros. Todos estos alimentos son los más importantes para cualquier persona que desee seguir el programa Vivir Bien con Poca Grasa. Para suerte de usted, este es exactamente el tipo de dieta —baja en grasa y alta en carbohidratos complejos— que también puede brindarle protección contra el cáncer oral, el cáncer del esófago y el cáncer del páncreas.

La grasa y el cáncer de mama

Aunque reducir la grasa en la alimentación es importante para cualquier persona preocupada por prevenir el cáncer, esto es algo particularmente apremiante para las mujeres. Las investigaciones indican que algunos tipos de cáncer —de la mama, del ovario y del endometrio— pueden estar relacionados con el consumo de grasa dietética.

Pregúntele a un grupo de mujeres reunidas en un salón cuáles son sus mayores inquietudes con respecto a la salud. Es posible que el cáncer de mama esté en el primer lugar en la lista de cada una de ellas. El cáncer de mama, el más frecuente entre las mujeres, afecta a más de 175.000 mujeres todos los años.

Hasta fecha reciente no parecía que las mujeres pudieran hacer mucho para mejorar sus posibilidades al respecto, y reducir el riesgo de desarrollar cáncer de mama. Actualmente, un número creciente de investigaciones sugieren que reducir el consumo de grasa dietética puede proporcionarles a las mujeres una verdadera ventaja sobre ese terrible flagelo.

Es cierto que los científicos aún no han llegado a un consenso sobre cuán significativo es el papel que desempeña la grasa dietética al respecto, pero estudios realizados con animales indican una relación definida entre la cantidad de grasa en la alimentación y el riesgo de desarrollar cáncer de mama. Algunos estudios sugieren una relación similar en cuanto a los seres humanos. Y sabemos que el cáncer de mama, al igual que el de la próstata, es raro en los países donde el consumo de grasa es bajo, mientras que es frecuente en los países donde la dieta contiene mucha grasa.

Parece que la grasa dietética no sólo aumenta el riesgo de desarrollar cáncer de mama, sino que también afecta el pronóstico de las mujeres que lo padecen. Un estudio realizado entre 678 mujeres canadienses con cáncer de mama indicó que mientras más grasa saturada contenía la alimentación de una mujer, más probabilidades tenía de morir de esa enfermedad.

Algunas investigaciones indican incluso que una dieta alta en grasa puede ser un obstáculo para detectar a tiempo el cáncer de mama. Por lo menos un estudio sugiere que los mamogramas son menos exactos en las mujeres cuya dieta es alta en grasa. Aunque los científicos continúan estudiando este asunto, usted deberá añadir este dato a la lista de motivos por los cuales las mujeres que se preocupan por el cáncer de mama deben adoptar una dieta baja en grasa.

Reducir el riesgo para la mujer —el factor del estrógeno

Existe aún otro incentivo para estimular a las mujeres a consumir alimentos bajos en grasa. Una dieta alta en grasa aumenta el riesgo de desarrollar cáncer del endometrio y, posiblemente, de los ovarios, dice Nancy L. Potischman, Ph.D., miembro del departamento de epidemiología ambiental del Instituto Nacional del Cáncer, ubicado en Bethesda, Maryland. En un estudio efectuado entre 399 mujeres que padecían de cáncer del endometrio y 296 controles sanos, la doctora Potischmam halló que las mujeres con cáncer consumían significativamente más grasa, en particular la de origen animal.

"Existen muchas evidencias de que la alimentación alta en grasa, típica de los países occidentales, está relacionada con niveles elevados de estrógeno, y sabemos que estos niveles están relacionados con el cáncer del endometrio."

Y no sólo la grasa que usted consume es la que aumenta el riesgo de desarrollar cáncer. También es importante que se preocupe por el exceso de grasa en el cuerpo.

En primer lugar, el sobrepeso afecta a su sistema inmunológico, que es la defensa innata de su cuerpo contra todo tipo de enfermedad, incluyendo el cáncer. Numerosos estudios indican que las personas con sobrepeso tienen sistemas inmunológicos más débiles que las personas de peso normal. Por lo general, las personas con un exceso de libras necesitan más tiempo para recuperarse de una intervención quirúrgica que las personas de peso promedio. Y lo más peligroso es que un individuo pasado de peso tal vez tenga menos capacidad para eliminar las células anómalas que aparecen en su cuerpo, las cuales, si tienen la oportunidad de desarrollarse incontrolablemente, pueden convertirse en cáncer.

En el caso de la mujer, la grasa abdominal plantea una amenaza en particular, ya que afecta la producción de una proteína llamada globulina fijadora de la hormona sexual, la cual se fija estrechamente al estrógeno y lo lleva al torrente sanguíneo, según la doctora Potischman. "Una mujer con obesidad abdominal produce menos cantidad de esa proteína y, por lo tanto, mayor cantidad de estrógeno pasará a otras proteínas que no se fijan tan estrechamente. El resultado es una mayor circulación de estrógeno en la sangre, lo cual parece aumentar el riesgo de desarrollar cáncer."

Derrotar la diabetes

Una dieta baja en grasa también puede ser un factor importante para prevenir o controlar la diabetes, una enfermedad del metabolismo que afecta a más de 13 millones de estadounidenses. En las personas con diabetes, el páncreas no produce suficiente insulina, una hormona necesaria para controlar los niveles de azúcar en la sangre y convertir los alimentos en energía.

Aunque la diabetes tipo I (dependiente de la insulina) es bastante frecuente, la mayoría de las personas que desarrollan la diabetes lo hacen después de los 40 años de edad. Esto se llama la diabetes tipo II, o no dependiente de insulina. Sin un tratamiento adecuado, la diabetes tipo II puede ocasionar graves complicaciones, incluyendo enfermedades del corazón, insuficiencia renal y ceguera.

Si en su familia hay diabéticos del tipo II, usted corre un riesgo mayor de desarrollarla. Pero en este caso la biología no dicta una sentencia definitiva: los expertos señalan que incluso si sus padres padecen de diabetes tipo II, usted sólo tiene una posibilidad entre veinte de adquirirla. En la mayoría de los casos, el desarrollo de esta enfermedad depende, en gran parte, de usted.

¿Hay algún factor decisivo? La grasa corporal —específicamente, demasiada cantidad de esta. El hecho de pesar de un 20 a un 30 por ciento de más, hace que aumente el riesgo de padecer de diabetes tres veces, haya o no diabéticos en su familia. Esta es una de las razones más importantes para mantener un peso normal y saludable. Un creciente número de investigaciones indica que, además de contribuir al sobrepeso, una dieta alta en grasa puede aumentar los riesgos de padecer diabetes por otras razones. Los estudios sugieren que algunas personas que consumen demasiada grasa tienen más probabilidades de padecer de baja tolerancia a la glucosa, por cuyo motivo el cuerpo tiene dificultades para metabolizar los carbohidratos. Por lo tanto, la baja tolerancia a la glucosa aumenta el riesgo de desarrollar la diabetes.

¿Qué cantidad de grasa se considera que es demasiada? Un estudio realizado en el centro de Ciencias de la Salud de la Universidad de Colorado, en Denver, calcula que por cada 40 gramos de alimentos grasos que usted coma cada día —equivalentes a una hamburguesa grande con papas fritas de un restaurante de comidas rápidas—, se triplica el riesgo de desarrollar la diabetes tipo II. (Sin embargo, a algunas personas diabéticas no les asienta una dieta con muchos carbohidratos y poca grasa. Por consiguiente, si usted padece de diabetes, su médico será quien deberá monitorearlo para saber lo que le asienta.)

Si disminuyen el consumo de grasa y mantienen una dieta saludable, los diabéticos pueden desempeñar un papel activo en el control de la enfermedad y en la prevención de serias complicaciones. Por medio de una dieta correcta, muchas personas con diabetes tipo II pueden reducir o eliminar su necesidad de insulina. Y como los diabéticos corren mayor riesgo de padecer enfermedades del corazón, un estilo de vida con poca grasa resulta crucial para proteger el corazón y los vasos sanguíneos.

Nota: Si usted es diabético, una nutrición adecuada es decisiva para poder controlar dicha enfermedad. Es posible que el programa Vivir Bien con Poca Grasa le aporte muchos beneficios, pero siempre debe consultar con su médico antes de realizar cualquier cambio de dieta.

El día de mañana se lo agradecerán

Si en su casa hay niños, tal vez escuchará airadas protestas cuando modifique las recetas habituales, o regrese de la tienda de víveres sin sus meriendas favoritas. Sin embargo, no considere esa resistencia como un obstáculo, sino como un incentivo más para vivir con poca grasa.

Los motivos para encaminar a sus hijos por un sendero saludable nunca antes han sido tan apremiantes. Desde principios de los años 1960 hasta finales de los 1970, la obesidad infantil en los Estados Unidos aumentó un 54 por ciento, y el problema continúa empeorando. Hoy los expertos dicen que uno de cada cuatro niños estadounidenses tiene sobrepeso.

En una sociedad obsesionada por la delgadez, los niños con sobrepeso no la pasan bien. Las investigaciones indican que los niños obesos tienen una baja autoestima y sienten más estrés emocional que sus compañeritos de peso normal. Los niños rollizos también corren un riesgo mayor de presentar problemas con respecto al peso en el futuro: un estudio realizado con niños con sobrepeso cuyas edades fluctuaban entre 10 y 13 años indicó que el 80 por ciento se convirtieron en adultos obesos. También son más propensos a padecer de una seria obesidad en la adultez que aquellos que engordan a una edad posterior.

Por injusto que parezca, el exceso de peso coloca a los niños en desventaja desde el punto de vista social y profesional. Numerosos estudios han indicado que los niños obesos ganan menos dinero cuando llegan a la edad adulta y tienen menos probabilidades de contraer matrimonio que sus compañeritos de peso normal.

Aunque sus hijos parezcan delgados, no son inmunes a los peligros de una dieta alta en grasa y de un estilo de vida sedentario. Durante la Guerra de Corea, los médicos militares se asombraban al hallar un alto índice de arteriosclerosis en soldados jóvenes, y aparentemente saludables, que morían en acción. En cuanto a los niños de hoy día, quienes son físicamente menos activos que ninguna otra generación en la historia, la situación es aun más seria. Autopsias realizadas a adolescentes indican que prácticamente todos los jóvenes entre los 15 y los 19 años de edad tienen depósitos de grasa en las arterias coronarias.

También les conviene a sus hijos

¿Cómo es posible que muchachos que apenas tienen edad para manejar un vehículo ya tengan síntomas de enfermedades del corazón? Hay que echarle la culpa a una mala alimentación, a una dieta alta en grasa y a un estilo de vida sedentario, según la opinión del doctor Jack P. Strong, jefe del Departamento de Patología de la Universidad de Luisiana, en Nueva Orleans.

Actualmente, los niños ven más de 20 horas de televisión a la semana, lo cual les deja 20 horas menos para ocupaciones más activas tales como jugar, hacer deportes, montar bicicleta y ayudar en el hogar. Mientras ven la televisión, muchos de ellos comen meriendas que contienen mucha grasa y calorías, pero poco nutritivas, y ven cientos de horas de comerciales que los incitan a comer comidas rápidas y muchos otros alimentos grasosos.

Todo esto tiene un efecto desastroso en los hábitos alimenticios de los niños. Un estudio realizado entre 209 alumnos de cuarto y quinto grado del área de Baltimore indicó que los que veían mayor cantidad de televisión tenían más tendencia a tomar sodas, ir a restaurantes de comidas rápidas, comer meriendas altas en grasa y comer cereales azucarados en el desayuno.

Pero la televisión no es el único lugar donde los niños aprenden malos hábitos alimenticios: en la escuela reciben los mismos mensajes. Un estudio sobre el programa de almuerzos de un distrito escolar de Washington indicó que, sólo uno de cada siete días de clases, los pequeños comían un almuerzo preparado según las normas sobre la grasa y el colesterol. El resto del tiempo, todas las opciones de comidas disponibles eran altas en grasa, lo cual produce obstrucción de las arterias.

Pero antes de que usted se dé por vencido y condene a su hijo a una vida breve y sedentaria, en la que abundan las ventanas de venta de restaurantes de comidas rápidas y los pantalones vaqueros (*jeans*) de tallas anchas, deberá saber que la influencia más importante en los hábitos alimenticios de los hijos es la forma en que comen sus padres.

Los estudios indican que, ya sea en forma consciente o inconsciente, los padres con sobrepeso tienden a enseñarles a sus hijos el hábito de comer con mucha grasa. Y esto funciona en dos sentidos: si usted les proporciona a sus hijos alimentos nutritivos bajos en grasa y altos en fibra, y les ofrece un buen ejemplo, podrá influir positivamente en sus hábitos de comer, dice Ann Shattuck, R.D., nutricionista investigadora del Centro del Cáncer Fred Hutchison en Seattle. "Si usted es la persona que cocina la mayor parte de las veces, programa las comidas y compra los alimentos en el hogar, entonces su papel es muy importante en lo referente a lo que come el resto de la familia."

Ahora bien, es cierto que los niños no deben tener una dieta con poca grasa durante sus dos primeros años de vida. De hecho, los nutricionistas dicen que los pequeños necesitan consumir grasa en las comidas hasta los dos años de edad —y usted debe seguir las orientaciones de su pediatra. Pero después contrariamente a lo que muchos de nosotros aprendimos en las clases de educación para la salud, los niños no necesitan beber leche entera ni comer grasosos bistecs para crecer fuertes y saludables: las investigaciones indican que los pequeños que llevan una dieta de poca grasa crecen con la misma rapidez que los que ingieren comidas altas en grasa.

Los niños, al igual que los adultos, son criaturas de hábitos; el ejemplo constante, más que ninguna otra cosa, es lo que determina sus gustos.

La recompensa emocional

Si usted contempla la cuestión en forma panorámica, es obvio que vivir con poca grasa es el mejor modo de asegurar la salud y el bienestar en el futuro. Pero vivir con poca grasa también ofrece muchos beneficios inmediatos.

Además de la confianza que proporciona el hecho de saber que usted está haciendo todo lo posible para proteger su salud, tal vez observe, además, que su salud mental mejorará una vez que se haya adaptado a su nuevo hábito de vivir con poca grasa. Esto les sucedió a 165 hombres y mujeres de Oregon que siguieron una dieta baja en grasa para reducir el colesterol, como parte del Estudio Familiar del Corazón. Se comprobó que aquellas personas que siguieron el plan de alimentación durante cinco años presentaban índices más bajos de depresión y hostilidad que un grupo de control que continuó ingiriendo su dieta tradicional alta en grasa.

"Creemos que esto está relacionado con el concepto de autorrealización", expresa Gerdi Weidner, Ph.D., profesora adjunta de psicología de la Universidad Estatal de Nueva York, en Stony Brook, y una de las autoras del estudio. "Las personas que logran hacer cambios en su estilo de vida poseen una sensación de triunfo que trasciende a otras áreas de su vida."

Y eso no es todo. Las recompensas de orden emocional y físico que produce el hecho de vivir con poca grasa no son sólo para usted —realmente pueden recibirlas el resto de los miembros de la familia. Un estudio realizado en el Centro del Cáncer Fred Hutchison indicó que cuando un miembro de una pareja realiza cambios positivos en su estilo de vida, el otro imita el ejemplo saludable.

Cuando los investigadores ayudaron a un grupo de 156 mujeres a cambiar para una dieta baja en grasa, descubrieron que los beneficios de vivir en forma saludable eran contagiosos. Durante 15 meses, las mujeres se reunían regularmente para aprender técnicas para alimentarse, comprar productos y cocinar con poca grasa. Un año después, los investigadores contactaron a los esposos de las mujeres, y compararon sus hábitos alimenticios con los de 148 hombres cuyas esposas no habían cambiado de dieta. Los investigadores hallaron que, a pesar de que los esposos que comían alimentos bajos en grasa no habían asistido a las reuniones ni recibido ninguna otra instrucción sobre como vivir bien con poca grasa, su consumo de grasa fue casi un 10 por ciento más bajo que los del grupo de control.

"Hallamos una íntima relación entre la cantidad de grasa que las mujeres ingerían y la que consumían sus esposos", dice la doctora Shattuck, una de las autoras del estudio. "Aun cuando los esposos no parecían hacer ningún esfuerzo especial para elegir alimentos bajos en grasa cuando no comían junto con las esposas, el hecho de disponer de alimentos con menos grasa en sus hogares, bastaba para que el consumo de grasa fuera significativamente diferente."

Menos grasa, más dinero

Muchas personas se sorprenden al descubrir que cuando reducen el consumo de grasa, también disminuyen sus facturas de víveres. Investigadores del Centro de Investigaciones del Hospital Mary Imogene Bassett, en Cooperstown, Nueva York, compararon las facturas de alimentos de personas con una dieta tradicional (es decir, alta en grasa), con las de personas con una dieta baja en grasa. Los resultados indicaron que una persona que consumía poca grasa gastó, como promedio, dos dólares con veinticuatro centavos menos, durante un período de tres días, que una persona del grupo que consumía mucha grasa.

Y si usted puede lograr que su pareja y sus hijos se unan a su "caravana triunfal", los ahorros serán aún mayores: un estudio realizado en la Clínica de Investigación de Lípidos de la

Universidad George Washington, en Washington D.C., indicó que una familia de cuatro personas con un consumo muy bajo de grasa (10 por ciento de calorías procedentes de grasa) gastó 40 dólares menos a la semana que otra familia con una dieta tradicional (37 por ciento de grasa). Esto significa un ahorro de más de 2.000 dólares anuales, los cuales pueden destinarse a adquirir otro auto, pasar unas vacaciones en familia o comprar ropa nueva (y probablemente de menor talla) para todos en el hogar.

Capítulo tres

La mejor forma de empezar: Apague los diez Productores de Grasa de su cuerpo

¡Cuidado! Si usted, al igual que muchas otras personas, considera que cada célula adiposa de su cuerpo es su "enemiga", al parecer está acosado por todas partes, ya que probablemente tiene unos 30 mil millones de ellas. En estos mismos instantes esas células son capaces de acumular hasta 150 libras (68 kilogramos) de grasa.

Durante años, la mayoría de nosotros hemos venido combatiendo al enemigo —la grasa— con tácticas bien intencionadas, pero que, en conclusión, son ineficaces. O tal vez lo atacamos en forma fragmentada, lo cual, desde el punto de vista biológico, nos ha condenado al fracaso.

Las investigaciones indican que hacer mayor cantidad de la misma cosa, pero con más intensidad, no es la forma de alcanzar el éxito. Usted no va a perder grasa aumentando la cantidad de ejercicios, ni mediante privaciones, dietas, fuerza de voluntad y complejos de culpa por comer alimentos "malos" o "prohibidos".

Entonces, si la solución no consiste en hacer más esfuerzos, quiere decir que ya es hora de cambiar de métodos y romper con los viejos hábitos.

¿Pero cómo?

Si a pesar de nuestros heroicos esfuerzos seguimos aumentando de peso, uno de los principales motivos es que nuestros Productores de Grasa se encuentran prendidos. Por consiguiente, es necesario encontrar una forma de apagarlos.

Hablando de manera realista, probablemente usted sabe que la tendencia del cuerpo a adquirir grandes cantidades de grasa puede ser, en cierta medida, hereditaria. Pero estar consciente de eso no debe ser un impedimento para vivir con poca grasa.

Independientemente de nuestro tipo de genes, todos tenemos que luchar contra los mismos productores de grasa en potencia —en especial los diez que he identificado como los principales Productores de Grasa.

Es importante observar que no todos esos diez Productores tienen igual poder. Es posible que usted ya haya desconectado algunos —por ejemplo, evitando las comidas fritas con mucha grasa. Pero aun así, hay muchos modos en que los productores de grasa sabotean sus intentos de eliminar la grasa de su cuerpo.

Usted descubrirá que existe una correlación casi exacta entre los productores de grasa que usted necesita apagar y los quemadores de grasa que necesita prender. Las habilidades que usted utiliza para apagar los productores de grasa son las mismas que le ayudarán a prender los quemadores de grasa.

Todas esas habilidades tal vez requieran adquirir un poco de práctica. De modo que deseo hacerle una sugerencia. A medida que lea este capítulo acerca de los diez Productores de Grasa, vaya identificando el que le parece más importante. Tal vez sea el que parezca más difícil de apagar —sin embargo, ese es precisamente el que usted tiene que empezar a apagar hoy mismo.

No obstante, cuando usted comience, recuerde que este paso es el más difícil. Y esta es una buena noticia, ya que una vez que apague ese productor de grasa, comprobará que es más fácil apagar el resto. Y cada vez lo será más, hasta que usted se encuentra apagando hasta los últimos con la mayor facilidad.

Productor de Grasa Nº 1

Comidas o meriendas altas en grasa

Ha concluido otro día de trabajo y usted siente mucha hambre. Le parece que su estómago ruge como un león. Pero como ha tenido que trabajar hasta tarde y ya ha pasado la hora de la comida, no tendrá tiempo de cocinar esta noche. Por ese motivo, ha encargado una pizza, la cual ya viene en camino.

Apostaríamos que se le hace la boca agua. Como la oferta incluía dos pizzas por el precio de una, usted pidió que les pusieran de todo —queso adicional, aceitunas y pepperoni.

Y aunque pensó en la grasa que contienen esos ingredientes adicionales, tal vez se decidió a pedirlos porque razonó del siguiente modo: "¿Qué hay de malo en ello? Después de todo, es la hora de la comida... la más importante del día."

De acuerdo, pero pasemos a contemplar otra escena.

Usted tiene mucha prisa para irse a trabajar y no dispone de tiempo para desayunar; por consiguiente, le echa mano a un *muffin*. Es cierto que es un *muffin* de gran tamaño. Pero, ¿por qué no? Los *muffins* son nutritivos, ¿no es verdad? Y se supone que esta es su primera comida energizante del día.

Pero, espere un momento. ¿Por qué no se hace el propósito de comerse tan sólo un pedazo de *muffin* en el desayuno y una porción de pizza en la comida? ¿Podría usted "salirse con la suya" con sólo comer un pedazo pequeño de esa pizza llena de grasa y con tan sólo mordisquear una esquinita del "monstruoso" *muffin*?

Sí, es cierto. Es posible que tengamos intenciones de comer pequeñas cantidades de esos alimentos altos en grasa. Sin embargo, para muchos de nosotros es punto menos que imposible dejar de comer más cantidad. Cuando la grasa dietética —la que contienen los alimentos— atraviesa el estómago y los intestinos, y pasa al torrente sanguíneo, el cerebro y el cuerpo están programados para conectar la señal de "almacenamiento". Entonces la mayor parte de la grasa se incorpora a las células adiposas del cuerpo, donde se mantiene en reserva como combustible para futuros períodos de escasez.

En épocas remotas, cuando nosotros los seres humanos nos dedicábamos a la caza y la recolección, esa grasa se utilizaba en situaciones de "emergencia" —al atravesar territorios hostiles, teniendo que jugarse la vida durante las temporadas de calor o frío abrumador cuando había poco que comer. Sin embargo, muchas de las antiguas necesidades del ser humano se extinguieron al igual que el tigre colmillo de sable y el gigantesco mamut.

En la actualidad, la mayoría de nosotros tenemos muy poca necesidad de utilizar la grasa almacenada en las células. En lo referente al uso y destino de la grasa, es preciso decir que "vivir" una aventura sentado frente al televisor no puede compararse en absoluto con los terribles días de inanición periódica que se experimentaba en el pasado. Hasta las faenas domésticas que hace un siglo se realizaban por lo regular en las granjas —por ejemplo, cortar leña o bombear agua— han desaparecido junto con el coche tirado por caballos.

Hoy día, la mayoría de nosotros lo más que hacemos es levantarnos del sillón reclinable, desperezarnos, bostezar, apagar la luz y acostarnos a dormir. Ni siquiera las mañanas de mayor ajetreo nos hacen recurrir a nuestras reservas de grasa para hacerle frente al tráfico o llevar a los niños a la escuela.

Negociar con las células

Su cuerpo tiene que quemar o almacenar toda la grasa que usted ingiere. No obstante, aunque se pase una gran parte del tiempo sentado, su cerebro —siguiendo el antiguo código relacionado con el instinto de conservación— continúa emitiendo señales para que las células no quemen la grasa, sino que la almacenen.

Es cierto que todos necesitamos ingerir cierta cantidad de grasa dietética todos los días, y que nuestros cuerpos están equipados para utilizar pequeñas cantidades de grasa en todas las comidas o meriendas. Pero cuando ingerimos una gran cantidad de alimentos ricos en grasa, por ejemplo, de noche, el cuerpo no puede utilizarlos.

Muchos de nosotros ingerimos enormes porciones de "comidas combinadas" que se ofrecen en restaurantes de comidas rápidas, o consumimos alimentos ricos en grasa durante la cena sin prestarle mucha atención a la cantidad de grasa que nos llevamos a la boca. Y lo hacemos precisamente en las horas en que la capacidad del cuerpo para producir energía y quemar la grasa está en uno de sus puntos más bajos.

La grasa dietética es un tipo de grasa pura que está lista para incorporarse sin esfuerzo a las células que almacenan grasa. Por ese motivo, se requieren muy pocas energías —sólo unas 3 calorías— para convertir 100 calorías de grasa en nueva grasa corporal.

Pero, ¿qué alternativas hay?

Pues bien, a diferencia de la grasa dietética que fluye con facilidad, los carbohidratos complejos que se encuentran en muchos alimentos a base de cereales integrales, en las frutas y en los vegetales frescos, requieren mucha más energía para poder ser digeridos e incorporados al cuerpo. Para convertir en grasa corporal a un alimento rico en carbohidratos complejos, se necesita más de ocho veces la cantidad de calorías que se utiliza para convertir la grasa dietética en grasa corporal, dice Jean-Pierre Flatt, Ph.D., profesor de bioquímica del Centro Médico de la Universidad de Massachusetts en Worcester. O sea, si usted ingiere un alimento rico en carbohidratos complejos —por ejemplo, una ensalada de vegetales frescos, un plato de avena preparado en forma tradicional o un pedazo de pan integral—

Activador

HABILIDAD NO VOLUNTAD

Haga una pausa para pensar en lo que va a comer esta noche. En una comida normal, algunas de las fuentes de grasa pueden ser el aceite, la mantequilla, la margarina, el queso, la crema agria, la leche entera, la carne de res o de cerdo, las papas fritas o el aliño (aderezo) de ensaladas. Si está acostumbrado a comer postre, acaso tenga en mente un pastel, un helado o unas galletas dulces y tal vez, un café con crema.

En estos momentos, decídase a hacer un cambio específico. Quizás sea comer menos cantidad de queso, o suprimir la crema agria a las papas. Puede reducir la cantidad de aceite o margarina, comer una porción menor de carne, o sustituir las papas fritas por unas galletas de centeno. En vez del aliño (aderezo) de ensaladas regular, use uno con poca o ninguna grasa. De postre, pruebe un helado de bajo contenido de grasa y al café, añádale leche desnatada o crema sin grasa.

Decídase a hacer un cambio en específico. Eso es todo lo que necesita: un punto de partida. Como resultado del cambio su cuerpo incorporará una menor cantidad de grasa — y, por consiguiente, producirá y almacenará menos grasa.

su cuerpo tiene que trabajar ocho veces más duro para convertir dicho alimento en grasa corporal.

Tocino, papas fritas y otros pesares

No exageramos al decir que un par de *donuts*, una hamburguesa doble con queso y tocino, una ración grande de palomitas de maíz con mantequilla o una tradicional bolsa de papas fritas pueden pasar del estómago al torrente sanguíneo como si fueran un "buque cisterna" repleto de grasa. Y cuando todo el contenido de ese "buque cisterna" se derrama en el torrente sanguíneo, se convierte en una gran "mancha de grasa" y se filtra a las células adiposas del abdomen o de los muslos.

En resumen, adquirir nueva grasa corporal proveniente de grandes dosis de grasa dietética puede ser algo asombrosamente fácil. Cada vez que usted ingiere alimentos ricos en grasa, hace que el cuerpo queme grasa para producir energía con más lentitud y le resulte más difícil perder grasa corporal y no adquirirla de nuevo.

Además, cuando usted come alimentos ricos en grasa, su cuerpo incrementa considerablemente la producción de insulina. Uno de los efectos de la insulina consiste en aumentar el apetito y la rapidez con que el cuerpo almacena la grasa. Además, la insulina hace más difícil que el cuerpo queme la grasa. Resultado neto: cuando usted come alimentos ricos en grasa, lo más probable es que sólo deseará comer, en las próximas horas, más alimentos de ese mismo tipo.

Donde se cuela la grasa

¿No es cierto que la mayoría de nosotros está reduciendo el consumo de grasa en las comidas? Bueno, sí y no.

Aunque estamos consumiendo menos carne de res y mantequilla, compensamos con creces esos ligeros recortes sustituyéndolos por otros alimentos altos en grasa. Entre 1993 y 1994, por ejemplo, las ventas de helados de calidad superior aumentaron más del 17 por ciento. Pero si usted es uno de esos secretos compradores de helados de crema, es conveniente que sepa que con cada cucharadita, 60 por ciento de las calorías que usted está consumiendo viene de la grasa.

Para la mayoría de nosotros, los deseos imperiosos de comer alimentos altos en grasa no están fuera de control. Por otra parte, hay algunas señales que emite nuestro cuerpo que posiblemente esté incitándonos a comer el siguiente bocado de comidas altas en grasas. Durante años, los neurobiólogos han venido estudiando un área específica del cerebro llamada hipotálamo, la cual desempeña un papel clave en relación con el apetito, el ritmo del metabolismo y el almacenamiento de grasa. Estos científicos han descubierto que el hipotálamo produce una sustancia química llamada galanina que provoca un deseo específico de consumir grasa.

Los niveles de galanina son bajos en horas de la mañana. Luego comienzan a elevarse; llegan a un nivel superior al mediodía y permanecen altos durante la hora de la comida y toda la noche.

Para empeorar las cosas, la galanina no sólo aumenta nuestra apetencia de grasa, sino que provoca que otras hormonas la almacenen. Cuando usted tiene un alto nivel de galanina, puede estar casi seguro de que el exceso de grasa se almacenará en el cuerpo. Investigadores de la Universidad Rockefeller, en la Ciudad de Nueva York, han descubierto, en estudios realizados con ratas, que el hecho de consumir grasa es, al parecer, un estímulo para ingerir más grasa.

"Los mecanismos que aumentan los deseos de ingerir grasa parecen ser más potentes que los mecanismos que lo controlan", dice Sarah Leibowitz, Ph.D., neurobióloga de la Universidad Rockefeller, la cual encabezó el equipo de investigadores. Como indican los estudios que la doctora Leibowitz realizó con animales, una vez que las ratas comienzan a consumir grasa, parece que ansían ingerirla en mayor cantidad. Es probable que los seres humanos también experimenten esas mismas influencias sobre el apetito.

Dada esta evidencia, ¿estamos condenados a sucumbir ante los deseos imperiosos de ingerir grasa a partir del almuerzo y continuar así durante el resto del día?

Quizás no. Si bien una sustancia química producida por el cerebro, como es el caso de la galanina, puede ser poderosa, esa no es la única influencia, según la opinión del antropólogo biólogo Stephen Bailey, Ph.D., de la Universidad de Tufts en Medford, Massachusetts. "Aunque es evidente que sustancias tales como la galanina desempeñan un papel importante en el control del apetito, también es cierto que somos capaces de generar una gran variedad de respuestas a las indicaciones o señales que emite el cerebro para que ingiramos grasa", observa el doctor Bailey.

Hospedar la grasa

Cada vez es más evidente que mientras más tiempo usted ingiere una dieta con mucha grasa, su cuerpo comienza a *almacenar* mayor cantidad de grasa, en vez de *quemarla* para convertirla en energía. En otras palabras, es posible que su metabolismo cambie en el sentido de almacenar más y usar menos grasa.

En esta transformación indeseable interviene una enzima llamada lipasa de lipoproteína (LLP). La función de la LLP es descomponer las moléculas de grasa en componentes conocidos como ácidos grasos, los cuales son lo suficientemente pequeños como para atravesar las paredes de las células adiposas de su cuerpo.

Cuando se ingiere mayor cantidad de grasa, el cuerpo envía señales más potentes que activan esa enzima, la cual favorece el almacenamiento de grasa, y en las células adiposas de su cuerpo se almacena mayor cantidad de grasa dietética.

Los alimentos que tienen más capacidad de incrementar la grasa parecen ser aquellos con altos contenidos de grasa y de azúcar. Esa es la característica de algunos de los alimentos más populares en los Estados Unidos. Piense en las tortas, los helados, las *donuts* y los bombones de chocolate —todos ellos son una pesada mezcla de grasa y azúcar.

El azúcar que contienen esos alimentos estimula la producción de insulina al mismo tiempo que grandes cantidades de grasa penetran al torrente sanguíneo. También, el azúcar puede intensificar significativamente la actividad de la enzima LLP de almacenar grasa en el cuerpo.

En realidad, cualquier tipo de endulcorante refinado hace que aparezca insulina en el torrente sanguíneo.

Casi de forma instantánea, la insulina prepara a las células adiposas para el almacenamiento. Además, las estimula a almacenar calorías procedentes de cualquier otra fuente alimenticia (no sólo las calorías de la grasa) en forma de grasa, en vez de quemarlas para producir energía. Las células parecen "abrir

El peligro del "hidro"

Algunas veces los productores de alimentos procesados manipulan los patrones moleculares internos de ciertas grasas, y sacan al mercado nuevas sustancias que pueden plantear riesgos para la salud.

Tal es el caso de las grasas hidrogenadas, o sea, los aceites a los cuales se les ha introducido artificialmente el hidrógeno para que tengan más consistencia y se puedan untar con más facilidad. Puesto que la estructura molecular cambia de un patrón "cis" a un patrón "trans" cuando se les inyecta hidrógeno, estos aceites son llamados con frecuencia ácidos transgrasos.

La margarina se produce a partir de un aceite poliinsaturado hidrogenado, y ha sido aceptada como un sustituto de la mantequilla, ya que no produce colesterol. Pero los investigadores opinan que el proceso de hidrogenación utilizado para producir la margarina podría ocasionar otros problemas de salud.

Y la margarina no es la única fuente de aceite hidrogenado. Otras posibles fuentes incluyen:

- Panes y comidas empanizadas
- Tortas y galletitas
- Caramelos
- Galletas de sal y hojuelas
- Comidas fritas
- Cubiertas (*frostings*) azucaradas
- Mayonesa y aliños (aderezos) de ensaladas
- Pudines (Budines)
- Manteca pastelera

Hay investigaciones que sugieren que el consumo excesivo de sustancias transgrasas pueden ocasionar problemas de salud. La hidrogenación parcial puede elevar los niveles totales de colesterol e interferir con varios mecanismos protectores del cuerpo.

sus puertas", y la LLP impulsa a las moléculas de grasa a pasar a través de esas "puertas abiertas". El resultado será probablemente un aumento notable de la grasa almacenada. Y en muchas personas, la grasa tiende a almacenarse sobre todo en las áreas de la cintura y del estómago.

Además del aumento de grasa, las investigaciones han demostrado que los alimentos con mucha grasa producen fatiga mental y física. Cuando usted come comidas o meriendas con mucha grasa, "la viscosidad (el espesor) de la sangre aumenta en forma mensurable", según el doctor Neil Barnard, miembro de la facultad de la Escuela de Medicina de la Universidad George Washington de la ciudad de Washington D.C., así como presidente del Comité de Médicos para una Medicina Responsable, y autor del libro *Food for Life* (Comida para la vida).

A medida que su sangre se vuelve más espesa o viscosa, es inevitable que circule más despacio. "Este puede ser uno de los factores que producen la lentitud física y mental que muchas personas experimentan después de comer", expresa el doctor Barnard.

Decídase

Para apagar este Productor de Grasa, es necesario calcular la cantidad de grasa que podrá consumir cada día. La meta es almacenar, si acaso, poca cantidad de grasa dietética en forma de grasa corporal. Pero si desea llegar a la meta, tiene que establecer un máximo en lo referente al porcentaje total de calorías procedente de la grasa.

Las agencias de salud del Gobierno, el Instituto Nacional del Cáncer ubicado en Bethesda, Maryland, y la Asociación del Corazón de los Estados Unidos han coincidido en la misma cifra. Todos dicen que, en la dieta diaria, la grasa no debe constituir más del 30 por ciento del total de calorías.

Sin embargo, esta recomendación es conservadora, y probablemente permita consumir demasiada grasa en la dieta. En opinión de muchos nutricionistas y expertos en atención médica independientes, no basta con reducirla hasta el 30 por ciento.

Los estudios sugieren que un 30 por ciento de grasa puede hacer más lento el desarrollo de una enfermedad del corazón, pero no detenerlo. En un estudio de la Universidad de Harvard realizado con un grupo de enfermeras, los investigadores informaron que aquellas cuyas dietas habían tenido entre un 27 y un 30 por ciento de grasa presentaron prácticamente el mismo índice de cáncer de mama que aquellas cuyas dietas habían tenido un 40 por ciento de grasa.

Otros estudios indican que uno de los beneficios más importantes para la salud —la pérdida de peso— se produce cuando el límite dietético de la grasa es inferior al 30 por ciento. En un estudio de dos fases realizado por investigadores de la Universidad de Cornell en Ithaca, Nueva York, y de la Universidad de Gotenberg, Suecia, a un grupo de mujeres se les sometió primeramente a una dieta que permitía un consumo ilimitado de grasa, y luego a una dieta con poca grasa, con el objeto de medir el impacto que producía la comida con bajo contenido de grasa.

Durante la fase primaria del estudio, las mujeres ingirieron comidas típicas norteamericanas, con alrededor del 35 al 40 por ciento de calorías provenientes de grasa. Esa fase se prolongó por 11 semanas, durante las cuales la mayoría de las mujeres experimentaron un aumento de grasa corporal. Después vino el cambio a una dieta baja en grasa. Durante las siguientes 11 semanas, las mismas mujeres continuaron comiendo todo cuanto quisieron, pero las comidas que podían seleccionar sólo contenían de un 20 a un 25 por ciento de grasa.

¿Cuáles fueron los resultados? Al finalizar la segunda fase de 11 semanas, cada una de las mujeres había perdido un promedio de 5,5 libras (2,5 kilos) de grasa corporal. Puesto que en ambas fases la cantidad de comida fue ilimitada, es evi-

La guía de grasas

¿Desea tener, en la alacena de la cocina, una lista de los diversos tipos de grasa? He aquí una guía de referencia rápida acerca de las grasas dietéticas que se usan habitualmente.

Grasa	Saturada (%)	Monoinsaturada (%)	Poliinsaturada (%)
Mantequilla	68	24	4
Aceite de *canola*	7	60	30
Aceite de coco	86	6	2
Aceite de maíz	13	24	59
Aceite de oliva	14	72	9
Aceite de cacahuate (maní)	19	46	30
Aceite de alazor	99	12	74
Aceite de sésamo	15	40	40
Aceite de soya	15	23	58
Aceite de girasol	11	21	68

dente que la diferencia consistió en el porcentaje de calorías provenientes de grasa. Cuando las mujeres consumieron una menor cantidad de calorías provenientes de grasa, bajaron de peso.

Hay que tener una meta

La mayoría de nosotros tenemos que reducir el número de calorías procedentes de grasa si queremos apagar este Productor de Grasa.

Para vivir con poca grasa, usted tendrá que hacerse el propósito de seguir una dieta diaria que contenga alrededor del 20 por ciento —y no más del 25 por ciento— del total de calorías provenientes de grasa. Su objetivo eventual, o un ideal realista para el futuro, posiblemente sea aun menos.

Ciertamente el cuerpo humano sólo necesita de un 4 a un 6 por ciento de calorías provenientes de grasa. Hay pruebas de que las dietas con un contenido de grasa extremadamente bajo —del 10 al 15 por ciento de calorías provenientes de grasas— son muy útiles para las personas que padecen ciertas dolencias como, por ejemplo, las enfermedades graves del corazón. Pero los estudios no han demostrado aún los beneficios a largo plazo de las dietas con un contenido de grasa extremadamente bajo. En realidad, algunas investigaciones sugieren que se produce una especie de efecto de rebote, lo cual indica que las dietas muy bajas en grasa tal vez estimulen al cuerpo a producir más grasa proveniente del azúcar en la sangre y aumenten el apetito.

Hasta que se obtenga evidencia que demuestre lo contrario, el consumo óptimo parece ser aproximadamente entre un 10 y un 25 por ciento. Y para los que siguen una dieta tradicional, lograr reducir el consumo de calorías provenientes de la grasa a menos de 30 por ciento es un enorme paso de avance.

Si usted utiliza los menúes y las meriendas que aparecen en este libro, podrá alcanzar razonablemente una meta alimenticia con alrededor del 20 por ciento de calorías provenientes de grasas. Y se dará cuenta, cuando lea sobre esas comidas, que mantenerse dentro de ese límite no implica privarse de nada. De hecho, podrá comer mejor —y probablemente en forma más económica— que nunca antes.

"Hechos" para luchar contra la grasa

Por lo general agrupamos las grasas en una sola categoría —esto tiene sentido si usted habitualmente vigila la grasa que consume. Pero, en realidad, hay diferentes tipos de grasa que producen efectos diferentes en relación con la salud.

Más del 90 por ciento de la grasa dietética se compone de moléculas complejas que constan de tres ácidos grasos: saturados, monoinsaturados y poliinsaturados. Las grasas animales contienen, por lo general, un alto porcentaje de ácidos grasos saturados, mientras que la mayoría de las grasas vegetales contienen principalmente ácidos grasos insaturados.

Estos tres tipos de grasa actúan de modo diferente sobre la dieta y la salud en varias formas. A continuación le explicamos este proceso.

Grasas saturadas. Proceden fundamentalmente de fuentes animales tales como la carne de res, de ternera y de cerdo, así como de los huevos y productos lácteos tales como la mantequilla y el queso. El aceite de coco y el de palmera también tienen un alto contenido de grasa saturada. Cuando usted recibe más del cinco por ciento del total de calorías diarias de estos tipos de grasas, se arriesga a elevar sus niveles de LBD (es decir, el colesterol "malo") y enfermarse. Además, se cree que un alto consumo de grasas saturadas aumenta la necesidad de ingerir ácidos grasos esenciales, lo cual da lugar a la producción de un exceso de grasa corporal y a otros problemas de salud.

Ácidos grasos monoinsaturados. Se encuentran en grandes cantidades en el aceite de *canola*, de oliva, de cacahuate (maní) y de sésamo. Los investigadores han hallado que los aceites con un alto contenido de grasas monoinsaturadas reducen los niveles de colesterol LBD sin afectar los de LAD (el colesterol "bueno").

Grasas poliinsaturadas. Se encuentran en los cereales, las semillas, las nueces, los alimentos a base de soya, tales como el tofu, y en algunos vegetales. Son necesarias para el almacenamiento adecuado de grasa y la salud de las células, y se obtiene una cantidad suficiente a través de la dieta normal. En estudios científicos realizados con animales, los investigadores han relacionado los aceites poliinsaturados con la formación de tumores cancerosos y las lesiones iniciales de las enfermedades coronarias.

Estos tres tipos de ácidos grasos se encuentran en diversas combinaciones en diferentes tipos de aceites. La tabla en la página 41 ofrece una comparación de las grasas saturadas, monoinsaturadas y poliinsaturadas en cada tipo de aceite —con una comparación con las grasas que se encuentran en la mantequilla.

Pero deberá tener en cuenta, cuando calcule la cantidad de grasa que puede consumir, el tipo de grasa que ingiere. En su consumo diario de grasas dietéticas, lo ideal sería que menos de la tercera parte fuera de grasas poliinsaturadas; la tercera parte o menos, de grasas saturadas; y el resto, de grasas monoinsaturadas. Al principio, la reducción del consumo de grasas saturadas podrá ser especialmente importante para muchas personas. Las recetas y los menúes de este libro están diseñados con mucho cuidado para mantener ese equilibrio.

Sus puntos de partida

Si usted no tiene idea alguna sobre la cantidad de calorías que consume cada día, o sobre cuál deberá ser su meta con respecto a las grasas, podrá comenzar a elaborar su programa a partir de cero. He aquí los pasos a seguir para llegar a un punto de partida —su meta en relación con el total de grasa que consume diariamente.

1. Calcule su peso "ideal". Es posible que ya tenga alguna idea, pero muchos nos fijamos metas irreales.

Tal vez usted necesite hablar con su médico o dietista acerca de su peso ideal. Es esencial que comprenda que a medida que aumente su tono muscular y desaparezca la grasa, es probable que usted luzca mucho más delgado que lo que indica la pesa.

Por muchos años, los profesionales de la salud confiaron en las cifras sobre el peso ideal calculadas por la Metropolitan Life Insurance Company en 1959. Las normas del peso ideal sirvieron para calcular cuál era el grupo de titulares de pólizas — el masculino y el femenino— que tenía los índices más bajos de mortalidad y para hacerlo se tomaron como base la talla y el peso. Las estadísticas indicaron que las personas que se encontraban en las categorías de peso "no deseables" tenían más probabilidades de morir primero que las personas que se encontraban en las categorías de peso "deseables". La talla fue el único otro factor que se tuvo en cuenta cuando se realizaron los cómputos.

A través de los años, las tablas de peso de Metropolitan Life Insurance fueron criticadas, ya que no tenían en cuenta el tipo físico, la edad, el origen étnico y el porcentaje de grasa corporal. En 1983 se revisaron las tablas, pero solo se añadió

Límite aproximado de calorías diarias

La tabla a continuación le ayudará a calcular su límite de calorías diarias, teniendo en cuenta el nivel de ejercicios que usted realiza y el peso que desea alcanzar.

Seleccione la categoría que describe mejor cómo es usted, tomando como base el nivel de actividad y el sexo. Luego escriba en la segunda columna el cálculo de su peso saludable ideal. Finalmente, multiplíquelo por el número que aparece en la tercera columna, para calcular su límite de calorías diarias.

Coloque ese número en la puerta de su alacena o refrigerador. Recuerde que esa es su meta diaria.

Si usted es ...	y quiere pesar ...	multiplique por ...	y obtenga su límite de calorías diarias
Una mujer sedentaria	___lb.	12	________
Un hombre sedentario	___lb.	14	________
Una mujer moderadamente activa	___lb.	15	________
Un hombre moderadamente activo	___lb.	17	________
Una mujer muy activa	___lb.	18	________
Un hombre muy activo	___lb.	20	________

un 10 por ciento a los pesos "deseables" correspondientes a cada estatura.

Actualmente, el Instituto Nacional de Salud en Bethesda, Maryland, no recomienda usar las tablas de Metropolitan Life Insurance de 1959 ó 1983 como único indicador del peso ideal. Después de revisar 25 estudios importantes sobre peso y longevidad, un equipo de investigadores de Harvard informó que la mayoría de los estudios utilizados para establecer esas tablas de pesos subestimaron, en primer lugar, el riesgo del sobrepeso. De acuerdo con esta revisión, también hay ciertas tendencias en las tablas de peso que permiten que los pesos "deseables" aumenten. Por ese motivo, en vez de consultar una tabla de "normas", usted deberá hablar con su médico para

Su plan diario de grasa dietética

Límite de calorías	Grasa (gr.) (Meta del 20%)	Grasa (gr.) (Meta del 25%)
1.200	27	33
1.300	29	36
1.400	31	39
1.500	33	42
1.600	36	44
1.700	38	47
1.800	40	50
1.900	42	53
2.000	44	56
2.100	47	58
2.200	49	61
2.300	51	64
2.400	53	67
2.500	56	69
2.600	58	72
2.700	60	75

averiguar si se encuentra en una escala de peso deseable de acuerdo con su sexo, edad, estatura y otros factores.

2. Una vez que usted sepa cuánto debe pesar, deberá calcular su límite de calorías diarias. La tabla "Límite aproximado de calorías diarias" le ayudará a hacer el cálculo.

Observe que esa tabla tiene diferentes límites de calorías diarias, según el sexo y el estilo de vida. Por ejemplo, un hombre muy activo podrá consumir muchas más calorías que uno sedentario.

Esto tiene su lógica, desde luego, ya que la persona activa quema más calorías durante el día que la persona sedentaria.

Si usted no está seguro si pertenece a la categoría de "moderadamente activo" o a la categoríade "muy activo", utilice la de "moderadamente activo" para comenzar. Si aumenta su nivel de actividad, y halla que necesita más calorías en su dieta, tendrá la oportunidad de aumentar el número de calorías en las comidas y meriendas.

3. Calcule su plan diario de grasa dietética. Puede calcular los gramos de grasa multiplicando el 20 por ciento (0,20) o el 25 por ciento (0,25) por el total de calorías. Luego divida el resultado entre 9 (el número de calorías en un gramo de grasa), a fin de calcular la cifra máxima de gramos de grasa que debe consumir cada día. Para ahorrarle tiempo calculando, esta tabla le ofrece respuestas al instante.

Desde luego, deberá dividir este plan diario de grasa dietética en la forma más uniforme posible a lo largo del día. Por ejemplo, si calcula que su consumo máximo diario debe ser de 55 gramos, he aquí el modo de dividir el consumo entre las comidas y las meriendas. Pero recuerde que estos sólo son ejemplos de cifras máximas y que, además, son aproximadas.

- Desayuno: 8 gramos de grasa
- Merienda a media mañana: 4 gramos de grasa
- Almuerzo: 18 gramos de grasa
- Merienda a media tarde: 4 gramos de grasa
- Comida: 18 gramos de grasa
- Merienda ligera por la noche: 3 gramos de grasa

Una vez que haya aprendido a reconocer dónde se oculta la grasa en los alimentos que usted ingiere, resultará fácil monitorear su consumo y no necesitará utilizar una calculadora para saber si se encuentra por debajo de los gramos de grasa que tiene como meta.

Más adelante en este libro le ofreceremos algunos métodos fáciles para mantenerse dentro de la cantidad programada. Y, desde luego, todos los planes y recetas de comidas de la Cuarta Parte se ajustan a este modelo básico de plan de gramos de grasa.

Productor de Grasa Nº 2

Atestarse de comida —aun con alimentos bajos en grasa o sin grasa

Usted se prepara para relajarse frente al televisor con su bolsa de papitas fritas o galletas favoritas.

Pero no, ¡espere! Como usted no desea atestarse de meriendas con mucha grasa, puede sustituirlos con una bolsa de golosinas de bajo contenido de grasa o sin grasa: papas fritas, pasteles de arroz de sabores o galletas de chocolate sin grasa.

Es una selección sana —¿verdad? Con esas comidas desgrasadas no podrá engordar en absoluto, aunque se coma una bolsa completa, ¿no es cierto?

Bueno, si usted ha echado mano a una merienda que no contiene grasa y vuelve a sentarse tranquilamente, ha acabado de cometer un ligero error estratégico. Si bien es verdad que los alimentos altos en grasa son los que más engordan, y que mientras más usted come de una sola sentada, más grasa incorpora a las células adiposas de su cuerpo, ahí no termina la historia. Cuando usted come en exceso, incluso los alimentos que no contienen grasa pueden prender los Productores de Grasa.

"¿Cómo?", preguntará usted asombrado.

No, no estoy bromeando. Es verdad que las minitortas con relleno de caramelo y recubiertas de chocolate, en cuya envoltura puede leerse ¡¡¡100% Sin Grasa!!!, no contienen grasa, *sí* pueden hacerle engordar.

Antes de engullirse esa bolsa de pasteles de arroz o esas papas fritas que no contienen grasa, debe comprender que esos alimentos pueden funcionar en su cuerpo como productores de grasa. Esto se debe a que provocan reacciones hormonales y enzimas que pueden convertir en grasa las calorías no grasas, y luego incorporarlas a sus células adiposas.

El resultado es el siguiente: comer en exceso es favorable para las células adiposas, incluso si la envoltura de un producto indica que es bajo en grasa o que no contiene grasa. Cuando un alimento sobrepasa un límite de 500 a 700 calorías, el exceso de calorías, incluso en el caso de los alimentos sin grasa, estimula la formación y el almacenamiento de grasa.

Un estudio de 20 semanas de duración indicó que las personas que limitaron tanto la grasa como las calorías, perdieron más peso y un porcentaje más elevado de grasa corporal que las personas que sólo limitaron el consumo de grasa.

"Estamos comiendo alimentos sin grasa, pero en cantidades industriales", observa la nutricionista Joan Horbiah, D.R., autora de *50 Ways to Lose Weight* (50 formas de bajar de peso).

Almacenamiento secreto

Cuando usted come abundantemente, su cuerpo comienza a liberar insulina —y mientras más come, más insulina penetra en su sistema. La insulina hace que el cuerpo trate de reducir el nivel de exceso de azúcar en la sangre (glucosa) de cualquier manera posible. Una de ellas consiste en utilizar el exceso de glucosa que se encuentra en la sangre, en vez de utilizar la grasa almacenada. Cuando la insulina interfiere en el proceso, las células adiposas se tardan mucho en descomponer la grasa y liberarla en el torrente sanguíneo, donde podría quemarse como combustible.

Al mismo tiempo, la insulina ayuda de manera fundamental a convertir sus células adiposas en imanes para almacenar más grasa. Eso sucede porque la insulina elimina completamente el azúcar del torrente sanguíneo, y ayuda a convertirla en grasa que se almacena en las células.

De modo que si usted se sienta frente al televisor y se come dos tortas de arroz de bajo contenido de grasa, probablemente no tenga problemas. Usted ingerirá alrededor de 70 calorías y menos de medio gramo de grasa.

Pero si se come todo el paquete, está prendiendo un productor de grasa. Esa afluencia de calorías adicionales causará una liberación excesiva de insulina, y dará lugar a que se queme menos y se almacene más grasa. Por eso es tan importante *apagar* el Productor de Grasa Nº 2.

En años recientes, una de las preguntas más frecuentes de las personas que no tuvieron éxito en clínicas para bajar de peso, ha sido: "¿Cómo pude aumentar con una dieta baja en grasa?"

Activador

HABILIDAD NO VOLUNTAD

¿Acaso esta charla sobre comida lo incita a darse una vueltecita por la cocina para ir en busca de una bolsa de palomitas de maíz?

Espere un segundo. Una vez que usted empieza a comer palomitas de maíz, ¿puede parar?

Cuando usted sienta deseos incontrolables de atestarse de comida, tómese un vaso de agua helada.

El agua no contiene ninguna caloría, lo cual significa que no hay posibilidades de que se active la insulina. Y si usted no activa la insulina, *apaga* el Productor de Grasa.

Ahora piense en la comida de esta noche y tenga en mente lo que sucederá si sobrepasa el número de calorías. Su cuerpo necesita cerca de 20 minutos, desde que comienza a comer hasta sentirse lleno y satisfecho. Sáquele ventajas a esa característica comiendo más despacio. Propóngase comer bocados más moderados. Piense en la forma en que podrá prolongar la comida con minutos adicionales. Ese es verdaderamente el modo más sencillo de mantener apagado el Productor de Grasa Nº 2.

La verdad es que, cuando usted selecciona alimentos con poca o ninguna fibra, las palabras "sin grasa" no significan necesariamente que no engordan. Muchas personas sometidas a dietas bajas en grasa continuaron consumiendo carbohidratos simples refinados tales como azúcar, arroz blanco y harina blanca. En la Universidad Johns Hopkins en Baltimore, Bárbara Rolls, Ph.D., quien se dedica a investigar sobre métodos para bajar de peso, ha hallado que cuando se sustituyen los alimentos altos en grasa por otros bajos en grasa o sin ninguna, las personas tienden a buscar una compensación comiendo más cantidad.

Muchos clínicos e investigadores sobre la obesidad, entre ellos Stephen Gullo, Ph.D., el que ha atendido a más de 10.000 pacientes con sobrepeso en su calidad de director del Instituto de Ciencias de la Salud y del Peso, en la Ciudad de Nueva York, dicen que no basta con cambiar los alimentos bajos en grasa por alimentos de alto contenido de carbohidratos. Es importante sustituir la grasa dietética por alimentos ricos en fibras y carbohidratos complejos como, por ejemplo, vegetales, frutas, cereales integrales y legumbres como frijoles (habichuelas), chícharos (guisantes) y lentejas.

Durante años, los investigadores han sabido que el consumo de grandes cantidades de edulcorantes refinados como el azúcar, miel y sirope (almíbar) están relacionado con el aumento de grasa corporal. "Sencillamente, las personas no dejan de aumentar de peso si comen grandes cantidades de pastas y arroz blanco", expresa el doctor Louis Aronne, director del Centro Integral para el Control del Peso perteneciente al Hospital de Nueva York-Centro Médico de Cornell, ubicado en la Ciudad de Nueva York.

No obstante, el doctor Aronne y otros muchos clínicos no abogan por un retorno a los alimentos ricos en proteínas. Es preferible que las personas dejen de consumir grandes cantidades de carbohidratos simples —como el azúcar, miel, harina blanca y alcohol— y adopten una dieta baja en grasa con muchas fibras y carbohidratos complejos, incluyendo frutas, vegetales, cereales integrales y legumbres.

Cuando usted consuma alimentos bajos en grasa o sin ninguna, asegúrese que está ingiriendo la misma cantidad. Por ejemplo, una cucharada de aliño (aderezo) de ensaladas contiene unas 100 calorías, pero la misma cucharada sin grasa

Los carbohidratos "malos"

Los carbohidratos proporcionan el azúcar fundamental en la sangre —la glucosa—, el combustible que se utiliza para producir energía en el cerebro y en las células del cuerpo. La glucosa también mantiene la temperatura del cuerpo, la digestión, los movimientos, la respiración, la reparación de los tejidos y las funciones del sistema inmunológico. Por lo tanto, es uno de los compuestos más importantes que circulan a través de su cuerpo.

Hay tres tipos básicos de carbohidratos, denominados de acuerdo con la complejidad de su estructura molecular: monosacáridos (los más sencillos), disacáridos y polisacáridos (los más complejos). Los polisacáridos constan de muchas unidades de azúcar, que se unen para formar carbohidratos complejos (almidones).

Los almidones pueden refinarse o no, como sucede al procesarlos para preparar ciertos alimentos. Los carbohidratos complejos sin refinar aparecen asociados con muchas fibras, vitaminas, minerales y otros nutrientes. Nuestro organismo necesita alimentos como el pan de trigo integral o el arroz moreno para obtener cantidades suficientes de esos carbohidratos complejos sin refinar.

En contraste, los alimentos como el pan blanco y el arroz blanco llenan menos y son menos nutritivos, ya que contienen carbohidratos refinados.

En general, los carbohidratos complejos sin refinar se digieren más lenta y eficientemente, proporcionando una fuente de energía constante sin el efecto bioquímico radial de los azúcares concentrados. Por eso comer alimentos con carbohidratos complejos ayuda a estabilizar los niveles de azúcar.

El azúcar blanco refinado —la sacarosa— encabeza la lista de "calorías vacías", junto con el sirope (almíbar) de maíz, el azúcar moreno, la dextrosa, la maltosa y el melado de caña. El alto consumo de azúcar refinado se ha asociado a varios problemas de salud, incluyendo los altos niveles de colesterol y otras grasas en la sangre, la deficiencia de cromo y la diabetes, así como el desarrollo del cáncer de mama.

Las moléculas simples de azúcar presentes en la sacarosa se digieren muy poco, penetran en el torrente sanguíneo y aumentan rápidamente los niveles de azúcar en la sangre muy por encima de lo normal. Como respuesta, se activa el mecanismo del cuerpo que segrega la insulina, a fin de eliminar el exceso de glucosa en la sangre, ocasionando una baja de los niveles de azúcar en la sangre.

Incluso las "alternativas de azúcares naturales" no son una panacea. La realidad es que ningún edulcorante en exceso es saludable.

puede tener sólo 16 calorías. De modo que usted reduce realmente el número de calorías cuando lo consume sin grasa, pero no lo hace si multiplica la cantidad que utiliza.

Para evitar llenarse en exceso, manténgase lejos de los buffets de los restaurantes que permiten comer todo lo que uno pueda. Incluso si usted sólo ingiere alimentos bajos en grasa, es probable que coma demasiado.

Productor de Grasa Nº 3

Comidas o meriendas bajas en fibra o sin fibra

La fibra es uno de los otros beneficios importantes que aportan los carbohidratos complejos. Todos los diferentes tipos de fibras provienen de las paredes celulares de las plantas, y desempeñan un papel primordial para asegurar una buena digestión, y para evitar que las toxinas que producen cáncer, así como otras sustancias que favorecen la aparición de enfermedades, tengan un contacto prolongado con el aparato digestivo o sean absorbidas por el mismo. Las dietas que contienen mucha fibra han demostrado que pueden prevenir las enfermedades del corazón, la obesidad y el cáncer del colon, ayudan a perder el exceso de grasa corporal, e incluso pueden ayudar a reducir la alta presión arterial casi un 10 por ciento.

La fibra dietética abarca toda la materia procedente de las plantas que es indigesta. Se llama *roughage* en inglés, que significa que es áspera e indigesta, pero la fibra en realidad ayuda a producir un tránsito fácil y rápido a través del tracto digestivo.

Para *apagar* el Productor de Grasa Nº 3, usted necesita dos tipos de fibra.

Las fibras insolubles incluyen la celulosa, que se encuentra en alimentos tales como el salvado de trigo; la hemicelulosa, en los granos enteros y los vegetales; y la lignina, que es el "engrudo" de las paredes de las células vegetales. Estas fibras absorben el agua, lo que significa que se dilatan y añaden volumen, facilitando aún más que los productos de desecho pasen a través de los intestinos.

Las fibras solubles incluyen la pectina, que se encuentra en las manzanas, las frutas cítricas, las legumbres y ciertos vegetales; el mucílago, que se encuentra en la avena y las legumbres; y las gomas, que son sustancias gelatinosas de las plantas. Estas fibras tienen funciones muy diferentes a las de las fibras crudas no solubles en agua.

Todas las fibras están unidas a los carbohidratos digeribles y ayudan a hacer más lenta la absorción de la glucosa en el torrente sanguíneo. La pectina y las gomas hacen que los intestinos absorban el azúcar más lentamente. Puesto que las propiedades de estas fibras parece que mantienen más uniformes los niveles de azúcar en la sangre, también reducen los procesos de fabricación de grasa en el cuerpo.

Para *apagar* el Productor de Grasa Nº 3, la mayoría de nosotros necesitamos aumentar nuestro consumo de fibra soluble e insoluble mediante una dieta variada a base de alimentos enteros frescos. Las frutas frescas y los vegetales, los panes de grano entero, los frijoles (habichuelas) y las legumbres son excelentes opciones.

¿Qué cantidad total de fibra debemos consumir a diario? El promedio de las personas en los Estados Unidos sólo consume alrededor de 10 gramos. Sin embargo, el Instituto Nacional del Cáncer recomienda de 20 a 35 gramos diarios, y otras autoridades sugieren que un adulto de tamaño promedio debe consumir entre 30 y 60 gramos de fibra total todos los días.

Cuando se "resista" a la insulina

Cuando usted ingiere comidas o meriendas que contienen poca o ninguna fibra, y consume demasiado almidón y azúcar en su dieta, la insulina desempeña un papel de enorme importancia en la fabricación de grasa.

Los científicos plantean que una dieta rica en carbohidratos refinados puede provocar la resistencia a la insulina.

Activador
HABILIDAD NO VOLUNTAD

¿Tiene usted hambre en este momento?

Si es un horario entre comidas o siente deseos de comer algo dulce, busque una manzana, una naranja o una pera. Los investigadores han hallado que estas y otras frutas son ricas en fibra natural.

Además, una dosis de fruta dulce —debido a la fructosa que contiene— podrá muy bien ayudarle a sentirse satisfecho sin que desee ingerir grasa o azúcar refinado.

Dicha resistencia tiene lugar cuando el cuerpo responde a los almidones y azúcares con una superproducción de glucosa, que provoca, a su vez, una superproducción de insulina.

La insulina controla, por lo general, la glucosa, pero en una variedad de ingeniosas maneras. La primera de todas consiste en determinar la cantidad de azúcar que se utilizará inmediatamente como energía, así como la cantidad que se convertirá en grasa y se acumulará como tal.

La insulina estimula el apetito, indicándole que su cuerpo necesita más energía y también regula los triglicéridos, que son las "grasas almacenadas" en el cuerpo.

Como dije anteriormente, la insulina ayuda a prevenir que las células adiposas descompongan la grasa almacenada y esta pase al torrente sanguíneo, donde podría quemarse como combustible. También ayuda a convertir las células adiposas en "imanes" para captar cualquier tipo de grasa dietética que haya absorbido el torrente sanguíneo.

La resistencia a la insulina está relacionada con una amplia gama de factores que van desde la intolerancia a la glucosa hasta la alta presión arterial, según la opinión del doctor Gerald Reaven, profesor de la Escuela de Medicina de la Universidad de Stanford, el cual ha venido estudiando la insulina durante más de 30 años. Aunque la resistencia a la insulina también está relacionada con un tipo de diabetes (tipo II), una persona no es diabética sólo por ser resistente a la insulina. De hecho, el doctor Reaven dice que en los Estados Unidos la resistencia a la insulina afecta a casi el 25 por ciento de las personas que no son diabéticas.

Para dichas personas, "es casi imposible bajar de peso sustituyendo una proporción de grasa dietética por carbohidratos simples", explica Artemis P. Simopoulos, Ph.D., ex presidenta del Comité Coordinador Nutricional de los Institutos Nacionales de la Salud, y actual copresidenta de un panel del Instituto sobre resistencia a la insulina y enfermedades crónicas.

Pero si muchas de esas personas sustituyeran la grasa dietética por carbohidratos complejos, obtendrían resultados diferentes. Otro motivo adicional para comer frutas frescas, vegetales, granos enteros y legumbres.

Convierta el "más" al "no más"

He aquí algo más que deberá recordar. Las comidas y las meriendas con poca fibra y altas en grasa no "apagan" el mensaje que incita a "comer más" con tanta eficacia como los alimentos con muchos carbohidratos complejos y fibra, dice James Kenney, D.R., Ph.D., especialista en investigaciones sobre la nutrición del Centro de Longevidad Pritikin en Santa Mónica, California. Esto se debe a que la grasa dietética no puede convertirse en glucógeno, una forma de azúcar que se acumula principalmente en el hígado y los músculos.

El glucógeno, particularmente el que se acumula en el hígado, parece ser el "mecanismo" que desactiva la señal de apetito y le dice que usted ya no tiene hambre.

En un experimento realizado con hombres y mujeres con sobrepeso, un equipo de investigación de la Universidad de Leeds, en Gran Bretaña, halló que las personas comían el doble cuando probaban alimentos altos en grasa, tales como pasteles, quesos, carnes grasosas y cacerolas (guisos) cremosas, que cuando comían alimentos con muchas fibras y carbohidratos, tales como panes integrales, cereales, frutas frescas y vegetales. Aparentemente, el hecho de comer grandes cantidades de alimentos altos en grasa no estimula la señal de "saciedad" (sensación de llenura) que envía el cuerpo al cerebro con la misma eficacia que los alimentos ricos en fibra y bajos en grasa.

Así que usted está en realidad mejorando la precisión de su señal indicadora del apetito cuando come ensaladas, panes integrales, sopas de frijoles (habichuelas), las cacerolas (guisos) y prácticamente todas las deliciosas recetas de comidas y meriendas que encontrará en este libro. Todos estos alimentos no sólo le ayudarán a sentirse lleno y satisfecho consumiendo menos grasa, sino que al mismo tiempo le ayudarán a quemar mayor cantidad de grasa, en vez de almacenarla.

Productor de Grasa Nº 4

Pérdida del tono muscular

La mayoría de nosotros nos consideramos físicamente activos y nos sentimos orgullosos de serlo.

Pero he aquí una sorpresa. Aunque usted no descanse en el trabajo y esté ajetreado con las faenas y los quehaceres del hogar, no está haciendo gran cosa para añadir firmeza a los muslos y glúteos.

Y no está haciendo casi nada para mantener el tono de otros centenares de músculos del cuerpo. Cuando pasan las semanas —de hecho, cada día que pasa— y usted no utiliza sus músculos, estos se vuelven más flácidos y débiles.

La pérdida del tono muscular constituye un poderoso productor de grasa. Las fibras musculares tonificadas ayudan al cuerpo a mantener a raya la grasa, produciendo enzimas que queman la grasa y la utilizan como combustible para la actividad de cada fibra muscular.

Cuando los músculos comienzan a atrofiarse —lo que sucede literalmente cuando usted comienza a perder tono muscular—, la señal que les dice a esos músculos que produzcan enzimas quemadoras de grasa se vuelve cada vez más débil. A medida que esto sucede, se hace más fácil que la grasa dietética se almacene en forma de grasa corporal. Y una vez almacenada, es probable que permanezca así, en vez de incorporarse al torrente sanguíneo para que se queme en los músculos cada vez menos activos.

"Manténgase" quemando

Por cada libra de músculo que usted le añada al cuerpo, quemará automáticamente 75 calorías adicionales diarias para mantenerla.

En contraste, si usted añade una libra de grasa al cuerpo, sólo requerirá dos calorías diarias para mantener esa masa corporal adicional.

Todo depende de la actividad metabólica, es decir, la velocidad con que el cuerpo produce energía o quema grasa. Al comparar la actividad metabólica de los músculos y la grasa, es evidente que, desde el punto de vista del metabolismo, el músculo es 37,5 veces más activo que la grasa. Del total de calorías que se queman en el cuerpo, los músculos queman del 50 al 90 por ciento. Y esa actividad de quemar calorías tiene lugar incluso cuando usted duerme.

La pérdida del tono muscular constituye un importante Productor de Grasa y para *apagar* ese Productor de Grasa, asegúrese de que sus músculos se tonifiquen y permanezcan activos.

Cuando los músculos decaen

La mayoría de los adultos comienzan a perder tejido muscular casi a partir de los 25 años de edad. Desde luego, si usted se encuentra físicamente activo, y realiza alguna actividad aeróbica con regularidad como, por ejemplo, caminar, trotar o montar bicicleta, sus músculos mantendrán un tono mucho mejor que los del promedio de las personas adultas sedentarias. Pero aun así, usted perderá de forma inevitable cierta cantidad de tejido muscular —hasta

Activador

HABILIDAD NO VOLUNTAD

Este momento es el mejor para empezar a tonificar sus músculos.

¿Qué áreas musculares principales usted utiliza cada día? Por "área muscular principal", me refiero a un grupo de músculos situados en una parte de su cuerpo —por ejemplo, los muslos y las piernas, o los brazos y los hombros.

Seleccione una de las áreas musculares que utiliza menos y piense en un ejercicio sencillo que sea adecuado.

Por ejemplo, si usted no usa mucho los hombros durante el día, esa es el área que usted podría desarrollar.

Comience colocando este libro a un costado del cuerpo. Con el brazo extendido, alce el libro despacio hasta la altura del hombro. Luego bájelo de nuevo de manera gradual. Hágalo varias veces y repita el ejercicio con el otro brazo.

Con esto, usted ha logrado añadir un poco de "tono sostenido" a los músculos del hombro, manteneiendo la firmeza y evitando que sus músculos se atrofien. Con estos pequeños ejercicios de tonificación, comienza a apagar el Productor de Grasa Nº 4.

una libra (aproximadamente medio kilogramo) cada año— pasados los 25 años.

Esta constante disminución de tejido muscular o masa sin grasa, tiene un efecto en el resto de su metabolismo —es decir, la velocidad con que quema energía cuando está descansando, leyendo, viendo la televisión o durmiendo. A consecuencia de esa disminución, y como su cuerpo necesita cada vez menos calorías para funcionar, el exceso de calorías se almacena más fácilmente en forma de grasa corporal. Cuando las calorías no son necesarias para bombear combustible a las fibras musculares, comienzan a formar células adiposas como si fueran abejas llenando un panal.

Sin embargo, no parece haber ningún motivo para perder el tono muscular en forma tan rápida y drástica. Nuevas evidencias indican que pocas personas tienen que perder obligatoriamente parte de dicho tono antes de los 90 años de edad, de acuerdo con estudios publicados en el *Journal of the American Medical Association* (Revista de la Asociación Médica Norteamericana). E incluso si ya se ha producido cierta atrofia, las evidencias indican que la disminución puede empezar a retroceder al cabo de pocas semanas de realizar ejercicios tonificadores.

Productor de Grasa Nº 5

Bebidas alcohólicas —dos o más tragos al día

¿Cerveza? ¿Vino? ¿Cócteles? Bueno, tal vez. Pero primero usted deberá tener en cuenta algunas de sus consecuencias.

Al ingerir bebidas alcohólicas, su cuerpo quema menos grasa y lo hace en forma más lenta que la habitual. El alcohol también produce otro efecto: aumenta realmente su apetito.

Por ejemplo, un estudio realizado en la Clínica Mayo, en Rochester, Minnesota, sugiere que cuando una persona toma bebidas alcohólicas durante una comida, consumirá como promedio 350 calorías adicionales. Esto significa una gran cantidad de calorías adicionales. Si usted es una persona que consume de 1.800 a 2.000 calorías diariamente, esto significaría que está aumentando su consumo en más de una sexta parte —sólo por haber bebido un poco de cerveza o vino durante la comida.

En la mayoría de los estudios, un "trago" se define como 1,5 onzas (45 ml) de bebida fuerte, 4 a 5 onzas (118 a 150 ml) de vino de mesa seco, 3 onzas (90 ml) de vino de oporto o jerez, o 12 onzas (355 ml) de cerveza. Todas esas cantidades de diferentes bebidas equivalen a la misma cantidad de alcohol. Algunas personas creen que un vaso de cerveza o una copa de vino contiene mucho menos alcohol que un whisky con limón o una ginebra con tónico, ya que la concentración de alcohol es mucho mayor en las bebidas fuertes que en la cerveza o el vino.

Pero cuando usted compara los cócteles con la cerveza o el vino, comprenderá el motivo por el cual su contenido alcohólico es más o menos el mismo. La capacidad de un vaso de medir de bebida fuerte equivale a cerca de una onza y media (45 ml). De modo que si un cóctel contiene una medida de bebida fuerte y el resto de tónico, refresco u otra bebida no alcohólica, usted ingerirá casi la misma cantidad de alcohol que le proporciona la cerveza o el vino.

El alcohol y la grasa

Sólo bastan dos tragos para producir un enorme impacto en el modo en que su cuerpo procesa la grasa dietética. Por ejemplo, en un estudio publicado en la revista *New England Journal of Medicine* (La Revista de Medicina de Nueva Inglaterra), los investigadores hallaron que 3 onzas (90 ml) de cualquier bebida alcohólica reducía en casi una tercera parte la capacidad del cuerpo para quemar grasa. El alcohol puede elevar notablemente la respuesta del azúcar en la sangre —y los niveles de insulina— y, de ese modo, acelerar los procesos de formación de grasa en el cuerpo. Además, dos o más tragos pueden provocar altos niveles de insulina, lo cual a su vez estimula la conversión de carbohidratos en grasa y hace que aumente la grasa corporal.

El consumo de bebidas alcohólicas tiene un profundo efecto sobre la ingestión de calorías en las personas que toman más de dos tragos al día. Por ejemplo, se ha calculado que una persona que toma seis cervezas al día consume unas 900 calorías adicionales. Las bebidas alcohólicas también estimulan una mayor ingestión de alimentos, y aunque todas esas calorías adicionales no provienen directamente del alcohol, es cierto que este proporciona muchas de ellas. Un trago de una bebida alcohólica contiene siete calorías por gramo, lo cual se asemeja mucho a la grasa, que contiene nueve calorías por gramo. Eso es casi el doble de calorías que usted obtiene de un gramo de proteínas o de carbohidratos.

¿Bebe usted grasa?

Durante muchos años, los investigadores suponían que las calorías provenientes del alcohol eran similares a las de los carbohidratos, ya que todos los tipos de alcohol se derivan del azúcar, las frutas y los cereales, y son solubles en el agua. Pero, según el doctor Jean-Pierre Flatt, del Centro Médico de la Universidad de Massachusetts, esa no es la realidad. El doctor Flatt ha descubierto que cuando una persona añade alcohol a la dieta, este actúa en su cuerpo como si consumiera más grasa.

¿Por qué?

Porque cuando se quema alcohol en lugar de calorías de grasa para producir energía, el mismo alcohol impide que se queme grasa. Por consiguiente, el alcohol favorece el almacenamiento de una mayor cantidad de grasa adicional en las células adiposas del cuerpo, de acuerdo con un estudio realizado en el Instituto de Fisiología de la Universidad de Lausana, Suiza.

En ese estudio, se midió el gasto de energía de ocho hombres durante dos sesiones de 48 horas. Para efectuar las mediciones, los investigadores utilizaron una cámara de calorimetría indirecta, calculando los cambios producidos en los contenidos de glucógeno (azúcar almacenada), grasa y proteínas en el cuerpo, al tiempo que medían las cantidades de oxígeno que consumían, el dióxido de carbono que producían y el nitrógeno que expelían en la orina.

Se llevaron a cabo dos sesiones. Durante las primeras 24 horas de cada sesión, los hombres llevaban una dieta normal que contenía un 30 por ciento de grasa. Luego se midió su gasto de energía, utilizando la cámara de calorimetría indirecta. Las mediciones obtenidas durante este período de 24 horas —el período de control— fueron la base para realizar la comparación.

Durante el segundo día de la primera sesión, los hombres ingirieron un 25 por ciento más de calorías en su dieta, que provenían en su totalidad de bebidas alcohólicas. Durante el segundo día de la segunda sesión, se sustituyó el alcohol por un número igual de calorías. Por consiguiente, en la primera sesión, el consumo de energía (calorías consumidas) fue un 25 por ciento más alto que durante el período de control, si bien en la segunda sesión los hombres consumieron el mismo número de calorías que en el período de control.

En ambos casos, la quema de grasa, que allí se denominaba oxidación de grasa, se redujo en alrededor de 50 gramos o el 36 por ciento. Los investigadores llegaron a la conclusión de que el alcohol favorecía el almacenamiento de una mayor cantidad de grasa. Y el hecho de añadir bebidas alcohólicas a la dieta de control dio lugar a que se almacenara aun más grasa. La importancia de estos nuevos datos, dice el doctor Flatt, consiste en que probablemente será necesario sumar el alcohol a la grasa cuando se calcule el consumo total de grasa en la dieta.

Si usted ingiere una dieta normal, podrá suponer que cada onza (30 ml) adicional de alcohol puro equivale a alrededor de media onza (14 gm) de grasa dietética, observa el doctor Flatt. De modo que si usted bebe dos cervezas, dos cócteles o dos vasos de vino, ingiere una cantidad equivalente a media onza de grasa. Beber esa cantidad durante un mes es casi igual a consumir 550 gramos de grasa o dos tazas y media de aceite adicionales.

La investigación realizada en Suiza sugiere que las personas que deseen controlar o perder peso sin renunciar a las bebidas alcohólicas, deberán disminuir su consumo de grasa, a fin de contrabalancear las calorías adicionales que proporciona el alcohol.

Activador
HABILIDAD
NO
VOLUNTAD

Si usted tiene por costumbre disfrutar de una cerveza, un poco de vino o un cóctel antes de comer, y otro trago durante la comida, esta noche podrá cambiar su táctica de lucha contra la grasa.

En vez de tomarse una cerveza completa, tómese la mitad, y guarde el resto para saborearla lentamente durante la comida. Si tiene pensado servirse vino de mesa, mida 2 onzas (59 ml) de antemano. Bébalas despacio, mientras prepara la comida. Luego, si desea, beba otras dos onzas mientras come, pero no llene el vaso más que la primera vez.

Para reducir el contenido alcohólico de un cóctel hay un método muy sencillo. Al prepararlo, utilice la mitad del alcohol que lleva el vaso de medir.

¿Adónde va a parar?

Si usted se pregunta a qué parte de su cuerpo va a parar la grasa proveniente del alcohol adicional, estudios clínicos realizados en los Estados Unidos y en Suiza sugieren que el alcohol contribuye al aumento de grasa en el abdomen. Para medir este factor, los investigadores observaron la proporción de cintura-caderas de las personas que participaron en el estudio. Si la medida de su cintura es grande en relación con la de sus caderas, ello indica que usted tiene mayor cantidad de grasa abdominal —dicho en otras palabras, que tiene demasiado vientre.

En un estudio realizado en la Escuela de Medicina de la Universidad de Stanford y en la Universidad de California, en San Diego, los investigadores hallaron que los hombres y las mujeres que bebían más de dos tragos al día también tenían una mayor proporción cintura-caderas. Los bebedores tenían aproximadamente el doble de proporciones que los no bebedores.

Lo que brinda un brindis

Sin embargo, tal vez usted desee saber acerca de los estudios que sugieren que varias copas de vino al día pueden ayudar a reducir el riesgo de una enfermedad del corazón. Si eso es cierto, usted se podría preguntar si los beneficios que el vino aporta a la salud son superiores a las desventajas que representa el hecho de acumular un poco más de grasa.

La realidad es que será necesario comparar cualquier beneficio que aporte el alcohol con las posibles desventajas. Por ejemplo, un estudio publicado en la revista inglesa *Lancet*

Fumar y engordar

Para algunos, fumar y beber son dos cosas que se complementan —una copa en una mano y un cigarrillo en la otra. A pesar de que las estadísticas indican que el hábito de fumar les cuesta la vida a alrededor de 400.000 personas todos los años sólo en los Estados Unidos, algunos fumadores buscan una explicación racional a su hábito diciendo los ayuda a mantenerse bajos de peso. "No es así", dicen los expertos.

"Fumar es una estrategia terrible y mortal, en potencia, para controlar el peso", observa Robert C. Kleasges, Ph. D., profesor de psicología de la Universidad de Memphis, y autoridad internacional en investigaciones acerca del peso y el hábito de fumar. "No todas las personas que fuman lo hacen en un intento para controlar el peso, pero ese es el caso en una gran minoría de fumadores."

Por último, la estrategia de fumar para controlar el peso es un fracaso. Las investigaciones sugieren, por ejemplo, que en algunos casos el hábito de fumar favorece el aumento de peso.

Médicos suecos han reportado en la revista británica *Lancet* (Lanceta) que además de otros efectos nocivos, el hábito de fumar puede hacer que el azúcar en la sangre suba de repente —reacción que, como hemos visto, aumenta la formación de grasa corporal. Asimismo, investigadores de la Universidad de Stanford y de la Universidad de California, en San Diego, han reportado que casi el doble de los fumadores tienen el vientre abultado, en comparación con los no fumadores.

Pero, ¡cuántos fumadores dicen que aumentan de peso cada vez que tratan de abandonar ese hábito! ¿Qué sucede en realidad?

Muchas personas que dejan de fumar ansían consumir más grasa y azúcar, y es cierto que al principio aumentan un poco de peso. Pero, esto en realidad es una preocupación relativamente mínima en comparación con los extraordinarios beneficios que recibirá su salud.

De hecho, si usted fuma actualmente y tiene pensado dejarlo, obtendrá un beneficio adicional de vivir con poca grasa. Los principios que le ayudan a apagar los productores de grasa y a prender los quemadores de grasa —utilizados en combinación con las recetas de comidas con poca grasa que aparecen en la última sección de este libro— garantizan que reducirá al mínimo la grasa adicional, incluso mientras esté dejando el hábito de fumar.

(Lanceta) halló que cualquier supuesto beneficio que los franceses obtienen de la costumbre de beber vino está contrabalanceado por las dolencias relacionadas con el consumo excesivo de bebidas alcohólicas por parte de la población. Investigadores del Centro Médico de la Universidad de California, en San Diego, hallaron que si bien es cierto que uno o dos tragos diarios de vino tal vez proporcionen cierta protección contra las enfermedades del corazón, las personas más saludables y de vida más larga tienden a ser las que comen más frutas frescas y vegetales, y no las que beben mayor cantidad de vino.

La conclusión es la siguiente: si usted decide beber alcohol, hágalo con moderación. Según un estudio realizado por la Sociedad Norteamericana del Cáncer, en el cual participaron 275.000 hombres de mediana edad, los que bebían cuatro tragos diarios tenían de un 30 a un 35 por ciento más probabilidad de morir prematuramente de cáncer que los que no bebían.

Otro estudio, en el cual participaron 89.000 mujeres, indicó que las que bebían de tres a nueve tragos semanales tenían un 30 por ciento más de probabilidades de desarrollar cáncer de mama que las que no bebían.

Y en un análisis combinado de 12 estudios de casos controlados que apareció en *Journal of the National Cancer Institute* (La Revista del Instituto Nacional del Cáncer), los investigadores clínicos hallaron que incluso un solo trago al día puede aumentar en un 50 por ciento el riesgo de desarrollar cáncer de mama, en comparación con el riesgo que corren las mujeres no bebedoras. En fecha más reciente, un equipo de investigadores de Harvard informó, en esa misma revista, que las mujeres que beben más de dos tragos al día pueden aumentar en un 78 por ciento el riesgo de desarrollar cáncer del colon o del recto.

Productor de Grasa Nº 6

Saltar comidas o meriendas

Una de las estrategias más populares para eliminar grasa consiste en saltarse el desayuno y las meriendas entre comidas, en un intento de consumir menos calorías.

Parece ser la táctica más clara del mundo, ¿no es cierto? Si la meta es ingerir menos grasa, ¿por qué mejor no ingerir ninguna? Si consumir menos calorías es bueno, entonces no consumir ninguna caloría es lo mejor... ¿verdad?

Bueno, en realidad esto no funciona así. De hecho, la táctica de saltarse las comidas acelera el motor de las demandas internas de su cuerpo. Cuando usted sustituye una comida moderada o un frenesí de comer por no comer absolutamente nada, su cuerpo ansía resarcir la pérdida. Sólo anhela fabricar y almacenar más grasa.

El motín de su metabolismo

Los estudios han indicado que el hecho de saltarse comidas puede disminuir su índice metabólico basal. Ese índice es el ritmo normal, módico y rutinario según el cual usted consume las calorías habitualmente.

Para poder quemar la mayor cantidad de calorías durante el día, usted necesita que ese índice se mantenga lo más alto posible. Cuando usted se salta una comida y el índice metabólico basal disminuye, usted comienza a perder cualquier posible beneficio que le aporte el hecho de saltarse las comidas.

Supongamos que en un día normal usted va a almorzar, y luego continúa realizando sus faenas habituales de la tarde — y como promedio quema 200 calorías. Pero de repente, toma una nueva resolución para bajar de peso y decide saltarse el almuerzo.

Bien. Usted ingerirá, desde luego, menos calorías a la hora de almuerzo, en realidad ninguna. Pero los estudios indican que habitualmente en el transcurso de la tarde usted quema menos, digamos que de 180 a 190 calorías. Puesto que en total quemará menos calorías, también quemará menos calorías procedentes de grasa. Y como la grasa que no se quema no tiene ningún otro lugar adonde ir, esto quiere decir que la almacenará.

Así que tal vez usted obtenga una ventaja temporal del hecho de saltarse el almuerzo, pero perderá algún terreno por la tarde. Y luego, si usted compensa el almuerzo que no realizó, comiendo más cantidad durante la cena, en realidad estará dando lugar a que sus células se llenen de grasa, ya que las investigaciones demuestran que por la noche el cuerpo almacena la grasa con más eficiencia que por el día.

"La verdad es que si usted ingiere la mayor parte de sus calorías bajas en grasa en horas más tempranas del día —en el desayuno y en el almuerzo, por ejemplo—, en realidad estará avivando el fuego interno de su metabolismo para que queme con más fuerza", expresa Pat Harper, D.R., vocero de la Asociación Dietética de los Estados Unidos.

Y si usted se salta el desayuno, sólo estará atrayéndose "más kilos" de dificultades. "La inmensa mayoría de las personas con sobrepeso tienen más probabilidad de saltarse el desayuno que las personas más delgadas, e ingieren por lo menos la mitad, si no las tres cuartas partes, de sus calorías diarias después de las seis de la tarde", observa el doctor James Kenney, del Centro de Longevidad Pritikin.

Poco a poco, pero a menudo

Un estudio publicado en la revista *New England Journal of Medicine* (La Revista de Medicina de Nueva Inglaterra), informó que el hecho de ingerir pequeñas comidas y meriendas bajas en grasa con frecuencia puede beneficiarlo a usted de diversas maneras. Para descubrir el impacto que producen las meriendas ingeridas en forma bien programada, los investigadores seleccionaron al azar 14 hombres de peso medio. Luego los repartieron —también al azar— en dos grupos. Los hombres del primer grupo

Activador
HABILIDAD NO VOLUNTAD

Dedique unos instantes a pensar en las comidas que se saltó o redujo la semana pasada. ¿Se olvidó de desayunar una mañana, porque tuvo que salir de su casa apresuradamente? ¿Durante el almuerzo engulló de prisa un montón de galletas, porque no pudo abandonar su trabajo? ¿Renunció a la comida en una ocasión, y luego encargó una pizza tarde en la noche? Pequeños detalles, ¿verdad? No deberían tener importancia.

Bien, como usted comprenderá ahora, cada una de esas comidas no realizadas fue una oportunidad que perdió de apagar el Productor de Grasa Nº 6.

Ahora piense en las comidas de la semana próxima. ¿Puede decir lo que va a preparar para el desayuno, el almuerzo y la comida cada día? ¿Tiene meriendas bajas en grasa en la despensa o en el refrigerador? ¿En el auto? ¿En la gaveta de su escritorio o en el refrigerador del trabajo? Recuerde que cada vez que ingiere comidas o meriendas bajas en grasa en forma organizada, apaga el Productor de Grasa Nº 6.

ingirieron tres comidas abundantes al día, mientras que los del segundo grupo ingirieron el mismo número total de calorías, con los mismos porcentajes generales de proteínas, grasa y carbohidratos en cada comida. Sólo que el segundo grupo las ingirió divididas en 17 meriendas diarias.

En este estudio, los hombres que comieron a menudo obtuvieron beneficios significativos al cabo de sólo dos semanas.

- Sus niveles de colesterol en la sangre bajaron verticalmente un 15 por ciento. (Un nivel bajo de colesterol reduce el riesgo de las enfermedades del corazón y los ataques de apoplejías.)
- Los niveles de cortisol bajaron más del 17 por ciento. (El cortisol es una hormona provocada por el estrés, la cual produce y almacena grasa; el cuerpo la produce cuando una persona está bajo tensión.)
- El nivel de insulina bajó casi un 28 por ciento. (La insulina, como ya dijimos, extrae las moléculas de grasa del torrente sanguíneo, depositándolas en las células adiposas del cuerpo.)

En otras palabras, no es ingiriendo meriendas como usted prende sus productores de grasa, sino saltándolas. Pero recuerde que el tipo de meriendas bajas en grasa que le recomendamos son las que encontrará en la sección "Coma a gusto: las meriendas que más vigorizan y combaten la grasa", en la página 100, así como en la sección de recetas de este libro.

Productor de Grasa Nº 7

Deshidratación oculta

Más del 75 por ciento del cuerpo se compone de agua. Este poderoso líquido desempeña un papel decisivo en los procesos de quemar, producir y almacenar grasa.

El agua es un vehículo para todas las reacciones químicas, incluyendo la de quemar grasa. Cuando usted no bebe suficiente agua, su cuerpo segrega la hormona aldosterona, la cual hace que los tejidos absorban a casi todas las moléculas de líquido, según expresa el doctor Peter Lindner, en la obra *Fat, Water Retention and You* (La grasa, la retención de líquido y usted). También varios investigadores sugieren que una disminución en el consumo de agua puede aumentar los depósitos de grasa.

Usted podría pensar que sus células avisarían automáticamente que tienen sed. ¿No emite su cuerpo una señal clara y precisa cuando necesita líquido?

La respuesta es afirmativa y negativa a la vez. Es cierto que la alarma que le avisa que tiene sed se escuchará en forma clara y potente si usted se encuentra realizando un maratón a campo traviesa un día de verano. Pero si está haciendo compras, llamando por teléfono, tecleando en la computadora o simplemente paseando, la alarma que le avisa con respecto a la sed lo más probable es que se escuche muy débil y distante, pudiendo confundirse fácilmente con otro tipo de señal.

Señales, sequía y su cuerpo

"La fatiga, los simples dolores de cabeza, la falta de concentración y el aturdimiento que usted experimenta al concluir el día de trabajo pueden ser la consecuencia de no beber agua suficiente", dice Liz Applegate, Ph.D., profesora de ciencias nutricionales de la Universidad de California, ubicada en Davis. "Esto comienza todos los días apenas se despierta. Cuando abre los ojos por la mañana, su cuerpo ya está encarando un déficit de agua."

Algunas veces sin saberlo continuamos con ese déficit todo el día. La deshidratación se produce cuando usted no bebe agua suficiente para sustituir la que se pierde a través del sudor, la respiración y la orina. La deshidratación reduce el volumen de la sangre, haciendo que se vuelva más espesa y concentrada, lo cual sobrecarga el corazón y le resta capacidad para proporcionar oxígeno y nutrientes a los músculos. Además, cuando la sangre aumenta de espesor no elimina las sustancias de desecho que se acumulan.

"Incluso una mínima falta de agua puede perturbar el equilibrio bioquímico", dice Michael Colgan, Ph.D., investigador sobre la nutrición e ilustre científico de la Universidad Rockefeller. "Cuando un músculo se deshidrata tan sólo un 3 por ciento, puede perder el 10 por ciento de la fuerza para contraerse y el 8 por ciento de su velocidad. El equilibrio en la necesidad de agua es el factor variable más importante para garantizar una buena salud y óptimo funcionamiento a lo largo de la vida."

Equivocación

La sed oculta produce otro efecto secundario. Es posible que usted tenga hambre cuando en realidad no es así —sólo tiene sed. Por consiguiente, a la hora de comer tal vez usted coma mayor cantidad de merienda o llene el plato por segunda vez, cuando lo que en realidad necesita es un buen vaso de agua. Usted acaba de añadir una mayor cantidad de calorías al cuerpo (con y sin grasa), cuando lo que necesita en realidad son líquidos sin ninguna caloría.

Pero si la mayoría de nosotros estamos tan deshidratados, ¿por qué motivo no nos ajamos y marchitamos?

Bueno, la deshidratación no es algo tan drástico. Usted recibe una cantidad adecuada de agua procedente de los alimentos y las pocas bebidas que normalmente ingiere durante el día; pero no es la cantidad que usted necesita realmente para estar en óptimas condiciones.

Vivir con poca agua es como acostumbrarse a vivir en un constante estrés o tensión: sus energías pueden socavarse, y su salud puede

Activador

HABILIDAD

NO

VOLUNTAD

Si usted ha presenciado alguna carrera ciclística de larga distancia, probablemente habrá visto los frascos de agua que llevan los ciclistas al pedalear a 60 millas por hora.

Quizás ha visto los recipientes con logotipos impresos y absorbentes, que utilizan los instructores de ejercicios aeróbicos. O las grandes botellas de agua junto a las canchas de tenis, listas para calmar la sed de los jugadores durante el receso entre los sets.

La hidratación se ha convertido en un asunto muy importante para los atletas, y ya es hora de que usted compre un frasco adecuado para llevar agua aunque no se dedique al deporte a tiempo completo.

Vaya a cualquier tienda de artículos deportivos, farmacia o tienda y compre el recipiente más comodo de sostener y fácil de abrir que encuentre. Es probable que no gaste más de cinco dólares, y es una inversión que vale la pena cuando usted apaga este Productor de Grasa.

¿Por qué? Porque si quiere evitar la deshidración oculta, siempre debe tener a mano un frasco con agua.

debilitarse. Esta solución requiere un poco de hábito, pero bien vale la pena hacer el esfuerzo.

Claro que apagar el Productor de Grasa Nº 7 es bastante fácil: todo lo que tiene que hacer, como verá, es prender el Quemador de Grasa Nº 3. Existen, literalmente, cientos de formas de hacerlo. Pero, por el momento, usted puede resolver la deshidratación oculta utilizando el Activador que aparece en la página 69.

Productor de Grasa Nº 8

Inactividad

¿Cuánto tiempo del día y de la noche permanece usted sentado, como promedio?

¿Es usual para usted permanecer sentado durante una hora? ¿O dos? ¿Quizás tres?

El cuerpo humano está diseñado biológicamente para estar en movimiento, y cuando usted no se mueve, su cuerpo almacena. En cualquier ocasión que usted permanezca inactivo durante más de 60 minutos, es probable que el cuerpo le envíe la antigua señal a su cerebro para que *queme* menos y *fabrique* más grasa. Y cuando usted come una porción grande y permanece sentado durante una hora o más, tiene más posibilidades de terminar almacenando las calorías ingeridas durante la comida en forma de grasa corporal.

De acuerdo con los estudios realizados por investigadores del Centro Nacional para la Prevención de Enfermedades Crónicas y Promoción de la Salud, perteneciente a los Centros para el Control y la Prevención de las Enfermedades, en Atlanta, mientras menos activas sean las personas, más tienden a tener sobrepeso. A medida que avanza la edad, existe una correlación aún más estrecha entre la cantidad de tiempo que se permanece sentado y la cantidad de peso corporal que se aumenta. Por lo tanto, la actividad física diaria se convierte en un factor cada vez más importante con el paso del tiempo.

"Tele-vagancia"

Muchas tentaciones nos rodean que nos incitan a volvernos perezosos. Después de una cena abundante, muchas personas sólo se trasladan de la mesa al televisor hasta que van a dormir. Según un estudio del mercado hispano en 1994 de la compañía de mercadeo Strategy Research Corporation (Corporación de Investigación Estratégica) en Miami, Florida, los latinos en los Estados Unidos ven un promedio de 4,5 horas de televisión diarias. Las pruebas indican que ver televisión en forma tan prolongada por la noche hace que disminuya el metabolismo. Y, sin duda, permanecer sentado sin moverse después de ingerir una comida abundante prenderá este Productor de Grasa.

De hecho, para algunas personas, la televisión produce más grasa que muchas hamburguesas dobles con queso y tocino juntas. En un estudio realizado entre 6.000 hombres trabajadores con un promedio de 40 años de edad, los investigadores hallaron que los que veían televisión durante más de tres a cuatro horas diarias duplicaban el riesgo de convertirse en obesos —es decir, de adquirir de un 20 a un 30 por ciento adicional de grasa corporal.

Activador
HABILIDAD NO VOLUNTAD

Póngase de pie ahora mismo con el libro en las manos y haga un movimiento con los hombros, como si los encogiera lentamente.

Ahora pase el libro de una mano a otra, abriéndolas y cerrándolas en forma alterna cada vez que lo haga.

Mientras realice este movimiento, busque con la mirada algo relacionado con la naturaleza —una planta natural, una flor o un paisaje del exterior. Diríjase de nuevo a su asiento y acomódese allí para que pueda leer a gusto.

Levante los pies y, colocándolos frente a usted, muévalos en todas las direcciones.

¿Misión cumplida?

Si es así, usted le acaba de enviar a su cerebro una señal para que reduzca las tendencias a producir grasa que provoca la inactividad. Durante treinta minutos o una hora, usted ha ayudado a apagar el Productor de Grasa Nº 8. Es así de sencillo.

La malsana relación que existe entre la televisión y el peso parece aumentar cuando llega al nivel de tres horas diarias, observaron Larry A. Tucker, Ph.D., profesor y director de promoción de la salud en la Universidad Brigham Young, en Provo, Utah, así como el doctor Glenn M. Friedman. Los investigadores hallaron que los hombres que sólo ven televisión durante una hora al día, como promedio, tienen la mitad de las probabilidades de padecer de sobrepeso que los hombres que ven televisión durante tres a cuatro horas.

Esto parece ser válido también para las mujeres, según un estudio realizado por el doctor Tucker y Marilyn Bagwell, E.R., Ph.D. En una población de casi 5.000 mujeres trabajadoras cuya edad promedio era de 35 años, los investigadores hallaron que las que veían televisión de tres a cuatro horas (o más) al día tenían el doble de probabilidades de ser obesas.

Además del aumento de peso que produce el mero hecho de estar sentado inmóvil, la televisión tiene, al parecer, la virtud de hacernos engordar, tal vez porque tan sólo de verla recibimos un efecto deprimente sobre el metabolismo. En un estudio realizado entre casi 800 adultos, publicado en la revista *Journal of the American Dietetic Association* (Revista de la Asociación Dietética Norteamericana), los investigadores presumieron que no todo el aumento de peso que observaron podía explicarse por la cantidad de tiempo que pasaban sentados, incluso si tomaban en consideración las meriendas adicionales que estos adultos consumían. En el grupo que estudiaron, la incidencia de obesidad entre quienes veían televisión durante cuatro horas o más al día era el cuádruple de quienes la veían durante una hora o menos al día. Los televidentes más asiduos engordaban más a un ritmo acelerado.

Productor de Grasa Nº 9

Dormir mal

Perder grasa y producir energía en forma eficiente dependen de que su cuerpo descanse bien y tenga la posibilidad de recuperarse durante el sueño.

Si usted duerme mal, su salud puede perjudicarse. Cuando usted se pasa la noche inquieto, el patrón sueño/vigilia interfiere con los procesos metabólicos de las horas nocturnas. Al día siguiente, hallará que le resulta más difícil mantenerse activo y despierto —y poder hacer selecciones correctas a cada momento.

Si noche tras noche usted duerme menos de lo necesario, tiene más probabilidades de comer en exceso al intentar ganar fuerzas. "En realidad, las personas comen más cuando están cansadas", observa Donald Bliwise, Ph.D., director del Centro de Trastornos del Sueño de la Escuela de Medicina de la Universidad de Emory en Atlanta. Y la verdad es que si echa mano a cualquier tipo de comida que esté a su alcance para fortalecerse, es probable que prefiera las comidas altas en grasa que no son saludables.

Un estudio realizado con animales de laboratorio y seres humanos, el cual apareció en la publicación *Tufts University Diet and Nutrition Letter* (Boletín Informativo de Dieta y Nutrición de la Universidad de Tufts), demostró que el apetito aumenta cuando no dormimos bien. Tal vez estos hallazgos sean muy importantes en cuanto a los esfuerzos para controlar el peso. Actualmente dormimos menos —y peor— que nunca antes. Las investigaciones han demostrado que las personas que duermen poco tienden a incrementar el consumo de calorías en más del 10 al 15 por ciento diario, según Allan Rechtschaffen, Ph.D., profesor de psiquiatría y director del Laboratorio de Investigaciones sobre el Sueño de la Universidad de Chicago.

Activador

HABILIDAD NO VOLUNTAD

¿En qué forma se quedó dormido anoche y antenoche? ¿Frente al televisor? ¿Cabeceando a la mitad de una página mientras leía sentado en el sofá?

Muchos esperan que empiece el cabeceo para irse a la cama. Pero si se queda dormido con las luces encendidas y en una posición incómoda, está saboteando la calidad de su descanso en general.

Rompa con este patrón —y apague el Productor de Grasa Nº 9— haga algo diferente esta noche. Prepárese para dormir 15 minutos antes de lo habitual. No espere que un ruidoso anuncio comercial, o el golpe del libro que se cae al piso lo estimule a irse a dormir. Apague la televisión y las luces y diríjase a su habitación.

Si está en la cama y aún no tiene sueño, tome una revista en la que aparezcan fotos de la fauna o escenas de la naturaleza, y no de las calamidades que ocurrieron durante la semana. Cuando esté listo para dormir, apenas tiene que moverse —sólo bastará con apagar la luz. Es mucho mejor que quedarse dormido tarde en la noche escuchando el eco frenético del último anuncio comercial.

Activador

HABILIDAD
NO
VOLUNTAD

Respire larga y profundamente; luego deje salir el aire despacio. ¿Se siente más relajado?

Su forma de respirar puede influir de un modo importante sobre cómo usted se siente.

Cuando usted está angustiado, tiende a respirar menos profundamente. Aumenta el nivel de dióxido de carbono, el principal producto de desecho de la sangre. El nivel de oxígeno desciende con rapidez. Si ese patrón continúa, la ansiedad aumenta a medida que el cuerpo trata de respirar con más fuerza para eliminar el dióxido de carbono. Mientras, el diafragma se pone tenso y usted pierde la capacidad de respirar profundamente.

Ese es exactamente el tipo de reacción al estrés que prende el Productor de Grasa Nº 10.

Aunque las situaciones de estrés no pueden evitarse, una buena técnica respiratoria es justamente uno de los recursos que usted puede utilizar para romper el ciclo de angustia/estrés. Los expertos en clínica informan que incluso una sola respiración, suave y profunda, puede aliviar la tensión y aumentar la sensación de calma y control.

Productor de Grasa Nº 10

El estrés mal manejado

¿Cuántas veces al día se siente usted frustrado o enojado? ¿Con qué frecuencia se siente ansioso o perturbado? ¿Se siente con frecuencia culpable de cosas que no ha hecho o con respecto a personas que ha olvidado?

Todos estos son síntomas de estrés. Normalmente, desaparecen con rapidez, pero si persisten, el estrés no sólo pone tenso el cuerpo, sino que también agudiza la sensación general de una presión incesante. En la lucha y el esfuerzo de tener que enfrentarse a esas sensaciones, su cuerpo paga un alto precio.

Desde luego, las actitudes de todos con respecto al estrés son diferentes. Algunos opinan que el estrés es un reto para crecer y desarrollarse.

Pero si en ocasiones usted encuentra difícil luchar o adaptarse a un cambio, el estrés puede convertirse en angustia.

En tales condiciones se desencadenan reacciones muy fuertes. El corazón empieza a latir con más rapidez, la presión arterial se eleva y la tensión muscular aumenta seriamente. No es extraño que la ansiedad y la fatiga aumenten, y que usted sienta incluso distracción mental.

Relájese

Los investigadores han hallado que muchas de las reacciones que desencadenan las hormonas relacionadas con el estrés pueden traducirse directamente en un aumento de la grasa corporal. Cuando reaccionamos ante el estrés, muchos de nosotros, en vez de enfrentarlo y superarnos en esa lucha, comemos en exceso, consumimos alimentos altos en grasa y azúcar refinado, y además pasamos por alto los ejercicios físicos.

Los estudios informan también que se desencadena la "respuesta de inanición" relacionada con el estrés, es decir, una tendencia inconsciente de almacenar alimentos como si el cuerpo estuviera preparándose para una gran hambruna. Y no sólo eso; la angustia también puede hacer que los procesos de producción de grasa trabajen hasta el cansancio, dando lugar a que almacenemos una gran cantidad de grasa corporal adicional.

La producción de grasa aumenta, además, debido a las hormonas que se liberan en situaciones de mucho estrés, incluyendo el cortisol y la epinefrina. Los estudios han demostrado que estas hormonas en realidad trastornan el funcionamiento del cuerpo para que almacene más grasa.

Parece que, en general, mientras más minutos al día usted se sienta frustrado, impaciente o enojado, más probabilidades hay de que la angustia contribuya a producir grasa en su cuerpo.

Cuando los niveles de estrés son altos, el azúcar en la sangre se aparta de los senderos químicos que la quemarían. En vez de servir a sus músculos quemadores de energía, la mayoría del azúcar en la sangre se convierte en grasa y se almacena en las células adiposas.

Los períodos prolongados de estrés también hacen más difícil escuchar las señales del cerebro/cuerpo que nos orientan a comer con poca grasa —y ayudan a alejarnos de tentadoras comidas altas en grasa.

Recordatorio: Apague los Productores de Grasa

Productor de Grasa Nº 1: Comidas o meriendas altas en grasa
Productor de Grasa Nº 2: Atestarse de comida —aun con alimentos bajos en grasa o sin grasa
Productor de Grasa Nº 3: Comidas o meriendas bajas en fibra o sin fibra
Productor de Grasa Nº 4: Pérdida del tono muscular
Productor de Grasa Nº 5: Bebidas alcohólicas —dos o más tragos al día
Productor de Grasa Nº 6: Saltar comidas o meriendas
Productor de Grasa Nº 7: Deshidratación oculta
Productor de Grasa Nº 8: Inactividad
Productor de Grasa Nº 9: Dormir mal
Productor de Grasa Nº 10: El estrés mal manejado

Segunda Parte

Sus diez Quemadores de Grasa

Prender los Quemadores de Grasa resulta fácil y rápido una vez que haya aprendido cómo hacerlo. Al leer sobre estos Quemadores de Grasa en los diez capítulos que vienen a continuación, aproveche la información en los "Activadores" para llevarla a la práctica. Es buen ejercicio. Además, cada uno de los "Activadores" le ayudará a comprobar lo fácil que resulta prender los diez Quemadores de Grasa.

Cuando los utiliza a todos, usted está cuidando tanto el cuerpo como la mente —la digestión, los músculos, la circulación, el corazón, el cerebro y todos los sistemas del cuerpo. Estos forman parte de un conjunto integral y completo, cuyo equilibrio usted pone en peligro si sólo se ocupa de uno de ellos y descuida o ignora los otros aspectos de la mente o la anatomía.

Por el contrario, cuando prende uno de los Quemadores de Grasa y empieza a sentir que su circulación o su agilidad mental o su capacidad para quemar grasa aumentan, usted multiplica los beneficios que obtiene de los restantes nueve Quemadores. Y, como ya hemos subrayado, el tiempo y la energía que requieren prenderlos se pueden adaptar a cualquier estilo de vida. No importa que usted sea una mamá llena de responsabilidades y con mil cosas que hacer, o un profesional con una exigente carrera que lo abruma con tareas, reuniones y mensajes, y lo obliga a permanecer largas y tensas horas fuera del hogar: usted aún tendrá la oportunidad de prender los Quemadores.

Por supuesto, debe modificar estos Quemadores si tiene que actuar cautelosamente por motivos de edad o enfermedad. Si usted tiene una dolencia preexistente, y su médico ya le ha dado orientaciones en cuanto a nutrición y ejercicios, debe revisarlas antes de cambiar de modo radical su rutina. Si cualquiera de estos Quemadores le causan dolor, molestias o cambios significativos en su estado de ánimo, consulte a su médico lo antes posible. Lo más probable es que el problema sea pasajero, pero siempre conviene verificar, pues usted puede perder mucho más si no lo hace. Las habilidades para vivir con poca grasa dan mejor resultado cuando se combinan con la experiencia y los consejos de su médico y otros profesionales de la salud. Si sigue esas pautas que le indica el sentido común, podrá comprobar que estos Quemadores son sumamente eficaces. Más que un tratamiento, usted recibirá una recompensa.

Quemador de Grasa Nº 1

Eche a andar su metabolismo matutino

Por el simple hecho de prender este Quemador en particular, usted puede aumentar su nivel de energía y sus patrones para quemar grasa el resto del día.

¿Le parece imposible? En realidad es muy fácil.

Deténgase un momento a reflexionar: ¿Cómo son sus mañanas? ¿Se mueve apresuradamente y se siente frenético? ¿O su estilo es más bien sentirse perezoso y soñoliento?

Cuando sonó el despertador esta mañana, ¿encendió una luz mortecina al salir de la cama? ¿Pasó por alto el desayuno —o se tomó una taza de café a la vez que salía disparado por la puerta? Hay tantas formas de levantarse de la cama por la mañana como personas hay en el mundo que se levantan de la cama. Usted tiene su propio estilo; todos lo tenemos. Y como probablemente ha sido un patrón suyo por muchos años, no es algo que usted reconsidera a menudo.

Comience con cualquier quemador

Los diez Quemadores de Grasa no están organizados en orden de importancia o potencia. Por ejemplo, el Quemador Nº 7 —tonificación de músculos— puede quemar más grasa total que cualquiera de los otros, pero cada uno de ellos realiza una función.

Así que léalos todos, después comience con cualquiera y añada gradualmente los otros nueve.

Debería hacerlo, porque la investigación ha demostrado que usted puede poner en funcionamiento un Quemador de Grasa desde el momento en que se levanta por la mañana.

¡Luces —acción!

En unos momentos veremos algunas de las formas en que usted puede echar a andar su metabolismo y energía para quemar grasa. Pero primero consideremos las razones por las que este Quemador de Grasa trabaja tan bien cuando se pone en funcionamiento.

Desde el momento en que usted se levanta de la cama, su cerebro comienza a enviar señales al cuerpo para enfrentar las exigencias físicas presentes y futuras. Si su ritual matutino tiene lugar a media luz y "a cámara lenta", su cerebro recibirá una señal baja. Con esa señal avanzando trabajosamente con pies de plomo a través de su sistema nervioso, su cuerpo tiene poco incentivo para empujar su metabolismo a niveles mucho más altos de lo que parece ser el mismo nivel del de los osos cuando están hibernando.

Ahora suponga que usted extiende este nivel de actividad de "sonámbulo" a la mañana, es decir que, después de que usted se levante, su mente está gimiendo "¡Ojalá estuviera en la cama!" Y suponga que usted decide saltar el desayuno mientras se mueve lentamente tratando de organizar las cosas.

En el proceso, usted sin querer no ha puesto en funcionamiento su Quemador de Grasa Nº 1. Por el contrario, es posible que estimule los procesos de preservación y almacenamiento de grasa.

Cómo despertar su metabolismo

Con el programa Vivir Bien con Poca Grasa, usted puede invertir esta tendencia. Hay tres elementos clave para despertar en una forma efectiva su metabolismo.

1. Dele toda la intensidad a las luces.
2. Haga por lo menos cinco minutos de actividad física fácil.
3. Disfrute de un delicioso desayuno bajo en grasa.

Estas tres acciones sencillas se combinan para poner en funcionamiento el "mecanismo térmico" del cuerpo y mover el ritmo biológico natural a revoluciones más altas.

Lo que le da la energía metabólica que necesita es quemar las calorías, no eliminarlas.

—Dietistas Victoria Zak, D.R., y Cris Carlin, D.R., y el doctor Peter D. Vash, especialista en trastornos de la alimentación del Centro Médico de la Universidad de California en Los Ángeles

Lo felicitamos si estos tres pasos ya forman parte de su rutina matutina. Ya no tiene que pensar en este Quemador de Grasa —aunque a lo mejor pudiera sugerirle algunas variantes que podrían ayudarle a acelerar su metabolismo aún más.

Por otra parte, si usted pertenece a la escuela de rituales matutinos de "ojalá estuviera hibernando", será necesario que considere qué puede hacer diferente —a partir de mañana por la mañana— para poner estos métodos a funcionar.

Consideremos las estrategias matutinas una a una.

Encienda la luz

En las mañanas soleadas, ¿sale usted a respirar aire puro y llenarse de claridad? Muchos de nosotros adoptamos esta rutina en las vacaciones pero generalmente dejamos de hacerlo el resto del año.

De todas las señales a las que responde el cerebro humano, una de las más poderosas es la luz. El cuerpo tiene cientos de ritmos bioquímicos y hormonales, vinculados todos a la luz y la oscuridad. Estas son algunas formas de alumbrar su mañana.

Hágase la luz. La investigación ha demostrado que hay una conexión directa entre la retina del ojo —donde están situados los nervios receptores— y una pequeña porción del cerebro que enfoca nuestra atención. En un estudio, un equipo médico de Harvard sometió a algunos voluntarios a una serie de pruebas de exposición a la luz, experimentando con intensidades que van desde 7.000 hasta 12.000 lux. Esto era comparable a la cantidad de luz que usted obtendría si saliera a plena luz del día inmediatamente después del amanecer.

Midiendo el cambio en los patrones de ondas cerebrales inmediatamente después de esta exposición, los científicos establecieron el vínculo entre la retina y un área del cerebro conocida como los núcleos supraquiasmáticos. Según los profesores Richard Kronauer, Ph.D., y el doctor Charles Czeisler, los dos científicos que dirigieron el estudio de tres años de Harvard, es decir, hay una conexión directa entre la exposición a la luz y la parte del cerebro que se supone que tiene una función clave en la capacidad de enfocar la atención y la producción de energía.

Ilumine su mañana. Al sonar el despertador mañana por la mañana, encienda la luz que usted enciende usualmente, después busque a su alrededor otros interruptores. ¿La luz del pasillo? ¿Las luces adicionales del baño? ¿La lámpara que está sobre el buró?

Así es —todas deben estar encendidas por la mañana. Para muchas personas, mayor cantidad de luz les dispara una alerta instantánea en el cerebro que desvía la fisiología del sueño hacia un nuevo día lleno de más energía y con un metabolismo más alto.

> **Activador**
> **HABILIDAD NO VOLUNTAD**
>
> Para ese despertar matutino que pone a funcionar el Quemador de Grasa Nº 1, la energía solar es mucho mejor que la que produce la luz eléctrica.
>
> Aun si es solamente la luz solar del amanecer, usted recibe luxes más altos del sol que de todas las luces de la casa.
>
> Así que mañana por la mañana, abra las cortinas tan pronto se levante. Si ya el sol está entrando por la ventana, párese un minuto allí y disfrute de la vista.
>
> Un poco más tarde, busque una excusa para salir por un par de minutos. Haga un breve recorrido alrededor de la casa para que inunde sus ojos con la luz del día. Si va a sacar a pasear al perro, diríjase a un área de la calle o el césped bañada por el sol —y déle bastante tiempo a su perro para que haga lo que necesita hacer. La energía que recibirá bajo el sol matutino es tan importante para usted como el alivio lo es para su perro.

Cinco minutos nada más

Yo no sé usted, pero a mí nunca me ha parecido muy divertida una rigurosa rutina matutina a la marinera.

Por suerte, tampoco es necesaria. Todo lo que usted necesita son cinco minutos de actividad, y no tiene que ser el tipo de esfuerzo que desarrolla abdominales o pectorales —o pone a prueba los límites de la resistencia humana.

La actividad fácil debe ser simplemente eso —fácil. Los estudios muestran que la mayoría de nosotros somos bastante sedentarios en las horas de la mañana, y esto mantiene lento nuestro metabolismo. Pero si puede dedicar cinco minutos por la mañana a la actividad física —lo mismo antes que después del desayuno— usted aumentará su metabolismo matutino.

Acostúmbrese. Si apenas comienza a realizar actividades matutinas, no se preocupe por si podrá continuar la rutina. Probablemente lo hará. Un estudio realizado por el Instituto de Salud Sudoeste en Phoenix encontró que tres de cada cuatro personas que hacían algún ejercicio matutino mantenían ese hábito un año más tarde.

De hecho, es más fácil que la rutina de ejercicios matutinos se convierta en un hábito que la rutina a horas más avanzadas del día. Cuando los investigadores del instituto de salud compararon un patrón de ejercicios matutinos con la conducta de las personas que usualmente esperan al mediodía o la noche para hacer sus ejercicios, hallaron que sólo la mitad de los que hacían los ejercicios pasado el mediodía continuaron su rutina por más de un año. Y sólo un cuarto de los que hacían ejercicios por la noche lo mantenían durante tanto tiempo.

Si usted revitaliza su metabolismo y energía temprano en el día, está estableciendo un patrón sin siquiera pensarlo. Si usted deja el ejercicio para hacerlo más tarde en el día, encontrará que es más fácil inventarse excusas como "estoy demasiado cansado" o simplemente "contra —se me hizo tarde".

Salga afuera. ¿Debe hacer ejercicios antes o después del desayuno? Eso depende de usted. Sin embargo, hay evidencias de que el ejercicio moderado en la mañana antes del desayuno puede darle una ventaja inicial en el proceso de quemar el exceso de grasa del cuerpo. Después de dormir toda la noche, usted no tiene mucho carbohidrato (glucógeno) en los músculos. Así que cuando se levanta para hacer ejercicios, es más probable que el combustible que se extrae de las células sea grasa en lugar de glucógeno.

Aunque puede ser que esto no se aplique a todo tipo de ejercicios, sí es cierto para los que corren regularmente antes del desayuno. Para los que corren con regularidad, dos tercios de las calorías que se queman en los ejercicios antes del desayuno vienen de la grasa, según indica un estudio dirigido por Anthony Wilcox, Ph.D., en la Universidad de Kansas State en

Manhattan. Por el contrario, en los ejercicios de los que corren por la tarde, menos de la mitad de las calorías que queman vienen de la grasa.

Siga su propio paso. Si usted es de los que se demoran para levantarse, alguien a quien simplemente no le gusta hacer ejercicios por la mañana temprano, sea honesto consigo mismo. Hágase un hábito diario de salir de la cama despacio, vístase sin prisa y vaya aumentando gradualmente su nivel de actividad.

Antes o después de desayunar, realice un ligero período de calentamiento y después haga unos pocos minutos de actividad física ligera. Camine por cinco minutos alrededor del patio o por el vecindario.

Equípese. Para un buen comienzo matutino, es muy útil una bicicleta para hacer ejercicios, una máquina de esquiar o una máquina para remar. Usted puede ver las noticias matutinas mientras pedalea a una velocidad moderada y relajada sobre la bicicleta estacionaria, da unas cuantas paletadas en remos suaves y bien balanceados sobre la máquina de remar, o hace un viaje imaginario sobre esquís.

Para variar, pudiera hacer algunos ejercicios moderados para fortalecer o darle tono muscular al abdomen, como los que se muestran en la página 185. Es posible que pronto disfrute tanto este "tiempo activo" que algunos días lo alargará a 10, 15, o hasta 20 minutos. Eso es mucho mejor, por supuesto, pero no se presione. Nunca debe ser un esfuerzo poner a funcionar el Quemador de Grasa Nº 1.

Disfrute de un desayuno sabroso y bajo en grasa

El desayuno es la comida que más importa. Aun cuando esté muy apurado, siempre hay tiempo para agarrar una deliciosa comida matutina a la carrera.

Activador

HABILIDAD NO VOLUNTAD

Para hacer más fáciles sus ejercicios matutinos, planifíquelos primero.

Esta noche, antes de irse a la cama, saque de la gaveta sus ropas de "actividad física" y póngalas sobre el buró o en una silla en el cuarto. El simple hecho de verlas por la mañana le recuerda que tiene que ponerse en movimiento.

Deben ser ropas que usted se pueda poner con facilidad. Lo mejor son trajes para sudar. Si están listos, usted ni siquiera tiene que pensar en la parte de "vestirse" dentro de su rutina matutina.

Como ya he descrito, lo que usted coma o no coma temprano en la mañana puede prender sus Productores de Grasa y apagar sus Quemadores de Grasa para todo el día.

He aquí por qué: cuando usted come aunque sea un poco de un desayuno bajo en grasa, prende su energía y sus Quemadores de Grasa. Al mismo tiempo, apaga el Productor de Grasa Nº 6, el mismo que se prende cada vez que usted salta una comida.

"Recuerde siempre que saltar una comida lleva a comer sin control", explica Kathy Stone, D.R., autora de *Snack Attack* (Un "ataque" de meriendas). "Desayunar es también esencial para ayudar a controlar el comer después de la comida. Sorprendente, pero cierto. Lo que usted come por la mañana afecta cuán lleno se siente al final del día. Si usted piensa que el desayuno le hace sentir más hambre, que está realmente mejor en los días en que está el mayor tiempo posible sin comer, piénselo otra vez. ¿Qué sucede cuando usted finalmente comienza a comer? La mayoría de las veces, usted pierde el control."

"No podemos hacer suficiente énfasis en la importancia del desayuno", dice Peter D. Vash, endocrinólogo y doctor en medicina interna de la facultad del Centro Médico de la Universidad de California, quien se especializa en obesidad y trastornos de la alimentación, y los dietistas Cris Carlin, D.R., y Victoria Zak, D.R.

Estos investigadores llaman mecanismo térmico al proceso quemador de grasa, y han hallado que es la clave para el inicio correcto. "Cuando usted se despierta y comienza un nuevo día, debe desayunar para prender su mecanismo térmico, acelerando así el ritmo de su cuerpo", dicen los investigadores.

No salte comidas. Aunque usted sabe que debe desayunar para apagar el Productor de Grasa Nº 6, es fácil contraer el hábito de pasarlo por alto. Y es posible que sienta que no tiene apetito para desayunar.

Es muy probable que eso se deba a que usted ha aprendido a desconocer el reloj matutino de su cuerpo. Una vez que usted restablezca su ritmo metabólico saludable normal, comenzará a sentir hambre cuando se levante por la mañana.

Además, "sentirá hambre en las horas apropiadas del día y perderá la necesidad de comer sin control por las noches", observa el doctor C. Wayne Callaway, especialista en obesidad, profesor clínico en la Universidad George Washington en Washington, D.C., y ex director de la Clínica de Nutrición y

Lípidos de la Clínica Mayo de Rochester, Minnesota.

Si hace mucho tiempo que usted dejó de desayunar, puede comenzar simplemente con una fruta acabada de madurar —una manzana, un plátano (guineo) o media toronja, por ejemplo.

Después puede comer algunas tostadas de pan integral o un *bagel* con queso crema sin grasa y una taza de té o café. Algunas mañanas puede disfrutar la mezcla de cereal de grano entero con cuatro onzas (113 gramos) de yogur sin grasa o bajo en grasa. Usted obtendrá beneficios todo el día.

Coma comida "clásica". Una de las mejores combinaciones para el desayuno es la "clásica y saludable comida especial" —un pozuelo de avena tradicional con leche descremada o baja en grasa y una fruta. Mi preferido personal es otro "clásico", *Bircher-Benner Muesli* (vea la fácil receta en el recuadro que dice "El 'gran desayuno' de Suiza" en la página 87).

La comida que usted ingiere por la mañana debe proporcionarle tanto proteínas como carbohidratos, en parte debido a la actividad nocturna del hígado.

"Por la mañana el hígado tendrá alrededor de un 75 por ciento menos de glucógeno", señala el doctor Lawrence E. Lamb, consultor médico para el Consejo Presidencial sobre Forma Física (*Physical Fitness*) y Deportes y autor de *Stay Youthful and Fit* (Manténgase joven y en buena forma) y *The Weighting Game: The Truth about Weight Control* (Perder peso: La verdad acerca del control de peso).

Como he señalado, el glucógeno es el combustible que

Activador

HABILIDAD
NO
VOLUNTAD

Si usted tiene el hábito de saltar un desayuno bajo en grasa porque no tiene tiempo por la mañana, ajuste su despertador ahora mismo.

Póngalo 5 a 10 minutos más temprano. O 15. O hasta 20 si es necesario —cualquiera que sea el tiempo que necesite para poder desayunar.

¿No quiere perder esos minutos adicionales de sueño?

Bueno, el desayuno le proporcionará un beneficio mucho mayor que el poco tiempo extra de sueño que pueda ganar —especialmente si quedarse en la cama más tiempo significa que tiene que perder su comida de por la mañana. Diez minutos es todo lo que lleva tomar un vaso de jugo y comer algún pan integral, galletas o un pozuelo de cereal.

El "gran desayuno" de Suiza

Uno de los hospitales y clínicas médicas de curación natural más conocido en el mundo es la clínica Bircher-Benner en Zurich, Suiza. Y un pilar del régimen de salud de la clínica es un cereal único que ha sido el desayuno favorito de los montañeses de Europa por mucho tiempo. El *Bircher-Benner Muesli*, como se le llama, es fácil de hacer y muy satisfactorio. En vez de cocinar la avena tradicional, usted la mezcla con agua la noche anterior, después la deja en remojo toda la noche. Puede servir el *muesli* con frutas acabadas de madurar y yogur. Una ración sencilla se hace de esta forma:

½ taza de avena normal, sin cocinar
Fruta acabada de madurar (manzana, plátano (guineo), naranja, fresas, frambuesas, moras, etc.) o frutas enlatadas sin endulzar como los melocotones (duraznos)
Yogur no saborizado sin grasa o bajo en grasa al 1%
1 cucharadita de azúcar moreno (opcional)
Canela, vainilla u otros condimentos naturales

Coloque la avena en un pozuelo y agréguele suficiente agua pura como para cubrirlo. Tape el pozuelo y colóquelo en el refrigerador durante toda la noche.

Por la mañana corte la fruta. Añádala a la avena junto con el yogur, azúcar moreno (si lo usa) y el condimento a gusto a la avena y revuélvala.

fabrica el hígado del azúcar o la glucosa. "Si usted quiere proteger la proteína de su cuerpo, lo que debe hacer es ingerir algún alimento rico en carbohidratos temprano en la mañana para restablecer esa glucosa", agrega el doctor Lamb. "Su cerebro funcionará mejor también, ya que necesita esa glucosa para mantener su capacidad para realizar todas las tareas complejas que se requieren de él."

Pero hay otra razón para obtener proteínas y carbohidratos en esta primera comida del día, la cual está relacionada con los procesos en su sistema nervioso autónomo. Esa es la red que activa partes del cuerpo en las que usted nunca tiene que pensar conscientemente, como los pulmones, el corazón, el hígado, los intestinos y el cerebro. Cuando usted le proporciona a este sistema temprano en la mañana un desayuno de carbohidratos, proteína y fibra, usted tiende a acelerar automáticamente las hormonas y los neurotransmisores que lo preparan para un día activo. Por lo tanto, un desayuno adecuado bajo en grasa lo ayuda realmente a establecer el ritmo de la quema de grasa para todo el día.

Es fácil obtener carbohidratos y proteína en esta primera comida. La proteína puede obtenerse de productos lácteos bajos en grasa como la leche descremada, queso fresco bajo en grasa, yogur sin grasa o queso crema sin grasa. Ya que en cualquier comida integral se encuentran carbohidratos complejos ricos en fibra, asegúrese de tener pan integral, una caja de cereal integral o la avena tradicional.

Aunque yo prefiero la avena tradicional cocinada o *Bircher-Benner Muesli*, es probable que su supermercado tenga una buena selección de cereales en caja. Simplemente asegúrese de tener productos integrales. Entre ellos están *Walnut Acres Nonfat Whole Oat Granola*, *Nature's Path Heartage*, *Hidden Valley Amaranth*, *Kellogg's Extra Fiber All-Bran*, *General Mills' Fiber One*, *Kellogg's Fiberwise* y *Kellogg's Heartwise*.

Coma en la carretera. Si usted tiene que manejar cierta distancia hacia el trabajo, tiene tiempo más que suficiente para desayunar.

Es cierto que un pozuelo de cereal es un poco difícil de manejar cuando está obligado a poner las velocidades, hacer cortes y cambiar de senda. Pero hay un número de desayunos bajos en grasa que pueden incorporarse al viaje matutino.

Antes de salir de casa agregue algunas bayas congeladas y un puñado de *granola* integral sin grasa a una taza de yogur no saborizado y sin grasa. Mézclelo todo en un recipiente de una pinta (medio litro) con tapa de rosca y ya está listo para salir.

Otra idea: corte en dos un *bagel* integral, de centeno o pan negro (*pumpernickel*) y cúbralo con queso crema sin grasa. Una las dos mitades y ponga el *bagel* en una bolsa de sándwich; y por la mañana puede desayunar en cualquier momento en el camino.

Coma acompañado. Haga que la primera comida del día sea más entretenida e interesante. Comience a hacer una sociedad para desayunar con su pareja, su hijo, un amigo o un compañero de trabajo.

Si come con alguien en la casa, túrnense para hacer el desayuno bajo en grasa para los dos. Cuando se reúne con un amigo o con un compañero de trabajo recuerde que no tiene que ir al comedor local o a una cafetería a desayunar, en especial cuando el tiempo está bueno. Pueden encontrarse en un parque cercano, y combinar el desayuno con un paseo y un poco de sol. También pueden encontrarse unos minutos más temprano en el trabajo o pasar por casa de un amigo temprano en la mañana y compartir un desayuno bajo en grasa antes de salir.

Capítulo cinco

Quemador de Grasa Nº 2

Coma meriendas saludables

Sé que es difícil de creer, pero es cierto. Comer meriendas saludables bajas en grasa entre comidas aumenta la energía y el metabolismo, y además, activa un proceso energizante que produce calor y quema las calorías. Comer estas meriendas reduce también la necesidad de comer en exceso, especialmente por la noche.

Durante el día, cuando usted pasa cuatro o cinco horas seguidas sin comer, sus niveles de azúcar en la sangre descienden y su energía disminuye. Es posible que necesite una gran fuerza de voluntad para levantarse de la silla, y ni pensar en hacer algún ejercicio diario. Así que en lugar de atestarse en dos o tres comidas al día, es más sensato comer menos en cada comida y comer más a menudo, según una investigación publicada en el *New England Journal of Medicine* (La Revista de Medicina de Nueva Inglaterra) y el *American Journal of Clinical Nutrition* (La Revista Norteamericana de Nutrición Clínica).

Los estudios demuestran que las comidas moderadas, más las pequeñas meriendas intermedias, pueden ayudar a disminuir los niveles de colesterol en la sangre, reducir la grasa corporal, mejorar la digestión, disminuir el riesgo de las enfermedades cardíacas y aumentar el metabolismo. En un estudio, los investigadores hallaron que las personas que comían con más frecuencia tenían niveles más bajos de colesterol que los que comían unas pocas comidas grandes. Es más, los niveles de colesterol descendían aun cuando los que comían con más frecuencia consumían mayor cantidad de alimentos durante el día.

Planificar para eliminar

Hay muchas buenas razones científicas que indican que ya es hora de que la mayoría de nosotros cambiemos no sólo lo que comemos, sino cuándo y en qué cantidad.

Las grandes comidas estadounidenses tradicionales que estimulan el exceso de producción de insulina desarrollan la hormona pro grasa más fuerte del cuerpo. Una hamburguesa y papas fritas —o cualquier otra variedad de este tipo con alto contenido de grasa— promueven el almacenamiento de grasa. Ese tipo de comidas también acelera la conversión de azúcar en grasa corporal.

Por el contrario, las comidas moderadas y las meriendas intermedias (como se ilustra en el plan de "3 más 4" de poca grasa de la página 95) promueven una producción más estable de energía sostenida. Este plan de comidas promueve también la quema de grasa y tiende a producir una respuesta de insulina más pequeña y saludable.

Es importante señalar que el plan de "3 más 4" de poca grasa permite el almacenamiento normal y necesario de alguna grasa en el cuerpo, que es vital para la salud. Sin embargo, el objetivo del plan es evitar el almacenamiento innecesario de grasa en el cuerpo.

El plan cambia eso alterando no sólo cuándo y qué cantidad usted come, sino también qué es lo que come. Si usted sigue este plan —manteniendo la ingestión de calorías en el límite que se muestra para cada merienda y comida— usted podrá satisfacer su apetito al mismo tiempo que llena de combustible su sistema energético en los intervalos adecuados.

¿Alguien quiere?

Hay muchas otras buenas razones para merendar. Desde la antigüedad las personas han hecho, instintiva y tradicionalmente, una pausa varias veces al día para hacer té y comer algo de su preferencia. Entonces, al tiempo que disfrutan de cada sorbito y cada bocado, miran al horizonte, comparten una conversación agradable o reflexionan sobre el camino ya recorrido. Es a través de estos actos sencillos que el día —y la vida— permanecen en una perspectiva un poco mejor y no olvidamos uno de los placeres humanos más simples y saludables. Pocas opciones proporcionan recompensa mayor, por rápido que parezca que se mueve el mundo.

Por lo tanto, a continuación damos algunas instrucciones de cómo tomar pausas para comer meriendas bajas en grasa, lo cual es posible aun con el ajetreo de la vida del siglo veintiuno.

Coma más pero menos. Comer pequeñas cantidades de alimentos bajos en grasa durante todo el día tiene considerables ventajas para la pérdida de peso, observa el doctor Dean Ornish, fundador y presidente del Instituto de Investigación de Medicina Preventiva de Sausalito, California, y profesor clínico auxiliar de medicina de la Escuela de Medicina de la Universidad de California en San Francisco. Si usted merienda alimentos bajos en grasa a media mañana y a media tarde, es menos probable que se atiborre en las comidas principales o que coma sin control debido al estrés por la noche.

Mejor revisar antes de comprar

Cuando usted está buscando alimentos bajos en grasa en los estantes del supermercado, usted no sólo quiere evitar las grasas saturadas de fuente animal, sino que también debe estar particularmente atento a los otros paquetes que señalan entre sus ingredientes "aceite vegetal puro". Con frecuencia este aceite es de coco, de palmiche o de palma —que tienen un 86 por ciento, un 81 por ciento y un 49 por ciento de grasa saturada, respectivamente. ¡El aceite de coco y el de palmiche están más saturados que la grasa de la carne de res y la manteca!

Inclusive cuando la etiqueta diga "libre de colesterol", lea la lista de los nutrientes. Es cierto que estos tres aceites vegetales no contienen colesterol, pero sí elevan el colesterol en la sangre.

Activador

HABILIDAD
NO
VOLUNTAD

Las cosas han cambiado mucho desde los días de Adán y Eva y, afortunadamente, ya no está prohibida la fruta fresca. Lo mismo sucede con los vegetales frescos.

El truco está —si hay algún truco— en mantener estas tentaciones a nuestro alcance.

Si usted siente hambre todos los días a media mañana o a media tarde ¿qué tiene a mano? ¿Un paquete de galletas? ¿Una bolsa de papitas? ¿Una sobrecargada barra de chocolate o una bolsa de cacahuates (maní)?

Piense ahora mismo en qué lugar puede poner una manzana, una naranja, una bolsa de zanahorias, apio o rábanos donde esté lista para una merienda mañana.

Parece un cambio sencillo, pero tener una merienda fresca en la gaveta de su escritorio o en la guantera del automóvil cambia realmente su ambiente.

Y "cuando usted hace cambios en su ambiente es cuando tiene más probabilidades de tener éxito" en lograr vivir con poca grasa, según Diane Hanson, Ph.D., especialista en estilo de vida del Centro de Longevidad Pritikin de Santa Mónica, California.

Mantenga cerca sus meriendas favoritas. Según el doctor George L. Blackburn, Ph.D., profesor asociado de cirugía de la Escuela de Medicina de Harvard y jefe del Laboratorio de Metabolismo de la Nutrición del Hospital Deaconess de Boston, los adultos toman al día como promedio de 20 a 30 decisiones sobre la comida. Por eso, es sumamente importante tener preparadas y a mano meriendas bajas en grasa para facilitar lo más posible su elección.

Si la única comida a mano es una soda gigante y una bolsa de papitas o una barra de chocolate, es posible que usted termine consumiendo 50 ó 60 gramos de grasa o 1.000 calorías de una vez, sólo porque eligió lo que le resultó más cómodo. Asegúrese de buscar las meriendas bajas en grasa que recomiendo en este capítulo, después cómprelas para que las tenga a mano la próxima vez.

Prenda su motor por la tarde. "A muchas, por no decir la mayoría de las personas, les convienen las meriendas bajas en grasa a media mañana y especialmente a media tarde", dice el doctor Richard N. Podell, director del Centro Overlook de Control para el Manejo del Peso de la Ciudad de Nueva York.

A medida que avanza el día, lo que usted come y cuándo lo hace adquiere mayor importancia, porque el metabolismo comienza a disminuir gradualmente. Según el doctor Podell, una merienda por la tarde lo ayuda a aumentar el suministro de glucosa que usted necesita para la energía.

El plan de "3 más 4" de poca grasa

"Coma tres comidas completas al día" era el viejo consejo —pero era de otra época. Hoy día, usted está mucho mejor comiendo tres comidas bajas en grasa y tres o cuatro meriendas bajas en grasa todos los días. La investigación actual indica que este patrón —no el plan de tres comidas al día— le ayudará a apagar sus Productores de Grasa y a prender sus Quemadores, manteniendo la grasa de su cuerpo en un mínimo.

La tabla que aparece a continuación muestra cómo funciona el plan. Todas las comidas tienen menos de 500 calorías; un máximo de un 20 a un 25 por ciento de esas calorías de la grasa. Pero además de las tres comidas, usted debe comer por lo menos dos —y hasta cuatro— meriendas durante el día, con el intervalo de dos a tres horas según se muestra en la tabla. Todas las meriendas deben ser más bajas en calorías —y por consiguiente en grasa— que las comidas. Si usted distribuye sus comidas y meriendas como se muestra y se ajusta a los niveles de calorías recomendados, usted ayudará a mantener las calorías almacenadas como exceso de grasa a un mínimo absoluto.

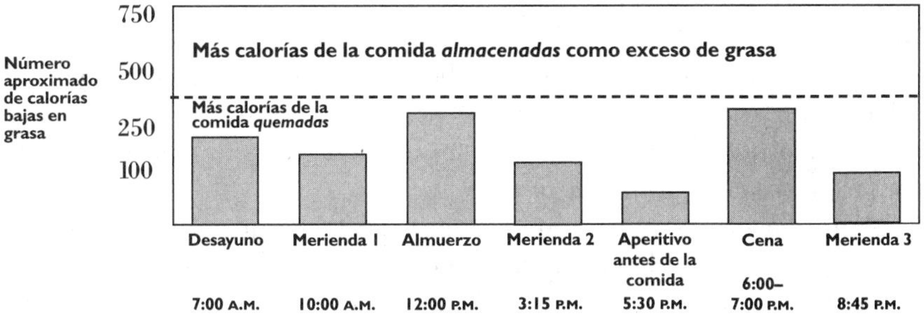

"Comer a esta hora le ayuda a manejar la baja de azúcar en la sangre que ocurre a media tarde", señala. "Una merienda por la tarde también le ayuda a mantener la estabilidad de sus niveles de azúcar en la sangre, para ser menos voraz a la hora de la comida."

Entre mediados y final de la tarde, el cerebro anhela alimentos altos en grasa y en azúcar. Es importante romper con el patrón de comer una merienda a finales de la tarde o una cena alta en grasa. Esa cena demasiado abundante, en especial, envía señales que le impulsan a consumir mucha más grasa tarde en la noche.

No confíe en "comidas dietéticas"

En condiciones normales, el cuerpo sabe cuándo debe dejar de comer —es decir, cuando ya tiene los nutrientes que necesita. Pero los edulcorantes artificiales bloquean las señales naturales al cerebro y al cuerpo. Por lo tanto, después que usted ha ingerido una comida o una bebida artificialmente edulcorada, lo más probable es que anhele otra comida.

Los experimentos indican que el gusto por los dulces puede aumentar el apetito general e impulsarnos a comer más de lo que necesitamos, a veces hasta el punto de la obesidad.

El cuerpo responde en forma similar lo mismo si es un edulcorante artificial sin calorías que un edulcorante calórico como la sacarosa o la fructuosa. Esto puede deberse en parte al aumento del hambre del hígado: a medida que devora el exceso de glucosa, disminuye el azúcar en la sangre y convierte el combustible ingerido en grasa.

"Estudios realizados sobre los efectos de los edulcorantes artificiales no han mostrado evidencia alguna de que contribuyan a una reducción general en las calorías o a la pérdida de peso", dice el doctor C. Wayne Callaway, especialista en obesidad, profesor clínico de la Universidad George Washington en Washington, D.C., y ex director de la Clínica de Nutrición y Lípidos de la Clínica Mayo en Rochester, Minnesota. "Parece que las calorías son simplemente sustituidas por otras comidas. También se ha demostrado que los dulces (incluso los artificiales) estimulan un apetito por las grasas en algunas personas."

Algunos estudios, por ejemplo, han demostrado que el aspartame (el edulcorante artificial bajo el nombre de *NutraSweet*) aumenta realmente el apetito. Aunque no todos los hallazgos concuerdan en este tópico, hay otras objeciones que es necesario sopesar también.

"Los edulcorantes químicos también plantean riesgos potenciales a la salud", observa el doctor Neil Barnard, miembro de la facultad de la Escuela de Medicina de la Universidad George Washington, presidente del Comité de Médicos para una Medicina Responsable y autor de *Food for Life* (Comida para la vida). "Las personas que luchan con los problemas del peso no obtienen una cura milagrosa con los edulcorantes artificiales."

"Baje" la grasa. Por lo general, las meriendas adecuadas tienen menos de cinco gramos de grasa por ración —y un objetivo aún mejor podría ser tres gramos por ración. Y si usted está comiendo un paquete de comida baja en grasa, asegúrese

Protéjase contra la generación de nuevas células adiposas, evitando la ingestión de grandes cantidades de alimentos de una vez. Distribuya comidas más pequeñas durante el día. Esta táctica reduce la señal hormonal que hace que las células adiposas se dividan y multipliquen.

—El doctor Peter D. Vash, especialista en trastornos del comer del Centro Médico de la Universidad de California en Los Ángeles

de leer la etiqueta con cuidado para averiguar exactamente qué quieren decir con una "ración" (en inglés, "*serving*"). Recuerde, si usted se excede en las meriendas —aun las libres de grasa— pudiera prender el Productor de Grasa Nº 2 y terminar convirtiendo las calorías existentes en grasa corporal.

Vigile las calorías. Aunque la grasa está primero, es necesario que se preocupe por las calorías también. Aun si está comiendo comida sin grasa, las calorías pueden aumentar rápidamente si come apurado o se sirve una segunda o tercera ración. Todas las meriendas que se relacionan en "Coma a gusto: las meriendas que más vigorizan y combaten la grasa" en la página 100, por ejemplo, tienen menos de 300 calorías en las cantidades mostradas. Pero si usted come dos o tres raciones en cada merienda, puede fácilmente exceder su límite de calorías diarias. Y eso significa que en lugar de prender un Quemador de Grasa, lo que prende por error es un Productor de Grasa.

Limítese con la fruta seca. El problema con la fruta seca es que es tan sabrosa. Esta comida es muy fácil de comer —y dan deseos de comer más. No sólo eso, parece tan saludable. Simplemente es fruta que se ha secado —¿qué podría ser más naturalmente delicioso?

Bueno, aquí está la sorpresa: si usted come alrededor de 20 piezas de fruta seca —lo cual es fácil de hacer— usted puede consumir de 500 a 1.000 calorías altas en azúcar. Aunque los edulcorantes en las frutas son "naturales", esa cantidad de frutas puede aumentar sus procesos productores de grasa.

"El azúcar de las frutas causa aumentos significativos en las grasas de la sangre (triglicéridos) en algunas personas", explica el doctor especialista en medicina interna John A. McDougall, fundador y director del Programa McDougall del Hospital Santa Helena en Santa Rosa, California. "Estas grasas son las que se acumulan en los tejidos adiposos. Las frutas también es-

Meriendas algo "peligrosas"

Muchas meriendas a las que los productores de alimentos le han puesto una etiqueta de "saludables" lo son en realidad —pero sólo hasta un punto.

El problema está en que, aun si están completamente libres de grasa, algunos alimentos producen una respuesta a la insulina muy fuerte si se comen en grandes cantidades. Y cuando la respuesta de la insulina golpea, prende los procesos productores de grasa en el cuerpo.

Lo que esto significa, especialmente para cualquiera que esté luchando contra el sobrepeso, es que está bien comer una ración de comida con la marca de "saludable", pero piénselo bien antes de comer más.

Vaciar por completo una bolsa de galletas de arroz o papitas fritas sin grasa, por ejemplo, puede en realidad hacer más lenta la quema de grasa y acelerar los procesos productores de grasa.

Para evitar la respuesta potencial de la insulina producida por cualquiera de los alimentos que se relacionan a continuación, le recomiendo que los elija con menos frecuencia que los que aparecen en "Coma a gusto: las meriendas que más vigorizan y combaten la grasa" en la página 100. Y si come de vez en cuando estos alimentos bajos en grasa, asegúrese de comerlos en cantidades cuidadosamente limitadas, como se especifica aquí.

- Tortas de arroz (*rice cakes*) libres de grasa —no más de tres
- Palomitas de maíz —menos de una taza
- Pan francés y otros panes blancos —un máximo de dos rebanadas de media pulgada
- Papitas fritas libres de grasa —un puñado
- Hojuelas de maíz libres de grasa —una taza (que se puede comer con salsa)
- Galletas de sal de harina de trigo refinada —no más de tres
- Galletitas de chocolate sin grasa tipo *"devil's food"* espolvoreadas con azúcar (y otras galletitas sin grasa) —no más de tres
- Jugo fresco de zanahoria — un vaso pequeño (8 onzas/237 ml)
- Fruta seca —no más de 2 onzas (57 gramos)

timulan la producción de insulina y empujan estas grasas hacia las células adiposas." Hasta el jugo de frutas puede ser un problema cuando se consume en grandes cantidades. "Convertir la fruta en compota o jugo rompe y/o elimina la fibra, aumen-

Lo bueno está de sobras

Algunas de mis meriendas favoritas de siempre son sobras de deliciosas comidas bajas en grasa.

Si está en casa, estos tentadores especiales del día anterior están en el refrigerador, esperando por usted. Si los va a llevar al trabajo, lo único que necesita es un pequeño envase plástico y una cuchara o tenedor.

Al igual que el leñador que se calienta dos veces —primero cortando la madera y después quemándola en el horno— usted obtiene un beneficio doble de una comida baja en grasa que se acumula bien como sobrante. (Todas las recetas son de la Cuarta Parte). Aunque sus propios gustos lo guiarán, aquí están los que más me gustan como sobras.

- Sopa de Castañas Asadas y Arroz Silvestre (*Wild Rice*) (página 328)
- Ensalada de Cuatro Tipos de Frijoles (Habichuelas) con Vinagreta Balsámica (página 325)
- Ensalada de Pasta *Tex-Mex* (página 330)
- *Muffins* de Jengibre (página 333) y otros *muffins* integrales
- Panes de Pita Rellenos con Pasta de Lentejas (página 341)
- Gazpacho Espeso y Sabroso (página 308)
- Chile con Vegetales Espeso y Sabroso (página 337) o Chile con Pollo al Estilo del Sudoeste (página 338)
- Pan de Maíz Tradicional (página 340)
- *Frittata* de *Linguine* con Brócoli (página 310)
- Ensalada de Pollo con Melocotones y Pacanas (página 315)
- Ensalada de Pasta al Estilo Griego (página 321)
- Pudín (Budín) de Calabaza (página 419)
- Postre Crujiente de Manzana (página 417)
- Una lasca de pan integral con Pasta de Pepino y Yogur (página 423)

tando la velocidad de absorción y la cantidad de carbohidrato absorbido por el torrente sanguíneo", dice el doctor McDougall. "El puré de frutas, tal como la compota de manzana, aumenta la insulina más que la fruta entera."

Evite los dulces "falsos". Estudios sugieren que los edulcorantes sintéticos pueden aumentar el gusto por los alimentos dulces. "Los edulcorantes artificiales pueden obstaculizar la pérdida de peso aumentando el hambre", advierte el doctor McDougall.

(continúa en la página 102)

Coma a gusto: las meriendas que más vigorizan y combaten la grasa

El plan "3 más 4" incluye muchas meriendas bajas en grasa. Es posible que al inicio usted tenga que cambiar algunos de sus patrones de compras —y hasta visitar mercados nuevos— para reunir interesantes meriendas bajas en grasa. Hay muchas para escoger.

Les sugerimos a los que comienzan visitar la sección de frutas frescas y vegetales donde encontrará productos especiales que cambian con las estaciones.

Las cantidades que se dan aquí son para una buena merienda baja en grasa. Sin embargo, es casi imposible excederse con las frutas frescas y los vegetales.

Pero antes de merendar, compruebe los Quemadores de Grasa. Es posible que usted esté realmente sediento (Quemador Nº 3), o su cuerpo necesite luz y ejercicio (Quemador Nº 4).

Si usted decide merendar, coma cantidades moderadas, distribuyéndolas de acuerdo al plan de "3 más 4" y asegúrese de que esté encendido el Quemador de Grasa Nº 2.

- Una lasca gruesa de pan integral al 100 por ciento cubierta con queso crema sin grasa y mermelada de frutas al 100 por ciento. Algunos panes favoritos incluyen *Ezekiel Sprouted Grain Bread, Shiloh Farms 100, Shiloh Farms Sprouted Wheat Bread, Vermont Bread Company's 100% Whole-Grain Bread* y *Wild's Whole-Grain Bread.* Pruebe cualquier pan integral hecho en la localidad que exista en los supermercados, los mercados campesinos y en las tiendas de productos naturales.
- Un *bagel* o galleta de centeno integral con queso crema sin grasa, o queso crema sin grasa y un pedazo de fruta fresca.
- Un *muffin* inglés de trigo integral con conservas de todas las frutas y queso crema sin grasa.
- Un *muffin* inglés de trigo integral con mayonesa sin grasa y una lasca fina de queso semidescremado como el queso suizo *Jarlsberg* de bajo contenido de grasa.
- Un *muffin* integral sin grasa o una barra de merienda (*snack bar*) de la marca *Health Valley*.
- Una barra de *granola* de avena integral baja en grasa.
- De una a tres galletas *RyKrisp, Wasa Crispbread*, galleta de salvado de estilo escandinavo u otra galleta de centeno integral con conservas de todas las frutas y/o queso crema sin grasa.
- Un *bagel* integral con una cucharadita de mostaza *Dijon*, una cucharadita de mayonesa sin grasa y dos lascas de pechuga de pavo.

- Un *bagel* integral con una cucharadita de mostaza *Dijon*, una cucharadita de mayonesa sin grasa y dos lascas finas de queso semidescremado como el queso suizo sin grasa *Jarlsberg*.
- Una barra de *Nature's Choice Whole-Grain Fat-Free* o *Low-Fat Snack*.
- De una a tres galletitas integrales como las *HealthValley Fat-Free*.
- De una a tres galletas de centeno sin grasa u otras 100 por ciento integrales con un *dip* sin grasa.
- Una taza de yogur natural sin grasa con frutas frescas o sin azúcar, enlatadas o congeladas.
- Media taza de *granola* integral tradicional sin grasa con leche descremada o yogur.
- Una taza de yogur sin grasa o bajo en grasa con jugo de frutas.
- Una taza de sopa de tomate, preparada con leche descremada y dos galletas de centeno integral.
- Una taza de avena no instantánea con leche descremada y una cucharadita de azúcar morena.
- Un cuarto de taza de queso *ricotta* sin grasa, cubierto con *granola* de avena integral sin grasa.
- Cuatro onzas (113 gramos) de yogur sin grasa congelado.
- Media taza de requesón al 1 por ciento o sin grasa con fruta fresca o fruta enlatada o congelada sin azúcar.
- Ocho onzas (227 gramos) de pudín (budín) de tapioca hecho con leche descremada.
- Una taza de sopa de frijoles (habichuelas), lentejas o sopa de vegetales sin grasa o bajos en grasa, tales como los productos *Progresso*, *Pritikin* o *Healthy Choice*.
- Una variedad de vegetales crudos y frutas con tres galletas integrales, con una salsa estilo *dip* o aliño (aderezo) sin grasa.
- Un pedazo de torta al estilo *angel food* con moras frescas sin azúcar. (Véase la página 406 para la receta de la torta).
- Un pedazo de pan de trigo integral o centeno integral con una cucharadita de mayonesa sin grasa y dos onzas de atún en agua.
- Ocho onzas (237 ml)de jugo de naranja sin azúcar con un *muffin* integral pequeño bajo en grasa.
- Un tallo de apio relleno con una cucharadita de queso crema o requesón sin grasa.
- Una manzana u otra fruta fresca con tres galletas integrales.
- Rebanadas de frutas y moras mezcladas en media taza de yogur natural sin grasa o requesón sin grasa.

Se piensa que grandes cantidades de edulcorantes falsos pueden disminuir el nivel de serotonina, que es uno de los componentes químicos que le indican al cerebro "¡Estoy lleno! ¡No comas más!" Los edulcorantes pueden también aumentar la insulina, con el resultado usual de reducir la quema de grasa.

Sin embargo, evitar los edulcorantes no quiere decir que tenga que eliminarlos completamente. De vez en cuando, es posible que usted desee una comida o bebida endulzada artificialmente, o use cantidades muy pequeñas de sacarosa o azúcar de mesa. Muchas de las recetas de la Cuarta Parte tienen un sabor dulce y delicioso aun cuando añada un mínimo de edulcorantes.

No se "hunda" con la grasa artificial. Siempre se han estado probando sustitutos para la grasa y no se sabe cuándo aparecerá el próximo.

Pero si usted está siguiendo el programa Vivir Bien con Poca Grasa, no los necesitará —y probablemente no los querrá. Es probable que cualquier imitación de grasa aumente su apetito por comidas ricas en grasa y hasta grasosas.

"Las grasas artificiales pueden ser un incentivo para los fabricantes", advierte el doctor Neil Barnard, miembro de la facultad de la Escuela de Medicina de la Universidad George Washington en Washington, D.C., presidente del Comité de Médicos para una Medicina Responsable y autor de *Food for Life* (Comida para la vida), "pero no son una solución para los problemas del peso en los Estados Unidos. No sólo está en duda su seguridad, sino que estos aditivos refuerzan el gusto por las comidas grasosas en lugar de ayudarle a romper ese hábito".

Nutra su mente. Comer comidas y meriendas nutritivas y más pequeñas ayuda a estabilizar los niveles de azúcar en la sangre, lo que a su vez optimiza la memoria, el aprendizaje y el desempeño, según el psicólogo e investigador cronobiológico Ernest Lawrence Rossi, Ph.D.

Al tomar un descanso para merendar, usted permite que se resincronicen su mente y su cuerpo, señala el doctor Rossi. "Los desperdicios oxidativos y las moléculas de radicales libres que se han desarrollado en los tejidos durante los períodos de alto desempeño y estrés precedentes, son "echados" de las células. Los almacenes de moléculas mensajeras tan vitales para la comunicación mental y corporal están llenos y se restauran las reservas de energía."

Mímese de vez en cuando. Uno de los grandes sabores que surge de la nueva generación de comidas ligeras, más ligeras y ligerísimas es el chocolate bajo en grasa o sin grasa. Y ya que existe, ¿por qué no comerlo de vez en cuando?

En una fría tarde de invierno, prepare una taza de chocolate caliente sin grasa con leche descremada —o en una tarde de verano añada sirope (almíbar) de chocolate sin grasa a la leche descremada bien fría. Para los verdaderos amantes del chocolate, uno o dos *brownies* o galletitas integrales de chocolate sin grasa pueden ser tan sabrosos como los verdaderos (entre mis favoritos están los que hacen *Auburn Farms* y *Health Valley*).

Si se desespera por el helado de chocolate, puede elegir ocasionalmente un *fudge* de chocolate congelado sin grasa, que le da el sabor pero no la grasa del chocolate. (Para más ideas sobre postres hechos con chocolate bajo en grasa, vea las deliciosas recetas creadas por mi esposa, Leslie, que se relacionan en el capítulo veinte).

Saboréelo todo. En definitiva: si usted quiere quemar el exceso de grasa corporal y pensar, sentir y actuar al máximo durante todo el día y bien por la noche, convierta en una prioridad comer una merienda baja en grasa a media mañana, a media tarde y a medianoche.

Use estos minutos para suspender lo que está haciendo y apartarse del "corre corre". Mire por la ventana, salga y encuentre un lugar tranquilo donde pueda saborear alguna comida y beber lo que le gusta.

Es muy fácil hacer esto. Sin embargo, pocos de nosotros hacemos eso en la década de los 90. Y pagamos el precio todos los días —no sólo en menos capacidades para quemar grasa sino en nuestra eficacia personal, las relaciones, la perspectiva mental y satisfacción de vivir.

Capítulo seis

Quemador de Grasa Nº 3

Beba agua y otras bebidas "antigrasas"

Durante años los médicos nos han estado aconsejando que bebamos ocho vasos de 8 onzas (237 ml) de agua todos los días para estar más saludables. Y tiene sentido, ya que nuestro medio ambiente parece hecho a la medida para dejarnos resecos.

Las casas y las oficinas tienen calefacción por radiador o por aire forzado en el invierno y aire acondicionado de baja humedad en el verano. Los autos y el transporte público tienen aire de temperatura controlada que, por lo general, es mucho más seco de lo necesario para ser cómodo. Todo el tiempo que estamos sentados en nuestras salas, oficinas y autos, bebemos por lo general menos agua de la que perdemos.

Para sorpresa de todos, se necesita poca pérdida de líquido —solamente del 1 al 2 por ciento del contenido total de agua del cuerpo— para causar deshidratación. Todos los días la persona promedio pierde por lo menos dos tazas de agua a través de la respiración, otras dos tazas a través de sudor invisible y seis tazas a través de la orina y los movimientos intestinales. Son diez tazas al día.

Hay otros factores que contribuyen a la pérdida de agua. Beber bebidas que contienen cafeína y otras que actúan como diuréticos dan lugar a que usted pierda sudor invisible y a que se le vacíe la vejiga con más frecuencia. Además, se evapora humedad adicional al sudar, hacer ejercicio o realizar un trabajo físico fuerte.

En lo que se refiere a ingestión, usted tiene algunas fuentes fáciles, aunque no piense mucho en ellas. Muchas comidas contienen una gran cantidad de agua; usted obtendrá aproximadamente tres tazas y media de líquido a través de lo que come durante un día típico. Y el cuerpo recicla una modesta cantidad de agua. Mientras que usted quema energía, uno de los subproductos de sus procesos metabólicos es el agua — alrededor de media taza diaria.

Puesto que usted pierde diez tazas de agua al día y sólo obtiene cuatro a través de los alimentos y el metabolismo, es obvio que usted necesita por lo menos seis tazas para mantenerse justo al mismo nivel. Y si usted puede beber ocho como se recomienda, sería mucho mejor.

Tomar para quemar

Por supuesto, el equivalente a las ocho tazas puede ser de muchas formas. Usted puede tener cerca un vaso de ocho onzas y llenarlo con agua cada dos horas más o menos. O beber el equivalente en otros líquidos como leche descremada, jugos sin azúcar o una variedad de otras bebidas que no contengan cafeína.

El calor, la humedad, el ejercicio y la dieta pueden establecer la diferencia sobre qué cantidad necesita realmente. Pasee por Tucson en agosto y necesitará mucho más de ocho vasos de agua para mantenerse hidratado. Y la persona que come hojuelas de tortilla secas en las meriendas necesita más líquido que la que se come un par de naranjas. Pero aunque las necesidades exactas pueden variar en dependencia del medio ambiente y del tipo de comida que ingiere, lo cierto es que usted casi siempre necesita líquidos extra.

Pero mantener su nivel de líquidos es más que un preservador de energía: es también un Quemador de Grasa. Como hemos visto, la deshidratación oculta es la responsable de que se prenda el Productor de Grasa Nº 7. Cuando usted alcanza el nivel necesario de bebidas que eliminan la sed, apaga ese Productor de Grasa y prende un Quemador de Grasa totalmente nuevo —porque beber agua y otras bebidas "antigrasas" no sólo acelera la quema de grasa sino que también combate la tensión y el cansancio.

¿Tiene hambre o sed?

Muchos de nosotros percibimos erróneamente la sed como hambre y comemos meriendas altas en grasa, cuando lo que tenemos en realidad es sed, y no hambre.

Una buena forma de distinguir entre los dos es beber un vaso de agua bien fría cuando sienta hambre y después esperar unos minutos. Es posible que encuentre que ya no tiene hambre. Si la tiene, entonces cómase una merienda ligera. Lo importante es que usted calme la sed y el hambre que su cuerpo verdaderamente siente y lo haga de forma adecuada, bebiendo agua cuando de verdad tenga sed y comiendo cuando lo que tenga sea hambre.

"Sobre todo, beber cantidades abundantes de agua es la forma número uno de desviar el deseo de comer y reducir el apetito", dice el doctor George L. Blackburn, Ph.D., profesor asociado de cirugía en la Escuela de Medicina de Harvard y jefe del Laboratorio de Metabolismo de la Nutrición en el Hospital Deaconess de Boston. Cuando usted bebe agua abundante durante el día, esta ocupa espacio en el estómago, lo cual ayuda a que se sienta lleno y tenga menos deseos de comer. La investigación realizada por Wayne Miller, Ph.D., director de la Clínica de Pérdida de Peso de la Universidad de Indiana en Bloomington, y sus colegas, indica que el consumo diario de gran cantidad de agua está relacionado con el éxito en la pérdida de peso prolongada.

Y algunos estudios indican que como parte de un estilo de vida activo, aumentar la ingestión de agua puede de veras ayudar a reducir los depósitos de grasa. Cuando el cuerpo está totalmente hidratado, el torrente sanguíneo tiene todo el líquido que necesita para transportar los lípidos, o ácidos grasos, de un lugar a otro. Beber agua mejora también los procesos fisiológicos que liberan los ácidos grasos de las células adiposas hacia el torrente sanguíneo y los entrega a los músculos para que los quemen.

También hay algunas evidencias que permiten sugerir que mientras más fría es la bebida mayor es la capacidad para quemar grasas. Usted puede "elevar al máximo la quema de calorías manteniendo el agua bien fría", dice Ellington Darden, Ph.D., especialista en ejercicios y director de investigaciones para la compañía Industrias Deportivas/Médicas Nautilus. "Un galón de agua bien fría requiere más de 200 calorías de energía calórica para calentarse a temperatura corporal." El doctor Darden señala que incluso si usted bebe sólo uno o dos vasos de agua fría, se necesita energía calórica para calentar el agua a la temperatura corporal —y eso pudiera consumir unas cuantas calorías de vez en cuando. Usted simplemente está incorporando algo de su energía corporal en ese proceso interno de calentar el agua.

Los estudios sobre los beneficios que tiene beber agua bien fría para quemar la grasa sólo se han realizado hasta el momento en tres grupos de 100 mujeres, entre los 20 y los 65 años de edad, aunque el principio que se estudia parece tener sentido biológico. Y según observaciones del equipo de investigación que realiza estos estudios, los hallazgos parecen aplicarse lo mismo a hombres que a mujeres.

Sin embargo, cualquiera que sea la temperatura del agua, lo cierto es que beber más agua es una buena elección para una vida más larga y saludable y para controlar el peso. "Es posible que el agua sea la clave más poderosa y sencilla para perder grasa", sugiere el doctor Darden.

Otras ventajas de beber agua

Además de sus cualidades como Quemador de Grasa, el agua proporciona otros beneficios a los sistemas de su cuerpo. Aunque parezca obvio, es importante señalar que el agua combate la deshidratación y al hacerlo neutraliza algunos de los efectos secundarios nocivos para el cuerpo (además de la producción de grasa) que pueden resultar de la deshidratación.

"Si usted no bebe agua suficiente, la reacción de su cuerpo es retener la que ya tiene", dice el doctor Darden. "Esto a su vez obstaculiza la función de los riñones y se acumulan productos de desecho. Entonces es el hígado el que se encarga de eliminar las impurezas y, como resultado, una de las funciones principales del hígado, que es metabolizar la grasa almacenada en energía utilizable, se minimiza."

Alimentar su reserva interna es también esencial para mantenerse alerta y contribuir a la acumulación de energía. "Debido a que una deficiencia de agua puede alterar la concentración de electrólitos como el sodio, el potasio y el cloruro, el agua tiene un profundo efecto sobre el funcionamiento cerebral y el nivel energético", dice el neurocirujano Vernon H. Mark, autor de *Brain Power* (El poder del cerebro).

Hay investigadores en medicina deportiva que confirman esta observación. "Incluso un cuerpo ligeramente deshidratado puede provocar una merma pequeña pero crítica en el cerebro, deteriorando la coordinación neuromuscular, la concentración y el pensamiento", dice Robert Goldman, D.O., presidente de la Academia Nacional de Medicina Deportiva. Debido a que cuando bebe mucha agua está evitando la deshidratación, está al mismo tiempo ayudando a disminuir la fatiga.

Los efectos de la cafeína

¿Qué se puede decir de las bebidas que contienen cafeína? Probablemente esté bien tomar una taza de café, té negro o una soda que contenga cafeína de vez en cuando. No obstante, es importante saber que las bebidas que contienen cafeína como el café, el té y algunas sodas actúan como diuréticos, aumentan la producción de orina e impulsan la pérdida de líquido.

Además, según un estudio publicado en el *New England Journal of Medicine* (La Revista de Medicina de Nueva Inglaterra), aun las cantidades moderadas de cafeína que se consumen en el trabajo durante la semana pueden hacer que se sienta indispuesto los fines de semana cuando de repente deja de consumirla los sábados y domingos.

Todavía no están claros los efectos a largo plazo de la cafeína para la salud. Datos de un estudio en la Universidad de Ginebra, Suiza, sugieren que en algunos adultos una ingestión moderada de cafeína puede aumentar el metabolismo. Sin embargo, en otros individuos la cafeína puede aumentar los síntomas de estrés, y puede aumentar o disminuir el apetito.

En términos generales, es posible que sea exagerado el planteamiento de que la cafeína acelera su metabolismo. "La cafeína estimula en forma negativa porque provoca liberación de insulina y, de hecho, puede aumentar el almacenamiento de lo que se come en forma de grasa", dice Judith Rodin, Ph.D., ex profesora de psicología y psiquiatría en la Universidad de Yale y actual presidenta de la Universidad de Pennsylvania en Filadelfia. "Son innumerables las mujeres que beben sodas de dieta con cafeína para ayudarlas a pasar los días de (dieta) ayuno o de muy poco comer. Esta práctica puede llevarlas a sentir aún más hambre, y prepara el cuerpo para almacenar al máximo (en forma de grasa corporal) cualquier cosa que coman." Y si usted bebe café o té, asegúrese de mantenerse alejado de la crema, la leche alta en grasa y de otras cremas no derivadas de la leche que son altas en grasa.

¡Llénelo!

Mire hacia la mesa más cercana. ¿Tiene ahora encima un vaso lleno o una botella de agua?

Si la respuesta es no, probablemente usted necesite desarrollar algunos hábitos y patrones diarios para prender el Quemador de Grasa Nº 3. Aquí le damos algunos consejos que le ayudarán a prender este importante Quemador, tan importante para poder vivir (y vivir bien) con poca grasa.

"Huela" la sed. Respire por la nariz y ponga atención a la sensación. ¿Siente un ligero estrechamiento en los conductos nasales?

Activador
HABILIDAD NO VOLUNTAD

Si usted anda con una botella de agua durante todo el día, ¿cómo lleva el control de las veces que la llena? He aquí un truco para que se asegure de que está tomando una cantidad adecuada de agua: ponga unas bandas elásticas alrededor de la botella por la mañana y después quite una cada vez que la rellena.

Si usted tiene un depósito de 16 onzas (473 ml), por ejemplo, usted sabe que necesita llenarlo cuatro veces para obtener la dosis de agua diaria recomendada. Comience la mañana con cuatro bandas alrededor del recipiente y quite una cada vez que lo llene.

Alrededor de las diez de la mañana debe haber quitado la primera banda, y la segunda hacia el mediodía. En algún momento de la tarde y la noche usted deberá llenar el depósito dos veces más, quitando la última banda a la hora que vaya a acostarse.

A la mañana siguiente, por supuesto, es el comienzo de un nuevo día. Vuelva a poner todas las bandas elásticas y comience de nuevo.

Si comienza a prestar atención a esos signos corporales, tendrá algo que le recuerde que es hora de beber. Otro signo es la resequedad de la boca o los ojos. Estos signos vitales le indican que está comenzando a deshidratarse.

Es probable que usted tenga el hábito de comer caramelos o pastillas para la tos cuando tiene la boca seca, de echarse gotas en los ojos cuando los siente secos o le molesten, o de usar un atomizador nasal salino para suavizar los conductos nasales secos. La próxima vez, antes de usar alguno de estos métodos tómese un gran vaso de agua —o de cualquier otra bebida que ayuda a combatir la deshidratación. Lo más probable es que el líquido extra en el cuerpo le ayude a suavizar los ojos, la boca o la nariz secas, sin necesidad de otro remedio.

Póngale sabor al agua. El agua natural, pura, vigorizante, quemadora de grasa es buena, por supuesto, pero hay muchas formas de adornarla. Puede añadirle sabor con sólo una gota de limón, lima, naranja o mora natural sin azúcar. El agua con un ligero sabor a menta es también deliciosa.

No lo endulce. Tanto los verdaderos edulcorantes como los sintéticos pueden empujar el apetito y metabolismo en la dirección equivocada. Si va a tomar una soda, ponche, jugo de frutas o hasta una bebida para deportista, lea la etiqueta. Se debe evitar el exceso de edulcorantes tanto artificiales (aspartame o sacarina, por ejemplo) como naturales (como la fructuosa, que por lo general es sirope (almíbar) de maíz, o la sacarosa, que es azúcar blanco). Tomar grandes cantidades de bebidas con mucha azúcar refinada es simplemente un hábito que puede llevar a la obesidad.

Pruébelo con burbujitas. El agua mineral pura carbonatada quita la sed exactamente igual que el agua natural, pero muchas personas prefieren las burbujitas. Todos los sabores de cítricos, moras y menta que saben bien en el agua natural, saben aún mejor en el agua carbonatada, creando una gran soda natural sin edulcorantes.

Beba té para usted. Si le gusta tomar té helado, le puedo recomendar muchas variantes. Uno de los mejores es el té verde (mi preferencia es *Republic of Tea Brand*), sin azúcar o con una cucharadita de azúcar, como máximo, para un vaso de 8 onzas (237 ml).

Busque también en los estantes del supermercado algunos de los tés negros descafeinados con sabor natural que tanto gusta a los conocedores. Los sabores tentadores incluyen *Republic of Tea Brand Mango Ceylon, Ginger Peach, Cinnamon Plum, Blackberry Sage, Orange Ginger Mint, Lemon Winter Mint, Carob Cocoa Mint* y *Cardamon Cinnamon. Celestial Seasonings* también ofrece muchas variedades. Todos son deliciosos, sin azúcar y congelados. O si usted prefiere algo de dulce puede agregarle una cucharadita de azúcar por vaso de ocho onzas. Si le gustan los sabores tradicionales, tome té negro descafeinado helado como el *Lipton* o el *Nestea*.

A pesar de la tradición, usted puede tomarse un té helado en invierno igual que en verano. Y puede obtener los mismos beneficios potenciales en la lucha contra las grasas que con el agua helada.

Quítele la cafeína. El café descafeinado helado sabe muy bien con leche descremada y una cucharadita o menos de azúcar. Ahora que hemos entrado en la era de los cafés gourmet, puede elegir los sabores y variedades que más le gusten.

Capítulo siete

Quemador de Grasa Nº 4

Actívese dondequiera con aeróbicos de baja intensidad

Ya sé que usted está muy ocupado, o demasiado fuera de forma. Y que le duelen las rodillas, la espalda, los brazos, las caderas o los pies. Y a medida que pasan los años tiene un estilo de vida más complicado.

Si tiene a niños o padres bajo su responsabilidad, si está ascendiendo en una profesión y su trabajo le plantea grandes exigencias, si tiene tareas o proyectos que hacer en la casa, además de cumplir obligaciones respecto a sus amigos y la comunidad, todo eso se suma para dejar poco tiempo para hacer ejercicios.

¿Pero son realmente estas cosas las que le impiden hacer ejercicios, o es más probable que le interese más la TV?

Una buena receta para los 30 a 50 millones de estadounidenses sedentarios y fuera de forma es "apagar el televisor, levantarse, salir de la casa y ponerse en movimiento aunque sea un poco", dice Steven N. Blair, P.E.D., presidente del Colegio de

Una vida mejor y más larga

La mejor razón para prender el Quemador de Grasa Nº 4 es sentirse bien. El tiempo de actividad física que usted necesita diariamente, no sólo lo hará quemar las grasas, sino que también lo hará sentir mejor en todos los sentidos. Pero en el caso de que usted se pregunte si esos minutos de actividad ayudan a prolongar la vida, mire los gráficos que aparecen más adelante, los cuales están basados en un estudio a gran escala publicado en el *Journal of the American Medical Association* (Revista de la Asociación Médica de los Estados Unidos).

Para presentar un cuadro de cada sexo, los investigadores revisaron las estadísticas sobre las tasas de mortalidad correspondientes a tres grupos que practicaban ejercicios físicos: los que lo realizaban regularmente con una intensidad baja, moderada o alta. Los de "baja" intensidad eran casi sedentarios; estaban mucho tiempo sentados y nada más. El grupo "moderado" hacía alrededor de 200 minutos de actividad física ligera todas las semanas: un poco menos de media hora diaria. Los que estaban en el grupo "alto" hacían mucho más ejercicio: iban a clases aeróbicas regularmente o corrían o practicaban algún deporte casi todos los días.

Tasas de mortalidad de grupos que practican ejercicios físicos: mujeres

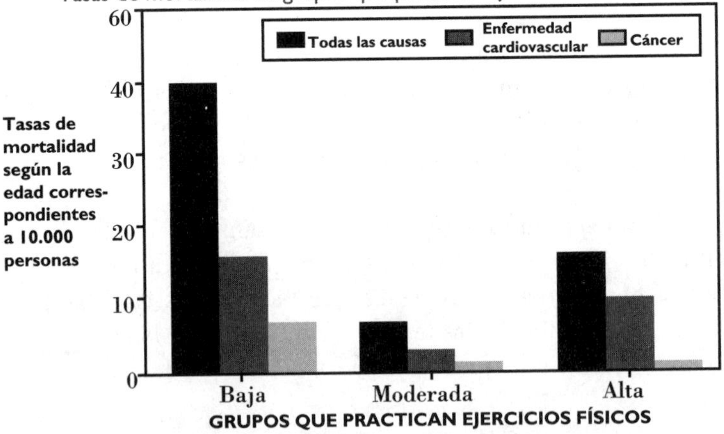

Medicina Deportiva de los Estados Unidos y director de epidemiología en el Instituto Cooper de Investigación Aeróbica en Dallas. Las investigaciones han demostrado que todas las formas de

Para los investigadores que estudiaron estos tres grupos que practicaban ejercicios físicos con distinta intensidad, la primera pregunta era: ¿cómo se comparan las tasas de mortalidad? Pero los investigadores también examinaron las causas específicas de muerte, en especial la enfermedad cardiovascular y el cáncer, para ver también cómo se comparaban los grupos en esas áreas. Los gráficos muestran las tasas de mortalidad según la edad por cada 10.000 personas.

Entre las mujeres, por ejemplo, la tasa de mortalidad según la edad para todas las causas de muerte fue de cerca de 40 por 10.000 para las que hacían poco ejercicio. Compare este resultado con la tasa de mortalidad de las mujeres que hacían una cantidad moderada de ejercicios diarios, cuya tasa de mortalidad para todas las causas de muerte fue de menos de 5 por 10.000.

El gráfico de los hombres muestra un patrón similar en las tasas de mortalidad de los grupos que practicaban ejercicios físicos de forma escasa y moderada, lo que prueba que el ejercicio moderado puede ser una diferencia significativa en la duración de su vida.

Tasas de mortalidad de grupos que practican ejercicios físicos: hombres

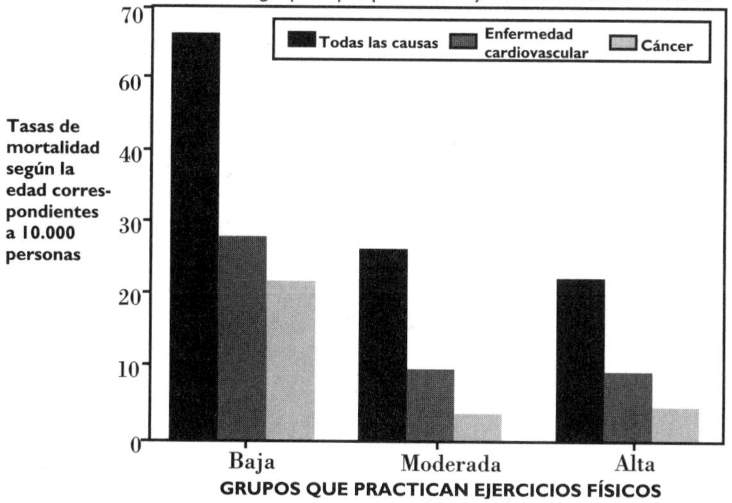

ejercicios ayudan a mejorar su salud y a quemar calorías. Según el doctor Blair "cualquier actividad que aumente su índice metabólico y queme más calorías le proporciona beneficios".

Si el ejercicio se pudiera empaquetar en una píldora, sería la medicina más recetada y beneficiosa de la nación.

—El doctor Robert Butler, presidente del Departamento de Geriatría y Desarrollo del Adulto, Centro Médico Mount Sinai, en Nueva York

Ejercicio sí, castigo no

La mayoría de nosotros todavía consideramos el ejercicio como un asunto de todo o nada, ya que creemos que cualquier cosa provechosa debe ser desagradable.

"El ejercicio es detestable", dijo Mark Twain. Y teniendo en cuenta algunas experiencias agotadoras, muchas personas están de acuerdo con él.

La buena noticia es que usted no necesita tener una voluntad de hierro para hacer la cantidad suficiente de ejercicio.

Así es: no es necesario que salga todos los días para hacer ejercicios de una forma rigurosamente metódica. Y tiene suerte de que no sea así, porque ese esfuerzo intenso puede consumir con facilidad un par de horas al día, en especial si tiene que ir y venir a un gimnasio.

¿No tiene una hora disponible hoy? Entonces déjelo. Pero es probable que pueda encontrar períodos de tiempo más cortos durante el día, y eso casi equivale a lo mismo.

Si usted practica algunos "minutos activos" adicionales, también dará un gran paso de avance respecto al control de la cantidad de grasa que usted ingiera en la dieta. Actos tan simples como los de subir una escalera en vez del elevador, o caminar una o dos cuadras más, pueden ayudarlo a neutralizar el deseo natural de consumir comidas altas en grasa.

"La investigación incluso ha demostrado que el ejercicio puede verdaderamente hacer que usted prefiera las frutas y los vegetales", explica Diane Hanson, Ph.D., una especialista en estilo de vida del Centro de Longevidad Pritikin de Santa Mónica, California.

Además, cuando usted practica algunos "minutos activos" durante el día, prende automáticamente el Quemador de Grasa Nº 4. Con cada "minuto activo" usted comienza a quemar el exceso de grasa corporal de forma lenta y constante y a mejorar su salud. Usted puede reducir efectivamente el riesgo de la obesidad, así como del ataque cardíaco y la alta presión arterial.

Muévase

Los estudios demuestran que al combinar los "minutos activos" (en algunos días) con los ejercicios aeróbicos de baja intensidad (en otros días) usted puede disminuir dramáticamente sus posibilidades de padecer de osteoporosis, cáncer de mama y cáncer del colon. Aun los períodos cortos de ejercicios durante el día pueden ayudar a aliviar la depresión, la ansiedad y la angustia.

"La inactividad no es un estado natural para los seres humanos", dice el psicólogo Keith Johnsgard, Ph.D., autor de *Exercise Prescription for Depression and Anxiety* (Una receta de ejercicio para combatir la depresión y la ansiedad). "Sin el ejercicio, aumentamos de peso, los músculos se atrofian, el sistema cardiovascular sufre y, para empeorar las cosas, nos sentimos deprimidos y ansiosos."

¿Qué sucede si usted no realiza actividad física regular en su vida? Bueno, entre otras cosas, usted estará reduciendo sus expectativas de tener una vida larga y saludable.

"Un asombroso cuarto de millón de muertes cada año se pueden atribuir a la inactividad física", plantea un panel de expertos convocado por los Centros para el Control y la Prevención de Enfermedades de Atlanta y el Colegio de Medicina Deportiva de los Estados Unidos. La actividad física regular y los ejercicios pueden eliminar grasa corporal, incluso si usted no limita la cantidad de calorías que usted ingiere.

Algunos estudios demuestran que el ejercicio regular pudiera ser el factor más importante para lograr mantener la pérdida de peso. Un estudio realizado por el Departamento de Ciencias Sociales y Administración de Salud de la Escuela de Salud Pública de la Universidad de California, en Berkeley, indicó que el 90 por ciento de los individuos que alcanzaron y mantuvieron el peso deseado hacían ejercicios con regularidad, en comparación con el 34 por ciento de los que volvieron a aumentar de peso sin desearlo después de la dieta.

El ejercicio puede ayudar también a reducir la ingestión de grasa en la dieta al mitigar sus deseos naturales de alimentos altos en grasa. Los estudios indican que el ejercicio restringe la lipoproteína lipasa, una enzima clave en el almacenamiento de grasa. Y la reducción de la lipoproteína lipasa ayuda a reducir el exceso de grasa corporal.

"En el caso de las personas que son muy sedentarias, un poco de actividad física adicional puede reducir el riesgo de enfermedad tanto como dejar de fumar", dice el doctor Blair, uno de los expertos del panel. Aun si se vuelven físicamente activos a una edad avanzada, las personas que hacen ejercicios para quemar la grasa viven más que las personas inactivas.

¡Sepárelo!

Aunque desde hace tiempo los grupos de medicina preventiva nos han alentado a hacer ejercicios regularmente, los informes indican que se ha progresado poco. De hecho, menos de una de cada diez personas que viven en este país cumple las normas del ejercicio regular y el 70 por ciento de los que comienzan programas regulares de ejercicios los dejan durante el primer año. Después de los 40, la gran mayoría desarrolla menos actividad con cada año que pasa.

Sin embargo, si usted divide los ejercicios en unidades pequeñas es más fácil hacerlos. Además, usted debe darse una recompensa después de cada serie de "minutos activos" que realice.

Además de los beneficios directos de combatir la grasa, los períodos breves de ejercicio también le ayudan a aliviar la tensión que, como veremos, contribuye a la lucha contra la grasa. Sólo cinco o diez minutos de actividad mejoran directamente su capacidad para controlar el estrés diario. Y cuando disminuye el estrés, también disminuye la tendencia de su cuerpo de almacenar grasa.

En general, los estudios han hallado que las personas que son físicamente activas no reaccionan de forma extrema desde el punto de vista psicológico ni fisiológico ante situaciones de estrés y de pugnas diarias. En otras palabras, cuando usted practica "minutos activos" durante el día, es menos probable que se sienta emocionalmente perturbado o que comience a bombear hormonas que producen ansiedad y tensión que pueden acelerar también el almacenamiento de grasa abdominal.

Las investigaciones realizadas por el Instituto de Fisiología Circadiana de la Escuela de Medicina de Harvard han demostrado que cada vez que usted lleva a cabo alguna actividad muscular, aunque sea brevemente, aumenta su energía y agilidad. Por lo tanto, aunque sólo practique unos "minutos activos" cuando pueda, activará de modo significativo su metabolismo.

Los estadounidenses de edad media con sobrepeso mueven el cuerpo sólo 50 minutos a la semana como promedio aunque el cuerpo necesita moverse 200 minutos a la semana.

—George L. Blackburn, Ph. D., profesor asociado de cirugía de la Escuela de Medicina de Harvard y jefe del Laboratorio del Metabolismo de la Nutrición del Hospital Deaconess en Boston

Ejercitando con tiempo

Para las personas activas que están determinadas a hacer tiempo para practicar "minutos activos", hay cientos de formas de prender el Quemador de Grasa Nº 4. Estas son algunas de las tácticas que usted puede utilizar para incluir el ejercicio en su programa de Vivir Bien con Poca Grasa.

Vaya a pie. Usted puede empezar dando varias caminatas cortas todos los días para comenzar a cogerle el gusto a un estilo de vida más activo. Si le parece que ningún momento es bueno para caminar, considere algunas de estas oportunidades idóneas.

- Antes o después de una comida
- Después de una larga reunión —cuando de todas formas está tomando un descanso
- Al final del día de trabajo
- Un par de horas después de la cena, cuando todavía es muy temprano para ir a la cama

Cambie el paso. Si usted se sienta en una butaca cómoda cada vez que responde al teléfono, haga algo distinto la próxima vez que suene. Mientras esté hablando, camine por los alrededores, mire por la ventana, haga algunas sentadillas (cuclillas). Estar sentado es innecesario cuando se tiene un cordón largo o —mejor aún— un teléfono portátil. Si usted usa bien este tiempo, incluso hasta la conversación telefónica más trivial puede convertirse en un quemador de grasa.

Utilice sus tareas. Muchas personas se lamentan de que no tienen tiempo para ir al gimnasio o a la piscina (alberca) porque hay muchas cosas que hacer en la casa. Bueno, hágalas —son tremendos quemadores de grasa.

Según Janet Walberg-Rankin, Ph.D., profesora asociada de la fisiología del ejercicio en el Instituto Politécnico y Universidad Estatal de Virginia en Blacksburg, usted puede perder una libra (454 gramos) de grasa a la semana aumentando un poco su nivel de actividad. En su lista de las mejores actividades hogareñas para quemar grasa, Rankie incluye cortar el césped, apilar madera y limpiar el sótano.

Si no le alcanza el tiempo para cumplir su lista diaria de tareas —incluyendo pasar la aspiradora, limpiar el piso o rastrillar las hojas— considere estos minutos como parte de su "vida activa" total. Cierto, algunos ejercicios físicos pueden quemar calorías con más rapidez, pero cualquier cosa que ponga su cuerpo en movimiento lo ayudará a combatir la grasa.

Hágalo por su bien —algo es algo. "La intensidad de la actividad física no es lo que conduce a una mejor salud", dice John Duncan, Ph.D., fisiólogo del ejercicio del Instituto Cooper. "Es el número total de minutos a la semana que usted dedique a hacer ejercicios."

Si su objetivo es hacer 30 minutos diarios de ejercicios, no necesita sudar a mares ese tiempo en una máquina de resistencia-entrenamiento. "Nosotros creíamos que había que caminar con determinada rapidez para mejorar el VO_2 máximo (capacidad aeróbica) antes de obtener algún beneficio para la salud", observa el doctor Duncan. "Pero ahora sabemos que los cambios metabólicos ocurren a intensidades de ejercicio muy moderadas. Esos cambios metabólicos aportan beneficios a la salud, aunque no se puede medir la mejoría cardiovascular."

Hágalo por el bien de sus hijos. Incluso si usted no quiere ser más activo por su propia salud, lo puede hacer por

Activador

HABILIDAD NO VOLUNTAD

Estando de pie se queman más calorías que sentado. Por lo tanto, póngase de pie.

¿Ahora mismo?

Claro.

No hay ninguna razón para permanecer sentado mientras lee un libro. Al contrario, la evidencia indica que es probable que se mantenga más ágil y vigoroso cuando realiza cualquier tipo de actividad, sea importante o no. Mantenerse de pie mientras lee es simplemente otra forma de tener el cuerpo en movimiento.

El próximo paso: cuando usted tenga que escribir una carta o trabajar en la computadora, organice su área de trabajo de manera que pueda con facilidad estar un rato de pie y otro sentado. Aun esta pequeña cantidad de ejercicio, repetido durante todo el día, puede resultar significativa.

la salud de sus hijos o nietos. Según las investigaciones presentadas en el evento anual que celebran los Institutos Nacionales de la Conferencia de Salud sobre Actividad Física y Obesidad, cuando ambos padres son activos, es casi seis veces más probable que los hijos sean más activos que los hijos de padres inactivos.

Otras estrategias para entrenarse

Encontrar tiempo para hacer ejercicios es como tratar de buscar más momentos de alegría en la vida: por lo general es más fácil decirlo que hacerlo. Para lograrlo, es necesario que usted sea tanto un artista en fugas y en parte un estratega, pero, sobre todo, que sepa aprovechar las oportunidades. Los momentos que usted puede utilizar para estas actividades surgen de repente y pasan rápidamente, y si no los aprovecha, todas las células de su cuerpo pagan por ello.

Estas son algunas ideas para ayudarle a planificar su tiempo de entrenamiento.

Súbalas. Suba las escaleras en vez de utilizar el elevador, la escalera rodante o la estera, cada vez que le sea posible. Usted quema diez veces más calorías subiendo escaleras que sentado tranquilo. Si esto significa que usted necesita unos minutos más para llegar a su oficina o para atravesar el aeropuerto, hágalo. Simplemente busque el tiempo, salga con más tiempo para ir a su oficina, una cita o un vuelo en avión.

Aléjese. ¿Está estacionando su carro en el centro comercial? ¿Va de compras al supermercado? En lugar de dar vueltas por el estacionamiento buscando el espacio más cercano, diríjase a esos grandes espacios vacíos en los lugares más alejados. No le llevará mucho más tiempo llegar a la tienda (no, no se perderá la venta) y caminar esa larga distancia acelera su metabolismo y quema calorías. Cuando tome un taxi, permítase unos minutos y haga que el chofer pare a unas cuadras de su destino. Cuando tome un ómnibus, bájese una o dos paradas antes de lo necesario, después cubra la distancia dando unos pasos rápidos que lo ayudarán a quemar grasa.

Hágalo dondequiera y cuando pueda. Si usted está haciendo cola en la tienda, por ejemplo, puede apretar y aflojar los músculos de los glúteos (es decir, el trasero). Cuando está al teléfono esperando que le pasen una llamada, usted tiene una oportunidad de practicar las técnicas de respiración abdominal como el ejercicio de vaciamiento abdominal de la página 184 y el ejercicio de respiración transpiramidal también de la página 184. "Estos pequeños movimientos no sustituyen un buen entrenamiento, pero ayudan a fortalecer los músculos en una forma sorprendentemente fácil", observa Charles Kuntzleman, Ed.D., director del programa nacional de Fitness Finders, una firma de asesoría sobre bienestar y aptitud física de Spring Harbor, Michigan.

Aproveche los anuncios. Para los que luchan contra la grasa, los comerciales de la TV no son una excusa para una meriendita, sino para desperezarse. Párese, y póngase en movimiento. Si está en los altos y hay algo rápido que hacer en los bajos, o viceversa, aproveche la oportunidad que le da el comercial. O cuelgue una cuerda cerca del televisor y salte al ritmo de la música del comercial. Incluso esa breve actividad le ayudará a romper con las costumbres sedentarias y productoras de grasa.

Tenga amistades "activas". Reúnase con amigos para hacer algún ejercicio físico juntos. Si sus citas son para almorzar o darse unos tragos, puede realizar otras actividades y asegurarse de que está haciendo algún tipo de ejercicio. Quizás su compañero de almuerzo está pensando en volver a jugar tenis —y usted también. Quizás usted puede reunir a algunas personas interesadas en jugar discos de Frisbee o tenis de mesa, baloncesto, fútbol, o volibol. Incluso si la hora de almuerzo no da mucho tiempo para más nada, su amigo (o amiga) y usted pueden planificar un almuerzo ligero juntos, y luego hacer una larga caminata.

Bárralo. Con frecuencia, las tareas hogareñas son más agradables si se hacen en pequeñas dosis en lugar de querer hacer todas las cosas a la vez. Cuando haya buen tiempo, salga y dedique unos minutos a barrer la acera, el patio, la entrada del garaje, y los balcones. Rastrillar hojas y arrancar malas hierbas son otras tareas al aire libre que no llevan mucho tiempo y le aportan muchos beneficios respecto a su estado de ánimo y metabolismo.

Actívese de noche. Por lo general es fácil escaparse un rato ya tarde en la noche para caminar bajo las estrellas. Invite a su pareja, a un hijo o a un amigo a que lo acompañe, y así podrá ponerse al día en sus ejercicios. O ponga su música preferida y mueva los pies. (Incluso seguir la música con los pies quema más calorías que estar sentado tranquilo.)

Dele a los pedales. Cuando usted pedalea en una bicicleta en movimiento o estacionaria, elimina calorías en una forma agradable.

Saque al perro. Si usted es el orgulloso amo de un hermoso ejemplar canino, sabe que su cachorro siempre está dispuesto a dar un paseo. En vez de resistir el ruego de esos ojos amistosos, complázcalo. Mientras más camine con su perro, menos grasa tendrá que perder de otra manera.

O, si usted no tiene perro pero su vecino Paco sí, sorpréndalo ofreciéndole sacar al perro dos veces al día. No es una mala idea: hágase amigo de su vecino para toda la vida mientras alarga la suya haciendo ejercicio.

Almuerce con tiempo. Cuando vaya a almorzar, camine hacia algún lugar que esté por lo menos a cinco minutos de su área de trabajo. Después de almorzar, regrese por una ruta más larga, de forma que disfrute de una caminata de diez minutos.

No espere para luego. ¿Está esperando que la lavadora termine su último ciclo o que se llene la bañera? Use ese tiempo para subir y bajar las escaleras. Si tiene una máquina de remar, siéntese y practique un poco. Si dispone de una máquina de caminar, suba y muévase. El paso no tiene que ser rápido ni el intervalo largo. Cualquier ejercicio rítmico es beneficioso para su cuerpo.

Activador

HABILIDAD NO VOLUNTAD

En los Estados Unidos hay toneladas de equipos para hacer ejercicios que no se utilizan: instrumentos que prometen un futuro más bajo en grasa pero que permanecen almacenados en polvorientos sótanos y en áticos y apiñados en armarios cubiertos de telarañas.

Si su casa es un almacén de estos tesoros, aproveche esta oportunidad para desempolvar los aparatos y remar o caminar: póngalos en uso.

Sin duda alguna, la estrategia de los "minutos activos" funciona mejor cuando usted mantiene los equipos de hacer ejercicios físicos en un lugar donde se puedan usar. Cuando usted quiera remar o pedalear un poco, no tendrá que perder el tiempo sacándolos de donde están escondidos.

Ponga ahora mismo el equipo de hacer ejercicios en un "área de acción" de su casa. ¿No se ajusta al decorado? Bueno, bautícelos con nombre de diseñador: *nouvelle vie*, por ejemplo, que significa "nueva vida", porque eso es realmente lo que representa. Si ese equipo está disponible para sus "minutos activos", úselo para alcanzar una salud mejor.

Pruebe el postre llamado "ejercicio". Si no hay actividad muscular para quemar el carbohidrato consumido en las comidas bajas en grasa o las meriendas sin grasa o bajas en la misma, los componentes euroquímicos de su cerebro y su cuerpo responden con rapidez, convirtiendo los carbohidratos directamente en grasa corporal para su almacenamiento. Los estudios sugieren que usted puede duplicar los beneficios de quemar calorías por cada minuto de ejercicio activo que haga si comienza sus actividades de 15 a 30 minutos después de una merienda o una comida completa.

Las investigaciones indican que el índice metabólico de su cuerpo aumenta alrededor de un 10 por ciento después de una comida o merienda como resultado de los procesos químicos que se activan para que se digiera esa comida. Hay evidencia de que este 10 por ciento se puede aumentar —y en algunos casos duplicar— si se hace de 5 a 20 minutos de actividad física moderada como caminar mientras esos procesos digestivos tienen lugar.

"Al introducir oxígeno en el cuerpo media hora después de haber comido, se puede hacer que la comida se queme más rápido, por lo cual habrá menos calorías disponibles para almacenar grasa", explica Bryant A. Stamford, Ph.D., científico en ejercicios y director del Programa de Promoción de Salud y Bienestar Físico de la Universidad de Louisville en Kentucky.

Además, las investigaciones indican que una caminata de diez minutos puede prolongar su sensación de bienestar dos horas más al elevar los niveles de energía y disminuir la tensión.

Baja intensidad, máximos beneficios

Aunque los períodos breves de actividad son positivos para que el Quemador Nº 4 elimine la mayor cantidad de grasa posible, usted también necesita un segundo elemento: aeróbicos de baja intensidad.

El programa de ejercicios más eficaz para una buena salud —que incluye levantar sus defensas contra el envejecimiento— es hacer ejercicios de "baja intensidad" varias veces a la semana, dice el doctor Kenneth H. Cooper, especialista en medicina preventiva, fundador y presidente del Instituto Cooper. Según el doctor Cooper, usted necesita mantener ese nivel cómodo de

En buena forma y "a tiempo"

Usted puede tener la excusa: "Estoy demasiado ocupado para hacer ejercicios." Y probablemente sea cierto si usted piensa que hacer ejercicios significa tener que manejar hasta el gimnasio, ponerse sudaderas, trabajar durante una hora, darse una ducha, manejar de regreso a la casa y después comenzar con el millón de cosas que tiene que hacer. Pero usted no está demasiado ocupado para probar el Plan de Cuatro "Cincos" y un "Diez". Es más, esta es su oportunidad de detenerse, mirar hacia mañana y planificar sus ratos libres.

- Usted necesita *cinco* minutos de actividad física fácil por la mañana. ¿Se va a levantar más temprano para hacerla o la hará después del desayuno?
- Planifique una caminata de *cinco* minutos antes del almuerzo. Determine cuándo tiene que hacer un alto para almorzar a fin de disponer de ese tiempo adicional para caminar.
- Usted necesita *cinco* minutos para caminar después del almuerzo. Cuente con suficiente tiempo para hacerlo.
- Planifique *cinco* minutos para hacer ejercicios simples de estiramiento o tonificación muscular (véase Quemador de Grasa Nº 7 en la página 175) cuando llegue a la casa.
- Pregúntele a su pareja, un familiar o un amigo si le gustaría hacer una caminata de *diez* minutos a un paso bastante rápido después de la comida.

Nada más sencillo que esto. Es posible que en un plazo de una semana se sienta más enérgico y vigoroso y le parecerá que sus días son más productivos. Los "minutos activos" no le hacen perder tiempo, por el contrario, le ahorran tiempo, elevando su eficiencia y mejorando también su concentración mental.

ejercicios "por lo menos 30 minutos tres veces a la semana, o por 20 minutos continuos cuatro veces a la semana".

Uno de los primeros signos palpables de mejoría en la aptitud física aeróbica es una disminución en la frecuencia cardíaca en reposo, porque los latidos se hacen por lo regular más lentos a medida que mejora su aptitud física. Aunque el ritmo cardíaco de muchas personas que no son atletas fluctúa entre 75 y 80 latidos por minuto, los atletas de alto rendimiento en deportes de resistencia pueden estar en tan buenas condiciones físicas que tienen frecuencias cardíacas en reposo de entre 30 y 45 latidos por minuto. Ese cambio se debe a que el corazón se ha fortalecido a través del ejercicio aeróbico regular y funciona con mayor vigor y eficacia.

Según el doctor Cooper, las personas que gozan de buena salud cardiovascular gracias a los ejercicios aeróbicos regulares por lo general tienen corazones que laten de 45 a 50 veces por minuto cuando están en reposo. Sus corazones bombean por lo menos la misma cantidad de sangre que los corazones de las personas sin esa preparación física, los cuales laten hasta 80 veces por minuto en reposo. Resultado: en el transcurso de un día el corazón de la persona no preparada debe latir 50.000 veces más que el corazón de una persona preparada. En un año, es una carga de trabajo de más de 18 millones de latidos adicionales que debe proporcionar el corazón de una persona no preparada.

¿En qué consisten los aeróbicos?

En la década de 1960, cuando comencé a estudiar la ciencia de los ejercicios, el tipo de ejercicios que favorecíamos tenía el objetivo de lograr una "buena salud cardiovascular". Pasaron algunos años y el nombre cambió a "ejercicios cardiorespiratorios". Hoy se denominan de "resistencia cardiovascular" o —como son más conocidos— "aeróbicos".

¿Qué significa realmente este término que tiene cambios constantes? ¿Aunque se hayan utilizado nombres diferentes nos hemos referido a la misma cosa durante los últimos 30 años?

En realidad, la resistencia cardiovascular, aunque aporta beneficios similares, es algo diferente a los aeróbicos. Cuando usted aumenta la resistencia cardiovascular, en esencia entrena el corazón, pulmones y sangre para que funcionen a niveles óptimos o pico. Por otra parte, los aeróbicos hacen que el consumo, el transporte y la utilización del oxígeno mejoren con el entrenamiento regular.

Muchas personas se enteraron de la existencia de los aeróbicos cuando el doctor Cooper popularizó el término. Bajo la supervisión del equipo de investigación que dirige, se han registrado y evaluado más de 1,25 millones de horas de ejercicios con cerca de 52.000 participantes en un período de 20 años.

Los ejercicios aeróbicos aumentan de un modo fácil y seguro el ritmo respiratorio y cardíaco por un período prolongado de tiempo —usualmente por lo menos 20 minutos— sin perturbar el equilibrio del consumo y uso del oxígeno. En otras palabras, usted intensifica sus actividades hasta que respira fuerte y su corazón bombea rápidamente, pero, como usted se adaptó a esa intensidad, la concentración de oxígeno en la sangre permanece casi la misma.

En contraste, las actividades que requieren un despliegue súbito y excesivo de energía —como correr— son *anaeróbicas*. En las actividades anaeróbicas, usted lo "da todo" por un corto tiempo, lo que realmente disminuye el oxígeno en la sangre. Por lo tanto, sus nervios y músculos sufren privación de oxígeno por un corto tiempo hasta que pase esa explosión del esfuerzo pico.

El doctor Cooper ha promovido el ejercicio aeróbico como algo fundamental para la buena salud precisamente porque ayuda a mejorar la capacidad de su cuerpo para sostener el ejercicio, desarrollar el tejido muscular y quemar grasa. Según el doctor Cooper, el ejercicio aeróbico aumenta la cantidad de hemoglobina portadora de oxígeno en la sangre.

De este modo, su sangre se hace más "rica". Puede aportar más oxígeno a cada célula y eliminar más anhídrido carbónico y otros desechos de lo que podía antes de que usted comenzara a hacer ejercicios aeróbicos regulares. Además, las células musculares mejoran su capacidad para procesar el oxígeno y eliminar los desechos con más eficacia.

Aeróbicos en mi casa y en la suya

Para cuidar mejor su corazón, así como para quemar grasa, es necesario que usted ponga en práctica el plan del doctor Cooper: hacer ejercicios aeróbicos por lo menos durante media hora tres veces a la semana o durante 20 minutos cuatro veces a la semana.

Algunos días, usted puede cumplir ese objetivo simplemente prolongando su caminata de 10 minutos a 20 ó 30 minutos. O quizás usted puede escoger algunos otros ejercicios que le gustaría hacer, sin parar, por 20 ó 30 minutos varias veces a la semana. Así es como obtendrá el máximo provecho de los aeróbicos de baja intensidad.

En mi casa, hacemos una sesión de ejercicios aeróbicos de baja intensidad tres veces a la semana durante media hora, inmediatamente después de la cena. En las noches en las que el tiempo está bueno, la sesión es una caminata de paso rápido.

¿Cómo puede usted encontrar el tiempo si tiene una familia con niños pequeños?

Sólo puedo hablar basándome en nuestra propia experiencia. Tenemos dos hijas, una de cinco y otra de dos, que les encantan montar los aparatos de un parque infantil cercano. Mientras ellas juegan, mi esposa Leslie y yo caminamos alrededor del perímetro del parque sin perderlas de vista. A veces la que tiene cinco años camina con nosotros. Incluso la de dos años en ocasiones nos sigue y después la llevo en los hombros. (¡Eso sí es un buen ejercicio!)

Cuando nuestro hijo de 16 años está en casa, a menudo sale con nosotros y prefiere correr o jugar básquetbol mientras nos acompaña.

Dos o tres noches, después de nuestra breve caminata aeróbica, hacemos algunos ejercicios de tonificación muscular por 15 a 20 minutos, los cuales se muestran en el Quemador de Grasa Nº 7 que comienza en la página 175. A veces hacemos estos ejercicios con la televisión o en la sala de estar mientras los niños miran un vídeo de *Sesame Street* o juegan algo.

Tenemos la suerte de tener varios equipos para hacer ejercicios, y les recomiendo que consigan cualquier equipo que esté a su alcance. Una bicicleta estacionaria, o un aparato que simula el ejercicio de caminar, o subir escaleras es fácil de usar y eficaz, y hemos podido disfrutar muchas horas vigorizantes y quemadoras de grasa haciendo ejercicios en la misma habitación con el resto de la familia.

Cualquiera que sea el ejercicio que hagamos, nuestro objetivo es que a la vez siempre sea divertido. Con frecuencia eso implica planificar nuestras actividades dentro de la casa de manera que nuestras hijas y nuestro hijo adolescente también se entretengan, y tengamos la oportunidad de disfrutar juntos de un buen rato de alegría.

No es que hagamos esto los siete días de la semana. De hecho, nos tomamos varias noches de descanso. Pero por lo menos tres veces a la semana hacemos media hora de ejercicios aeróbicos, incluyendo algunos ejercicios de tonificación muscular. Las otras noches, siempre tratamos de hacer alguna activi-

Beneficios aeróbicos

Cuando usted hace ejercicios aeróbicos, inhala más aire y elimina más anhídrido carbónico con cada respiración. Además de fortalecer el corazón y hacer más eficiente el flujo sanguíneo, este proceso proporciona otros beneficios, según el doctor Kenneth H. Cooper, especialista en medicina preventiva y fundador y presidente del Instituto Cooper de Investigación Aeróbica de Dallas.

Otros beneficios de los ejercicios aeróbicos son:

- Los vasos sanguíneos se vuelven más flexibles, por lo que es menos probable que se formen depósitos de grasa en la sangre que pasa por ellos. Eso significa que hay menos resistencia en los vasos sanguíneos y el corazón tiene que trabajar menos.
- El número de capilares, los diminutos vasos sanguíneos que forman una red a través de las células del cuerpo, aumenta. Quizás debido al aumento de circulación sanguínea o al estímulo químico, el cuerpo crea espontáneamente nuevos capilares al intensificar sus actividades aeróbicas.
- La capacidad pulmonar aumenta. Algunos estudios han asociado este aumento en la "capacidad vital" con una mayor longevidad.
- El músculo cardíaco se fortalece y recibe mayor suministro de sangre. El corazón puede bombear más sangre con cada latido, y aumenta lo que los médicos llaman el volumen de bombeo.
- La sangre adquiere más LAD, que es el colesterol "bueno". Al mismo tiempo, disminuye la proporción de colesterol total respecto al LAD, lo cual es un signo claro de que ha mejorado su nivel general de colesterol.
- Debido a la mejoría en el cuadro del colesterol, los riesgos de desarrollar arteriosclerosis son menores.

dad después de la cena, aunque sea diez minutos jugando a los "agarrados" u otros juegos de levantarse y correr con las niñas.

Siempre que los ejercicios después de la cena ayuden a evitar los deseos de comer alimentos altos en grasa, es menos probable que andemos por la cocina preguntándonos por qué aún tenemos hambre mucho después de que se terminó la cena.

El valor de su "tiempo activo"

Por diversas razones, cualquier tipo de ejercicio aeróbico o tonificación muscular es valioso. Primero, como ya he mencionado, hacer un ejercicio aeróbico 30 minutos después de la cena acelera la quema de grasa antes de la hora de acostarse, más o menos en el momento en que su metabolismo comienza a decaer. Aunque siempre se intensifica el metabolismo térmico (productor de calor) después de la actividad física, su cuerpo por lo general regresa a un nivel cercano al reposo más o menos una hora después. Pero los estudios demuestran que cuando transcurre media hora entre comer y hacer ejercicios, usted eleva su índice metabólico. En algunos casos su cuerpo continúa quemando calorías con más intensidad de lo normal durante más de 10 horas.

Leslie y yo hemos notado que el "tiempo activo" por la noche realmente ayuda a unir más a nuestra familia. Compartir esta actividad ha mejorado también nuestra vida amorosa, ya que quizás nos ayuda a compaginar nuestros ritmos biológicos cíclicos. Y la actividad adicional aporta otro beneficio que se combina con el Quemador de Grasa Nº 10: contribuye de modo significativo a que la familia entera duerma profundamente cada noche.

Pautas aeróbicas

¿Qué sucede si usted trabaja por la noche, o si usted prefiere o disfruta más los ejercicios por la mañana?

Respuesta: es posible que usted no pueda reunir a toda su familia para hacer ejercicios juntos. Pero, por su propio bien, usted debe realizar estos períodos de actividad física. Usted obtendrá beneficios significativos independientemente de cuándo usted decide ser más activo y hacer ejercicios.

Cada vez que usted haga aeróbicos de baja intensidad, debe disfrutarlo siempre; no sólo la actividad en sí, sino también la sensación de bienestar que viene después, cuando usted se siente renovado y ágil. Sin embargo, para sacarle el máximo provecho a los aeróbicos de baja intensidad, es esencial hacerlos gradualmente, evitando esfuerzos excesivos y posibles lesiones.

A continuación ofrecemos algunas orientaciones para optimizar sus ejercicios aeróbicos.

Comience despacio. Comience cada sesión con al menos cinco minutos de un ligero calentamiento similar a la actividad de ejercicios aeróbicos o deportes que usted va a hacer, avan-

¿Le hace falta un chequeo?

Muchos expertos recomiendan un chequeo médico antes de comenzar un programa de ejercicios. Y es posible que algunos médicos le digan que debe hacerse un test de tolerancia al ejercicio (ETT) o una prueba de ejercicios de máxima calificación (MaxGXT).

¿Usted necesita realmente esos exámenes?

La respuesta, según el punto de vista de muchas autoridades médicas, es que todo depende.

El Instituto Nacional de Corazón, Pulmones y Sangre de Bethesda, Maryland, señala que si una persona tiene poco riesgo de padecer una enfermedad cardíaca y no presenta síntomas, no necesita ver a un médico antes de comenzar un plan de ejercicios moderados.

La Asociación del Corazón de los Estados Unidos ha dicho simplemente que "los individuos sedentarios de edad avanzada... pudieran buscar asesoramiento médico".

Pero si se dirige a otras autoridades, las respuestas pueden ser un poco más complicadas. El Colegio de Medicina Deportiva de los Estados Unidos (ACSM) plantea que usted puede comenzar los programas de ejercicios sin hacerse un ETT o un MaxGXT si ha sido una persona saludable sin factores de riesgo coronario importantes y tiene menos de 45 años. Pero la lista de factores de riesgos es grande.

El ACSM señala que usted debe hacerse las pruebas de ejercicios si hay antecedentes en su familia de presión arterial alta, ataques cardíacos o enfermedades cardiovasculares en personas que no habían cumplido 50 años de edad, o si usted tiene antecedentes de presión alta por encima de 145/95 o una proporción elevada de colesterol total/LAD (por encima de 5 para los hombres y de 4,5 para las mujeres). La organización recomienda que se haga pruebas de ejercicios si tiene un electrocardiograma anormal, fuma cigarrillos o tiene diabetes. El ACSM también plantea que los individuos de más alto riesgo (mayores de 35 años con uno o más factores de riesgo coronario) y los individuos de cualquier edad con síntomas que sugieren alguna enfermedad metabólica, pulmonar o cardíaca coronaria, deben someterse a una prueba de tolerancia a los ejercicios supervisada por un médico.

Inclusive, si usted no tiene ninguno de estos factores de riesgo, debe comenzar el programa de ejercicios lentamente y proseguir en forma gradual. "Manténgase alerta respecto a la aparición de síntomas o signos inusuales", aconseja el ACSM.

Cómo calcular el nivel óptimo de frecuencia cardíaca

La frecuencia cardíaca máxima prevista (FCMP) es el número máximo de latidos que usted debe tener cuando practica ejercicios. A medida que envejecemos, el corazón pierde fuerza y elasticidad, aunque gocemos de buena salud. Por consiguiente, el FCMP disminuye a medida que la edad aumenta.

El método para calcular el FCMP es sencillo. Simplemente reste su edad de 220. Por ejemplo, si usted tiene 45 años, su FCMP es de 220 menos 45, o sea, 175. Su corazón no debe bombear más rápido, incluso cuando usted está dando el máximo.

Los límites inferior y superior de su nivel óptimo de frecuencia cardíaca son el 60 y el 75 por ciento, respectivamente, de su FCMP. Usted puede calcular esos límites multiplicando el FCMP por 0,60 y 0,75. El nivel óptimo está en el punto medio. Para las personas de 45 años de edad cuyo FCMP es de 175, el límite inferior del nivel óptimo de frecuencia cardíaca es de 105, y el límite superior es de 131. Por lo que si mantiene esa pulsación mientras practica ejercicios, estará dentro de los límites de seguridad del nivel óptimo de frecuencia cardíaca.

zando a un paso suave. Si se estira, hágalo suavemente, sin movimientos abruptos, después de que sus músculos estén calientes. De lo contrario pudiera sufrir alguna lesión en sus articulaciones.

Sienta el ritmo. Haga los ejercicios a un paso rítmico y cómodo, utilizando los músculos principales, como por ejemplo los de los muslos. Comience poco a poco. Escuche lo que le indica su cuerpo. Y si siente cualquier signo de dolor, deténgase de inmediato.

Pruebe y determine. Haga el ejercicio con una intensidad que le permita realizarlo de forma continua y hablar al mismo tiempo sin que le falte el aire. Esto se conoce como "la prueba de la conversación".

Además, muchos médicos recomiendan que usted debe de determinar cuál es su nivel óptimo de frecuencia cardíaca y que debe mantener ese nivel durante el ejercicio aeróbico. Es decir, con tal que su corazón esté latiendo a una cierta frecuencia por minuto, usted puede sentirse seguro de que está sacando los máximos provechos de estos ejercicios y que los mismos son seguros.

Para hallar su nivel de frecuencia cardíaca, primero debe conocer su frecuencia cardíaca máxima prevista (FCMP), la cual se puede determinar con un simple cálculo matemático (véase "Cómo calcular el nivel óptimo de frecuencia cardíaca" en esta página). La frecuencia cardíaca óptima determinada así es un nivel de intensidad aeróbica razonable que por lo general es del 60 al 75 por ciento de la FCMP.

Para aprovechar al máximo este Quemador de Grasa, algunas autoridades sugieren que se hagan ejercicios hasta aproximarse al límite inferior de este nivel. Esto se basa en la teoría de que cuando usted aumenta su frecuencia cardíaca hacia el límite del nivel óptimo y su actividad muscular alcanza niveles de alta intensidad, usted consume más glucosa sanguínea para obtener energía en vez de estimular su sistema a que metabolice la grasa almacenada y la queme cuando haga ejercicios.

Para medir sus latidos cardíacos, usted debe tomarse el pulso tres veces: poco después de comenzar el ejercicio, otra vez a la mitad de la sesión de ejercicios y una vez más en el período de enfriamiento. Palpe suavemente la parte interna de la muñeca o el punto del pulso en el cuello (justo debajo de la curva de la mandíbula) con la punta de los dedos y busque el pulso.

Para calcular rápidamente el pulso, cuente el número de latidos que siente en 15 segundos (considere que el primer latido es cero y no uno). Multiplique este número por cuatro para obtener los latidos por minuto.

Mejor todavía, usted puede usar un monitor electrónico de frecuencia cardíaca que mide el pulso y al instante le proporciona respuesta. Hay un monitor de frecuencia cardíaca de alta tecnología en el mercado que se coloca en el pecho. Un dispositivo electrónico en la muñeca le proporciona una lectura visual, junto con algunas señales sonoras. Este monitor le puede dar una lectura continua de la respuesta del corazón a distintas variables fisiológicas tales como el estrés, la intensidad del ejercicio y los niveles de tensión. El conjunto de esta información da la clave para regular la intensidad y la calidad del ejercicio aeróbico.

La ventaja de un monitor de frecuencia cardíaca es que usted no tiene que parar durante el ejercicio para medirse el pulso, lo cual interrumpe el ejercicio y perturba la concentración. Una vez que usted se lo ajusta, el monitor lo guía de manera automática mediante números visibles y una serie de tonos distintos para que usted se ubique en el nivel óptimo.

Cambie una cosa por otra. Cuando sea conveniente para su programa de actividades, planifique hacer de 20 a 30 minutos de aeróbicos de baja intensidad tres o cuatro veces a la semana. Pero recuerde, los días en que usted simplemente no

Activador
HABILIDAD NO VOLUNTAD

¿Tiene usted un pequeño ventilador eléctrico guardado en algún lugar, quizás un aparato viejo que sólo usa en el verano?

Búsquelo ahora mismo y póngalo cerca de su área o equipo de hacer ejercicios. Enciéndalo cuando realice actividades dentro de la casa.

Según los investigadores, el aburrimiento mental puede estar relacionado en parte con el calor. Si una corriente de aire lo refresca, lo más probable es que usted se sienta vigorizado, así que cuando utilice un aparato de hacer ejercicios o practique aeróbicos de baja intensidad no olvide su ventilador.

Si no tiene un ventilador pequeño, podrá adquirir uno en la mayoría de las ferreterías, tiendas de descuentos o de artículos para el hogar. Los ventiladores que se ajustan al borde de un escritorio o al marco de la ventana son especialmente convenientes y fáciles de usar.

dispone de esa cantidad de tiempo para hacer ejercicios aeróbicos, sustitúyalos por caminatas de 5 a 10 minutos, o suba varios pisos por las escaleras por la mañana y otra vez después de almorzar.

Piense de otra forma. Tal vez este hallazgo le sorprenda: los pensamientos competitivos durante los ejercicios pueden perjudicarlo aumentando el estrés. De acuerdo con un estudio realizado en la Universidad Shippensburg de Pennsylvania, los niveles de las hormonas que producen estrés como la norepinefrina, que aumentan normalmente en cantidades moderadas durante actividades extenuantes, se elevan de una manera considerable cuando usted se exige más utilizando palabras como *más duro* y *más rápido*.

Las personas deben "abandonar los pensamientos competitivos durante el ejercicio", dice Kenneth France, Ph.D., el psicólogo de la Universidad Shippensburg que estudió los efectos del pensamiento sobre los niveles de norepinefrina. Este estudio incluyó a atletas de una amplia gama de disciplinas que hacían ejercicios idénticos. Se les dio a los atletas series de claves mentales en forma alterna, comenzando con palabras como *calma*, *relajado* y *estable*, seguidas por palabras más competitivas como *más rápido*, *más fuerte* y *mejor*. El doctor France halló que ambos tipos de señales mentales produjeron cambios iguales en la frecuencia del pulso, pero las palabras más impulsivas hicieron que los niveles de norepinefrina en la orina aumentaran a más del doble. "Es posible que incluso el desempeño mejore cuando usted no se exige tanto", concluyó.

En resumen, mantenga las cosas divertidas, lo cual es algo que se oye poco en los círculos de ejercicios rigurosos. Para empezar, piense que el tiempo que le dedica al ejercicio es una ocasión especial para usted, y trate de incluir a sus amigos en las sesiones si eso le agrada.

Tómese su tiempo. A medida que mejore su condición física, valore si debe acelerar el paso; no de repente, sino de forma gradual.

Según el doctor Stamford, es posible que usted desee realizar los ejercicios aeróbicos en dos pasos si quiere quemar aun más grasa.

Primero, se deben comenzar con suficiente vigor para provocar una liberación sustancial de adrenalina. "Una de las funciones de la adrenalina es aumentar los ácidos grasos libres en el torrente sanguíneo, de manera que el cuerpo pueda usarlos como combustible para llevar a cabo la actividad", observa el doctor Stamford. "Uno de los principales lugares donde eso ocurre es en la grasa almacenada en el área abdominal." (Es posible que esas células adiposas sean muy sensibles a la adrenalina.) Lo más probable es que se obtenga este mismo efecto caminando rápido. "Sólo tiene que acelerar el paso o trotar un poco de vez en cuando para liberar más adrenalina", aconseja el doctor Stamford.

Sin embargo, este nivel de actividad debe estar seguido por ejercicios aeróbicos prolongados y menos intensos que quemarán las moléculas grasas liberadas. Caminar o realizar cualquier movimiento constante que usted disfrute resulta eficaz.

El mismo principio se aplica a otras actividades tan comunes como la jardinería. Usted comienza limpiando el terreno con un azadón, o cavando, y luego puede hacer cualquier otra actividad aeróbica más sostenida como rastrillar en forma constante.

Afloje el paso. Al final de cada sesión aeróbica manténgase en movimiento hasta que la frecuencia cardíaca se normalice gradualmente. Este período de enfriamiento, aunque sea breve, es crítico desde el punto de vista de la salud y la seguridad, porque permite que el cuerpo vuelva poco a poco a su estado antes de iniciar los ejercicios.

Nunca deje de hacer los ejercicios de súbito. Después de generar calor mediante ejercicio, usted puede sentirse tentado a parar, sentarse o conversar con un amigo. Pero no deje que nada lo distraiga de realizar un período de enfriamiento que no deberá ser menos de cinco minutos. Si usted no está conectado a un monitor cardíaco y se toma el pulso manualmente, aprenda a medirlo mientras está en movimiento en lugar de hacerlo parado inmóvil.

Quemador de Grasa Nº 5

Coma un almuerzo "antigrasa"

El almuerzo es la "encrucijada" del día en que termina la mañana y comienza la tarde y en el que podemos tomar el camino de sentirnos saludables y física y mentalmente renovados o, como les sucede a muchas personas, andar por el camino donde comienzan los signos de cansancio.

En los Estados Unidos y en muchas otras partes del mundo industrializado, la velocidad es lo que caracteriza el mediodía: se agarra algo rápido para comérselo corriendo con la prisa de regresar al trabajo.

En realidad, lo más probable es que usted ni siquiera se fije en lo que come en el almuerzo, o quizás lo deteste, o puede ser que se lo atragante, o simplemente lo salte.

Pero este modo de obrar obstaculiza el programa de Vivir Bien con Poca Grasa. Los estudios indican que es necesario almorzar bien "tanto para su salud como para su eficiencia laboral", según afirma el doctor Etienne Grandjean, director del Departamento de Ergonomía del Instituto Federal de Tecnología de Suiza en Zurich y un experto en productividad del trabajo.

Si usted observa la forma en que reacciona su metabolismo cuando salta una comida, se dará cuenta de que no almorzar puede ser un error costoso. Eso lleva a un apetito voraz más tarde en el día y a un aumento en los deseos de comidas altas en grasa, según el doctor C. Wayne Callaway, especialista en obesidad, profesor clínico de la Universidad George Washington en Washington, D.C., y ex director de la Clínica de Nutrición y Lípidos de la Clínica Mayo en Rochester, Minnesota. "Las personas que saltan el desayuno o el almuerzo tienden a comer en exceso por la noche, en vez de comer moderadamente."

Comer bien para no cansarse

Para vivir con poca grasa no sólo es esencial que usted almuerce, sino que se haga el hábito de evitar las comidas altas en grasa o las que la producen. La mayoría de los problemas a la hora del almuerzo surgen porque lo que usted piensa que es una buena elección a primera vista pueden ser alimentos cargados de grasa oculta. Y, además de los problemas que obviamente provoca el aumento del peso, otra de las principales razones para evitar los almuerzos altos en grasa es que causan fatiga.

"La grasa parece provocar que otros procesos se hagan más lentos, como el pensamiento o el movimiento", dice Judith J. Wurtman, Ph.D., una investigadora sobre nutrición del departamento de Ciencias Cognoscitivas y del Cerebro del Instituto Tecnológico de Massachusetts en Cambridge. "Las personas se vuelven muy letárgicas. Durante el largo proceso digestivo que sigue a una comida alta en grasa, se desvía más sangre hacia el estómago y los intestinos y menos al cerebro."

Como se ha señalado, las mujeres deben tener cuidado respecto al consumo de grasa animal porque estas calorías adicionales provenientes de las grasas pueden incrementar la producción de la hormona estrógeno que genera grasa. Y tanto los hombres como las mujeres necesitan evitar los carbohidratos simples e incluir más vegetales crudos, legumbres y granos enteros en el almuerzo.

Que tenga sabor

El reto que plantea el almuerzo es comer alimentos que sean sabrosos, variados y agradables y que al mismo tiempo sean bajos en grasa y relativamente altos en proteínas que dan energías.

Los científicos de la nutrición se han dado cuenta de que la mayoría de las personas no desean sacrificar el sabor por la salud. Si a usted le ofrecen una hamburguesa de vegetales, alta en fibras, muy nutritiva e increíblemente saludable con sabor a hierba, es probable que la coma una o dos veces porque sabe que es saludable, pero, como indican los estudios, pronto volverá a consumir la hamburguesa tradicional.

Sin embargo, eso no sucederá si la hamburguesa de vegetales le ofrece una variedad de sabores y texturas como usted jamás ha probado. Tan pronto como comiencen a gustarle más que las que contienen grasa, no querrá volver a las antiguas reliquias culinarias.

Por lo tanto, el factor más importante para disfrutar de almuerzos —y de todas las otras comidas y meriendas— más bajos en grasa, es el sabor. En gran medida "al cerebro le interesa más lo que sucede en la lengua que en el cuerpo", explica Harvey Weingarten, Ph.D., presidente del Departamento de Psicología de la Universidad McMaster de Hamilton, Ontario.

Esto trae a colación los almuerzos bajos en grasa que más me gustan, al igual que al resto de la familia (incluso a nuestro melindroso hijo de 16 años). Encontrará algunas de estas comidas favoritas en el capítulo dieciocho. Y todas están diseñadas para prender el Quemador de Grasa Nº 5.

Hemos creado estos almuerzos con el objetivo de hacer más sabrosas las comidas, con menos grasa y sin que sintamos ningún sentimiento de culpa. "Existe la idea de que usted o bien lleva una vida para disfrutar, llena de placeres y muere joven, o lleva una vida monótona y come cosas insípidas", dice el doctor Dean Ornish, fundador y presidente del Instituto de Investigación sobre Medicina Preventiva de Sausalito, California, y profesor auxiliar de medicina interna de la Escuela de Medicina de la Universidad de California en San Francisco, cuyo programa de ejercicios, reducción del estrés y dieta muy

¿Qué quiere usted de su almuerzo?

¿Qué quiere que su almuerzo haga por usted? De acuerdo con lo que usted coma, podrá recibir una elevada carga de energía o sentirse más tranquilo para concentrarse en sus tareas.

La clave para obtener ese alto grado de energía está en un almuerzo que no sólo sea bajo en grasa sino también relativamente alto en proteína. Los alimentos altos en proteína lo ayudan a pensar con más rapidez, a sentir más energía, a concentrarse mejor en los detalles y a reaccionar de forma más inmediata. Estas son algunas de sus opciones: pechugas de pavo o de pollo sin piel, o pescado, asado o a la parrilla, ensalada, sopa o guiso de frijoles (habichuelas) o lentejas, yogur o requesón con poca o ninguna grasa acompañados de fruta, o un vaso de leche descremada con fruta. Puede balancear este menú con carbohidratos complejos que contienen las frutas, vegetales, pan integral, galletas de centeno o un acompañante de frijoles (habichuelas) o lentejas.

Si en vez de una inyección de energía desea sentirse más tranquilo, ingiera más carbohidratos complejos. Las investigaciones indican que las comidas y las meriendas bajas en grasa y proteína pero con alto contenido en carbohidratos complejos dan tranquilidad, mejoran la concentración y lo ayudan a relajarse. Es posible conseguir este efecto ingiriendo ensalada de pastas bajas en grasa acompañadas de frutas, vegetales o pan integral al 100 por ciento, un *muffin* o galletas de centeno servidas con su confitura preferida a base de fruta natural. Para muchas personas, es suficiente una pequeña cantidad de estos alimentos ricos en carbohidratos —de una a una onza y media (28 a 43 gramos)— para obtener ese efecto calmante y mejorar la concentración. (Sin embargo, hay excepciones. Si usted tiene un 20 por ciento o más de sobrepeso, lo más probable es que usted necesitará en su almuerzo de dos a dos onzas y media (57 a 71 gramos) de alimentos ricos en carbohidratos. Las mujeres en los días que preceden la menstruación también necesitan una mayor cantidad de carbohidratos.)

Nota: Debido a sus características biológicas, algunas personas sienten más deseos de consumir carbohidratos y, en vez de relajarlas, estos les hacen sentir más energía. Este pequeño grupo de personas experimenta una sensación casi eufórica al consumir carbohidratos como el azúcar. Sin embargo, contrario a la creencia popular, los carbohidratos no hacen a las personas normales y saludables ser más hiperactivas ni enérgicas ni impulsivas.

Según los investigadores, las frutas y vegetales maduros (excepto las papas, el maíz y las palomitas de maíz) parecen no afectar los estados anímicos y se pueden ingerir con alimentos ricos en proteína o en carbohidratos.

No hacen juego

En general, debe abstenerse de combinar la grasa con el azúcar.

"Es algo típico entre los estadounidenses", señala Bryant Stamford, Ph.D., científico del ejercicio y director del Programa de Promoción de la Salud y Bienestar Físico de la Universidad de Louisville en Kentucky. "Nos gusta mezclar azúcares simples con grasa en la misma comida —por ejemplo, una hamburguesa, unas papitas fritas y una soda."

Pero cuando el cuerpo recibe el estímulo de los azúcares simples que contiene una soda (una cantidad de 12 onzas (unos 350 mililitros) tiene un promedio de diez cucharaditas de azúcar), reacciona liberando un flujo de insulina.

El doctor Stamford describe la insulina como "una hormona que activa la grasa y propicia que las células adiposas la almacenen". Una vez que una soda o un zumo de frutas con un alto contenido de azúcar eleva la glucosa en el torrente sanguíneo, la insulina fluye sobre el sistema para controlar el nivel de azúcar en la sangre. "Entonces la grasa proveniente de la hamburguesa y las papitas fritas hace su aparición y ¡zas!: se desencadena el proceso de almacenamiento de grasa", explica el doctor Stamford.

No sólo las sodas azucaradas producen este efecto. Cualquier alimento alto en glicemia, incluyendo una cucharada de azúcar común, puede producir una reacción de la insulina que trae como consecuencia un rápido almacenamiento de grasa.

baja en grasa ha demostrado que revierte la enfermedad cardíaca. "Esa no es la opción en absoluto." ¡En realidad, usted no tiene por qué comer un almuerzo insípido!

La fórmula es bastante simple: usted tiene que asegurarse de que no está privando a su paladar de la emoción y el disfrute de un buen sabor. Comer bien es una experiencia de los sentidos que la mayoría de nosotros anticipamos como algo agradable. Si lo que usted come tiene un sabor insípido, es casi seguro que no se mantendrá comiendo bajo en grasa por mucho tiempo.

15 formas de eliminar la grasa de su almuerzo

¿Pero qué hacer si usted se encuentra fuera de su casa a la hora del almuerzo... o si no tiene tiempo por la mañana de preparar uno de los almuerzos que incluye el programa de Vivir Bien con Poca Grasa?

Usted siempre tiene la oportunidad de escoger un buen almuerzo que logre satisfacerlo y prender este Quemador de Grasa. En todas partes encontrará maneras de eliminar la grasa y las calorías y, a la vez, conservar el sabor.

Es más fácil de lo que usted piensa, sobre todo si no se deja engañar por las comidas rápidas. Aunque usted viva con las prisas de la vida actual, a continuación le ofrecemos algunas ideas y sugerencias que pueden ayudarlo a cambiar las comidas altas en grasa por aquellas bajas en grasa.

1. Tome agua mineral. "Estoy a dieta", se ha convertido en el clamor de una sociedad que sólo piensa en perder peso. Sin embargo, una Pepsi Cola o una Coca Cola de dieta o cualquier otra soda, aunque sea de dieta, no es la mejor opción a la hora del almuerzo. Ese sabor dulce estimula el apetito, y a la vez no sirve de mucho para calmar la sed.

¿Y cómo afecta el sabor? Puede estar seguro de que cualquier chef digno de ese nombre se espantaría de ver a alguien beber cantidades industriales de sodas dulzonas, neutralizando con una sobredosis de sirope (almíbar) los fascinantes y sutiles sabores de una comida bien preparada.

Para acompañar el almuerzo, busque otras opciones. Pida agua fría o agua mineral y añádale un chorrito de zumo de limón. O, si le gusta la leche, tal vez prefiera tomar leche descremada con la comida. Su cuerpo le pide calcio adicional para ayudar a detener la pérdida de tejido óseo debido a la osteoporosis. (Mujeres, tomen nota: ustedes son más propensas a padecer de osteoporosis, y cada vaso de leche descremada contiene altas dosis de calcio con pocas calorías, ¡una buena medida de prevención!)

Estas son sólo dos opciones y hay muchas más. Asegúrese de revisar el Quemador de Grasa Nº 3 en la página 105.

2. Evite las hojuelas de papitas o de tortilla. Para algunas personas, un almuerzo sin hojuelas de papitas fritas o de tortilla es como el amor sin besos. Una de las formas más corrientes de engañarse a sí mismo es pensar que se pueden comer "con moderación". Si está en un restaurante y se las sirven, no se deje tentar. Con seguridad tienen un alto contenido en grasa, y aunque no sea así, no es un alimento apropiado para el almuerzo.

Si come en la casa o lleva el almuerzo al trabajo, incluya unas crujientes galletitas de centeno u otras similares de grano entero que contengan poca grasa.

3. Escoja sus "*dips*" con cuidado. No coma *dips* misteriosos y quesos suaves tradicionales altos en grasa, sobre todo esos preparados de color naranja que acompañan los nachos en los establecimientos de comida rápida. Si usted mismo se hace el almuerzo, compre un delicioso *dip* de frijoles (habichuelas) o uno de crema agria o de queso *cheddar*, todos bajos en grasa. Son sabrosísimos untados en galletas de centeno u hojuelas de tortilla de harina de maíz integral sin grasa.

4. Fíjese en la sopa. La sopa puede mitigar sus deseos de consumir comidas altas en grasa y disminuir el total de calorías. En realidad, la sopa es uno de los aperitivos más nutritivos y eficaces para calmar el hambre, según la investigadora sobre pérdida de peso Barbara Rolls, Ph.D., de la Universidad de Johns Hopkins en Baltimore. Pero, por supuesto, estas sopas no incluyen ni los caldos con grasa ni las cremas hechas con leche entera.

Para obtener los beneficios "antigrasas" y mitigadores del hambre que ofrece la sopa, esta debe consistir en caldos ligeros o estar hecha a base de vegetales. Un buen ejemplo: sopa de tomate preparada con leche sin grasa al uno por ciento. Y si busca variedad, pruebe un gazpacho fresco.

Por suerte, muchos productores de sopa han respondido al clamor de los que piden productos bajos en grasa, y en la actualidad usted puede escoger en el supermercado entre diferentes tipos de sopa cuyas etiquetas proclaman que son bajas en grasa. Sólo tiene que evitar las que están hechas a base de carne de res, de puerco o de crema.

5. Refrésquese. Si usted se dirige al buffet de ensaladas, llene su plato con ensalada fresca. Hoy día un buffet de ensaladas bien abastecido le ofrece una amplia variedad de vegetales crudos acompañados por otras hortalizas como diversos tipos de lechuga: *Bibb*, *Boston*, de *red leaf* (hojas rojas) y romana. Además, encontrará cebolletas (*scallions*), espinaca, alfalfa, retoños de soya, arugula, repollo chino (*bok choy*), col lombarda y pepinos. Algunos restaurantes y mercados de alimentos frescos también tienen verduras *mesclun*: una deliciosa mezcla de variados vegetales.

Activador

HABILIDAD NO VOLUNTAD

Lo que produce calor en el cuerpo también puede ayudarlo a adelgazar.

Al planificar el próximo almuerzo, reflexione sobre cómo puede incluir algunos productores de calor. Además de planificar un menú bajo en grasa, usted puede ayudar a prender el quemador de grasa si incorpora por lo menos un alimento que genere bastante calor. Por ejemplo, puede añadir un poco de mostaza picante o el chile molido a sopas o sándwiches. O si le gusta el sabor del tabasco, puede utilizarlo para sazonar la comida hasta complacer plenamente a su paladar.

También planifique su próxima comida en un restaurante. En vez de un típico restaurante estadounidense, escoja uno que sirva comida mexicana, tai, india o china, en los cuales el cocinero sea pródigo con el *curry*, los pimientos o cualquier otro ingrediente "picante".

Estas especias pueden ayudar a elevar su índice metabólico después de la comida, según indican algunos estudios médicos canadienses. Además, si usted ingiere esas sustancias picantes, lo más probable es que no se ateste de comida.

Si usted sólo consume los vegetales que conoce y descarta los desconocidos, puede que se esté perdiendo una gran oportunidad de disfrutar nuevos vegetales que poseen un gran sabor. ¿Ha probado la acelga, berza, radicchio, endibia, colirrábano o escarola frescos? (No todos los lugares que ofrecen buffet de ensaladas tienen estos vegetales, pero los podrá encontrar en algunos.) Y cuando los vaya a aliñar, use un aliño (aderezo) sin grasa hecho a base de exquisitas hierbas frescas que le dan un fascinante sabor a la ensalada: cilantro, mastuerzo y berro, eneldo, perejil, hinojo o ajo. Para darle un gusto de cebolla y picantes naturales, añada cebollas moradas, blancas y verdes (cebolletas), rabanitos o pimientos picantes.

Los champiñones pueden no lucir muy apetitosos si llevan mucho tiempo en el buffet de ensaladas, pero inclúyalos si están frescos. Haga lo mismo respecto a los tomates. Tienen un aspecto mustio y descolorido si ha pasado mucho tiempo desde que se cortaron en rebanadas, pero los que están frescos son deliciosos.

Los pimientos frescos mantienen su buen sabor, así que póngale pimientos verdes, rojos y amarillos a su ensalada.

6. Échele un ojo a lo que eche. Una ensalada de hortalizas puede ser un gran aporte al almuerzo, pero si usa los aliños (aderezos) corrientes le añade una impresionante cantidad de grasa: ¡25 gramos o más!

Muchos restaurantes de servicios completos ofrecen en la actualidad aliños de ensalada sin grasa al igual que otros establecimientos de comida rápida como McDonald's. Si usted anda en busca de un aliño embotellado, sin duda podrá encontrar algunos bajos en grasa que serán de su agrado. Mis preferidos incluyen *Pritikin Italian, Pritikin French Style, Pritikin Garlic and Herb, Kraft Free Italian, Newman's Own Light* y *Wish-Bone Fat-Free Italian.*

También puede abstenerse completamente de usar aliños (aderezos), y sólo ponerle un poco de zumo de limón o lima. Inténtelo. Descubrirá que el gusto del cítrico le añade un toque de frescura estimulante, sobre todo si ya ha aliñado la ensalada con hierbas y pimientos frescos y otras deliciosas hortalizas.

7. Limítese con los lácteos. Muchos productos lácteos tienen mucha más grasa de lo que necesita su cuerpo. Evite la leche regular (con toda la grasa), el queso crema y el requesón, al igual que todos los demás quesos altos en grasa. Existen muchas alternativas: quesos de poca grasa o sin ella (a mí me gusta el queso suizo ligero *Jarlsberg*), queso crema o requesón sin grasa y leche descremada.

8. Use menos grasa en esta pasta. Consuma sabrosas pastas de sándwich sin grasa como la mostaza, salsas picantes o aliños de ensalada sin grasa, en vez de mantequilla o margarina. Si le gusta la mayonesa, que sea sin grasa, ¡así evitará consumir los 11 gramos de grasa que hay en cada cucharada!

9. Escoja bien la salsa de *esta* pasta. Puede complacer su paladar con pasta fresca, un estupendo alimento sin grasa. Sin embargo, el secreto de la pasta consiste en saber escoger la salsa. Use salsa hecha a base de tomate o vino en vez de la que tiene ingredientes como crema, aceite o queso. Y si está preparando una ensalada fría de pasta, sea discreto con los ingredientes: use aliños (aderezos) y quesos sin grasa y absténgase de las aceitunas.

10. Sustituya con sus sándwiches. Los sándwiches tipo *hoagies* (*subs*) y otras comidas similares que se caracterizan por su abundancia pueden contener poca grasa, pero hay que tener cuidado con los ingredientes. En primer lugar, no use el pan blanco corriente, sino el integral. (Y, sobre todo, evite el *croissant*, que puede contener 12 gramos de grasa; en comparación, dos rebanadas de pan integral al 100 por ciento sólo contienen 1,4 gramos). Si la tienda no vende este tipo de pan, pida algo que es mejor todavía: pan integral de centeno o pan negro de centeno.

Y ahora fijémonos en los ingredientes. Pida lascas de pechuga de pavo para su sándwich en lugar de jamón, salchichón de Bolonia o embutido. Evite la mayonesa a menos que sea sin grasa. Nada de aceitunas, queso y aceite. Y, sobre todo, mucho cuidado con las ensaladas de pollo o de atún que ya vienen preparadas. Para que tenga una idea del peligro que enfrenta: un *hoagie* de ensalada de atún de seis pulgadas preparado con mayonesa corriente contiene la exorbitante cantidad de... ¡36 gramos de grasa!

Tanto si compra el sándwich preparado como si lo prepara en la casa, puede agregarle lechuga, tomate y otros vegetales frescos para añadirle sabor, fibra y textura. Algunos otros ingredientes sin grasa que puede incluir son: pimientos verdes y de otro tipo, jalapeños, retoños, pepinillos y cebolla. En vez de pastas de sándwich altas en grasa, unte un poco de mostaza picante y vinagre.

11. Coma una pizza con más sabor y menos grasa. La pizza es un almuerzo rápido, sabroso y moderado si no lleva mucho queso y usted no pide ingredientes con grasa adicionales. Las aceitunas son casi grasa pura, y la mayoría de los ingredientes de carne de la pizza —incluyendo salchichón, pepperoni, jamón y carne de res molida— también contienen una cantidad excesiva de grasa. Si quiere más ingredientes, añada vegetales y espolvoréelos con un poco de pimienta.

12. Baje la grasa al estilo mexicano. Si le gusta la cocina mexicana, coma burritos o tacos blandos de frijoles (habichuelas) sin grasa, con poco queso y vegetales adicionales con bastante salsa. Cuídese de las comidas altas en grasa que pueden sabotear de un modo fulminante sus planes de vivir con poca grasa. Los nachos y ensaladas de tacos son dos de los peores enemigos de este empeño, ya que una sola ensalada de tacos puede contener 55 gramos de grasa y 800 calorías.

13. Evite las hamburguesas. Si siente deseos irreprimibles de comerse una hamburguesa, busque alguna otra opción. Por ejemplo, consumirá menos grasa si escoge una pechuga de pollo a la parrilla o una hamburguesa de pechuga de pavo molido. Pero deben ser a la parrilla y no fritas, ni tampoco tener ingredientes altos en grasa. Para darles más sabor, puede sazonarlas con salsa picante de carne de res o de pollo.

Si el deseo de comerse una hamburguesa no cede, busque un restaurante que le ofrezca este clásico alimento norteamericano de una forma más benigna y con menos grasa. El *Garden Burger* es una hamburguesa preparada por *Wholesome and Hearty Foods* de Portland, Oregon, que se ofrece en *T.G.I. Friday's, Hard Rock Cafe* y muchos otros restaurantes. Contiene poca grasa y se sirve con mayonesa sin grasa o mostaza.

Sin embargo, cuando usted evita las hamburguesas, asegúrese de no ingerir comidas fritas ni rebozadas, aunque haya un pedazo de pollo, pescado o vegetales en el centro de ese empanizado. Dése cuenta de que esa capa absorbe la grasa y el aceite como una esponja, lo cual eleva increíblemente el total de gramos de grasa.

En cuanto al tocino, tanto como plato principal como acompañado, es pura grasa; es como comer una crujiente rebanada de mantequilla.

14. Dígale no a las papitas fritas. Muchos restaurantes plantean que sus papitas son menos propensas a absorber grasa porque se fríen en aceites vegetales más "saludables". Es cierto que esos aceites tienen menos grasas saturadas, pero pueden contener una alta proporción de triglicéridos, los cuales, según se ha demostrado, aumentan el riesgo de elevar el colesterol y agudizar otros problemas relacionados con las enfermedades cardíacas.

Lo más sano es evitar las papitas independientemente del aceite con el cual se hayan frito. Sustitúyalas por palitos de pan a base de grano entero o una ensalada de frijoles (habichuelas) sin grasa.

15. Pruebe postres saludables. Cuando sienta deseos de comer algo dulce, no se cohíba de probar algún postre, pero sea razonable al escogerlo. Los *brownies* o galletitas dulces de grano entero sin grasa no ofrecen ningún peligro. Otras opciones incluyen barras de *granola* o una taza pequeña de yogur natural sin grasa, endulzado con frutas frescas o enlatadas.

Mastique estos alimentos despacio y saboréelos a fondo. Después lávese los dientes enseguida (lo ayuda a cortar los deseos de continuar comiendo cosas dulces) antes de enfrascarse en las labores de la tarde.

O pruebe esta alternativa que puede quitarle los deseos de comer algo dulce después del almuerzo: un simple chicle de menta. Y cuando desaparezca el sabor, bótelo. El tiempo habrá pasado y usted, enfrascado de lleno en las tareas de la tarde, habrá olvidado ese "dulce" antojo.

Capítulo nueve

Quemador de Grasa Nº 6

Controle el estrés inmediatamente

Siempre hay algo. Las cuentas. Los que manejan demasiado despacio. El tráfico. Las esperas. Estas son algunas de las pequeñas causas de irritación que se convierten en pesadillas cuando usted tiene estrés.

Ya he explicado cómo el estrés se puede convertir en un productor de grasa (es el Productor de Grasa Nº 10; véase la página 74) y cómo usted puede reducir los procesos que forman grasa en su cuerpo identificando los "causantes" de estrés y buscando la forma de mantener la angustia controlada siempre que sea posible. Proceder así es un buen comienzo.

Ahora bien, cuando usted prende el Quemador de Grasa Nº 6, avanza al paso siguiente. Le mostraremos una serie de técnicas para eliminar la angustia paso a paso que le permitirán sobreponerse a los inconvenientes de la vida diaria y eliminar la tensión y la ira, con lo cual su cuerpo y su mente mantendrán un nivel de energía más alto. Y esa mayor cantidad de energía hace que usted pueda quemar grasa con más eficacia y que esté más al tanto para prender otros quemadores de grasa durante todo el día.

No se ponga bravo, póngase esbelto

De acuerdo con la investigación presentada en la Conferencia Internacional sobre la Obesidad en 1994, mientras menos angustiado usted se siente, mayor será su energía metabólica. Esto se debe a que las personas ansiosas, iracundas u hostiles tienden a metabolizar las grasas con más lentitud que las demás personas.

Las personas irascibles son más lentas para eliminar la grasa de la dieta, explica la psicóloga Catherine Stoney, Ph.D., de la Universidad Brown, en Providence, Rhode Island. Señala que "mantenerse irritado simplemente impide el buen funcionamiento del cuerpo".

Los estudios demuestran que las personas con índices de metabolismo más bajos con frecuencia parecen hostiles y ansiosas. Estas personas manifiestan niveles de estrés más altos todos los días y a veces reprimen su ira.

Cuando se siente agobiado por las presiones, el cuerpo reacciona segregando adrenalina, la hormona de acción rápida que estimula la liberación de grasa de las células de todo el cuerpo. Por lo tanto, en los momentos que siguen a esa liberación de adrenalina, usted pasa por un período en el que está tenso o molesto.

"Durante las situaciones de tensión, la adrenalina hace que las células adiposas de todo el cuerpo viertan su contenido en el torrente sanguíneo", dice el doctor Redford Williams, director del Centro de Investigación de Medicina de la Conducta del Centro Médico de Duke, en Durham, Carolina del Norte. "Una vez en circulación, esas moléculas que flotan libres le proporcionan al cuerpo la energía extra que necesita para cumplir las exigencias físicas de cualquier situación en la que se encuentre."

El estrés y la barriga

En la época del hombre de Neanderthal, esta respuesta al peligro y la tensión le daba energía a nuestros cuerpos peludos, de manera que pudiéramos lanzarles piedras a las bestias sal-

Probando sus respuestas a comidas

Las investigaciones indican que los alimentos que usted come pueden influir en la producción de los componentes químicos mensajeros del cerebro llamados neurotrasmisores. Según los investigadores que realizaron estudios en la Universidad de Harvard, el Instituto Tecnológico de Massachusetts, en Cambridge y los Institutos Nacionales de Salud, en Bethesda, Maryland, estos componentes químicos afectan a su vez la energía mental, la concentración, la actitud, el estado de ánimo, la conducta y el rendimiento.

Si bien es cierto que hacer una correcta selección y combinación de los alimentos puede ayudarlo a controlar las emociones y la mente, por otra parte, las respuestas varían de acuerdo con cada persona. Por consiguiente, es necesario que usted observe cuidadosamente las respuestas de su cuerpo.

Una forma de hacer esto es llevar un diario de alimentos. Durante las próximas semanas, tome nota de su estado de ánimo mental en los 10 a 15 minutos antes de las comidas y las meriendas. ¿Se siente alerta y motivado? ¿Calmado y orientado? ¿Tenso e irritable? Anote estas observaciones en su diario.

Más tarde, una hora después de comer, vuelva a analizar su estado mental y sus emociones y escriba rápidamente sus observaciones; sea franco.

Después de dos semanas, revise sus apreciaciones y haga una lista de los alimentos que le parecen más adecuados para usted. Esa lista le servirá para monitorear diariamente sus patrones de comida. Continúe el diario por una tercera y cuarta semanas; revíselo a intervalos para ver si sus observaciones son uniformes. Al final del mes, tendrá una idea clara de las comidas que satisfagan sus requerimientos en cuanto a proporcionarle energía y una sensación de bienestar general.

vajes y apartarnos a toda prisa del camino de lanudos mamuts en estampida. Probablemente esta reacción fue muy apropiada para la gente de la prehistoria que tenían que apartarse del peligro o entrar en combate. Pero en el mundo moderno, en la mayoría de las situaciones diarias estas moléculas adiposas permanecen sin uso, excepto cuando se activa la hormona del estrés: el cortisol.

Como ya se ha descrito, se segrega cortisol cuando usted se pone en tensión. Siguiendo el curso biológico que ha ayudado a preservar a la humanidad desde tiempos inmemoriales, el cortisol reduce los procesos quemadores de grasa.

La grasa se almacena (se guarda para emergencias) mientras que el cortisol estimula la quema de carbohidratos para satisfacer la demanda de combustible del cuerpo.

Las investigaciones realizadas por la Universidad de Yale indican que los hombres y mujeres con sobrepeso que almacenan la mayor parte de la grasa en la región abdominal producen más cortisol que los que tienen menos grasa en el vientre. En un estudio de la Universidad Wake Forest, en Winston-Salem, Carolina del Norte, los monos con estrés —tanto los que hacían ejercicios como los sedentarios— tenían más grasa intraabdominal que los que no tenían estrés. Según los investigadores, esto sugiere que un síndrome de estimulación crónico inducido por el estrés desempeña un papel en la distribución de grasa abdominal.

En los momentos en que a menudo estamos tensos y con estrés (pero no nos enfrentamos a situaciones de vida o muerte), una gran parte de la grasa sobrante en el torrente sanguíneo va hacia el abdomen donde se almacena. Por lo tanto, cuando usted se mantiene angustiado por un período prolongado, se producen muchos efectos significativos sobre el cerebro y el cuerpo, incluyendo una disminución en el proceso de quemar grasa.

Afortunadamente, hay evidencia preliminar de que las técnicas de respiración, la meditación y otros métodos para reducir el estrés pueden ayudar a mantener bajos los niveles de cortisol. Y eso podría provocar un gran cambio en la forma en que el cuerpo controla la grasa en los momentos de estrés.

Venciendo el estrés

Identificar formas nuevas, prácticas y sencillas para controlar las tensiones en la vida puede influir de modo decisivo sobre su nivel de energía, su capacidad de quemar grasa y hacer que le sea más fácil prender todos los Quemadores de Grasa durante el día. Lo mejor de todo es que las investigaciones muestran que las pequeñas decisiones que se toman para controlar el estrés son las que pueden lograr los cambios más importantes y duraderos.

"Hay estrategias sencillas y rápidas que cualquiera puede

seguir", señalan las autoridades en el control del estrés Ronald G. Nathan, Ph.D., Thomas E. Staats, Ph.D., y el doctor Paul J. Rosch, autores de *The Doctors' Guide to Instant Stress Relief* (La guía médica para el alivio inmediato del estrés). "¿Son realmente 'inmediatas'? Creemos que sí."

En otras palabras, las estrategias para combatir los efectos del estrés se pueden poner en práctica de inmediato, en el mismo momento que surge. "La respuesta al estrés comienza a los pocos segundos", señalan los investigadores. "El alivio inmediato del estrés es importante porque evita que el estrés —y la angustia— se acumulen y le abrumen."

Cambios importantes

Es logico ampliar su arsenal de técnicas para reducir el estrés, las cuales usted podrá utilizar en cualquier lugar. "Ya sea meditación, *biofeedback*, yoga o cualquier otra, todas las técnicas de relajamiento provocan un conjunto de determinados cambios en el cuerpo, uno de los cuales es disminuir la producción de cortisol inducida por el estrés", dice el doctor Herbert Benson, profesor asociado de medicina en la Escuela de Medicina de Harvard y presidente del Instituto Médico Mente y Cuerpo del Hospital Deaconess en Boston.

Estos cambios se consideran como partes de la técnica conocida como "la modificación de la conducta". La Asociación Médica de los Estados Unidos, la Asociación Dietética de California y el Congreso Internacional sobre Obesidad coinciden en que la modificación de la conducta es necesaria para lograr bajar de peso de forma exitosa y duradera, y, además, mantener una buena salud durante toda la vida.

Elimine el estrés en 30 segundos

A continuación presentamos algunas de las técnicas científicas más rápidas para el control del estrés que se han comprobado. Aunque todas se realizan en menos de 30 segundos, los beneficios que pueden aportarle son profundos y duraderos.

Respire nada más

Sorprendentemente, muchos de nosotros aguantamos la respiración por varios segundos o más al inicio de una situación de tensión. Esto reduce el flujo de oxígeno hacia el cerebro y aumenta la angustia y los sentimientos de ansiedad, ira, frustración y pánico. Mientras esto sucede, su cuerpo puede reaccionar de manera equivocada manifestando una pérdida general de control.

Por lo tanto, siempre que se le agudice el estrés —como lo evidencian la tensión muscular, la respiración irregular, las manos frías y la sudoración nerviosa— recuerde que uno de los mejores modos para recuperar la calma es cambiar la forma en que respira. La medida que debe tomar es muy sencilla. Continúe respirando suave, de forma profunda uniforme. Cuando nota que el temor, una amenaza o el estrés lo perturba, usted puede estar en cualquier fase del ciclo de inhalación y expiración, así que lo primero que tiene que hacer es concentrarse en terminar ese ciclo. Al mismo tiempo, dígase a sí mismo: "mente despierta, cuerpo calmado".

"La producción de energía biológica depende de la respiración interna de las 100 billones de células en su cuerpo", observa el doctor Sheldon Saul Hendler, Ph.D., profesor clínico asistente de medicina en la Universidad de California, en San Diego, y autor de *The Doctor's Vitamin and Mineral Encyclopedia* (Enciclopedia médica sobre vitaminas y minerales).

¿Qué produce esta energía biológica? El doctor Hendler señala que el causante es un componente químico complejo específico, el trifosfato de adenosina (TFA), al que él llama "la moneda básica de la vida". El TFA es como un muelle bajo presión que, al soltarse, libera energía al combinarse con un combustible celular como la glucosa. En otras palabras, para convertir combustible en energía, su cuerpo necesita con urgencia un suministro adecuado del componente químico que hace posible la conversión, y ese componente químico clave es el TFA.

"Sin el TFA no hay energía ni vida", dice el doctor Hendler. "El TFA es esencial para poder actuar." El doctor Hendler ha observado que el cuerpo y el cerebro son muy sensibles incluso a reducciones muy pequeñas en la producción de TFA. "Esta sensibilidad se expresa mediante el temor, la ansiedad, los dolores, la confusión y la fatiga intermitente." El doctor Hendler afirma que la "respiración interna" de las células influye directamente sobre la producción de TFA. "Sin duda, respirar es lo más importante que usted hace en su vida.

Y respirar bien es lo más importante que usted puede hacer para mejorar su vida."

Cada uno de nosotros respiramos alrededor de 20.000 veces todos los días. Con tanto aire que penetra en el cuerpo, parece natural pensar que tomamos mucho oxígeno. Sin embargo, en verdad la mayoría de nosotros respiramos sólo lo necesario para no quedar inconscientes. Los neurocientíficos han reportado que aunque técnicamente nos mantenemos "vivos", no suministramos al cerebro los niveles óptimos de oxígeno.

Según los expertos, la capacidad pulmonar disminuye alrededor de un 5 por ciento por cada década de vida, debido principalmente a la pérdida de elasticidad del tejido pulmonar. Las investigaciones del Centro de Investigación Gerontológica del Instituto Nacional sobre el Envejecimiento, en Baltimore, demuestran que es común hallar una gran disminución en la cantidad de oxígeno que absorben los pulmones a medida que envejecemos. La mayor parte de esa disminución —o casi toda— se puede evitar con hábitos de respiración apropiados, buena postura y ejercicios aeróbicos regulares.

Estudios realizados por el Instituto Nacional sobre el Envejecimiento indican que la sangre en circulación de un joven de 20 años de edad absorbe un promedio de cuatro litros de oxígeno por minuto. En contraste, la sangre de un anciano de 75 años debido a su respiración poco profunda y a la pérdida de la elasticidad pulmonar, sólo absorbe un litro y medio de oxígeno por minuto. Pero aunque esto es típico, no es inevitable. Las investigaciones sugieren que un hombre de 75 años en buenas condiciones físicas puede absorber la misma cantidad de oxígeno que un hombre de 20 años apto físicamente.

Muchos de nosotros adquirimos el hábito de respirar en forma poco profunda con el paso de los años. Eso significa que inhalamos mucho menos aire y nuestras células reciben mucho menos oxígeno que las personas que practican de modo regular la respiración diafragmática.

En la respiración diafragmática, el diafragma se mueve hacia abajo, creando un vacío de presión natural que atrae el aire hacia la parte inferior de los pulmones. Acto seguido, hay una ligera expansión del abdomen y de las costillas inferiores.

A medida que se completa el ciclo de inhalación, el pecho se expande y las áreas superiores de los pulmones se llenan de aire.

La respiración con la parte superior del tórax le deja a usted automáticamente suboxigenado e interfiere con los quemadores de grasa y otras formas de producción de energía en el cuerpo. Por el contrario, la respiración diafragmática llena los pulmones a casi plena capacidad. Y esa es una diferencia importante, porque mientras más partes de los pulmones reciban aire, más oxígeno llegará al torrente sanguíneo.

Cuando la sangre hace su recorrido desde el corazón en busca de oxígeno, fluye a una velocidad variable hacia las diferentes áreas de los pulmones. Se estima que la sangre fluye a la parte superior de los pulmones a razón de una cucharada por minuto, aproximadamente, a las áreas intermedias a razón de 473 mililitros por minuto y a las áreas inferiores a razón de 946 mililitros por minuto.

Cuando usted lo intenta por primera vez, la respiración diafragmática le puede parecer más trabajosa que la respiración superficial, pero esto se debe a la concentración que exige el cambio de hábitos respiratorios. En realidad, las pruebas han demostrado que la respiración diafragmática requiere sólo alrededor del uno por ciento de la energía que consume el cuerpo para inhalar y espirar el aire. En comparación, la típica respiración superficial torácica requiere por lo menos el doble de energía para realizar el mismo trabajo.

Por lo tanto, adquirir el hábito de respirar con el diafragma es tremendamente importante para controlar el estrés y mantenerse saludable. Además, la respiración diafragmática le aporta un beneficio adicional: al contraerse el diafragma crea un vacío muscular que les da un masaje a los órganos internos al presionarlos hacia abajo y, como sugieren algunos investigadores, esto mejora la circulación y las funciones digestivas de eliminación.

Escápese

Para escaparse de inmediato del estrés y la tensión y alcanzar un estado de más tranquilidad, los científicos de la conducta recomiendan el uso de una palabra clave.

La palabra clave puede ser una orden que usted mismo se dé como "relájate" o "descansa un rato". Sin embargo, por lo general son más eficaces las palabras clave que tienen un significado personal específico como "playa", "montaña" o "vacaciones de verano". Personalice estas asociaciones sustituyendo los nombres genéricos por sus lugares de esparcimiento favoritos.

Cuando ponga en práctica esta técnica de usar una palabra clave, trate de desarrollar cada aspecto que acompaña la imagen mental. He aquí una lista de temas que lo ayudará a verificar que ha utilizado todos los sentidos para traer imágenes, sonidos, sabores, sentimientos, temperaturas y emociones que calman el estrés mediante el poder evocativo de estas palabras. Si falta algo, regrese a ese punto y vuelva a imaginárselo, aportando todos los detalles hasta que su palabra clave se convierta en una experiencia de los sentidos completamente sensual, emocional y mental.

- ¿Cuán profundo fue su estado de relajamiento?
- ¿Percibió un sentimiento de paz, compasión, alegría, revelación o asombro?
- ¿Qué sintió al alcanzar este equilibrio interior, al estar en contacto con su espíritu?
- ¿Estaba bajo techo o al aire libre? ¿A la luz del sol o la sombra? ¿El día estaba despejado o había lluvia o nieve?
- ¿Cómo era la temperatura? ¿Notó corrientes de aire?
- ¿Cómo estaba vestido y qué sensación le provocaba esta ropa en la piel?

Activador

HABILIDAD NO VOLUNTAD

¿Qué puede hacer para que la respiración diafragmática sea su forma habitual de respirar?

Practique primero y luego se convertirá en un hábito. Pero debe comenzar a hacerlo conscientemente. Concéntrese en cada paso del proceso.

1. Sentado o parado, eche los hombros hacia atrás y relájelos; mantenga el cuello cómodamente extendido y la cabeza erguida.
2. Coloque las manos en el abdomen, debajo de las costillas.
3. Inhale lentamente por la nariz. A medida que su abdomen se expande un poco hacia abajo y hacia adelante, sienta como las costillas inferiores se mueven hacia los costados. Después, cuando complete la inhalación, sienta cómo el tórax se expande con facilidad.
4. Exhale lentamente por la boca, mientras siente cómo una sensación de relajamiento invade el abdomen, el pecho, la garganta y la cara.

Asegúrese de colocar las manos sobre el diafragma. Si toca la parte externa de las costillas inferiores, los resultados mejoran.

A medida que repita el ejercicio, percibirá que respira mucho mejor.

Activador
HABILIDAD NO VOLUNTAD

Ahora mismo, usted puede comenzar a practicar para obtener la fortaleza a través de una palabra clave. Una vez que haya fijado la palabra en su subconsciente, podrá usarla en cualquier momento y lugar para ayudarlo a vencer el estrés.

1. Siéntese en un lugar cómodo y relájese, mientras respira lenta y profundamente. Expulse de su mente todos los pensamientos que le causan ansiedad y los que estén relacionados con su trabajo por un período de unos minutos.

2. Dirija la atención a la respiración; concéntrese en el aire que inhale y aspira mientras pasa por la nariz y el pecho. Comience a sentir las sensaciones del cuerpo: el aire o la ropa sobre la piel, el peso de los hombros y brazos, la textura y el apoyo de la superficie sobre la que está sentado.

3. Imagine vívidamente que usted está pensando, sintiendo y haciendo todo bien y con calma en un lugar específico del pasado. Concéntrese en los tiempos en que se sentía seguro y amado.

4. Cuando esta imagen se haga más fuerte y lo relaje al máximo, imagine vívidamente la palabra o frase clave.

- ¿Qué veía en todas las direcciones desde el punto donde estaba sentado, parado o acostado?
- ¿Sentía un sabor dulce en la boca? ¿Había una fragancia de bosque o flores en el aire?
- ¿Cómo se sentían los músculos del cuerpo?
- ¿Cuál era el ritmo de su respiración?
- ¿Qué sonidos le rodeaban cerca y lejos de usted?
- ¿En qué tenía concentrada la mente? ¿En qué formas específicas se sentía usted conectado a la naturaleza y al universo que lo rodeaba?

Cada vez que use la palabra clave, su inmediato poder de evocación se hará más fuerte. Se convertirá en un instrumento automático. Cuando sienta estrés durante el día, usted puede evocar, y quizás decir en voz alta, esta palabra clave y recobrar los sentimientos de relajamiento y control interno.

Por ejemplo, si usted ha estado atormentado por llamadas telefónicas todo el día, la próxima vez que suene el teléfono, haga una pausa antes de contestar y diga la palabra clave en voz alta. La palabra se convertiría en un "sedante inmediato". De repente, usted se sentirá más calmado y confiado y, cuando conteste el teléfono, esa calma se le reflejará en la voz.

Relájese con una "onda de relajamiento"

Ciertas áreas del cuerpo tienen grandes "mapas" correspondientes en el cerebro y son clave para mantenerse calmado, alerta y listo para responder con rapidez y en forma apropiada a cualquier situación que se presente. Dos de estas áreas musculares que envían "señales" son la cara y las manos.

Aquí, la medida que debe tomar es enviar una "onda de relajamiento" mental, que comience con los músculos de la cara y alrededor de los ojos. Después, deje que esta onda pase por el cuello, los hombros y el resto del cuerpo hasta la punta de los dedos de las manos y de los pies.

Para que comprenda cómo funciona esto, haga lo siguiente: párese con los hombros relajados y deje que los brazos le cuelguen libremente a los costados. Cierre los ojos e imagínese que una cascada tibia está cayendo sobre usted, primero sobre la cara, después sobre el cuello, los hombros, los brazos y las manos, hasta llegar a la punta de los dedos de los pies. Y a medida que el agua le corre por el cuerpo, se lleva toda la tensión.

Cambie su foco

"Cambiar la forma de pensar le puede ayudar de inmediato a tener más control sobre el estrés y a responder mejor ante él", señala Frank Ghinassi, Ph.D., instructor de psiquiatría de la Escuela de Medicina de Harvard. La forma en que utilice la mente y dirija las energías en los primeros momentos de una situación de tensión contribuye a determinar el resultado.

Cuando usted desvía su atención de la situación, mantiene su agudeza mental y, a la vez, se relaja. Y eso le aparta de las reacciones más típicas del estrés: la ira o la parálisis.

Para aclarar las cosas, recuerde un momento en el que la seguridad de alguien (quizás la suya) estaba amenazada y usted tuvo una reacción excesiva ante esa presión. Usted se dará cuenta de que si hubiera permanecido más calmado y flexible, y hubiera podido pensar con más claridad durante los primeros momentos de la situación, habría respondido de un modo más eficaz.

Esa es la clave para aliviar rápidamente el estrés: aprenda a abrir un espacio que le permita mantenerse alerta y calmado en el preciso instante en que comience una situación de tensión o temor.

Con práctica, usted puede ampliar este espacio entre el estímulo y la respuesta, y usar su imaginación creativa para bus-

Póngale freno al estrés

A veces todo lo que se necesita para ponerle freno al estrés es cambiar rápidamente a otra actividad o apartarse por completo de lo que le causa el estrés. Estas son algunas tácticas que usted puede emplear sobre la marcha. Aunque parezcan simples, usted se sorprenderá de lo eficaces que son.

- Párese y haga algunos ejercicios suaves de estiramiento.
- Evite el teléfono. La próxima vez que suene, deje que la máquina contestadora se ocupe de la llamada. Si no tiene una, desconecte el teléfono o baje el timbre. Si la llamada es urgente, puede estar seguro de que la persona lo volverá a llamar.
- Piense en cosas que le sean agradables. Simplemente cierre los ojos y tómese unos segundos para visualizar las personas, las propiedades o los recuerdos que valora o ama.
- Saboree un vaso de té helado hecho a base de hierbas y piense sólo en su sabor.
- Siéntese y haga una lista de cinco cosas que usted disfrutó hace una semana o un mes.
- Recuerde su momento más romántico y perfecto.
- Quítese los zapatos, gire los pies y mueva los dedos de los pies.

car nuevas soluciones. A continuación le presentamos algunas técnicas para ayudarlo a llegar a esas soluciones.

- Concéntrese en lo que pueda controlar en vez de dedicarse a lo que está fuera de su alcance.
- Aparte su mente de la situación, para que no lo absorban preocupaciones o temores imaginarios.
- Dedique un poco más tiempo a escuchar con su mente abierta, en lugar de responder de inmediato.
- Pregúntese si su reacción lastimará a otra persona.

Cuando usted sea capaz de no responder de manera irreflexiva, no sólo contribuirá a evitar situaciones de estrés cargadas de tensión, sino también evitará hacerse daño a sí mismo.

Elimínelo con movimiento

Las investigaciones realizadas en la Escuela de Medicina de la Universidad de Pennsylvania en Filadelfia han demostrado que el ejercicio influye directamente sobre la forma en que usted controla el estrés diario. Cabe destacar que, si usted realiza cualquier actividad física, es probable que no se sienta tan angustiado o sufra tanta alteración emocional cuando se enfrente a hechos que produzcan el estrés.

Cuando usted hace alguna actividad física al mismo tiempo que está sometido a una gran presión, lo más probable es que se recupere con más rapidez tanto física como emocionalmente.

Así que la próxima vez que sienta estrés, ¿por qué no se levanta y camina un poco? Lo más probable es que usted reducirá los efectos relativos del estrés y aumentará sus energías físicas y mentales.

"El ejercicio tiene un poderoso impacto en la forma en que nos vemos a nosotros mismos", dice Robert Motta, Ph.D., director del programa de doctorado sobre psicología comunitaria escolar de la Universidad Hofstra, en Hampstead, Nueva York. Varios estudios que apoyan el punto de vista del doctor Motta también muestran que el ejercicio regular mejora el estado de ánimo y el control del estrés.

En un estudio en la Universidad de Stanford, los investigadores examinaron los efectos psicológicos que tenía la actividad física sobre 357 adultos entre los 50 y 65 años durante un período de un año. Los investigadores compararon grupos de personas que participaron en clases de ejercicios de varios tipos y los que hacían ejercicios en la casa. El estudio mostró que todos los que hacían ejercicios, independientemente de la forma en que los hicieran, sentían menos estrés y ansiedad en comparación con los que no hacían ejercicio alguno. Y los que practicaban ejercicios con mayor regularidad incluso redujeron mucho más sus síntomas de ansiedad y depresión.

Según Richard Dienstbier, Ph.D., psicólogo de la salud de la Universidad de Nebraska en Omaha, los estudios demuestran que la "elasticidad y fortaleza mental" son cualidades esenciales para el control del estrés.

Una serie de cambios fisiológicos en el "sistema desencadenante" pituitario/adrenal/cortical influyen mucho sobre estas cualidades. Estos cambios acompañan o son resultado de un programa de ejercicios físicos regulares, en especial aeróbicos.

"Una vez que se logra el patrón fisiológico que llamamos fortaleza a través del ejercicio regular y de otras formas de promover la salud", dice el doctor Dienstbier, "el individuo 'fuerte' tiene en cuenta el aumento en su nivel de energía y la reducción en sus sentimientos de ansiedad y depresión al juzgar las posibilidades de éxito o fracaso en situaciones nuevas. Como sabe que los niveles de energía serán suficiente para cumplir la mayoría de las tareas, el individuo 'fuerte' piensa en el éxito en vez del fracaso. Esa seguridad provoca, a corto plazo, cambios hormonales asociados con la energía. Por otra parte, en el caso del individuo que no es 'fuerte', que está abrumado por sentimientos de ansiedad y no posee esa energía, lo más probable es que anticipe el fracaso, y como resultado directo de esa predisposición, producirá niveles más altos de cortisol."

Como el cortisol es un poderoso componente químico que el cuerpo produce y que puede inducir el almacenamiento de grasa, usted apaga un Productor de Grasa cada vez que hace ejercicio para combatir el estrés.

Haga una pausa

Cuando usted respira para calmarse al inicio de cada situación estresante, espere un momento antes de hablar, en especial si siente que la ira se va a apoderar de usted. Esta estrategia podría tener un gran impacto en sus relaciones con otras personas, sobre todo si se trata de su cónyuge, un amigo cercano o un familiar que usted puede lastimar si se muestra colérico con ellos.

"Nuestra investigación ha demostrado que una sola humillación basta para echar por tierra las horas de amabilidad que usted le ha dedicado a su pareja", afirman Clifford Notarius, Ph.D., profesor de psicología de la Universidad de Denver y director del Centro para Estudios sobre el Matrimonio y la Familia, y Howard Markman, Ph.D., profesor de psicología de la Universidad Católica, en Washington, D.C., autores de *We Can Work It Out* (Podemos resolverlo). Estos investigadores identifican los pequeños cambios en la conducta que pueden hacer que las cosas le favorezcan.

Observan que "escuchar a la pareja en lugar de darle la espalda o gritarle aunque sea una vez en el calor de una discusión puede producir cambios sustanciales que alivien el estrés y promuevan la felicidad conyugal".

Cambie su punto de vista

Siempre que sienta venir un estallido de ira u hostilidad, centre la atención en otro aspecto del asunto. Pregúntese si hubo realmente una afrenta deliberada. Trate de examinar la "provocación" y ver las cosas desde el punto de vista de la otra persona.

- No hay necesidad de enojarse por esto.
- Quizás la persona está molesta por otra cosa y se está desahogando.

■ Si esto se convierte en una situación difícil, mantenga la calma.

Por último, asegúrese de que puede enfrentar todas las consecuencias del antagonismo. Relaje los músculos tensos. Respire más lentamente. Siempre que sea posible, use el humor.

"¡Pero la situación no es cómica!", dice usted. Bueno, pero pudiera serlo, si usted imagina que es ridícula. Por ejemplo, si usted se encuentra detrás de un auto que va demasiado despacio, en vez de enfurecerse, piense: "¡Este individuo va a paso de tortuga!" Luego, imagine que ese conductor es una tortuga enorme vestida de cuello y corbata, con unas gafas para completar la imagen. Al visualizar esa tortuga, lo más probable es que se ría en vez de alterarse.

Para variar, me gusta la sugerencia de Martin E.P. Seligman, Ph.D., profesor de psicología de la Universidad de Pennsylvania. Usted podría decirse a sí mismo: "¡Ese individuo va más lento que un burro!" Después, puede imaginar un burro al timón, con cualquier variante que lo haga reír: un par de aretes, maquillaje, tal vez un vestido. ¡Imagine qué sucedería si un policía detiene a ese chofer por conducir a alta velocidad y descubre que un burro maquillado está manejando el auto!

¿Ya se calmó?

Si el mal humor persiste a pesar de sus intentos de ver lo ridículo de la situación, puede imaginarse que usted es un desactivador de bombas. Su trabajo es desactivar lentamente y con mucha sangre fría la bomba de la ira, y después acometer alguna acción sin atacar. Por ejemplo, en una conversación, usted puede recurrir a una corta lista de "palabras tranquilizantes" diseñadas para disipar la ira por parte de su cónyuge, hijos, jefe, compañeros de trabajo o vecinos que lo irritan.

Por supuesto, es más difícil si usted es el objeto de esa ira, y como muchas personas piensa que la mejor defensa es un ataque a fondo. Pero antes de contraatacar, haga una pausa y busque el lado cómico de la situación.

¿Y qué hacer si el cónyuge regresa al hogar después de un duro día de trabajo y descarga sus frustraciones gritándole a usted o a sus hijos? En lugar de molestarse y perder el control, pruebe una dosis de buen humor. Quizás pudiera imaginarse a su cónyuge como un osito gruñón e irritable que necesita un abrazo, un beso o una palabra amable.

Puede tomar el mal humor con menos seriedad porque usted no es el blanco de esa furia, aun cuando, como es obvio, está recibiendo el embate. Lo que su pareja de veras necesita es su apoyo y atención en vez de una confrontación, con el resultado de una noche o fin de semana arruinados.

En respuesta al mal humor y a los comentarios irritantes, respire profundo y diga, en el tono más cálido posible: "Comprendo que has tenido un día muy duro". Y después pudiera añadir, acercándosele para darle una tranquilizante palmada en la espalda o un apretón en el brazo: "Me siento feliz de que ya estás en la casa con nosotros". El resultado y el ambiente durante el resto de la noche será muy diferente de lo que sería si usted le dijera: "¡Si tú piensas que has tenido un día malo... !"

Si el mal humor es una conducta crónica, entonces es necesario buscar otras estrategias. Pero si sucede sólo de vez en cuando, su disposición de mostrarse comprensiva y alegre puede ser contagiosa. El humor y las bromas oportunas, respaldadas por palabras agradables, propicia que su pareja se calme.

Esconda su pesa

Yo lo sé. Parece difícil creer que la pesa del baño pueda ser la enemiga de su plan para vivir con poca grasa. Pero si usted acostumbra pesarse por la mañana y eso lo hace sentir mal, molesto, desalentado o desmoralizado, entonces la pesa es peor que un enemigo: es un hábil saboteador, siempre listo para socavar su lucha contra la grasa.

Piense en lo que sucede cuando usted se sube a esa pesa acusadora. La mayoría de las veces sólo da malas noticias: que no ha bajado de peso, o lo que es peor, que ha aumentado algunas libras. Es cierto que los números no mienten, pero no dicen toda la verdad.

"Los números que indica su pesa sólo nos dicen verdades a medias", dice Wayne L. Wescott, Ph.D., asesor de la Asociación Nacional de Jóvenes Cristianos (*YMCA*), el Consejo sobre el Ejercicio de los Estados Unidos y la Academia Nacional de Medicina Deportiva. "Su pesa le podría señalar, por ejemplo, que usted ha aumentado 10 libras (4,5 kilos) en los últimos 10 años, cuando en realidad usted podría haber perdido 5 libras (2,3 kilos) de músculos y ganado 15 libras (6,8 kilos) de grasa." Si sucedió eso, la pesa le da la ilusión de que usted sólo tiene 10 libras (4,5 kilos) de sobrepeso, cuando en realidad tiene que deshacerse de 15 libras (6,8 kilos) de grasa.

Por otra parte, la cosa puede ser mejor de lo que dice la pesa. Por ejemplo, si usted ha seguido el programa de Vivir Bien con Poca Grasa, es posible que su pesa indique que sólo ha perdido 7 libras (3 kilos) después de tres meses. Sin embargo, es posible que haya ganado 5 libras (2,3 kilos) de músculos y perdido 12 libras (5,4 kilos) de grasa, lo cual constituye una mejoría en la constitución corporal que es algo mucho más impresionante de lo que le dice la pesa. O la pesa pudiera mostrar que está aumentando de peso cuando esas libras de más sean todo músculo, porque en realidad el músculo pesa más que la grasa.

Las pesas no sólo son indiferentes al equilibrio entre el músculo y la grasa; tampoco pueden distinguir entre el peso del agua y el peso de la grasa. Una o dos libras de más pudieran ser sólo agua y es posible que desaparezcan en uno o dos días.

Entre el 70 por ciento de todos los que llevan dieta y se pesan regularmente, la mayoría olvida que el peso del cuerpo refleja una compleja combinación de agua, músculos, grasa, huesos y tejidos relacionados. El equilibrio entre esos factores puede variar de hora en hora, de día en día, incluso cuando no hay pérdida de grasa.

Esto significa que no hay ninguna razón para pesarse todos los días, o inclusive cada semana. De hecho, cuando usted está bien encaminado de acuerdo con el plan de Vivir Bien con Poca Grasa, es posible que usted aumente de peso un poco (según la pesa) al mismo tiempo que está perdiendo grasa, cambiando las proporciones de su cuerpo, mejorando su salud y aumentando su energía.

"La atención se debe concentrar en hacer un cambio saludable en el estilo de vida. Mientras más se fije en la pesa, peor será el resultado", dice John Foreyt, Ph.D., miembro de la facultad de la Escuela de Medicina Baylor, en Houston y coautor de *Living without Dieting* (Vivir sin hacer dieta).

Si usted es de esas personas que insisten en verificaciones matemáticas del progreso alcanzado, si quiere, puede tomar otras medidas que son mucho más útiles que referirse a la pesa. Mídase la cintura, cadera, muslos y brazos; todos comienzan a cambiar cuando usted pierde el exceso de grasa. Haga estas mediciones cada uno o dos meses para tener una indicación sencilla de su progreso.

La ropa es otro signo válido de mejoría. Pruébese unos vaqueros (*jeans*) que son apretados ahora, y luego guárdelos para compararlos en el futuro.

En general, sería mejor si usted guardara la pesa del baño donde no la pueda ver ni alcanzar. Usted tiene suficiente estrés en su vida diaria para cargar con un sentimiento de culpa y tener que lidiar con dudas y justificaciones el lunes por la mañana.

El estrés y el apetito

"El 85 por ciento de mis pacientes tienen razones psicológicas para comer en exceso y comer alimentos altos en grasa", dice María Simonson, Sc.D., Ph.D., directora de la Clínica para la Salud, el Peso y el Estrés de las Instituciones Médicas Johns Hopkins en Baltimore. "Y una de las principales razones es el estrés. El estrés le hace comer con más rapidez que cualquier otra cosa."

La doctora Simonson observa que "algunas personas que están bajo estrés prefieren las comidas suaves, cremosas y cómodas, como el puré de papas con mucha mantequilla". Otra combinación cómoda es algo que comemos típicamente tarde en la noche —leche y galletitas. Si se encuentra volviéndose hacia la comida en respuesta a sentimientos de malestar o fatiga, es vital tener a mano estrategias no relacionadas con la comida que le hagan sentir mejor.

La doctora Simonson aconseja que "antes de comer, usted se debe de preguntar: '¿Cómo me siento ahora? ¿Sucedió algo que me alteró? ¿Estoy comiendo porque tengo hambre o porque estoy molesto?'"

Apague el televisor

Mirar la televisión por largos períodos (más de dos horas seguidas) por lo general deja a las personas en peor estado de ánimo que antes de comenzar a mirarla, concluyó un estudio apoyado por el Instituto Nacional de Salud Mental, en Rockville, Maryland. Al observar a más de 1.200 sujetos durante 13 años, los investigadores obtuvieron una mejor comprensión de lo que les sucede a las personas que miran la televisión cuando tratan de escaparse del estrés o sentirse mejor.

En muchos casos, la estrategia se vuelve en su contra. Su estado de ánimo empeora. Y por lo general, mientras peor sea el estado de ánimo en que se encuentre, más difícil será controlar el estrés. Esa mirada perdida que tienen las personas después de pasar horas mirando la televisión no se debe por completo a la irritación de los ojos.

La pantalla tiene también un efecto significativo sobre el metabolismo. En otro estudio, investigadores de la Universidad Estatal de Memphis monitorearon a muchachas jóvenes mientras miraban un episodio de *The Wonder Years* (Los años fabulosos) y hallaron que el índice metabólico descendió hasta un 16 por ciento por debajo de los niveles en reposo. En otras palabras, estas jóvenes quemaron menos calorías mirando la televisión que cuando permanecieron sentadas tranquilamente con el televisor apagado.

Aunque continúa la investigación para determinar el efecto exacto que tiene la inercia de la televisión sobre los adultos, el mensaje básico parece ser claro: para contrarrestar la disminución del metabolismo, la depresión en el estado de ánimo y los efectos de estrés que provoca la TV, usted necesita alguna forma que revierta su influencia o compense sus efectos.

¿Cuál es el mejor método de lograr esto? Prenda uno de sus Quemadores de Grasa permaneciendo más tiempo activo por la noche. Si usted tiene la costumbre de encender el televisor temprano y continuar viendo los programas hasta que casi se queda dormido con los comerciales, su primer objetivo es simplemente acortar el tiempo de televisión. O, podrá emplear sus energías en algo mientras ve la TV, como ya he sugerido: pedalear en una bicicleta estacionaria o utilizar sus aparatos de esquiar. Tejer, zurcir, planchar y doblar la ropa son otras cosas que usted puede hacer mientras mira la TV; y cualquiera de estas actividades que aumentan el metabolismo le ayudarán a contrarrestar los efectos de deprimir el estado de ánimo y disminuir la energías que causa la televisión.

Encuéntrese de nuevo con un ser querido o un amigo

Cuando aumenten las presiones en su vida, recuerde mantenerse en estrecho contacto con las personas que más aprecia. Apártese de la presión y tómese unos minutos para escribirle una nota rápida a un amigo. Si tiene acceso a un sistema de red de computación, envíe una carta por correo electrónico. O tome el teléfono y salude a sus seres queridos. Todas estas formas de fortalecer sus relaciones con otras personas pueden ayudarlo a protegerse contra la angustia difícil de vencer.

"Si usted examina los factores que conducen a una pérdida de peso eficaz y permanente, hallará que el apoyo social ocupa uno de los primeros lugares en la lista", puntualiza el doctor Foreyt. "Me atrevería a decir que tiene una importancia decisiva".

Hable solo

Resulta sorprendente comprender que un metabolismo alto puede ser tanto una consecuencia de la actitud mental como de la condición física.

¿Significa eso que nuestro pensamiento puede hacernos adelgazar? Probablemente no. Pero cuando se trata de hacerle frente a la angustia, sus procesos de pensamiento pueden tener efectos tanto directos como indirectos sobre su energía y capacidad para quemar grasa.

Tomemos varios ejemplos: muchos de nosotros hemos sido persuadidos de que podemos hallar soluciones a la angustia emocional si pensamos o hablamos acerca de ello lo suficiente. Pero pensar o hablar acerca de nuestras dificultades e insuficiencias, por ejemplo, o de nuestro exceso de grasa corporal o vernos y sentirnos más viejos, puede provocar que aumenten nuestros sentimientos de angustia sin que nos demos cuenta.

La autosugestión, o hablar solo, puede también aumentar la angustia si hacemos comentarios o críticas negativas respecto a nosotros mismos.

Vivimos cada día con nuestros diálogos internos que tienen lugar en nuestras mentes. Es una tendencia humana natural y, lamentablemente, la mayoría de nosotros nos hemos acostumbrado a enfatizar los mensajes derrotistas.

Con frecuencia se nos hace difícil ser tan compasivos o racionales con nosotros mismos como lo seríamos con un amigo o un ser querido. Quizás esto se deba a que nuestros padres, maestros, jefes y compañeros, al asumir una posición crítica, nos han llevado inadvertidamente a creer muchas cosas negativas sobre nosotros mismos.

De acuerdo con varias encuestas sobre las conversaciones entre padres e hijos, los investigadores han hallado que la ma-

Neutralizando los saboteadores

Más o menos una vez al mes tómese unos minutos adicionales para usar un método bien probado para identificar y cambiar sus hábitos de autocomunicación (hablar solo). A esto le llaman la técnica de la doble columna.

1. Divida un papel por la mitad. Escriba en la columna de la izquierda "Saboteador" o "Hablar consigo mismo de forma negativa" y en la columna derecha, "Guía" o "Voz de la verdad".

2. En la columna de la izquierda escriba las frases negativas sobre sí mismo que usted ha pensado en las últimas horas. Cuando hable solo preste atención especial a los "debería" y los "no debería". Haga también una lista de cualquier expresión peyorativa sobre usted.

3. Al otro lado de estas frases negativas, en la columna derecha, escriba frases positivas. Estas son las frases que usted debe usar como guía hacia un nuevo marco mental para apartarse de los patrones de pensamiento negativos.

Para comenzar, relacione las anotaciones bajo algunas categorías generales. Por ejemplo, una categoría pudiera ser "Pérdida de peso".

Bajo "Saboteador" usted pudiera escribir la frase: "No debería comer en exceso esas comidas altas en grasa otra vez". Su columna "Guía" le responderá con: "Está perfectamente bien comer alimentos altos en grasa de vez en cuando, porque la mayor parte del tiempo como alimentos de buen sabor bajos en grasa y estoy empezando a disfrutarlos".

En "Saboteador" pudiera decir: "Es tanto lo que me falta por hacer y he tratado y fracasado tantas veces, que no veo por qué las cosas van a ser diferentes ahora". Y su "Guía" responde: "Quizás los métodos que probé antes no eran eficaces, o quizás no eran adecuados para mí. Esta vez se trata de algo más que de perder grasa. He dado pasos positivos para que mi salud y bienestar físico mejoren poco a poco".

Cuando usted revise esta lista, haga que las frases de la "Guía" se conviertan en parte integrante de su pensamiento y de sus sentimientos, interiorizándolos hasta el punto que usted pueda comprobar que realmente está pensando y sintiendo de modo más positivo en todos los sentidos respecto a cada faceta de su vida.

yoría de los hijos reciben 12 veces más críticas por parte de sus padres que felicitaciones o comentarios positivos. En la típica clase de la escuela secundaria, la proporción entre críticas y felicitaciones hechas por los maestros a los estudiantes es de 18 a 1. Con relación a los negocios, una encuesta realizada en la

Universidad de Stanford mostró que los comentarios negativos de los jefes superaban los positivos en proporciones que iban de 4 a 1 hasta de 8 a 1.

Sin duda, su subconsciente repite las críticas y regaños, los cuales pueden tener un considerable efecto dañino, en especial cuando lo mantienen atrapado en viejos patrones de conducta derrotistas.

"Si usted encuentra que, al hablar consigo mismo, esa pequeña voz regañona dentro de su mente es muy crítica e impugnadora, o autodegradante, o autoindulgente, o emocionalmente perturbadora, usted necesita reajustar su modo de pensar", dice Joyce D. Nash, Ph.D., una psicóloga clínica del área de la Bahía de San Francisco y autor de *Now That You've Lost It: How to Maintain Your Best Weight* (Ahora que bajó de peso, cómo puede mantener su peso óptimo). "Es necesario que usted le enseñe a esa voz interior a ser más objetiva y que le brinde más apoyo, como el entrenador de un equipo. Cuando usted permite que esa conversación consigo mismo sea negativa, también permite que lo sabotee, que le quite su motivación, y que lo envuelva en emociones dolorosas."

Es usual que la gente se lamente: "Cuando me siento mal, me pongo tenso, dejo de hacer ejercicios y no puedo dormir"; "cuando estoy alterado, le grito a otras personas y después me siento muy mal conmigo mismo"; "cuando estoy molesto conmigo mismo me castigo sentándome frente al televisor y empiezo a comer sin parar".

Los psicólogos han descubierto que cuando las personas sienten angustia acerca de algo y reaccionan atestándose de comida, el resultado son sentimientos de frustración que por lo general no están basados en la realidad. Es decir, la mayoría de las personas no tienen conciencia de cuántas calorías extra o gramos de grasa han comido. Por el contrario, el sentimiento de frustración se debe casi por entero a la idea de que son reincidentes o de que se han engañado a sí mismos.

Un sentimiento de frustración puede dar lugar a muchas formas de angustia emocional, desde pensar que carecen de atractivo hasta una total falta de autoestima, sugiere Marcia Germaine Hutchinson, Ed.D., profesora adjunta de psicología de asesoramiento en Lesley College, en Cambridge, Massachussets.

Según la profesora, esto puede provocar que, cada vez que sintamos angustia asumamos una "postura pobre —hombros caídos y cabizbajo— que además de ser poco atractiva, no es saludable e impide que respiremos en forma apropiada y mantengamos altos nuestros niveles de energía y metabolismo".

Una de las formas más simples de eliminar esta actitud mental negativa y comenzar a ser constructivo y brindarse apoyo a sí mismo es asumir otros hábitos diarios, que resulten rápidos y prácticos. Por ejemplo, al apagar los Productores de Grasa y prender los Quemadores de Grasa, usted da pasos activos e inmediatos para aumentar sus energías y su capacidad de quemar calorías. Hay sólida evidencia científica de que su estado de ánimo también tenderá a ser más positivo cuando usted controle tantos los Productores como los Quemadores de Grasa.

Se requiere sólo unos pocos minutos para cambiar su modo de pensar y proporcionarse apoyo emocional... y estos pasos tienen su recompensa. Asegúrese de no permitir que situaciones hipotéticas lo agobien. Muchas personas que han hecho y abandonado varias dietas se enredan en una madeja de planteamientos hipotéticos como, por ejemplo, "si pudiera perder esas 15 libras" o "si tuviera más fuerza de voluntad, pudiera cambiar".

Con frecuencia cuando decimos "si yo fuera delgado", lo que realmente queremos decir es "odio como soy".

Para poder avanzar, lo primero que usted tiene que hacer, hoy mismo, es perdonarse por no ser

Activador

HABILIDAD NO VOLUNTAD

Mientras usted lee esto, ¿se ha puesto a pensar en la merienda alta en grasa que no debió haber comido hoy?

Si es así, usted podría ser víctima de un productor de grasa llamado culpa, y lo irónico es que el estrés y no la ingestión excesiva de alimentos altos en grasa, podría ser el mayor culpable de la producción de grasa.

En lugar de preocuparse por uno o dos resbalones, sea más comprensivo con usted mismo.

Sí, a veces es posible que usted coma pequeñas cantidades de alimentos "prohibidos". Si come demasiado y no comienza a autocriticarse con dureza, lo más probable es que coma menos y mantenga prendidos sus Quemadores de Grasa.

Por lo tanto:

- Perdónese por no ser perfecto; recuerde, todo el mundo tiene sus altas y bajas.
- Sea más activo. Haga una "minicaminata" de 5 minutos.
- Continúe con sus comidas y meriendas regulares. Si se trata de comer menos para compensar el haber comido demasiado, simplemente alterará su metabolismo corporal.

Activador
HABILIDAD NO VOLUNTAD

Uno de los pasos más importantes que usted puede dar para cambiar de estilo de vida es reconocer y guiar el modo en que usted habla consigo mismo. Estos son dos pasos que usted puede dar para cambiar las voces críticas por voces halagadoras.

1. Cuando usted note que el hablar consigo mismo se vuelve negativo, exprese algo que sea positivo para usted.
2. Apoye esa frase con alguna acción que lo vigorice y enorgullezca.

Las opiniones negativas sobre sí mismo a menudo son la consecuencia de un comentario crítico de un amigo acerca de su apariencia o la imagen de su físico en el espejo. Si usted está concentrado en bajar de peso o cambiar su apariencia, es probable que le surjan dudas o lo colme la impaciencia cuando no alcance los "resultados finales" que esperaba o cuando sienta un fuerte deseo de comer alimentos altos en grasa.

Trate ahora mismo de detectar cualquier opinión negativa y contradígala. Después apague un Productor de Grasa y prenda un Quemador de Grasa. Así, usted tendrá la ventaja de nuevo.

como la sociedad lo ha forzado a creer que debe ser en cuanto a su físico. En nuestra cultura, que exalta la delgadez, ya es bastante tener sobrepeso sin tener que añadir la mortificación de los sentimientos de culpa. También es esencial distinguir entre tener un cuerpo y ser ese cuerpo. Recuerde que lo mejor de usted como ser humano está en su cabeza y en su corazón. El hecho de tener un cuerpo en el cual se puede vivir es algo que hay que agradecer. Pero aunque esté agradecido, no se deje tentar por la idea de que usted es su cuerpo, o terminará pensando de modo distorsionado y negativo de que usted está hecho de muslos cortos y rechonchos o un abdomen prominente.

Ríase

Hay poderosas razones científicas que explican por qué la gente propensa a reírse —en especial de ellos mismos— por lo general son más activos, enérgicos, saludables y más capaces de salir de las situaciones de estrés. Las investigaciones médicas han demostrado que la gente con este sentido del humor es menos probable que experimente el deseo compulsivo de comer o de dejar de hacer ejercicios cuando están bajo estrés.

"Para reírse de sí mismo, usted tiene que perdonarse por no ser perfecto", dice Mark Therrien, director de Innerplay, una organización con sede en Lakewood, Wisconsin, que promueve el uso terapéutico del humor y el juego. En sus presentaciones ante la Asociación Dietética de los Estados Unidos y otras organizaciones, Therrien ha explicado qué papel desempeña el humor en un programa para bajar de peso: "Una actitud comprensiva le permite darse cuenta de sus errores, aprender de ellos... y reírse de ellos. Además, riéndose, usted quema calorías".

Es cierto que el humor tiene muy poco que ver con contar chistes. Se refiere a percibir las cosas absurdas de la vida diaria y después reírse de ellas, incluso en medio de disputas, congojas y tiempos difíciles. Significa tomar las cosas más a la ligera, incluso cuando está haciendo algo serio. Y se refiere a reír, más fuerte y con más frecuencia de lo que hacemos la mayoría de nosotros.

El cuerpo y el cerebro son extremadamente sensibles incluso a muy pequeñas muestras de la "risa jovial". Un sentido del absurdo, y la risa que lo acompaña, hace maravillas al aguzar y distraer la mente, haciéndonos sentir más relajados después.

Los científicos teorizan que la risa estimula la producción de neurotrasmisores y hormonas que afectan los niveles hormonales del cuerpo. Estos componentes químicos del cuerpo están relacionados con sentimientos de alegría, el alivio del dolor y el fortalecimiento de la respuesta inmunológica.

¿Quiere alegrarse? A continuación le presentamos dos ideas que sugieren los expertos del humor y psicólogos.

Busque lo cómico de la vida. La alegría espontánea es algo que

Activador

HABILIDAD NO VOLUNTAD

¿No tiene una clara comprensión sobre la ira, el estrés o los problemas diarios que lo agobian?

Pregúntese: "¿Vale la pena morir por eso?", sugiere el doctor Robert S. Eliot, cardiólogo, investigador del estrés y autor de *From Stress to Strength* (Vencer el estrés y adquirir fortaleza).

Cuando usted deja que el estrés se apodere de usted, no sólo se arriesga a perder la calma sino también se acorta la vida. Los investigadores saben que la incapacidad para controlar la ira puede contribuir a la alta presión arterial y a un inesperado ataque cardíaco fatal. Además, pudiera haber un vínculo entre la ira y ciertas formas de cáncer. Y el estrés puede eventualmente destruir sus relaciones.

Por lo tanto, ¿qué es lo que desata su frustración? ¿Esperar a alguien que siempre llega tarde? ¿El tráfico? ¿Las máquinas ATM que no funcionan bien? ¿Muchachos groseros? Continúe y haga una lista de todas las cosas que lo molestan. Si reorganiza sus prioridades teniendo en cuenta esa gran pregunta, logrará que le sea más fácil deshacerse de la ira y la tensión innecesarias.

usted manifiesta de forma natural cuando se siente relajado y divertido. Comience a buscar más hechos ridículos y absurdos que siempre aparecen a su alrededor. Enséñeselos a otros. Invente cuentos basados en las cosas más graciosas que ve o que oye y relátelos para amenizar las conversaciones de la familia al final del día.

Empiece una "biblioteca" familiar del humor. ¿Qué es lo que le hace reír?

Aumente su colección de dibujos animados, cartas de amigos, carteles, biografías, películas cómicas viejas o nuevas, enciclopedias de chistes o cuentos humorísticos. Y no olvide las cintas de audio con comedias en vivo o chistes que pueden infundirle alegría al inicio o al final del día. Preste atención a cualquier hecho que lo haga reír sanamente, y hágase el propósito de divertirse así todos los días.

Capítulo diez

Quemador de Grasa Nº 7

¡Póngase firme! Tonifique sus músculos en forma fácil y rápida

Estire los brazos y, con las puntas de los dedos de la mano izquierda, oprima los músculos superiores del brazo derecho. Ponga tensos estos músculos. Ahora, coloque las puntas de los dedos sobre el abdomen y ponga rígidos los músculos abdominales.

¿Qué sintió cuando puso tensas esas áreas? ¿Estaban firmes sus músculos? ¿O sintió que estaban un poco flojos, incluso cuando los puso lo más rígido posible?

En el cuerpo hay más de 400 músculos que se utilizan todos los días. Usted no puede ejercer mucho poder directamente sobre ciertos músculos involuntarios como, por ejemplo, el haz de fibras que forman la mayor parte del corazón, ni sobre el grupo de músculos intestinales que impulsan ágilmente los alimentos y las materias de desecho a través del sistema digestivo. Sin embargo, muchos de los músculos voluntarios que controlan la postura y los movimientos como, por ejemplo, los que se encuentran en los hombros, en la parte superior de los brazos, el pecho, la espalda, la cintura, los muslos y las piernas están realmente bajo su control.

Todos estos músculos voluntarios tienen algo en común: necesitan fortificarse y equilibrarse entre sí —y mantenerse de esa forma. Esa parte le toca a usted. Si no se preocupa por equilibrar y ajustar el mantenimiento del cuerpo, es casi seguro que los músculos comenzarán a deteriorarse y perderán la capacidad de hacer cualquiera de las cosas para las que están destinados. Uno de los precios que tendrá que pagar por esa atrofia gradual de los músculos es una disminución del metabolismo.

Su cuerpo tiene garantía

Durante la década pasada, uno de los descubrimientos más importantes relacionados con la buena salud ha sido el siguiente: unos músculos bien tonificados desempeñan un papel de vital importancia en la distribución de la grasa, ya que actúan como si fueran hornos que queman grasa las 24 horas del día, prestándole una extraordinaria ayuda al metabolismo.

"Para combatir la grasa corporal con eficacia, usted necesita ser una excelente máquina que queme calorías las 24 horas de día, y la única forma de lograrlo es con un tejido muscular adecuado", observa Bryant A. Stamford, Ph.D., científico del ejercicio y director del Programa de Promoción de Salud y Bienestar Físico de la Universidad de Louisville en Kentucky.

Al parecer, muchos de nosotros hemos aceptado el hecho de que tenemos que librar una guerra contra los tejidos flácidos que se alojan alrededor de la cintura —y con demasiada frecuencia creemos que ese único campo de batalla es el "Waterloo" de nuestra campaña. Sin embargo, para mantenerse delgado y saludable, usted tiene que mirar, además del abdomen, todas las demás partes importantes de su cuerpo.

He aquí el motivo: desde que usted nació, su cuerpo tiene una "garantía". Si al llegar a la edad adulta usted utiliza en forma continua todos los grupos de músculos, estos se mantendrán firmes, flexibles y bien equilibrados durante toda su vida.

A los 25 años de edad, aproximadamente, comienza la pérdida de tejido muscular. Si su estilo de vida es sedentario, usted habrá perdido cerca de una libra (454 gramos) anual de tejido desde que cumplió los 25 años. E incluso si ha hecho ejercicios físicos con regularidad durante años, realizando actividades aeróbicas tales como caminar, trotar o montar en bicicleta, ha perdido un poco de tejido muscular desde entonces.

Del total de calorías que quema el cuerpo, los músculos queman del 50 al 90 por ciento —incluso cuando usted está durmiendo.

— *Covert Bailey, autor de* The New Fit or Fat *(¿Flácido o en forma?)*

El músculo se denomina masa magra para distinguirlo del tejido adiposo, el cual carece totalmente de tejido muscular. Si la masa magra disminuye de manera continua, lo mismo sucederá con el resto de su metabolismo. Por consiguiente, su cuerpo necesitará cada vez menos calorías para funcionar, y el exceso de calorías se almacenará con más facilidad en forma de grasa corporal.

Mientras más viejo, más fuerte

Cuando usted tonifica los músculos, en realidad está aumentando el índice del metabolismo y, por consiguiente, quemando más grasa, incluso cuando está en reposo. Diferentes tipos de ejercicios sirven para tonificar los músculos en diferentes formas.

Ocupando el sitio de honor en la mayoría de las categorías, se encuentran los ejercicios relacionados con un entrenamiento de resistencia. Se trata de cualquier tipo de entrenamiento que incluya levantar peso, incluso si se trata de sólo unas pocas libras. (Hay que hacer una importante aclaración: no me refiero aquí al levantamiento de pesas al estilo de Arnold Schwarzenegger).

De acuerdo con las últimas directivas del Colegio de Medicina Deportiva de los Estados Unidos, todo lo que se requiere para lograr resultados sólidos y constantes en el entrenamiento de fortalecimiento (*strength training*), es realizar un total de 15 minutos de ejercicios de fortalecimiento tres o cuatro veces a la semana, utilizando pesas libres, máquinas de peso con apoyo o haciendo ejercicios calisténicos de "cuerpo-peso".

Es posible que los ejercicios de resistencia sean la arma más eficaz que usted pueda emplear si tiene más de 40 años de edad y está aumentando de peso, según la opinión de William Evans, Ph.D., director del Centro de Investigaciones Fisiológicas Noll de la Universidad del Estado de Pennsylvania, ubicada en University Park. Unos músculos fuertes y bien tonificados mantienen la circulación a un buen nivel, hacen penetrar más oxígeno, aceleran el proceso de quemar calorías y aumentan el metabolismo en general, y de esta forma le ayudan a quemar por completo las porfiadas capas de excesiva grasa corporal.

Las posibilidades de proporcionarle mantenimiento al cuerpo son inagotables. Los científicos dicen que nunca es tarde para ser más fuerte —y mantenerse más fuerte. "Existe el mito de que perdemos la capacidad de reaccionar al ejercicio a medida que envejecemos, y que no podemos ser más fuertes ni tener músculos de mayor desarrollo", observa el doctor Evans, ex director del Laboratorio de Fisiología Humana del Centro de Investigaciones sobre Nutrición Humana Relacionada con el Envejecimiento Jean Mayer del USDA, en la Universidad Tufts, ubicada en Boston. "Eso no es cierto."

Según el doctor Evans, el tipo correcto de tonificación muscular puede hacer que las personas mayores de 65 años sean más fuertes que nunca antes en su vida. "Podemos triplicar la fortaleza muscular de las personas de edad. Podemos lograr que una persona de 90 años de edad sea más fuerte que una de 50", dice el doctor Evans. "La persona de más edad que hace ejercicios en nuestro centro tiene 100 años."

¡Tremenda combinación!

Como hemos visto, los ejercicios aeróbicos queman calorías mientras usted los realiza, y por ese motivo, usted necesita el Quemador de Grasa Nº 4. Pero, además de los aeróbicos, cuando usted mantiene la masa muscular libre de grasa haciendo ejercicios de resistencia, las nuevas fibras musculares activas consumen calorías las 24 horas del día, sólo con el objeto de mantenerse.

Los médicos han comparado la eficacia de los ejercicios aeróbicos con la del entrenamiento de resistencia para desarrollar masa muscular sin grasa y llegaron a la conclusión de que a usted le conviene hacer ambos. Para compararlos, Wayne L.

Westcott, Ph.D., asesor de la Asociación Nacional de Jóvenes Cristianos (*YMCA*) del Consejo sobre el Ejercicio de los Estados Unidos y de la Academia Nacional de Medicina Deportiva, realizó un estudio de ocho semanas de duración en el cual participaron 72 hombres y mujeres. En el estudio, el doctor Westcott mandó a un grupo a hacer solamente ejercicios aeróbicos durante ocho semanas. En ese grupo, las personas perdieron un promedio de tres libras (1,4 kilos) de grasa y media libra (227 gramos) de músculo. Un segundo grupo combinaba breves sesiones de entrenamiento de fortalecimiento con ejercicios aeróbicos. Esas personas perdieron un promedio de diez libras (4,5 kilos) de grasa y aumentaron dos libras (908 gramos) de músculo. Varios estudios de seguimiento reportaron resultados similares.

El entrenamiento de fortalecimiento muscular es tan vital para la mujer como para el hombre, según la opinión de Bárbara Drinkwater, Ph.D., ex presidenta del Colegio Norteamericano de Medicina Deportiva. "Es saludable que las mujeres acepten actualmente que la musculatura forma parte del cuerpo humano normal."

El entrenamiento de fortalecimiento aporta, además, otros beneficios a la mujer, según un estudio publicado en *Archives of Internal Medicine* (Archivos de la Medicina Interna). Los investigadores informaron que el entrenamiento de fortalecimiento para las mujeres premenopáusicas guardaban relación con la disminución de los niveles de colesterol "malo" (LBD).

Encontrando y utilizando resistencia

Los principios básicos del entrenamiento de fortalecimiento son sencillos: si usted pone tensos los músculos haciendo que trabajen contra una resistencia, los mismos se harán más fuertes para poder enfrentar ese reto. Puesto que los músculos reaccionan inmediatamente a la resistencia que enfrentan, la tonificación comienza enseguida y continúa todo el tiempo que usted siga entrenándose. Por lo tanto, cada uno de nosotros tiene la capacidad de desarrollar toda la vida más fuerza y tono mediante el entrenamiento de resistencia.

De nuevo quiero recalcar —ya que con frecuencia hay una mala interpretación— que el entrenamiento de fortalecimiento no significa que usted desarrollará músculos enormes. Tampoco quiere decir que se pasará horas de horas en las máquinas de pesas del gimnasio. Usted puede empezar por cualquier tipo de ejercicio de fortalecimiento que le interese. Entonces, una vez que haya seleccionado algunos ejercicios básicos, esté atento a lo que suceda en su cuerpo, mantenga una buena postura y comience a realizar movimientos de ligera resistencia que sean uniformes y bien controlados. Rápidamente experimentará y verá los resultados.

Todos los ejercicios tonificadores de los músculos que aparecen en este capítulo le ayudarán a encender el Quemador de Grasa Nº 7. Por supuesto, si usted hace ejercicios de rutina completos que incluyan los diversos ejercicios junto con el número recomendado de repeticiones, elevará al máximo la eficiencia y eficacia de este programa. Por ese motivo, he resumido un amplio programa, además de mis recomendaciones, en la sección titulada "Programa semanal para ponerse fuerte" que aparece en la página 203.

Pero recuerde que cualquiera de estos ejercicios, en cualquier combinación o cantidad, le ayudará a tonificar sus músculos y quemar el exceso de calorías. Cada uno de ellos se basa en los aspectos fundamentales. Todo lo que requieren algunos de ellos es un par de pesas de manos (mancuernas) o de tobillos, así como una silla, y otros no requieren ningún tipo de apoyo. No se necesita ropa especial para hacer ejercicios, ni ir a un club o gimnasio, ni utilizar equipos costosos. Si los realiza en forma consecutiva, estará ejercitando casi todos los grupos de músculos importantes del cuerpo.

Empezar es sencillo. No necesita un prolongado calentamiento, aunque previamente podría caminar durante cinco minutos. Y lo mejor de todo es que puede comenzar en la privacidad de su propia sala de estar, habitación de trabajo o en la oficina. Seleccione simplemente el área del cuerpo que usted desee poner en forma y fortalecer. He aquí las partes sobre las que trataré en las secciones siguientes.

- Abdomen
- Parte inferior de la espalda
- Pecho, hombros y parte superior de la espalda
- Parte superior de los brazos
- Muslos y glúteos
- Parte inferior de las piernas

Algunas reglas importantes

Si usted no ha realizado ejercicios de tonificación muscular con anterioridad, le será fácil habituarse a esa rutina, pero existen algunas reglas generales que resultará útil conocer previamente. Estas reglas son importantes para ayudar a prevenir lesiones y obtener el máximo de los beneficios de la tonificación muscular y de la quema de grasa en cada sesión de ejercicios.

1. Antes de cada sesión de fortalecimiento, haga algunos movimientos de calentamiento que sean suaves y cómodos, con la meta de aumentar el flujo sanguíneo y aflojar sus músculos y articulaciones.

2. Si utiliza pesas, deberá conocer su nivel máximo de repetición (NMR) para cada ejercicio, y seleccionar pesas que tengan el 80 por ciento de dicho nivel. Un NMR es la mayor cantidad de peso que usted puede levantar con un solo movimiento o contracción muscular. Es un peso tan pesado que usted no puede levantarlo de nuevo si no descansa unos instantes.

La cantidad de peso varía de una persona a otra, y varía también a medida que usted se habitúa al ejercicio. Una vez que usted conozca su NMR, asegúrese de chequearlo cada período de dos o cuatro semanas.

Los expertos recomiendan que seleccione un nivel de resistencia que sea un 80 por ciento de su NMR para que pueda adquirir fortaleza sin sufrir lesiones o fatiga muscular. Cuando chequee su NMR cada dos a cuatro semanas, y halle que es superior, asegúrese de volver a calcular el nivel del 80 por ciento para que pueda ajustar el peso que está utilizando.

3. Esté atento a su cuerpo. Si siente algún dolor durante un movimiento en particular, deténgase inmediatamente. Continúe si el dolor desaparece, pero sólo después de reducir la cantidad de peso que está levantando.

Quizás experimente alguna pequeña sensación de molestia durante los ejercicios, y es habitual que se sienta algo adolorido al día siguiente de haber empezado a realizarlos. Pero si realmente siente dolor, o persiste una molestia en cualquier área, deberá consultar con su médico antes de continuar.

4. Durante cada ejercicio de fortalecimiento, asuma una postura adecuada, haga movimientos continuos y controlados, y respire de la forma más uniforme y serena posible.

Para mantener una postura equilibrada en cada movimiento, no arquee su espalda ni haga ningún movimiento de torsión o rotación que no forme parte del ejercicio.

Es fundamental que los movimientos sean uniformes. Cada ejercicio se compone de una parte concéntrica (levantamiento) y una parte excéntrica (regreso).

"Sin el componente excéntrico de un ejercicio, usted no puede lograr mucho desarrollo muscular", expresa la doctora María Fiatarone, profesora de medicina de la Escuela de Medicina de Harvard. Otros expertos coinciden con esta opinión. "Los movimientos uniformes y controlados son lo mejor que existe para desarrollar los músculos y quemar grasa", dice el doctor Westcott. Por lo tanto, asegúrese de hacer cada ejercicio en forma lenta y uniforme de principio a fin. Esto también ayuda a prevenir lesiones.

Nunca aguante la respiración mientras haga ejercicios, ya que esto podría ocasionar que la presión arterial se eleve considerablemente.

5. Una vez que haya avanzado hasta ese punto, realice dos series (grupos) de cinco a diez repeticiones (una repetición es el movimiento completo de un ejercicio) de cada ejercicio. Los ejercicios requieren un total de cinco minutos, aproximadamente, para cada parte del cuerpo.

Por ejemplo, utilizando el 80 por ciento de su nivel de resistencia NMR para un ejercicio determinado, haga un primer grupo de cinco a diez repeticiones. Tal vez sea conveniente que descanse algunos segundos entre las repeticiones.

Cuando utilice pesas, sabrá si el nivel de resistencia es el correcto si después de cinco a diez repeticiones los músculos están demasiado fatigados para continuar sin hacer un descanso. Al final de primer grupo, descanse uno o dos minutos para que los músculos se recuperen. Entonces realice un segundo grupo de cinco a diez repeticiones, y descanse de nuevo. Posteriormente, si tiene la capacidad, el deseo y algunos minutos adicionales, haga una tercera serie de repeticiones.

6. Descanse durante varios minutos después de la sesión de ejercicios. No se detenga de repente ni se siente inmóvil después de hacer ejercicios. Manténgase en movimiento mientras regresa a su rutina habitual, y permita que el corazón y el flujo sanguíneo vuelvan gradualmente a los niveles previos a los ejercicios.

El abdomen: cómo despedirse de esa pancita

Bien; vamos a comenzar por la cintura.

Sin dudas, un abdomen delgado y bien tonificado es lo que mejor simboliza el éxito de vivir con poca grasa. Cuando los músculos abdominales están fuertes y equilibrados, aplanan el estómago y ayudan a mantener los órganos internos en su lugar.

Sin embargo, tal vez usted no sepa lo bueno que es para la espalda tener músculos abdominales bien tonificados. El fortalecimiento de dichos músculos abdominales es útil para un punto estratégico de la espalda: el ángulo sacrolumbar de la pelvis. El dolor de la espalda inferior a menudo comienza o se agrava en esta área; por lo tanto, los ejercicios para proporcionar firmeza ayudan a quemar calorías y también pueden ayudar a prevenir futuros problemas en la espalda.

¿Cuál es la mejor forma de aplanar su estómago? Estoy seguro de que muchos pensarán en los ejercicios tradicionales llamados abdominales y en los de levantamientos de piernas, ya que son los más populares entre nosotros en lo concerniente al abdomen. Sin embargo, el problema consiste en que estos ejercicios no reducen la cintura, independientemente del número de veces que los haga. Así es: usted podría hacer 5.000 de estos ejercicios al mes sin observar el menor cambio en la cintura.

De hecho, estos ejercicios favoritos tradicionales a menudo ocasionan o agravan el dolor en la espalda inferior, ya que halan por delante la parte inferior de la columna vertebral, lo cual produce una inclinación de la pelvis. Cuando esto sucede, la espalda se retrae y el abdomen se proyecta hacia fuera.

De cierto modo, es una buena noticia saber que los ejercicios abdominales y de levantamiento de piernas no son eficaces cuando se trata de estrechar la cintura y tonificar los músculos abdominales. Esto significa que no necesita hacerlos.

Los siguientes ejercicios para el abdomen, así como las técnicas de vaciamiento abdominal que se describen en el Activador que aparece en la página siguiente, son los que he hallado más eficaces. Y como usted podrá comprobarlo, es posible hacer muchos de esos ejercicios haciéndoles variaciones. Ya sea que los haga todos diariamente o que repita sólo algunos, todo dependerá de usted. Pero le recomiendo que trate primero de hacer cada uno de ellos para que descubra cuáles son los que prefiere, y escoja los que le parezcan más beneficiosos para usted.

Ejercicio transpiramidal de respiración

Este ejercicio es una versión más completa de la técnica de vaciamiento abdominal, y le ayudará a tonificar y adecuar la parte inferior del abdomen. Se llama ejercicio transpiramidal de respiración debido a los dos músculos que intervienen: el transversal y el piramidal. Algunas veces son llamados contracciones voluntarias por los expertos en la materia, y "son los ejercicios más importantes para aplanar el abdomen", según el doctor Lawrence E. Lamb, consultor médico del Consejo Presidencial sobre Forma Física (*Physical Fitness*) y Deportes, y autor de los libros *Stay Youthful and Fit* (Manténgase joven y en buena forma) y *The Weighting Game: The Truth about Weight Control* (Perder peso: La verdad acerca del control de peso).

1. Acuéstese boca arriba con los hombros relajados y las rodillas dobladas de manera que los pies descansen cómodos sobre el piso. Coloque sus manos a cada lado de sus caderas, colocando sus dedos sobre el abdomen. El dedo índice de cada mano deberá apuntar hacia el ombligo, pero sin tocarlo.

2. Respire profundamente, y luego expulse el aire. Mientras lo hace, observe como se mueve la parte inferior del abdomen. Al terminar de expulsar el aire, deberá

Activador
HABILIDAD NO VOLUNTAD

Usted podrá empezar a tonificar la sección media de su cuerpo antes de cada comida.

El ejercicio de vaciamiento abdominal es una técnica respiratoria sencilla para darle firmeza y poner esbelta la sección media del cuerpo. Trate de hacerlo ahora mismo:

1. Aspire y espire normalmente durante algunos instantes. Luego, durante la espiración final, trate de extraer hasta el último residuo de aire de los pulmones.

2. Con esa última espiración, permita que la parte inferior del abdomen se mueva hacia dentro y hacia arriba lo más posible.

3. Mantenga esa última espiración forzada durante unos cinco segundos; luego, aspire.

4. Repita el ejercicio una o dos veces más.

En la parte inferior del abdomen hay dos músculos importantes: el transversal y el piramidal. Estos músculos se mueven hacia dentro y hacia arriba cuando usted espira con fuerza.

Haga este ejercicio unas cuantas veces antes de cada comida, y comenzará a sentir que estos músculos adquieren fuerza y control a medida que usted los tonifica.

sentir como la parte inferior del abdomen se retrae hacia la columna vertebral. Este movimiento le indica que el músculo transversal y el piramidal de la parte inferior del abdomen se están ejercitando.

3. Ahora aspire. Observe como el vientre tiende a "salirse", ejerciendo presión contra sus dedos.

4. Cuando repita el ejercicio, hágalo exagerando los movimientos para poder distinguir claramente entre estos dos movimientos —haciendo que el abdomen se retraiga hacia adentro y hacia arriba mientras usted expulsa el aire, luego haciendo que su vientre "se salga" mientras usted aspira. (Para la tonificación muscular, la parte principal del movimiento es la fase de espiración.)

5. Cada vez que termine de expulsar el aire, contraiga los músculos abdominales inferiores para presionar aún más esa área hacia adentro. Luego, durante la siguiente espiración, haga, en forma consciente, que el abdomen se proyecte hacia afuera haciendo presión contra los dedos.

Es buena idea practicar este movimiento mientras está acostado en el piso en una posición cómoda. Sin embargo, una vez que domine el ejercicio, podrá hacerlo sentado o de pie.

Variación: Cuando haga este ejercicio sentado, deberá utilizar una silla de espaldar recto. Espire despacio, y cuando llegue al punto en que normalmente termina de hacerlo, expulse mayor cantidad de aire en forma continua y enérgica, utilizando la fuerza de los músculos abdominales inferiores. Al principio, usted puede usar las manos para empujar la parte inferior del abdomen suavemente hacia arriba mientras expulsa el aire.

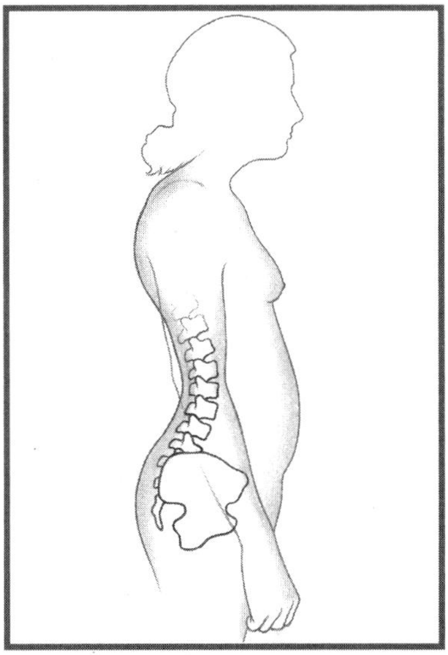

Cuando usted hace ejercicios abdominales y de levantamiento de piernas, los músculos del abdomen pueden halar la parte delantera de la región inferior de la columna, haciendo que el abdomen se proyecte hacia afuera.

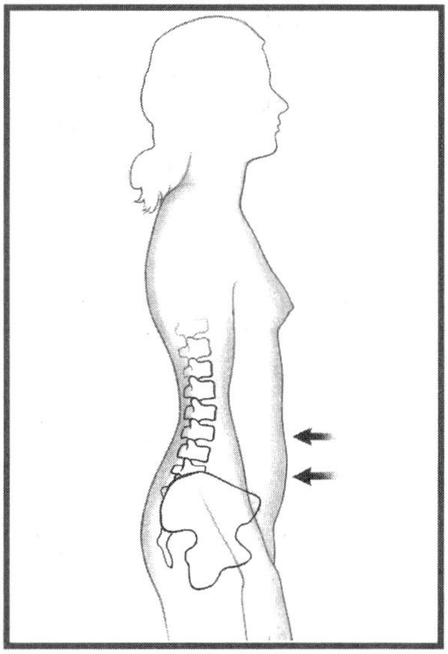

Mediante los ejercicios que aparecen en este capítulo, usted retraerá su abdomen y su vientre se pondrá plano.

Repeticiones: Trate de repetir este ejercicio diez veces todos los días, pero no tiene que hacerlo de una sola vez. Hágalo donde pueda —una o dos veces en la cama, antes de levantarse por la mañana; algunas veces antes de cada comida; dentro del auto, cuando vaya de compras o de regreso al hogar, o incluso durante los cambios de las luces del tráfico. Como también puede hacerlo de pie, podrá realizarlo frente al mostrador de la cocina o momentos antes de sentarse a su mesa de trabajo.

Roll-ups abdominales

Los *roll-ups* abdominales, también llamados flexiones abdominales, son unos de los ejercicios más fáciles y eficaces para tonificar la parte superior del abdomen. He aquí como se hacen:

1. Acuéstese boca arriba con las rodillas dobladas, las pantorrillas descansando cómodamente sobre el asiento de una silla y los pies libres, según se indica en la ilustración. (Si halla que el asiento de la silla no está a una altura conveniente para soportar la parte inferior de sus piernas, simplemente puede doblar un poco las rodillas y colocar los pies de plano sobre el piso.) Cruce los brazos sobre el pecho.

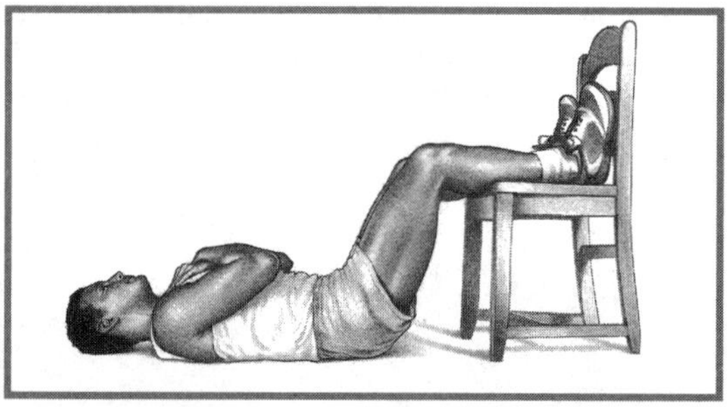

Para empezar a hacer *roll-ups* abdominales, deberá relajar la parte superior del cuerpo y cruzar los brazos sobre el pecho.

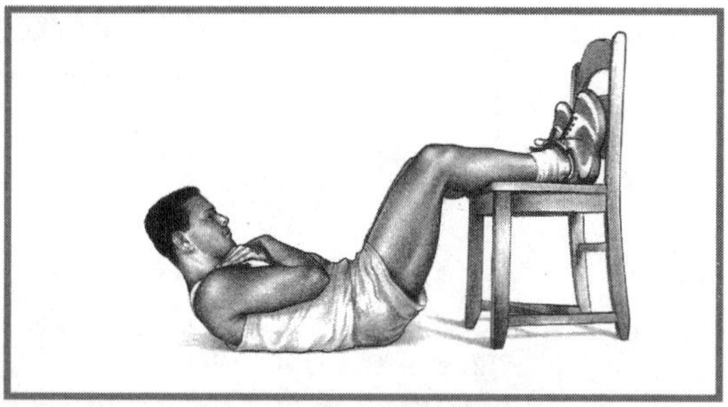

Cuando levante la cabeza y los hombros, sentirá como tiran los músculos abdominales.

2. Manteniendo la parte media e inferior de la espalda contra el piso, levante lentamente la cabeza y los hombros, despegándolos del piso alrededor de 30 a 45 grados. Durante este movimiento, mantenga el abdomen aplanado. Asegúrese de que el mismo no sobresalga al hacer el movimiento hacia arriba.

3. Haga una pausa de un segundo al llegar al punto culminante del ejercicio, y regrese lentamente a la posición inicial.

Cuando realice este ejercicio, asegúrese de que las piernas y los pies le quedan libres. Tal vez usted se sienta tentado a asegurar los pies debajo del borde de un sofá, pero le recomiendo encarecidamente que no lo haga. Si sus pies están sostenidos, no estará haciéndoles mucho beneficio a sus músculos abdominales. En su lugar, los músculos flexores de la cadera son los que dirigirán el movimiento, lo cual puede provocar una seria tensión en la parte inferior de la espalda.

Además, asegúrese de cruzar los brazos en la posición indicada para el momento de levantarse. Si los levanta rápidamente, ese movimiento repentino podrá producir una lesión en el cuello.

Repeticiones: Cuando comience a realizar los *roll-ups* abdominales, hágalo gradualmente. Repítalos sólo unas cuantas veces; luego haga una pausa y observe cómo se siente. Siempre y cuando no experimente un malestar o dolor agudo, podrá llegar a hacer, en el transcurso de varias semanas, 25 repeticiones o más.

Roll-ups con espiración

Este ejercicio combina el *roll-up* abdominal con el ejercicio transpiramidal de respiración para crear un solo ejercicio que fortalece el abdomen. Mire las ilustraciones y luego siga estas pautas.

1. Acuéstese boca arriba con las rodillas dobladas y sus pies planos sobre el piso. Sus dedos deben estar en su abdomen inferior con sus dedos índice apuntando hacia su ombligo.

2. Haga un *roll-up* según se indica en la ilustración, levantando sólo los hombros y la parte superior de la espalda.

3. En el momento culminante del ejercicio, expulse suavemente la respiración.

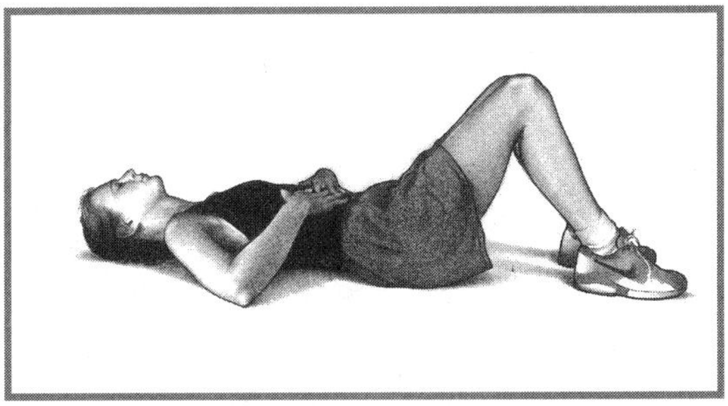

Para ponerse en posición para el *roll-up* con espiración, acuéstese boca arriba en posición relajada y respire normalmente.

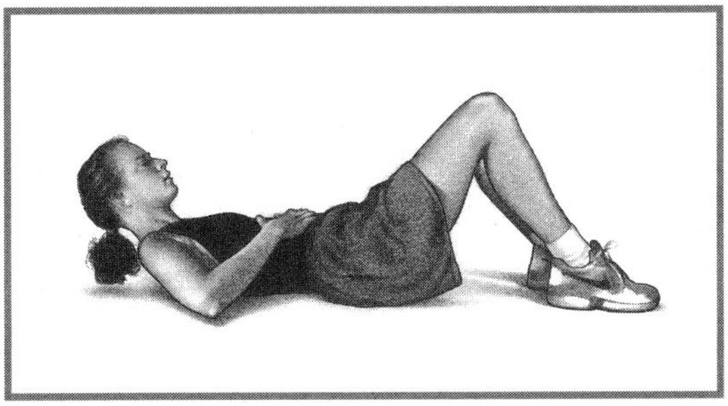

Al espirar y levantar el cuello y los hombros, la tensión pone presión sobre los músculos abdominales.

4. Haga una pausa de dos segundos antes de regresar lentamente a la posición inicial.

Repeticiones: de cinco a seis veces, como máximo.

Roll-ups con giros

Este ejercicio y el siguiente —rotaciones contrarias del tronco— ayudan a proporcionar firmeza a las partes laterales de la cintura. He aquí cómo se hacen los *roll-ups* con giros:

1. Acuéstese boca arriba con las rodillas dobladas y los pies sobre el piso, sosteniendo suavemente la cabeza entre las manos.

2. Ahora imagínese que su abdomen "se hunde" dentro de la parte inferior de su espalda. Trate de conservar esa sensación durante todo el ejercicio de *roll-up*.

3. Comience con un *roll-up* abdominal normal, pero cuando despegue la cabeza y los hombros del piso, asegúrese de que la parte inferior de los hombros sigan en contacto con el piso.

4. Haga un ejercicio transpiramidal, expulsando el aire para flexionar los músculos abdominales, mientras trata de llevar el codo y el hombro hacia la rodilla opuesta, según se indica en la ilustración.

Mientras hace esto, mantenga el otro codo y la espalda relajados para asegurar que la flexión sea suave y se haga con la cintura, y no con el brazo o el cuello.

5. Vuelva a la posición inicial.

6. Repita el ejercicio, llevando el otro codo y el otro hombro hacia la rodilla opuesta, y haciendo girar el tórax en esa misma dirección.

Repeticiones: Repítalo cinco veces hacia la izquierda y cinco hacia la derecha. Pero incluso, cuando añada más repeticiones, asegúrese de que los movimientos siempre sean firmes y uniformes.

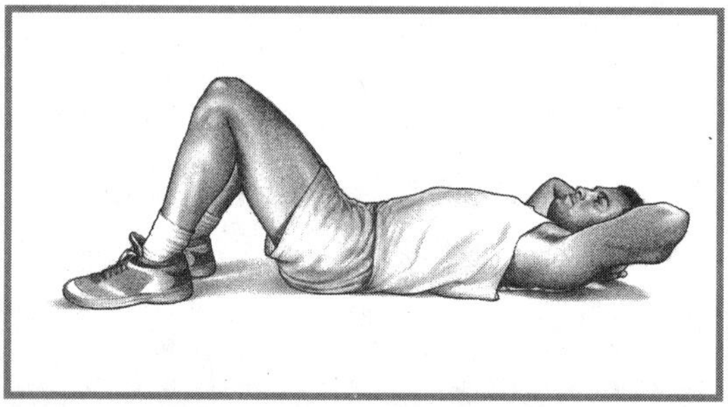

Para hacer el *roll-up* con giros, expulsando el aire, comience en la posición del ejercicio transpiramidal.

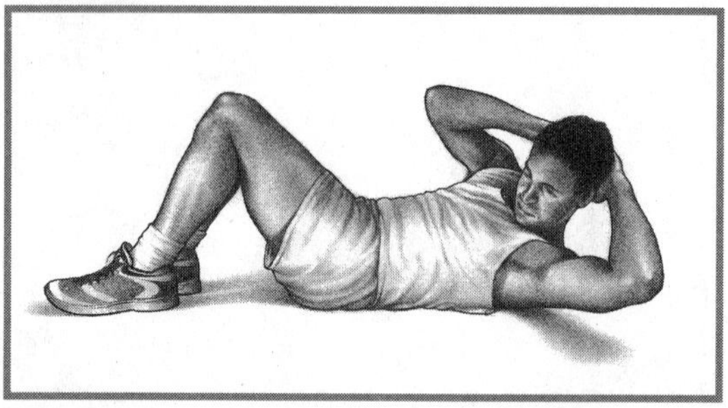

Levante un codo y llévelo hacia la rodilla opuesta —expulsando el aire y relajando los músculos de la espalda.

Rotaciones contrarias del tronco

He aquí otro ejercicio comprobado para favorecer el abdomen y una buena postura. En este movimiento intervienen los músculos oblicuos externos e internos, un grupo de músculos rotatorios de la sección media del cuerpo, los cuales ayudan a mantener su abdomen esbelto y tonificado.

Cuando haga ejercicios de rotaciones contrarias del tronco, también fortalecerá los músculos profundos de la columna vertebral (multífidos y rotadores), los músculos de la superficie posterior de la columna vertebral (erector spinae) y un importante músculo de la parte inferior de la espalda, el cuadrado lumbar.

La gran variedad de movimientos de este ejercicio proporciona flexibilidad y fortaleza a la cintura y la parte inferior de la espalda, una combinación ideal para ayudar a prevenir lesiones y dolores de espalda.

1. Acuéstese boca arriba con los brazos extendidos hacia los lados, según se indica en la ilustración. Los brazos deberán estar en posición perpendicular al torso. Mirando esta posición desde lo alto, su cuerpo tiene la forma una letra T.

2. Doble las rodillas formando un ángulo recto, y lleve los talones hacia los glúteos, manteniendo las rodillas unidas.

3. Manteniendo el mismo ángulo en las rodillas, baje las piernas lentamente hacia un lado hasta que la parte exterior de una de las piernas quede de plano sobre el piso.

4. Levante las piernas y llévelas a la posición inicial. Los brazos y hombros deberán permanecer en contacto con el piso durante todo el ejercicio, a fin de estirar y fortalecer los músculos oblicuos externos e internos.

5. Repita el movimiento, llevando las piernas hacia el otro lado.

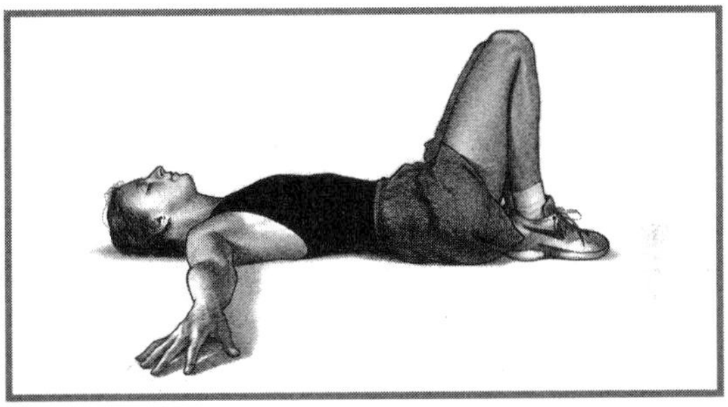

La primera vez que trate de hacer rotaciones contrarias del tronco, deberá colocar los talones lo más cerca posible de los glúteos.

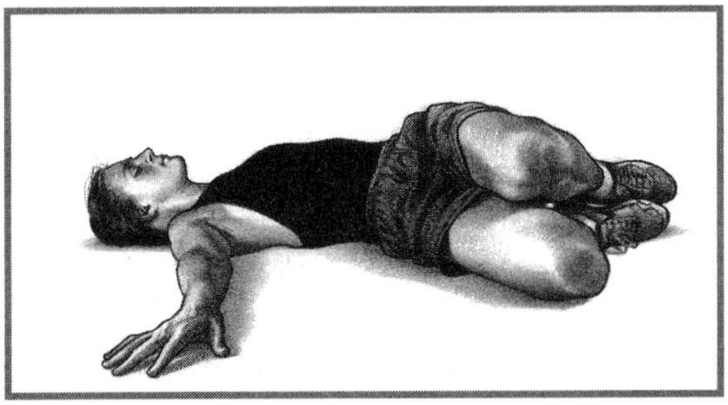

Para aprovechar este ejercicio al máximo, trate de mantener las rodillas en el mismo ángulo mientras que las lleva hasta el piso.

Variaciones: Si al llevar sus piernas a un lado sus hombros se le separan del piso, tal vez necesite que otra persona los sujete suavemente mientras hace el ejercicio. Si aun así, encuentra difícil este ejercicio, doble menos la rodilla. O tal vez podría empezar haciendo que otra persona le sujete las rodillas mientras que usted las baja suavemente. Con la ayuda de otra persona, pruebe a hacerlo de ambas partes, a fin de evaluar los niveles de fortaleza y flexibilidad que posee en estos momentos.

El doctor René Cailliet, presidente de la Junta Directiva del Departamento de Medicina de Rehabilitación de la Escuela de Medicina de la Universidad del Sur de California, ubicada en Los Ángeles, una autoridad en medicina de rehabilitación, sugiere otra ligera variación que también podría hacer más fácil este ejercicio. Mientras que baja lentamente las piernas hasta el piso, deje que las rodillas se eleven hacia los hombros.

Cuando esté en buena forma, podrá llevar los talones cada vez más hacia adentro, a fin de elevar más las rodillas. El ejercicio se vuelve más difícil mientras más se elevan las rodillas, llegando a formar un ángulo de 90 grados en relación con el piso.

Repeticiones: Comience haciendo pocas repeticiones, y luego, gradualmente, entrénese para hacer de seis a diez repeticiones en un plazo de seis semanas. Con el tiempo, doble más las rodillas al hacer el ejercicio.

Cómo tonificar los músculos de la parte inferior de la espalda

La postura y la fortaleza de la espalda pueden influir en el volumen del abdomen, así como en la posibilidad de disfrutar o no, en forma segura y divertida, de otros ejercicios sin riesgo de lesionarse o experimentar fatiga relacionada con la tensión. A continuación ofrecemos varios ejercicios sencillos que pueden ayudar a estirar y fortalecer su espalda. Cada uno de dichos ejercicios lo recomienda, al menos, un profesional de la medicina especializado en cuidados de la espalda. Si es posible, haga estos ejercicios los días en que haga también ejercicios para tonificar los músculos abdominales.

Unas palabras a modo de precaución: es mejor hacer ejercicios para tonificar la parte inferior de la espalda sólo después de efectuar un calentamiento, ya sea mediante una breve caminata o cualquier otro tipo de ejercicio aeróbico de baja intensidad del Quemador de Grasa Nº 4. Comience por sólo una o dos repeticiones de cada ejercicio. Si tiene antecedentes de problemas en la espalda o padece actualmente de dolores en esa región, consulte con su médico antes de hacer este o cualquier otro ejercicio.

Elevación de rodilla a pecho

Este fácil ejercicio ayuda a estirar los músculos y los tejidos conectores de la espalda y las caderas.

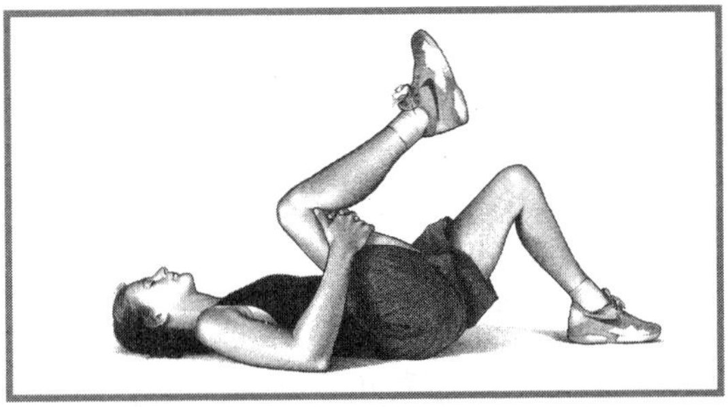

Cuando haga elevaciones de rodilla a pecho, deberá sentir un estiramiento a lo largo de la espalda y las caderas.

1. Acuéstese boca arriba con ambas rodillas dobladas y los pies de plano sobre el piso.

2. Levante una pierna y eleve la rodilla hasta que pueda tocarse el muslo con ambas manos por debajo de la rodilla.

3. Lleve suavemente la rodilla hacia el pecho, contando despacio hasta cinco. Relájese.

4. Afloje la pierna y regrese lentamente a la posición inicial.

5. Repita el ejercicio con la otra pierna.

Repeticiones: de seis a diez veces con cada pierna.

Extensión de la espalda

La ventaja de los ejercicios de extensión es que usted puede hacerlos en casi todas partes —en el hogar, en la oficina e incluso mientras espera a alguien. Sólo que no trate de hacerlos con demasiada rapidez, independientemente del lugar donde esté, ya

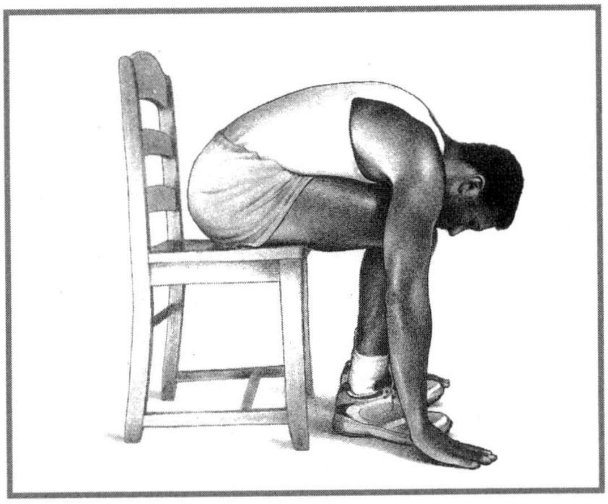

Si no puede alcanzar el piso con las palmas de la mano, estírese hasta donde pueda, pero no haga movimientos de rebote para alcanzar el piso.

que mediante estos ejercicios se estiran al máximo los músculos de la parte inferior de la espalda, y los movimientos precipitados pueden ocasionar un tirón o una distensión de dichos músculos.

1. Siéntese en una silla firme, con los pies sobre el piso y las rodillas separadas.

2. Inclínese hacia adelante lenta y suavemente hasta llegar a tocar el piso con las palmas de la mano.

3. Mantenga esa posición durante cinco segundos.

Repeticiones: de seis a diez veces.

Inclinación de la pelvis

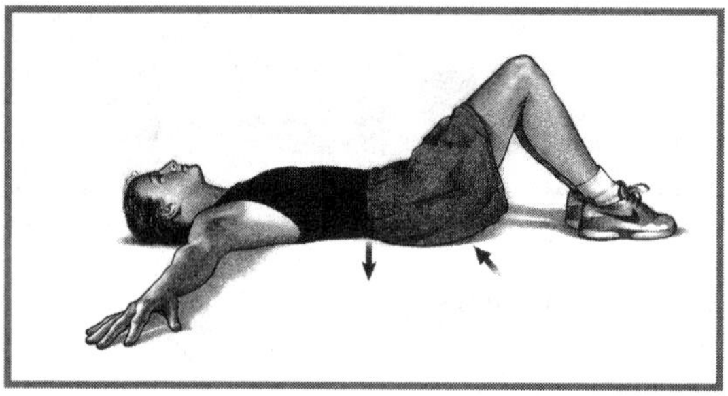

Al oprimir la región lumbar de la espalda contra el piso, usted hace que la pelvis cambie de posición, lo cual le ayuda a colocar la espalda en posición correcta.

Este sencillo y relajante ejercicio le ayuda a fortalecer algunas de las estructuras delanteras de la columna vertebral y estiran la espalda.

1. Acuéstese boca arriba con los brazos extendidos a los lados, las rodillas dobladas y los pies de plano sobre el piso según se indica en la ilustración.

2. Oprima suavemente la parte inferior de la espalda contra el piso.

3. Mantenga esa posición durante algunos segundos.

Repeticiones: de seis a diez veces.

Tonificación de los músculos del pecho, de los hombros y de la espalda

Los músculos de la parte superior de la espalda y del área de los hombros se relacionan tan estrechamente entre sí, que es conveniente ocuparse de todos ellos en una misma sesión. Tres ejercicios en específico —planchas (lagartijas) modificadas, elevaciones frontales, y vuelos— están dirigidos a ayudar a fortalecer y tonificar todos los grupos de músculos. Para obtener mejores resultados, cuando haga un ejercicio para esta área del cuerpo, hágalos todos.

Planchas modificadas

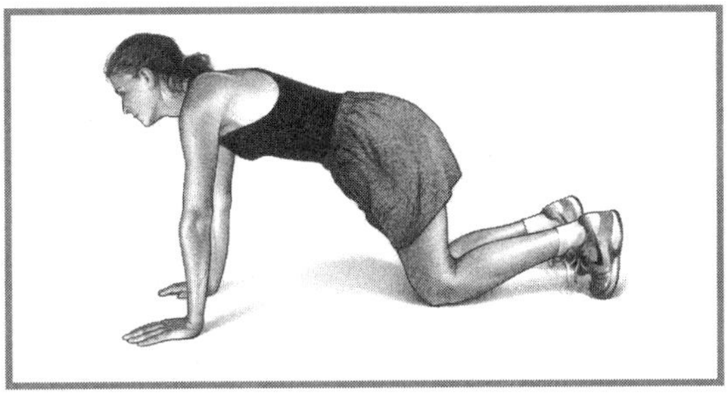

Al empezar a hacer las planchas modificadas, los brazos deberán estar completamente estirados, pero los rodillas deberán permanecer sobre el piso.

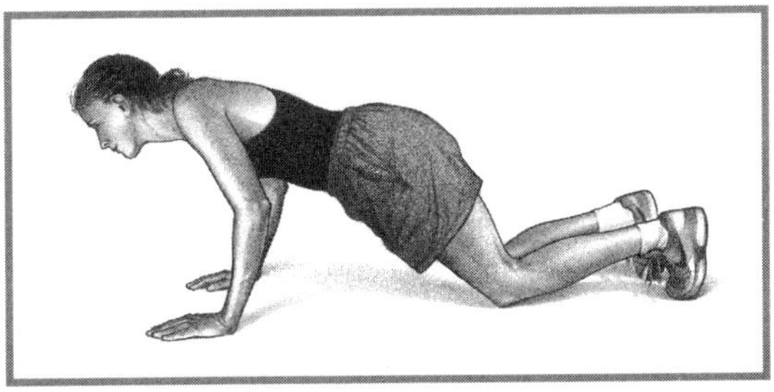

Baje lentamente la parte superior del cuerpo, sintiendo como se estiran los hombros y la parte superior de la espalda.

Esta revisión de un ejercicio clásico fortalece los músculos de todas las áreas siguientes: brazos, pecho, hombros y espalda. Incluso si al principio usted no puede levantar las rodillas del piso, podrá practicar gradualmente hasta que pueda hacer planchas regulares.

1. Acuéstese boca abajo en el piso con las rodillas unidas.

2. Coloque las palmas de las manos de plano sobre el piso a ambos lados del pecho, cerca de la parte delantera de cada hombro.

3. Aguante con los brazos el peso de la parte superior de su cuerpo, y mantenga las rodillas en contacto con el piso, a medida que eleva el cuerpo lentamente. Durante este movimiento, mantenga la espalda lo más recta posible.

4. Regrese despacio a la posición inicial.

Variaciones: Para que el efecto de fortalecimiento de la parte superior de los brazos y de la espalda sea mayor, coloque las manos directamente debajo de los hombros al hacer las planchas. Si desea aumentar el efecto de fortalecimiento del pecho, coloque las manos ligeramente hacia afuera, para que ocupen una posición más amplia que los hombros.

Repeticiones: de 6 a 25 veces.

Elevaciones frontales

Para hacer estos ejercicios, usted necesitará sostener un pequeño peso (mancuerna) en las manos. Las pesas regulables vienen con pequeños discos que permiten aumentar dos, cinco y diez libras. Pero si usted no tiene pesas, podrá empezar levantando un libro. Otra alternativa es echar agua en un envase plástico de leche o jugo que tenga un asa resistente. Llene el envase hasta el peso correcto y tápelo bien.

1. Siéntese en posición recta sobre una silla, con un brazo al lado y la pesa en la mano.

2. Manteniendo el hombro recto, levante el brazo lentamente hacia adelante y hacia arriba.

3. Haga una pausa cuando el brazo esté completamente extendido casi encima de la cabeza, pero no en una posición completamente perpendicular sobre la misma.

4. Regrese lentamente a la posición inicial.

5. Después de terminar las repeticiones de un lado del cuerpo, hágalas el mismo número de veces sosteniendo la pesa con la otra mano.

Repeticiones: de seis a diez veces. Si no puede hacer seis repeticiones correctamente, ya que se cansa demasiado cuando levanta la pesa, el motivo es que la misma es muy pesada y, por lo tanto, deberá reducir el peso. No obstante, si puede realizar diez repeticiones o más con facilidad, deberá aumentar el peso gradualmente.

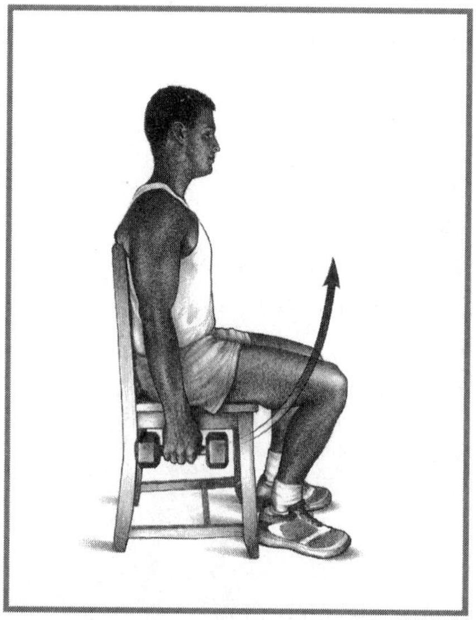

Al comenzar las elevaciones frontales del pecho y los hombros, el brazo lo deberá tener relajado y este deberá estar colgando al lado.

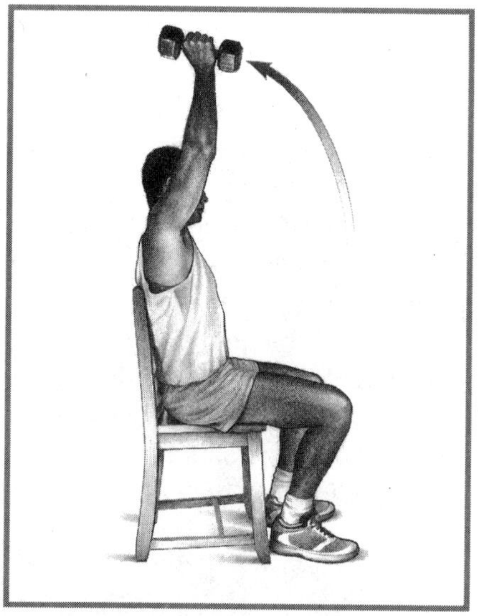

Mantenga el brazo completamente extendido mientras levanta la pesa lentamente, utilizando los músculos del hombro y de la parte superior del brazo.

Vuelos

He aquí otro ejercicio con pesas (mancuernas) que le permitirá ejercitar en forma excelente la parte delantera del pecho y los hombros. Si no tiene pesas regulables, podrá utilizar un par de libros del mismo peso o envases de leche o jugo parcialmente llenos.

1. Acuéstese boca arriba sobre el piso con las rodillas dobladas y los pies en una posición cómoda. Deberá oprimir la parte inferior de la espalda firmemente contra el piso. Sostenga una pesa en cada mano, según se indica en la ilustración, con los codos formando un ángulo de 90 grados.

2. Extienda los brazos hacia afuera al nivel de los hombros, y sostenga las pesas en las manos, con las palmas hacia arriba.

3. Con los codos ligeramente doblados, levante los brazos muy despacio y muévalos, en forma de arco, para que se encuentren el uno con el otro, hasta que las pesas apenas se toquen encima de la parte central del pecho.

4. Separe lentamente las pesas y haga el movimiento en dirección contraria para regresar a la posición inicial.

Repeticiones: de seis a diez veces.

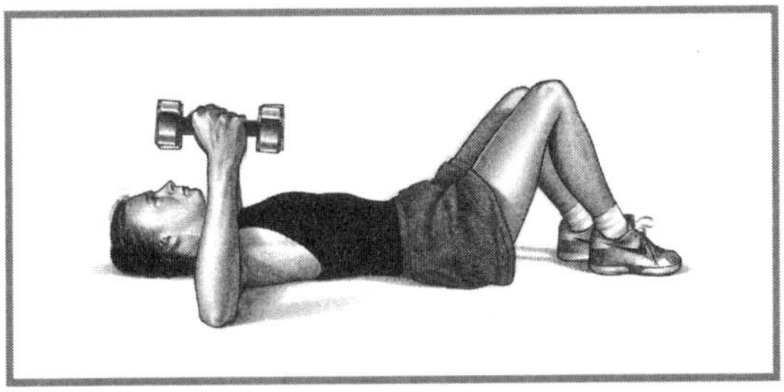

Al comenzar a hacer los vuelos, los antebrazos deberán estar rectos, tanto hacia arriba como hacia abajo, en posición perpendicular al piso.

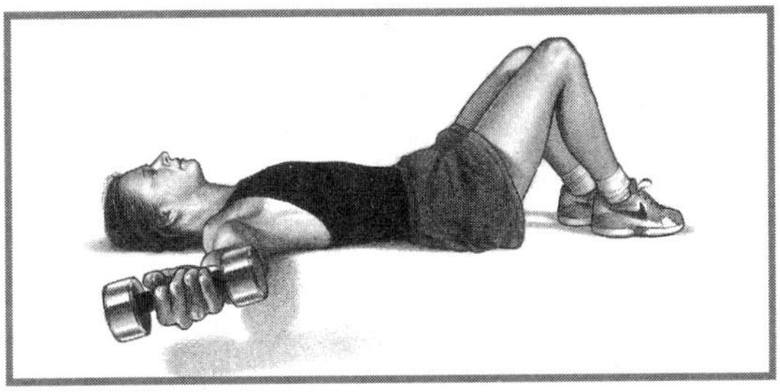

Baje las pesas lentamente hasta el piso, manteniendo tensos el pecho y los hombros.

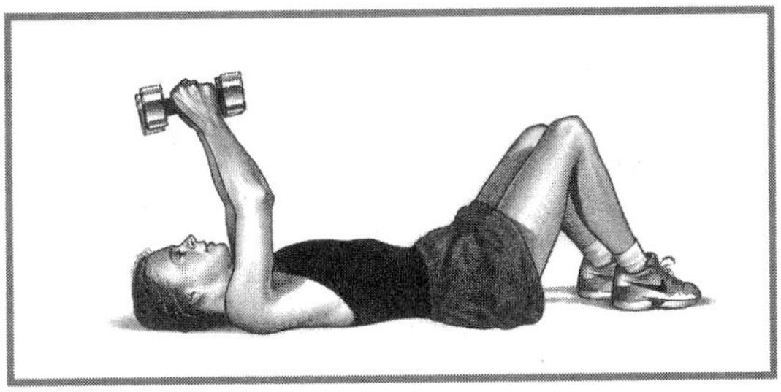

Levante los brazos lentamente a medida que alce las pesas, manteniendo tensos los músculos de los hombros y del pecho.

Tonificación de la parte superior del brazo

Los dos ejercicios de tonificación incluidos aquí le

ayudarán a ejercitar la parte delantera y trasera de la parte superior del brazo. Para hacerlos necesitará dos pesas u objetos que pesen. Sin embargo, las flexiones de brazo puede hacerlas utilizando cables de resistencia elásticos que se adquieren en cualquier tienda de artículos deportivos. Al igual que otros ejercicios que requieren pesas, usted necesitará probar para encontrar el peso ideal para comenzar, pudiendo aumentarlo cuando tenga más habilidad.

Flexión del brazo

Este ejercicio sencillo y popular fortalece el músculo bíceps, el cual está situado en la parte delantera de la parte superior del brazo, y ayuda a fortalecer los antebrazos.

1. Siéntese sobre una silla que no tenga brazos o sobre un banco.

2. Con una pesa en cada mano, levante el antebrazo en forma recta hasta el hombro, manteniendo el codo doblado. Al terminar el movimiento, la palma de la mano deberá estar exactamente frente al hombro, según se indica en la ilustración de la página 197.

3. Regrese despacio a la posición inicial.

4. Después de finalizar las repeticiones de un lado, cambie la pesa para la otra mano y haga igual número de repeticiones.

Variaciones: En este ejercicio podrá levantar ambos brazos a la vez o alternar el izquierdo y el derecho. Podrá variar el ejercicio haciéndolo con las palmas de la mano hacia abajo.

También hay una variación isométrica, la cual consiste en empujar un objeto inmóvil en vez de levantar pesos. La variación de este ejercicio es fácil de hacerla cuando usted está sentado ante la mesa de trabajo, y el doctor Stamford la recomienda. Mientras está sentado en posición normal, sólo tiene que empujar la parte de abajo o tapa de la mesa, ejerciendo presión durante seis segundos. Según el doctor Stamford, repetir de cinco a diez veces la flexión isométrica del brazo ayudará a tonificar el músculo.

Repeticiones: de 6 a 25 veces.

Extensión del tríceps

Este ejercicio básico le ayudará a tonificar los músculos tríceps situados en la parte trasera de la parte superior del brazo. Necesitará una silla o un banco para apoyar la mano cuando se

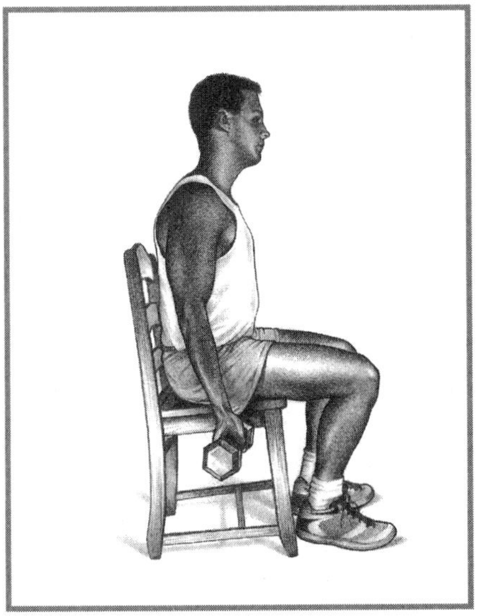

Al comenzar a hacer una flexión de brazo, este deberá colgar en forma relajada.

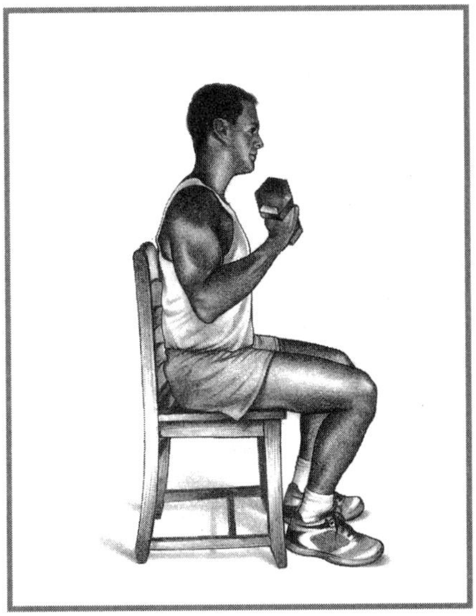

Deberá sentir tensión en el bíceps a medida que levante la pesa hasta el hombro.

incline hacia adelante.

1. Párese a la izquierda del mueble que le sirve de apoyo, colocando el pie derecho ligeramente hacia adelante y el izquierdo hacia atrás. Agarre una pesa con la mano izquierda y haga una flexión hacia adelante, a nivel de las caderas, colocando la mano derecha sobre el mueble. Su torso deberá estar en posición paralela al piso, y la espalda lo más recta posible, según se indica en la ilustración.

2. Levante el brazo izquierdo —con el cual sostiene la pesa— hasta que la parte superior del mismo esté alineada con el torso, mientras que mantiene el codo doblado y el antebrazo colgando. El brazo deberá formar un ángulo en el codo de casi 90 grados, y usted deberá presionarlo ligeramente contra el torso cuando se encuentre en la posición correcta para levantar la pesa.

3. Enderece el brazo lentamente, levantando la pesa hacia atrás hasta que esté ligeramente por encima del nivel de los glúteos.

4. Regrese lentamente a la posición inicial.

5. Vuélvase, tome la pesa con la mano derecha, coloque la mano izquierda sobre el mueble de apoyo, y repita el ejercicio con el brazo derecho.

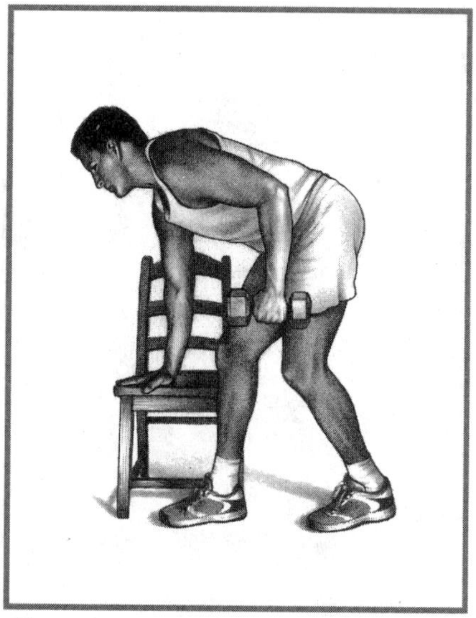

Al comenzar la extensión, la parte superior del brazo deberá estar junto al torso, y la parte inferior colgando en posición recta.

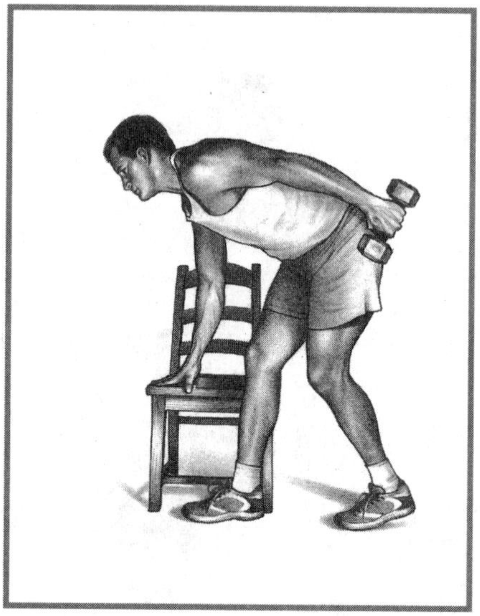

Cuando enderece el brazo y lo levante en posición horizontal, sentirá que el músculo tríceps se estira.

Repeticiones: Alterne la parte izquierda con la derecha, haciendo de seis a diez repeticiones con cada brazo.

Tonificación muscular de muslos y glúteos

Usted puede seleccionar dos o tres de los ejercicios que aparecen a continuación, en dependencia del tiempo disponible. Sólo que deberá asegurarse de que hará correctamente, sin apuros, cualquiera de los ejercicios que escoja. Mientras los haga, sentirá que esa área se pone tensa. Podrá seleccionar el ejercicio que mejor pueda llenar sus necesidades en cuanto a tonificación muscular.

Sentadillas modificadas

Este es un magnífico ejercicio para fortalecer las piernas, el cual puede hacerse en cualquier lugar. Aunque los muslos y los glúteos son las áreas que más se benefician, también se ejercitan otros músculos de las piernas. Para obtener óptimos resultados, necesitará sujetarse firmemente del espaldar de un silla, mesa o mostrador, según se indica en la ilustración.

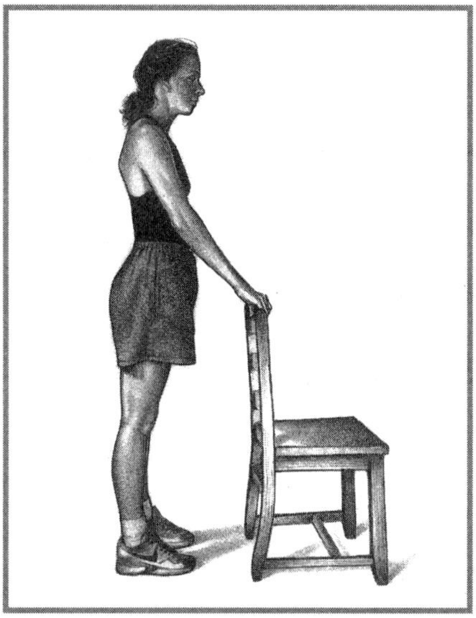

Asegúrese de estar de pie, en posición recta —sin recostarse a la silla— cuando empiece a hacer las sentadillas modificadas.

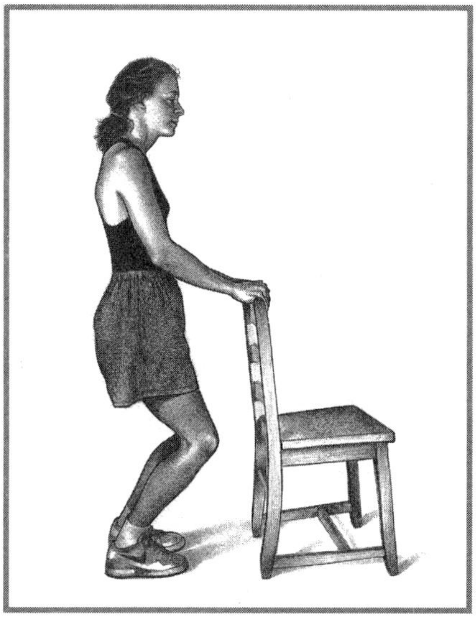

Cuando doble las rodillas, mantenga el cuerpo alineado con los talones, y trate de que la espalda esté lo más vertical posible.

1. Póngase de pie, con los pies de plano sobre el piso y los hombros separados.

2. Sujétese del mueble de apoyo, doble lentamente las rodillas y agáchese hasta que los muslos estén casi paralelos con el piso. Deberá experimentar la sensación de estar sentado sobre una silla.

3. Regrese a la posición inicial.

4. Termine el movimiento levantando los talones del piso, para que el equilibrio descanse sobre la parte delantera de los pies.

Repeticiones: de 6 a 25 veces.

Extensión de pierna

Para hacer este ejercicio necesitará un juego de pesas de tobillo (*ankle weights*), las cuales pueden adquirirse en la mayoría de las tiendas de artículos deportivos. Para su comodidad, seleccione un par de pesas con forro de almohadillas y que sean fáciles de ajustar para que vengan de acuerdo con el diámetro de la parte inferior de sus piernas, justamente encima de los tobillos. Las pesas regulables cuentan con pequeños sacos rectangulares de arena que se deslizan dentro de los compar-

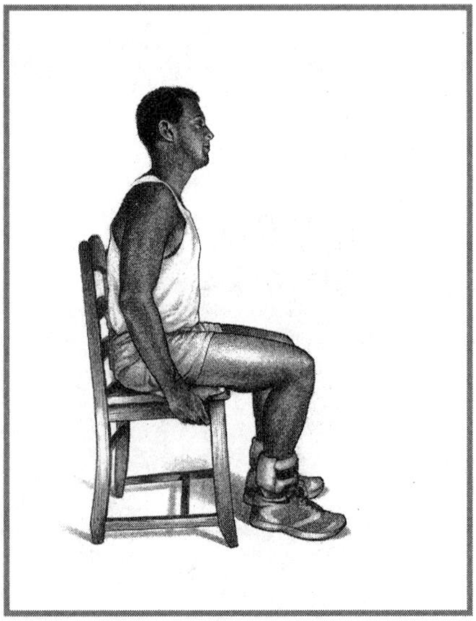

Las extensiones de pierna pueden hacerse sentado en una silla o un banco.

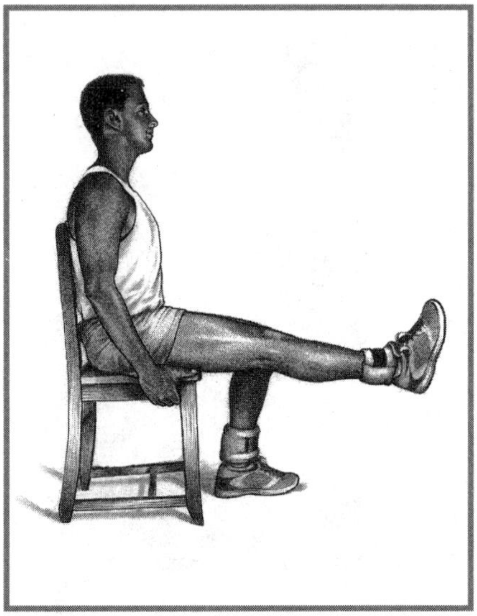

Sentirá tensión a lo largo de la parte superior del muslo a medida que coloca la pierna en posición horizontal.

timientos y aumentan media o una libra de peso. Si sus piernas son fuertes, tal vez usted necesite dos pesas de tobillo para cada una.

1. Colóquese las pesas y siéntese sobre una silla o un banco con la espalda recta y los pies firmes sobre el piso. Sujete con las manos las partes laterales de la silla.

2. Alce una pierna ligeramente para separar el pie del piso. Levante y extienda la parte inferior de la pierna, y enderécela hasta que toda la pierna quede paralela con el piso. Cuente de cuatro a cinco segundos.

3. Mantenga tensos los músculos de la pierna a medida que la lleve de nuevo a la posición inicial.

4. Haga una serie de repeticiones con una pierna y, después, un número igual con la otra.

Repeticiones: de 6 a 25 veces.

Elevación lateral de pierna

Cuando haga estos ejercicios de elevación de pierna necesitará valerse de cierto apoyo. Podrá utilizar el marco de una puerta o colocar la mano sobre una mesa para apoyarse. A medida que las piernas se vayan fortaleciendo, podrá utilizar

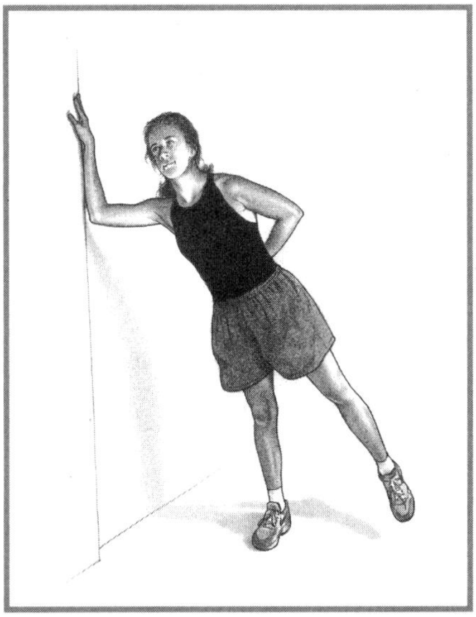

Cuando usted se encuentre en posición para hacer elevaciones laterales, la pierna quedará recta y elevada sobre el piso.

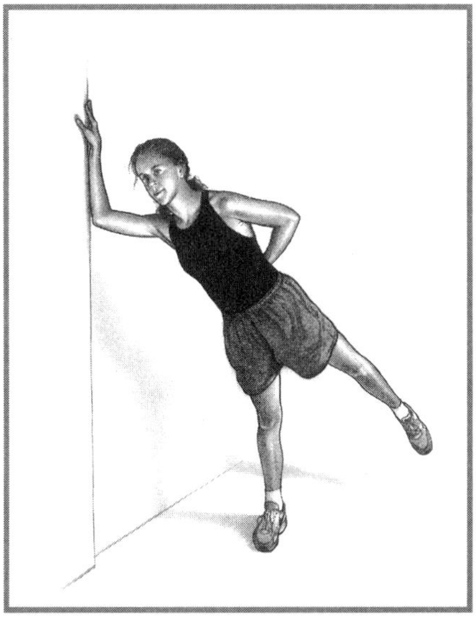

Apóyese mientras lleva la pierna más hacia arriba y al lado, y ponga tenso el muslo.

pesas regulables en los tobillos, y aumentar gradualmente el número de libras a medida que los muslos se vuelvan más fuertes.

1. Apoyándose con una mano, levante la pierna del lado opuesto en dirección lateral hasta que sienta que los músculos exteriores del muslo están tensos.

2. Mantenga esta posición durante varios segundos.

3. Baje la pierna unas 12 pulgadas, pero sin tocar el piso.

4. Levante la pierna de nuevo.

5. Después de concluir una serie de repeticiones con una pierna, cambie de posición y repita el ejercicio un numero igual de veces con la otra pierna.

Repeticiones: de 6 a 25 veces.

Elevación de cadera

En este sencillo y eficaz ejercicio se utilizan el peso corporal y contracciones voluntarias, a fin de ayudar a tonificar el área de los glúteos. No se requieren pesas.

1. Acuéstese boca arriba, extienda los brazos al nivel de los hombros, y coloque las palmas de la mano de plano sobre el piso. Doble las rodillas y coloque los dos pies sobre el piso. Las

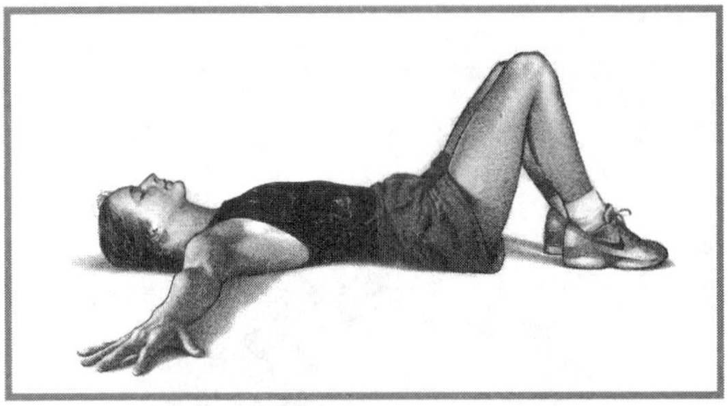

Al comenzar la elevación de cadera, su torso deberá estar relajado y pegado al piso.

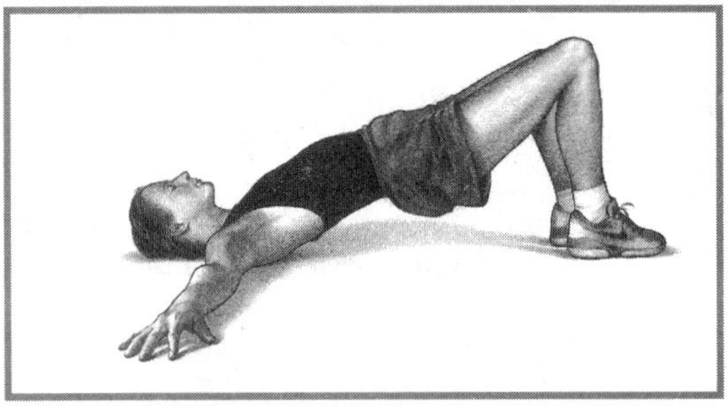

Apriete sus glúteos para que pueda levantar sus caderas completamente del piso.

rodillas y los pies deberán estar ligeramente separados.

2. Levante despacio las caderas y la parte superior de la espalda mientras la cabeza, los hombros, las manos, los brazos y los pies permanecen pegados al piso.

3. Arquee ligeramente la parte superior de la espalda, y ponga tensos los glúteos. Mantenga esa posición durante varios segundos.

4. Regrese lentamente a la posición inicial.

Repeticiones: de seis a diez veces.

Tonificación de la pierna

Usted podrá tonificar fácilmente los músculos de la parte inferior de las piernas mediante un sencillo ejercicio —pantorrillas. Estos ejercicios se llaman "pantorrillas" porque ejercitan principalmente los músculos de la pantorrilla. Se pueden hacer sin necesidad de pesos, pero pronto necesitará un pedazo de madera como, por ejemplo, una tabla de dos pies por seis pies (o de dos por ocho) para apoyar la parte más ancha de la planta de los pies, además de un par de sillas de espaldar recto para utilizarlas como apoyo.

Pantorrillas

Para colocarse en posición para hacer este ejercicio, sitúe las sillas de modo tal que usted pueda agarrar cómodamente los espaldares de las mismas mientras mantiene los brazos extendidos. Párese entre las dos sillas, y sujete los espaldares. Súbase en la tabla para que sus tobillos y la parte ancha de la planta de los pies queden situadas según se indica en la ilustración, con los dedos de los pies apuntando directamente hacia adelante. Los talones deberán estar paralelos a la parte superior de la

Programa semanal para ponerse fuerte

Mientras que usted repasa los ejercicios de tonificación muscular que aparecen en este capítulo, es posible que se pregunte cómo podrá hacerlos todos. Es probable que para cada persona el programa sea diferente, pero he aquí un modelo que usted podrá seguir, a fin de elevar al máximo los beneficios de los ejercicios de tonificación muscular.

Todos los días

Serie de ejercicios abdominales

- Ejercicio transpiramidal de respiración: 10 repeticiones

Lunes, miércoles, viernes

Serie para fortalecer la espalda

- Planchas modificadas: de 6 a 25 repeticiones
- Elevaciones frontales: de 6 a 10 repeticiones
- Vuelos: de 6 a 10 repeticiones

Serie para fortalecer la parte superior del brazo

- Flexión del brazo: de 6 a 25 repeticiones
- Extensión del tríceps: de 6 a 10 repeticiones

Martes, jueves, sábado

Serie completa para tonificar el abdomen

- *Roll-ups* abdominales: 25 repeticiones
- *Roll-ups* con espiración: de 5 a 6 repeticiones
- *Roll-ups* con giros: 5 repeticiones de cada lado
- Rotaciones contrarias del tronco: de 6 a 10 repeticiones

Serie para tonificar la parte inferior de la espalda

- Elevación de rodilla a pecho: de 6 a 10 repeticiones
- Extensión de la espalda: de 6 a 10 repeticiones
- Inclinación de la pelvis: de 6 a 10 repeticiones

Serie para fortalecer los muslos y glúteos

- Sentadillas modificadas: de 6 a 25 repeticiones
- Extensión de pierna: de 6 a 25 repeticiones con cada pierna
- Elevación lateral de pierna: de 6 a 25 repeticiones
- Elevación de cadera: de 6 a 10 repeticiones

Ejercicios para tonificar los músculos de la parte inferior de la pierna

- Pantorrillas: de 10 a 50 repeticiones

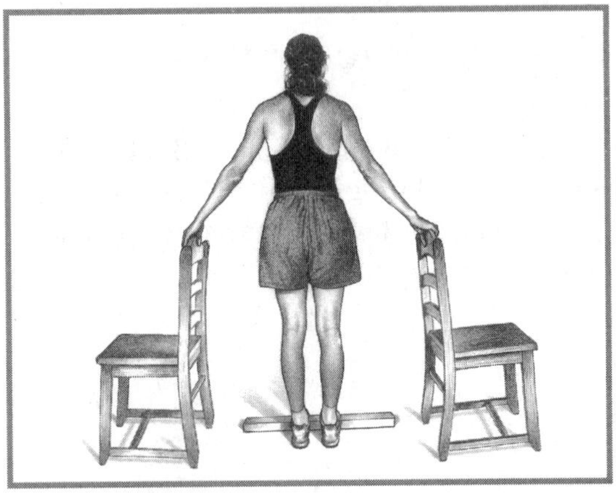

Para iniciar las pantorrillas, coloque los talones por debajo del nivel de los dedos de los pies. La espalda deberá estar erecta, las rodillas ligeramente dobladas y los dedos de los pies apuntando en línea recta.

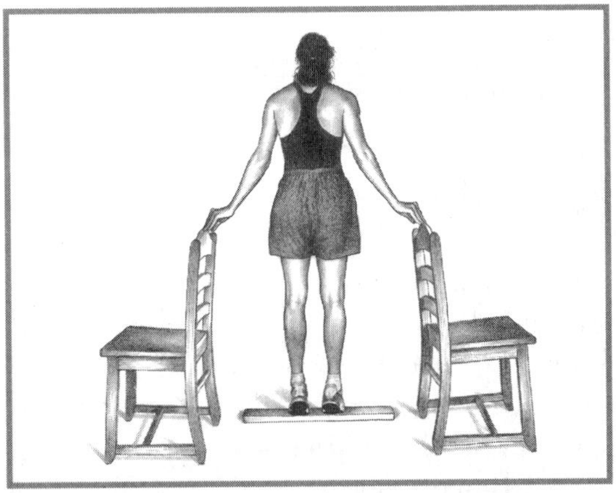

Mientras que se alza apoyándose en la parte ancha de la planta de los pies, sentirá tensión en los músculos de las pantorrillas.

tabla, para que todo el pie se encuentre suspendido encima del piso. Mantenga la espalda completamente erecta, pero doble un poco las rodillas.

1. Baje los talones por debajo del nivel de los dedos de los pies, hasta donde le resulte cómodo. Los talones no tendrán que tocar el piso, pero deberá experimentar la sensación de que se estira toda la parte trasera de los músculos de la pantorrilla.

2. Levántese lentamente lo más que pueda apoyándose sobre la parte ancha de las plantas de los pies, hasta que los talones estén bien elevados por encima del nivel de la tabla.

3. Vuelva poco a poco a la posición inicial, bajando los talones lo más cerca posible del piso.

Variaciones: Para realizar una versión más avanzada de este ejercicio, trate de hacer las pantorrillas utilizando una sola pierna, en vez de las dos.

Para proporcionar una tonificación adicional a los músculos de la parte inferior de la pierna, puede proceder como se indicó antes, pero manteniendo las rodillas rectas, en vez de doblarlas ligeramente. Esto hará que se estire un grupo diferente de músculos.

Repita el ejercicio hasta que sienta demasiado cansancio en el área de la pantorrilla para poder continuar.

También podrá modificar el ejercicio flexionando las rodillas hacia abajo durante el movimiento, cuando coloque los talones debajo del nivel de la tabla. Luego, durante el movimiento hacia arriba, enderece las piernas.

Repeticiones: de 10 a 50 veces.

Tonifique durante sus tareas hogareñas

Incluso en los días en que no disponga del tiempo necesario para dedicarlo a tonificar los músculos, usted podrá sentirse mejor si equilibra sus tareas en casa. Podrá, en forma segura y gradual, adquirir más fuerza mientras realiza movimientos tales como empujar, halar, girar, levantar y flexionar durante sus actividades cotidianas. Al hacer sus quehaceres, trate de equilibrar sus movimientos. Por ejemplo, si lleva en sus manos un portafolio o una bolsa de víveres, cambie el peso de un lado para otro. O si carga a un niño pequeño, alterne el peso con ambos brazos. Si trabaja de pie ante un mostrador, cambie el peso de una pierna para otra.

Otras actividades que pueden ayudarle a tonificar los músculos son, por ejemplo, cortar el césped, cavar en el jardín o palear nieve.

En resumen, la formación y mantenimiento de tono muscular es parte integral de un programa para disfrutar de buena salud. Los beneficios van más allá de tener un físico atractivo. Cuando sus músculos son fuertes y saludables, su cuerpo es más vigoroso, y tiene mejor equilibrio y coordinación. Las investigaciones indican que usted ayudará a reducir, e incluso hacer retroceder, el proceso de envejecimiento si mantiene sus músculos tonificados.

Si usted es una de las miles de personas que ya están ingiriendo una dieta saludable con poca grasa y haciendo ejercicios aeróbicos todos los días, pero aún presentan dificultades para bajar de peso, el hecho de hacerse más fuerte significa un favorable aumento de su metabolismo, a fin de quemar más grasa las 24 horas del día, ¡incluso mientras duerme!

Capítulo once

Quemador de Grasa Nº 8

Recupere sus energías al fin del día

Ya está bien avanzada la tarde. Sus niveles de energía física y mental se han mantenido relativamente estables, gracias, en parte, a una pequeña caminata que realizó y a que sus músculos están bien tonificados. Desde el almuerzo, usted ha comido a lo menos una merienda "antigrasa".

Pero a medida que la tarde declina, usted encuentra que sus energías están comenzando a decaer, y tal vez empiece a pensar en recuperarlas con otra merienda —una que no forma parte del programa Vivir Bien con Poca Grasa. Puede ser una bebida dulce carbonatada o una taza de café que le proporcione una "sacudida" de cafeína, pero antes de beberlo, espere un momento.

En realidad, existe un nombre para ese período de tensión y cansancio que se produce entre la mitad y el final de la tarde.

Los cronobiólogos lo llaman el punto de ruptura. Existen muchas formas que requieren muy poco esfuerzo para combatirlo y vencerlo —sin recurrir a las comidas y bebidas que prenden los Productores de Grasa.

Evitando las bajas de energía

Lo curioso de esta clásica baja vespertina es que puede presentarse por sorpresa, independientemente de lo que usted esté haciendo. Si se encuentra en la oficina, al acercarse el final de la jornada, es posible que experimente la baja cuando está a punto de marcharse a su casa. Si ha estado haciendo compras o llevando a los niños en el auto toda la tarde, es posible que su energía se desvanezca justamente en el momento de estacionar el auto por última vez en el día, al tener que enfrentarse a la cocina o atender una llamada telefónica. O si ha estado trabajando todo el día en la casa, tal vez sienta esa baja al final de la tarde.

Mientras que enciende la máquina contestadora de llamadas, apaga la computadora o guarda las herramientas de su oficio o los artículos de limpieza del hogar, tal vez usted se pregunte —con una sensación de agotamiento— cómo sobrevivirá las próximas horas.

Los antiguos patrones del metabolismo que forman parte del cuerpo sufren una baja en forma de curva descendente en algún momento entre las tres y treinta y las cinco y treinta de la tarde. Esa disminución habitual de la agudeza mental y de la capacidad para quemar grasa da inicio a un período de mucha tensión, durante el cual se forma y almacena grasa, el cual puede durar toda la noche.

Así que he aquí el reto: proporcionarle un impulso a su energía y su metabolismo que los ayude a reducir, e incluso contrarrestar, esa baja. Lo que usted necesita es recuperar energías.

Recuperando sus energías

Parte del reto consiste en pasar de la etapa del trabajo a la etapa del hogar. Para la mayoría de las personas, el ritmo del trabajo es muy diferente al del hogar. Además, es posible que su jornada laboral sea mucho más intensa que sus actividades nocturnas.

A muchos de nosotros nos cuesta trabajo hacer esa transición. Al llegar a casa cansados y distraídos, es posible que nos pasemos la mayor parte de la noche casi como autómatas. Atendemos a los demás miembros de la familia de forma mecánica, a la vez que sentimos un magnetismo que nos atrae a comer gran cantidad de alimentos altos en grasa. Muchos de nosotros dejamos de hacer ejercicios precisamente en el momento del día en que el cuerpo tiene más necesidad de recibir un impulso vigorizante para quemar la grasa e impedir que sigamos aumentando de peso.

Afortunadamente, la noche no tiene que ser para usted un período cuyo único objetivo sea el de comer mucho y caer en un letargo al finalizar el día. Haciendo algunos pequeños ajustes en su trabajo habitual antes de regresar a su hogar, seguidos de unas sencillas tácticas que deberá poner en práctica al llegar a casa, usted podrá evitar completamente que se produzca esa baja y hacer una fácil transición que le permitará encender el Quemador de Grasa Nº 8.

He aquí algunas de las formas más sencillas y prácticas que he descubierto para que podamos colocar las cosas de otro modo y recuperarnos al concluir el día.

Técnicas para recuperarse en el trabajo

Si usted trabaja en una oficina, es conveniente que haga un ajuste en los últimos instantes de permanencia en el trabajo para que pueda reducir la presión antes de irse. Necesita un breve período de "descompresión"; por lo tanto, dedique el final de su jornada laboral a realizar tareas menos agotadoras. He aquí algunas ideas.

Llame sólo a los "positivos". Aunque tal vez tenga que contestar algunos mensajes telefónicos, sea selectivo. Revise todos sus mensajes y busque el de alguien que, por lo general, sea alentador, positivo y optimista. Así usted tendrá la posibilidad de finalizar el día riéndose y disfrutando de una dosis de camaradería, es decir, dando y recibiendo una "palmada en el hombro".

Limpie su área de trabajo. Antes de irse, échele una ojeada a su mesa de trabajo. ¿Es la misma que usted quiere encontrar limpia y resplandeciente mañana por la mañana? Dedique un minuto a lavar su taza de café. Bote las cáscaras de plátanos (guineos). Sacuda las migajas de galletas de centeno que hay sobre la mesa. Mientras organiza los mensajes y papeles, haga su lista de prioridades del día siguiente, para que todo esté en orden y no se pase toda la noche girando en torno a las cosas pendientes.

Muévase, camine, haga algo. ¿Por qué tantas personas finalizan la jornada laboral sintiéndose deprimidas, se levantan con dificultad, lanzan un suspiro y se marchan a su hogar? No hay ninguna ley que estipule que usted tiene que finalizar el día de ese modo. En vez de hacer eso, estire sus músculos por unos momentos para que de ese modo pueda "estirar" su mente. Cuando usted realiza movimientos físicos suaves se aumenta el flujo sanguíneo a través del cuerpo y le ayuda a desconectarse hasta del trabajo más espinoso.

Haga una pausa para preguntarse en qué parte del cuerpo está sintiendo opresión o tensión. Afloje esas áreas y haga los siguientes ejercicios en forma lenta y suave, con movimientos relajados.

Rotaciones del cuello. Sentado en una posición relajada, lleve su mentón, lenta y suavemente, hasta el pecho. Luego, haga rotar su cabeza gradualmente hacia la derecha, hacia atrás y hacia la izquierda, regresando a la posición inicial con un solo movimiento continuo, suave y sin esfuerzos.

Levante los hombros. Alce los dos hombros al mismo tiempo lo más alto posible; luego, relájelos completamente. Aspire en forma automática cuando alce los hombros y, al relajarlos, expulse el aire, a fin de experimentar una agradable sensación de bienestar.

Gire el torso. Póngase de pie, levante los codos como si estuviera recostándolos a una pared que tuviera la altura del pecho; luego, gire la parte superior del cuerpo hacia un lado. Después, haga un giro en dirección contraria, dando vueltas en forma suave y continua. No se detenga ni se agote.

Gire las muñecas. Levante los antebrazos y manténgalos firmes mientras que hace girar las manos una y otra vez a la altura de las muñecas, como si estuviera tocando el interior de unas esferas vacías con los dedos.

Sentadillas. Con las manos en las caderas o sujetando el borde de la mesa para buscar equilibrio, agáchese despacio y póngase en cuclillas; luego, levántese. Trate de mantener la espalda derecha mientras que se agacha y se levanta —no se apresure ni se esfuerce.

Comience de nuevo. Antes de irse, deje que su mente guíe sus pasos. Cuando se dirija hacia la puerta o salga de su área de trabajo, respire profunda y suavemente, y expela el aire despacio, imaginándose que se encuentra en casa. Visualice las imágenes, escuche los sonidos y sienta los abrazos y las sonrisas que evocan los más afectuosos pensamientos y sentimientos que caracterizan su vida hogareña. Mientras que experimenta el cariño y la tranquilidad que le proporcionan su familia, comience a relajarse, y piense en el amor, las alegría, y los placeres de la buena mesa y del sexo. Deje atrás las preocupaciones del trabajo. Esa liberación mental puede ser tan poderosa, que en cuestión de instantes le ayudará a olvidar los acontecimientos del día y aproximará su mente y su estado de ánimo al ritmo más pausado de la vida hogareña. El viaje le parecerá menos apresurado y su llegada al hogar menos precipitada.

Haga una lista. Aunque vaya directamente a casa, o tenga que recoger a los niños y hacer algunas compras, utilice el período de transición para relajarse y hacer más lento su ritmo. Todos dejamos atrás mil cosas sin hacer cuando finaliza la jornada laboral. Confíe en que a la mañana siguiente tendrá energía para concluirlo todo. Antes de marcharse, elabore la lista de cosas pendientes para que no tenga que preocuparse de que ha olvidado algo. En ese instante piense en que se dirige a casa, y dele una carga de energía positiva a la mente y al corazón.

Oiga, mire, vea. En algún momento, entre la salida del trabajo y la llegada a casa, dedique algunos instantes a contemplar algo hermoso: una flor, una planta, un árbol o formaciones de nubes en el cielo. Esa pausa puede ser un antídoto excelente para el cansancio mental, y favorece un estado de ánimo más positivo, según indica un estudio dirigido por Rachel Kaplan, Ph.D., que se realizó en la Universidad de Michigan en Ann Arbor. Entre los beneficios descritos por la doctora Kaplan se encuentran un aumento de la energía y un mejor estado de salud.

Y no deje de dar este paso sólo por el hecho de trabajar en su propio hogar. Todos podemos utilizar el período de transición, y si su oficina se encuentra en su casa, necesitará cambiar su disposición mental al finalizar el día, incluso si no tiene que trasladarse a casa desde un centro de trabajo situado en otro lugar. Haga una pausa completa. Vaya afuera o camine una

Activador
HABILIDAD NO VOLUNAD

Ah, por fin ha llegado la primavera, lo cual, para millones de personas, significa que cuando salen del trabajo aún es de día.

Pero, ¿qué sucede si tiene que trabajar hasta tarde y cuando termina ya es de noche? ¿O si usted se halla inmerso en un crudo invierno?

No obstante, puede obtener más luz al finalizar el día aunque el sol no sea el que se la proporcione en un 100 por ciento.

Y resulta indudable que usted necesita más luz, según indican los hallazgos de los investigadores de la Escuela de Medicina de Harvard. Sus estudios demuestran que una de las maneras más rápidas de estimular la agudeza mental y vigorizar el cuerpo es mediante el aumento de luz.

Mañana, cuando concluya el trabajo, encienda algunas luces adicionales. Si aún es de día cuando sale, planifique una breve caminata para absorber un poco de luz solar.

Independientemente de que la fuente de luz sea eléctrica o solar, es cierto que constituye un modo tradicional y poderoso de estimular las energías y el estado de ánimo al finalizar día.

distancia corta a fin de contemplar un paisaje natural antes de "regresar a casa".

Un momento, por favor

Hoy día, cada vez somos más las personas que nos apresuramos para llegar a casa, preparar la comida en forma precipitada, repasar el periódico de una ojeada, comer rápidamente y caer desplomados frente al televisor, o sumirnos en otra ronda de actividades programadas: cumplir con nuestros deberes de padres, ponernos al día en ciertos papeles, preparar informes o pagar facturas.

Lo que necesitamos es desconectarnos durante breves instantes para sacudir el estrés y la tensión, e iniciar la noche con energías y estímulos adicionales. Y el tiempo de desconexión es más que un lujo; es una necesidad si usted desea prender el Quemador de Grasa Nº 8. He aquí algunas estrategias para lograrlo:

Háganse amigos. Su pareja y usted se merecen algunos minutos para relajarse. Si tienen niños, deberán hacer una pausa después de saludarlos, para que puedan cambiarse de ropa por otra más confortable y estar unos breves instantes en una relativa calma. Ayúdense mutuamente a desconectar de los acontecimientos del día. Para usted, bien podría ser una ducha o un baño caliente; para su pareja, una serie de ejercicios de relajación. No es necesario que sea una pausa prolongada; pero asegúrese de que ambos puedan disponer de este tiempo al llegar al hogar.

Si en su familia hay niños pequeños, este sería un momento excelente para que un pariente o amiga viniera y cuidara de ellos durante una hora, aproximadamente. Con un poco de ayuda adicional podrían lograrse buenos resultados. Esto le proporcionará a usted cierto tiempo para salir a caminar con su pareja, sentarse algunos minutos en el balcón o la terraza, andar en forma despreocupada por el jardín o darse mutuamente un masaje en la espalda.

Ríase, aunque sea a la fuerza. El humor es una de las formas más sencillas y eficaces para que el cerebro humano "cambie de velocidad" y libere su atención para la noche que comienza. Lleve a su hogar por lo menos una historia inusitada, o busque la oportunidad apropiada para hacer una broma.

¿Le parece que esto es algo un poco forzado? Bueno, pues fuércelo... al principio. Si usted consigue que se rían un poco, podrá lograr un cambio positivo en el nivel de tensión en el hogar, y aumentar las posibilidades de que su matrimonio tenga éxito. Cuando los psicólogos observaron el papel que desempeñaba el humor en las relaciones de 50 parejas casadas, hallaron que era el causante de que el 70 por ciento de dichas parejas fueran más felices. Los investigadores descubrieron que muchas de estas parejas habían aprendido habilidades para crear y conservar la alegría.

En otras palabras, tal vez usted tenga que desempolvar sus habilidades de bromista y aguzar la forma en que observa los acontecimientos de la vida diaria, buscándoles el lado absurdo y humorístico que siempre se encuentra debajo de la superficie. (¿No lo cree usted? Sólo tiene que ver una película del Gordo y el Flaco, o de los Hermanos Marx, para darse cuenta de cómo las cosas absurdas surgen de situaciones de mucho estrés.) Trate de reír y de hacer reír a los demás, y siga avanzando en pos de sus metas y sueños.

El "movimiento" aperitivo

Parece obvio que para quemar más grasa, usted necesita ser más activo. Sin embargo, también deberá disfrutar de un plato aperitivo.

Pero, ¿no es cierto que los platos aperitivos producen grasa, en vez de quemarla?

En realidad, usted y su metabolismo se hacen un favor si usted puede crear y disfrutar de nuevos aperitivos bajos en grasa. Según los científicos, cuando usted permanece en actividad desde que finaliza la tarde hasta que comienza la noche y come algo sabroso con poca grasa antes de la comida regular, hay posibilidades de que su energía y su estado de ánimo se mantengan altos. En definitiva, usted comerá menos durante la comida y, por consiguiente, almacenará menos grasa.

Pero, ¿quién hubiera pensado que, además, usted se sentirá menos inclinado a discutir al concluir el día si sigue este modelo de conducta?

Sí, es muy cierto. Las evidencias indican que los bajos niveles de azúcar en la sangre y las tensiones simples relacionadas con el hambre contribuyen a producir emociones negativas y discusiones al final del día. Esta es la opinión del psiquiatra William Nagler, de la Escuela de Medicina de la Universidad de California en Los Ángeles , y coautor de *The Dirty Half Dozen: Six Radical Rules to Make Relationships Last* (Media docena de leyes implacables: seis reglas radicales para que las relaciones sean duraderas.) He aquí algunas formas satisfactorias de apaciguar el hambre, las cuales aumentan al mismo tiempo con rapidez su energía para quemar grasa.

Húndase en *dip*. Las galletas y el pan integral de centeno son elementos fundamentales de una alimentación baja en grasa y calorías, pero ¿qué es una galleta o un pan sin algo que untarle? He aquí lo que usted puede hacer correctamente. Si usted come las galletas o el pan acompañado de queso crema sin grasa o de un *dip* de frijoles con poca grasa, disfrutará con cada bocado de una exquisita textura y un rico sabor, sin prender ningunos de los Productores de Grasa. Añada algunos vegetales altos en fibra, tales como brócoli, zanahorias y apio, y su merienda será más crujiente y deliciosa. Incluso podrá comerse una o dos galletitas de grano integral sin grasa y media taza de leche descremada o yogur desgrasado, siempre y cuando el sabor dulce de los mismos no sea una tentación para comer más.

Tome sopa. Probablemente, el mejor de todos los entrantes es una taza de sopa de tomate acompañada de algunas galletas de centeno integral. Según científicos de la Universidad Johns Hopkins, en Baltimore, una sopa como entrante puede reducir los deseos de ingerir grasa, así como el consumo total de calorías. Y no sólo eso, sino también las personas que toman sopa como entrante consumen un 25 por ciento menos de grasa durante la comida que las personas que ingieren entrantes con mucha grasa. Si usted prepara sopa de tomate en conserva (de lata), utilice la fórmula recomendada con poca grasa: prepárela con leche baja en grasa al uno por ciento o con leche descremada.

No se quede con el queso. El aperitivo clásico, desde luego, es la combinación de galletas con queso que puede verse sobre las mesitas auxiliares de todo el país antes de la comida. Si usted prepara galletas de centeno integral con finas lascas de queso bajo en grasa, en vez de las típicas galleticas altas en grasa que sirven en los cocteles, no tendrá ningún problema. Sin embargo, en el estudio de la Universidad Johns Hopkins que informó sobre la capacidad de la sopa de tomate para apaciguar el apetito y satisfacer el paladar, los investigadores hallaron que el queso y las galletas regulares aportaban poco para reducir el apetito antes de la comida. Si usted sigue el camino trillado, e ingiere queso y galletas con mucha grasa, estará consumiendo demasiada grasa antes de la comida y contribuyendo muy poco a que disminuya su apetito.

Capítulo doce

Quemador de Grasa Nº 9

Cambie su horario: Cene más temprano y disfrute de la noche

Imagínese que usted se fija la meta de engordar lo más que pueda y en la forma más eficiente posible, sólo con el propósito de tener las mejores posibilidades de enfermarse del corazón o de enfrentar otros problemas graves. Muy bien; en ese caso usted tendría que ingerir la comida más abundante y alta en grasa del día a altas horas de la noche. Y después, tendría que sentarse a ingerir meriendas altas en grasa hasta el momento de acostarse.

¿Le parece ridículo? Desde luego que sí. Sin embargo, esto es lo que muchos de nosotros hacemos casi todas las noches. Sin discusión alguna: este modelo de conducta nos hace engordar. Pero además, hay pruebas de que esta conducta también entorpece la mente y hace que se rompan las relaciones.

La comida de la noche tiene lugar precisamente cuando su metabolismo se estrella como una ola contra los arrecifes. Al acercarse la noche, sus procesos biológicos apresuran la formación y el almacenamiento de la grasa y la queman más lentamente. Afortunadamente, esa baja no es inevitable, y es posible demorarla hasta un momento más próximo a la hora de dormir.

Cuando usted prenda el Quemador de Grasa Nº 9 para demorar la baja, se beneficiará en muchas formas. Sentirá más vitalidad mental y podrá prestar más atención a sus asuntos personales y familiares. Tenderá más a permanecer activo y a tener buen estado de ánimo durante toda la noche. Cuando su metabolismo recibe una nueva carga para poder quemar grasa, usted tiene menos posibilidades de caer desplomado ante el televisor después de comer. Para cualquier persona que haya hecho esto con regularidad, este Quemador de Grasa es como un vehículo de rescate que podría literalmente salvarle la vida.

Un nuevo modo de vida... y de comida

Hay siete maneras sencillas y prácticas de volver a estructurar sus hábitos nocturnos. En primer lugar, es fundamental que fije la hora para cenar, ya que este factor es muy importante. También se debe de fijar en la cantidad y la proporción de grasas, carbohidratos y proteínas, así como en el número total de calorías de esa comida.

El tercer factor que usted tendría que tomar en consideración es la forma de empezar a ingerir los alimentos. Algunas investigaciones realizadas sobre la química del sistema nervioso sugieren que usted puede ayudar a prender el Quemador de Grasa Nº 9 si comienza su comida consumiendo proteínas. El cuarto factor radica en que usted puede cambiar su estado de ánimo y el ritmo en que come haciendo algunos ajustes ambientales que le ayuden a comer menos... y, por lo tanto, a ingerir menos grasa. El quinto factor es el siguiente: demore el postre. Esto le proporcionará tiempo para dar el sexto paso, que es levantarse de la mesa y ponerse en acción para iniciar la noche sintiéndose renovado. El séptimo y último consiste en terminar con una merienda o un postre con poca grasa.

Veamos cómo estos cambios se acoplan para ayudarle a prender el Quemador de Grasa Nº 9.

Cene más temprano

Durante algún tiempo, los investigadores creyeron que los franceses presentaban un índice más bajo de ataques cardíacos que los estadounidenses porque tomaban vino con las comidas. Pero cuando los científicos examinaron las pruebas más detenidamente, se dieron cuenta de que también existen otros factores. En primer lugar, hallaron que los franceses hacen su comida principal en horas más tempranas que nosotros, y que después de la comida realizan más actividades físicas.

El francés típico hace su comida principal al mediodía, por lo que consume el 57 por ciento del número total de calorías diarias antes de las dos de la tarde, según refiere el doctor R. Curtis Ellison, científico de la Escuela de Medicina de la Universidad de Boston. El doctor Ellison también halló que, después de la comida principal, los franceses realizan una gran variedad de actividades físicas hasta el anochecer.

En contraste, la gran mayoría de nosotros los estadounidenses ingerimos sólo un 38 por ciento del total de calorías diarias antes de las dos de la tarde. Para la mayoría de nosotros, la cena por la noche constituye la comida principal, y es la más alta en grasa. Esa comida pesada y tardía no sólo nos vuelve perezosos, sino que también ocasiona un problema afín. "Comer tarde en la noche nos inclina a saltarnos el desayuno", explica Dallas Clouatre, Ph.D., autor de *The Complete Guide to Anti-Fat Nutrients* (La guía completa sobre nutrientes antigrasas.)

Las investigaciones indican que si su comida de la noche es abundante y alta en grasa, esta estimula de inmediato a los procesos de formación y almacenamiento de grasa en su cuerpo. En un estudio realizado en la Universidad de Minnesota, en Minneapolis, los investigadores demostraron que un grupo de personas que ingirieron una dieta de 2.000 calorías aumentaron de peso en diferentes formas en dependencia de lo que comieron. Las personas que ingirieron la mayor parte de las calorías a horas tempranas del día bajaron de peso, mientras que las que ingirieron las mismas comidas a horas más avanzadas aumentaron mucho de peso. La diferencia entre las personas que bajaron y las que aumentaron de peso fue de 2,3 libras (1,04 kilos) semanales, como promedio.

Incluso si usted no ingiere una comida abundante al mediodía, deberá cenar lo más temprano posible. El horario ideal es entre las cinco y treinta y las seis de la tarde. Comer entre las seis y treinta y las siete de la noche probablemente es bueno, al menos ocasionalmente. Pero si usted come después de las siete de la noche, deberá tratar de ingerir porciones pequeñas. Asegúrese también de comer más despacio.

La comida deberá incluir una buena cantidad de vegetales y granos, tal como se indica en todas las recetas de Leslie que aparecen en la Cuarta Parte de este libro. Pero si usted cena tarde, deberá tener especial cuidado en ingerir más cantidad de vegetales y granos, y menos alimentos ricos en proteínas y grasa.

¿Y qué decir de los fines de semana? Si es posible, haga la comida principal al mediodía o, cuando más, antes de las seis de la tarde. Si va al cine, hágase el propósito de comer previamente, y tome algo ligero después de la función. No disfrute de una cena abundante después de la película.

Una cena sabrosa y más ligera

Para prender el Quemador de Grasa Nº 9, las investigaciones sugieren que será necesario limitar la cena a unas 500 a 600 calorías, las cuales deberán producir satisfacción y contener poca grasa. Sin embargo, es asombroso que la mayoría de nosotros no nos fijamos en la cantidad de alimentos que ingerimos entre las cinco de la tarde y el anochecer, según explica Albert F. Smith, Ph.D., psicólogo especializado en procesos cognoscitivos, el cual estudia los procesos de la memoria en la Universidad Estatal de Nueva York en Binghamton. Según el doctor Smith, la mayoría de las veces sencillamente no recordamos lo que hemos comido ni tampoco la cantidad.

"El primer cambio de conducta, y quizás el más importante en el estilo de vida, consiste en mantener registros", dice Kelly D. Brownell, Ph.D., codirectora de Investigaciones sobre Trastornos en el Comer y en el Peso en la Universidad de Yale. Un estudio publicado en el *Journal of the American Dietetic Association* (Revista de la Asociación Dietética de los Estados Unidos), reveló que las pérdidas notables de grasa corporal están relacionadas con el mantenimiento de registros. Como promedio, las personas que mantienen registros más exactos sobre su alimentación bajan más de peso.

Si usted espera que todas sus comidas nocturnas sean una experiencia placentera, las mismas deberán ser sabrosas y ligeras. Pero es obvio que no disponemos de mucho tiempo para crear manjares deliciosos todas las noches. ¿Qué hacer, entonces?

He aquí algunas sugerencias que le ayudarán a darle buen sabor a todas las comidas sin que tenga que triplicar el tiempo que dedica a la cocina.

Ahorre tiempo. Es conveniente conocer métodos que ahorren tiempo para preparar salsas rápidas y sopas superfáciles. Por ejemplo, usted podrá sustituir el arroz integral (45 minutos de tiempo de cocción) por un delicioso cuscús (5 minutos de tiempo de cocción). Podrá reducir 50 minutos en el tiempo de preparación de los *yams* (camotes o batatas), que tienen un alto contenido nutritivo. Y tan sólo necesitará 10 minutos para preparar deliciosos platos acompañantes que parezcan obra de un chef, por no mencionar la pizza casera que está lista en unos minutos, y otras comidas rápidas con poca grasa. Busque en el capítulo catorce tanto estas como algunas otras ideas que le ayudarán a ahorrar tiempo. Con dichos métodos, sus comidas hechas a la carrera serán más agradables y sabrosas, y tendrán mucha menos grasa.

Haga lo que quiera. Tan sólo el aspecto, el olor y el sabor de una comida apetitosa pueden ayudarle a aumentar el metabolismo y a estimular su cuerpo a que queme muchas más calorías de las que quemaría si ingiriera comidas insípidas y aburridas. Por ejemplo, investigadores clínicos en Quebec re-

Activador

HABILIDAD NO VOLUNTAD

Ahora mismo, tome una libreta de notas y escriba en el margen superior "Registro de comidas nocturnas". Durante las dos semanas siguientes, anote todo lo que coma desde las cinco de la tarde hasta la hora de acostarse.

Al finalizar la primera semana —sin mirar su registro de comidas— trate de recordar todo lo que ingirió después de las cinco de la tarde. Luego compare la lista de comidas que usted recordó con la lista verdadera.

Después de la segunda semana, haga lo mismo de nuevo. Mantener esos registros no sólo lo hará tomar conciencia de lo que come, sino que también podrá recordar cada comida con más exactitud. Esta habilidad le ayudará a decidir cuáles son los alimentos altos en grasa que deberá eliminar de su dieta, y a saber exactamente qué es lo que está comiendo.

Cortándole el paso a la grasa

Una de las formas más sencillas de eliminar gramos de grasa es reduciendo constantemente los tamaños de las porciones de los alimentos altos en grasa, a la vez que aumenta las porciones de las alternativas con poca grasa o sin grasa. He aquí algunas estrategias a seguir para asegurarse de que cada comida contiene poca grasa.

- Coma una gran cantidad de ensaladas con un delicioso aliño (aderezo) sin grasa.
- Hierva, hornee o cocine al vapor los vegetales y otros alimentos.
- Consuma una mayor cantidad de vegetales crudos o ligeramente cocinados al vapor.
- Ingiera platos a base de granos integrales o pan integral.
- Deberá cocinar o saltear ligeramente las comidas, utilizando caldo vegetal y una cantidad mínima de aceite.
- Acentúe el sabor de las comidas sazonándolas con pimienta, perejil, albahaca, orégano, jalapeños, ajo, cebolla, chalote (*shallot*), pimienta de la India (*curry*), jengibre, rábano picante, estragón, y otras especias y hierbas frescas. (Utilizando más condimentos, tendrá menos necesidad de sentir el sabor de la grasa en las comidas.)
- Cuando tome leche, selecciónela descremada o baja en grasa al uno por ciento.
- Seleccione yogur, queso crema, requesón y crema agria sin grasa, así como otros tipos de queso con poca o ninguna grasa.
- Coma menos carne roja y de cerdo. Sustitúyala por frijoles (habichuelas), chícharos (guisantes), lentejas, pastas, arroz, y papas.
- En vez de carne, ingiera pequeñas porciones de pescado al vapor o al horno, salmón enlatado, atún en agua o mariscos cocinados al vapor.
- Prefiera la carne de ave sin piel. Con respecto al pavo, seleccione las pechugas, los muslos o el pavo molido sin piel. En cuanto al pollo, elija las pechugas sin piel.
- Disfrute de sabrosas recetas internacionales —por ejemplo, de la cocina italiana, japonesa, mexicana, china, griega y del Medio Oriente—, en las cuales se combinen vegetales o frutas con granos enteros y frijoles (habichuelas), y poca o ninguna carne.
- Consuma más alimentos a base de granos enteros al 100 por ciento —panes, galletas, panecillos, *bagels*, tortillas y pastas.
- En ocasiones, coma *muffins*, *wafles*, *pancakes* o cereales de *granola* de grano entero con poca grasa.

alizaron repetidos estudios con animales y seres humanos, con el objeto de comparar comidas idénticas desde el punto de vista nutritivo, las cuales tenían sabor o eran insípidas. Los investigadores hallaron que el olor y el sabor de las comidas parecían estimular el efecto térmico de los alimentos, es decir, la cantidad de calorías que se queman al digerirlos, absorberlos y utilizarlos.

¿Cuáles son los platos principales y los acompañantes, los vegetales frescos, las frutas, las sopas, los panes y las pastas que usted prefiere? Determine los sabores que a usted le gustan, y empiece a buscar —o crear— recetas que acentúen dichos sabores, y que al mismo tiempo reduzcan gradualmente la grasa, el azúcar refinado y el colesterol.

Acuérdese de su familia. Convierta este reto en una cuestión familiar, haciendo que todos participen en la selección. Si su interés principal es que la comida sepa bien, y en segundo lugar desea reducir la grasa, resulta fácil cambiar sus hábitos por otros que le permitan vivir en forma más saludable con poca grasa.

El picante es importante. Usted podrá quemar más calorías si sazona todas las comidas con condimentos y especias sin grasa, especialmente si son picantes. Por ejemplo, se ha demostrado que ingerir comidas espolvoreadas con chile y mostaza picantes ayuda a aumentar el metabolismo y a quemar realmente más calorías. En un estudio, los investigadores compararon a un grupo de personas que ingirieron comidas que contenían tres gramos de chile y tres gramos de salsa de mostaza, con un grupo de personas que ingirieron comidas no condimentadas.

Aunque las comidas eran idénticas en cuanto a grasa y calorías, las personas que ingirieron comidas muy condimentadas aumentaron su metabolismo un 25 por ciento, como promedio, en comparación con el otro grupo.

Este beneficio no se aplica a todas las especias —el jengibre, por ejemplo, parece que no aumenta el metabolismo—, pero muchas comidas sazonadas con picante, aparte del chile y de la mostaza, pueden tener el efecto de aumentar el metabolismo y quemar grasa.

Empiece la cena con alimentos ricos en proteínas

Piense en esto: uno de los motivos principales para cenar es obtener energías para disfrutar de la noche. Sin embargo, la alimentación típica alta en grasa logra lo contrario: si usted comienza la noche con una ensalada aliñada con bastante aceite, nachos con mucho queso o un trozo de pan de ajo, estará ingiriendo un verdadero bloque de grasa dietética que podrá sumirlo en un largo período de cansancio físico y mental.

Aunque algunas veces este período es considerado una especie de relajación, en realidad no lo es. Por el contrario, durante el mismo se acelera el almacenamiento de grasa corporal. Y para empeorar las cosas, un exceso de calorías grasas durante la cena pueden hacerlo sentir demasiado cansado para realizar actividades físicas de noche, e incluso para hacer el amor.

Algunas investigaciones sugieren que si usted comienza la cena ingiriendo alimentos altos en carbohidratos como, por ejemplo, un enorme trozo de pan francés, tal vez usted estimule la producción de una sustancia química del cerebro que se llama serotonina. Esa sustancia química provoca una relajación en forma natural que a veces linda con la soñolencia. Tal vez algunas noches lo único que usted desee será dormir. Pero si esto se convierte en un patrón de conducta diaria, el efecto sedante de la serotonina podrá apartarlo de las actividades físicas después de la cena y, por medio de un efecto biológico afín, impedirle que duerma profundamente.

Por lo tanto, quizás usted encuentre que la cena le proporciona más energía si ingiere unos bocados de un alimento bajo en grasa y rico en proteínas antes de consumir el resto de la comida. Numerosos neuropsicólogos e investigadores nutricionales han sugerido que comenzando por las proteínas, usted puede estimular la producción natural de neurotrasmisores (sustancias químicas que realizan la función de "mensajeras") conocidos como catecolaminas. Esas sustancias "mensajeras" activan el cerebro para hacernos sentir despiertos y llenos de energía hasta por un máximo de tres horas después de la comida.

Si usted desea comenzar la cena con alimentos bajos en grasa y ricos en proteína, tiene muchos donde escoger. Ya he mencionado entrantes favoritos tales como la sopa de tomate (preparada con leche descremada o baja en grasa al uno por ciento). Otro excelente entrante es una taza pequeña de sopa de frijoles (habichuelas) o de lentejas, o tal vez una pequeña porción de ensalada o de una cacerola (guiso), también de frijoles o de lentejas.

Otras opciones incluyen ingerir un poco de yogur bajo en grasa o desgrasado, requesón con varias rodajas de frutas frescas, o un vaso de leche descremada. Si le gusta acompañar la comida con café descafeinado o una taza de té, tómelo con leche descremada, a fin de añadirle una carga de proteínas. O bien, comience la comida por algunos bocados de un plato principal elaborado a base de frijoles u otras legumbres, pechuga de pollo sin piel, pavo o pescado.

A su propio paso

Una vez que haya comenzado a cenar, todo —desde la música de fondo hasta la velocidad con que usted ingiere los alimentos— podrá influir en la cantidad de alimentos que usted come. He aquí algunas formas de ajustar el ritmo, así como su estado de ánimo durante la cena, para que no se sobrepase con las comidas bajas en grasa.

Escuche música suave. Los estudios sugieren que las personas comen menos cantidad y más despacio cuando escuchan una música lenta y suave. En contraste, los "amantes del rock 'n' roll prácticamente inhalan la comida", según el criterio de María Simonson, Sc.D., Ph.D., directora de la Clínica para la Salud, el Peso y el Estrés de las Instituciones Médicas Johns Hopkins en Baltimore. Si usted escucha una música suave y relajante durante las comidas, es menos probable que devore los alimentos o se sirva de nuevo.

Baje el volumen. Según la opinión de científicos de la Universidad del Ulster, en Irlanda del Norte, mientras más alto sea el volumen, más probabilidades tendrá de comer mayor cantidad. Otros estudios indican que los sonidos altos, ya sean musicales o de voces estrepitosas, pueden hacer que aumentemos la cantidad de comida que ingerimos y la velocidad con que lo hacemos. Si usted sale a comer fuera, escoja un restaurante de ambiente tranquilo y no un lugar donde el ruido alcanza altos decibeles.

Afloje el paso un poco. Coma poco del modo más fácil: disminuya la velocidad con que usted utiliza los cubiertos. Muchas personas comen más cantidad cuando lo hacen rápidamente, siendo más probable que esa comida adicional se almacene en forma de grasa corporal. Los investigadores han hallado que muchas personas con sobrepeso presentan mayor tendencia a comer rápido, a comer en secreto, a "pellizcar" alimentos sin darse cuenta, y a continuar comiendo aunque estén llenas.

Un estudio realizado por Theresa Spiegel, Ph.D., y colegas suyos en la Universidad de Pennsylvania en Filadelfia, indicó que las personas logran quemar más grasa si comen despacio y prolongan la duración de las comidas. Los investigadores hallaron que las personas que prolongaban la duración de sus comidas un promedio de cuatro minutos quemaban más grasa corporal que las que comían muy rápidamente.

Relájese y disfrute. En vez de "tragar apurado", a usted le irá mucho mejor si come con menos estrés. Además, su digestión mejorará, según la opinión de los investigadores. La saliva produce una enzima llamada alfa amilasa que inicia el proceso digestivo. Los estudios indican que el estrés tiende a disminuir la actividad del alfa amilasa, mientras que, por el contrario, comer en forma relajada aumenta significativamente la actividad de dicha enzima. Por consiguiente, si usted come en un estado de mucho estrés, es menos probable que reciba todos los beneficios que representa digerir a fondo los carbohidratos complejos y otros alimentos.

Pause entre porciones. En un estudio realizado en la Universidad de Pennsylvania, la doctora Spiegel y sus colegas hallaron que las personas que esperaban 15 minutos antes de servirse por segunda vez se sentían más llenas y satisfechas que las que repetían de inmediato. Si después del primer plato usted todavía tiene hambre, espere unos instantes. Así la cena le será más ligera y satisfactoria, y tras la espera probablemente se dará cuenta que ya no tiene deseos de servirse de nuevo.

Deje el postre para luego

Está claro que al volver a diseñar las comidas nocturnas, quizás sea muy difícil evitar que el número de calorías sobrepase la marca de 500 a 600. El problema es que si las calorías aumentan mucho más, usted pronto se hallará en la zona donde se come en exceso y se forma grasa.

Una forma de prevenir que esto suceda consiste en levantarse de la mesa sin comer postre. Con un poco de práctica, podrá resultar fácil dejar el postre para luego. Al posponer el "dulce" final de una cena satisfactoria, usted dejará una oportunidad para que el paladar se deleite más tarde.

Espere solamente entre una hora y media hasta dos horas, hasta que haya realizado alguna breve actividad física después de cenar. Ya para esos momentos, usted estará en sus ocupaciones familiares o personales, y los nutrientes que ingirió durante la cena se encontrarán en el proceso de la digestión.

Levántese del sillón y póngase en acción

Las cosas que usted hace durante los 15 a 30 minutos posteriores a la cena le envían una potente señal a su cuerpo, el cual, a su vez, ajusta su metabolismo y prepara las condiciones para dormir profundamente. Lo que usted no debe hacer es quedarse sentado, o ir a su butaca preferida y encender el televisor. Lo único que logrará será la formación de grasa, el cansancio y el malhumor, en vez de ayudar a quemar la grasa y a sentir una agradable energía positiva durante la noche.

Según un estudio realizado en el Instituto Cooper de Investigaciones sobre Ejercicios Aeróbicos, en Dallas, el ejercicio más eficaz para quemar grasa después de cualquier comida consiste en caminar con paso lento y sostenido. Recibirá, además, otros beneficios: un ejercicio de baja intensidad, como caminar, puede ayudar a disipar las sustancias químicas nocivas que producen estrés. Por lo tanto, su mente será más flexible en condiciones de presión y los acontecimientos que producen estrés le afectarán menos. Asimismo, una caminata después de cenar puede contribuir a que usted duerma más profundamente, según la opinión de Peter Hauri, Ph.D., director del Programa sobre Insomnio del Centro de Trastornos del Sueño de la Clínica Mayo, en Rochester, Minnesota.

Otros estudios respaldan la opinión de que caminar es un ejercicio que ayuda a prender sus Quemadores de Grasa. Del mismo modo que los carbohidratos son el mejor combustible del cuerpo para hacer ejercicios de alta intensidad, la grasa es el mejor combustible para hacer ejercicios sostenidos de baja intensidad, según John Duncan, Ph.D., fisiólogo del ejercicio del Instituto Cooper. Por lo tanto, es más probable que usted queme grasa almacenada, en vez de carbohidratos, cuando salga a caminar de noche después de ingerir una cena baja en grasa.

Esperar hasta después de comer para salir a caminar es una gran ventaja. Si usted camina después de cualquier comida, podrá quemar un 15 por ciento más de calorías que si

Coma y camine

Dar una caminata inmediatamente después de comer es una forma muy eficaz de quemar energías, según estudios realizados por investigadores del Departamento de Ciencias de los Ejercicios de la Universidad de Carolina del Sur, en Columbia. Al evaluar a cuatro grupos diferentes de mujeres durante un período de tres horas, los investigadores hallaron que las mujeres que comían y luego hacían ejercicios empleaban más energías que las mujeres de los tres grupos restantes: las que sólo hacían ejercicios, las que sólo ingerían una comida y no hacían ejercicios, y las que hacían ejercicios antes de comer.

Comer y luego hacer ejercicios aumenta el gasto de energías en un 30 por ciento como promedio. Los investigadores llegaron a la conclusión de que una caminata después de comer puede dar lugar a una "termogénesis postprandial inducida por el ejercicio", lo cual significa la producción de calor corporal originada por el ejercicio después de comer. Y al aumentar su calor corporal, usted aumenta la cantidad de grasa que quema.

Otros investigadores informan que el efecto combinado de una caminata después de comer puede acelerar hasta un 50 por ciento la producción de calor para quemar. La fisióloga Melanie Roffers, Ph.D., ex editora de la revista *Medical Selfcare* (Autoadministración de Asistencia Médica), explica: "Hacer ejercicios en ese momento del día eleva el índice del metabolismo precisamente cuando está en descenso".

camina la misma distancia durante el mismo tiempo y con la misma intensidad con el estómago vacío, según la opinión de la revista *Prevention* (Prevención). "Comer estimula el sistema nervioso simpático", dice Bryant A. Stamford, Ph.D., científico del ejercicio y director del Programa de Promoción de Salud y Bienestar Físico de la Universidad de Louisville, en Kentucky. "Hacer ejercicios después de comer aparentemente proporciona un doble impulso para quemar más calorías."

Según indican algunos estudios, los ejercicios ligeros nocturnos también ayudan a calmar el deseo que se puede presentar tarde en la noche de ingerir alimentos altos en grasa. Y si este deseo lo sorprende, usted estará más apto para seleccionar una alternativa que no le engorde, así como para apartarse de la tendencia a comer sin control, siempre y cuando haya hecho algún ejercicio de baja intensidad.

¿Quiere usted aprovechar al máximo esa caminata después de cenar?

Las siguientes sugerencias le ayudarán a encender el Quemador de Grasa Nº 9.

Camine diez minutos o más. Una caminata de 10 minutos de duración, realizada al cabo de 15 a 20 minutos de haber comido, es todo lo que se requiere para estirar los músculos y ajustar el metabolismo. Si el tiempo se lo permite, prolongue la caminata a 20 a 30 minutos, pero mantenga un paso cómodo y, sobre todo, disfrútela. Esta actividad física tiene como resultado quemar más grasa, pudiendo durar su efecto toda la noche.

Use zapatos para caminar. Usted no llegará lejos ni disfrutará mucho de la caminata si usa un calzado a la moda apretado en vez de zapatos cómodos para caminar. Si se los pone antes de la cena, se evitará la molestia de tener que cambiarse y le será mucho más fácil salir después de comer.

Invite a su "amorcito". Si usted comparte esa caminata nocturna con su pareja, ambos tendrán la posibilidad de hablar e incluso de andar unidos de las manos. Pónganlo en practica. Así tendrán la oportunidad de estar en contacto el uno con el otro, lo cual podrá ayudar a sincronizar de nuevos los ritmos biológicos relacionados con el amor. (Estos son ciclos internos del cerebro/cuerpo en forma de ondas, los cuales deben estar sincronizados para que usted y su pareja puedan relajarse juntos y experimentar sensaciones de afecto y continua atracción sexual.)

Invite a otros. Algunas noches, invite a otros familiares o amigos. La caminata después de la cena es una oportunidad ideal para disfrutar de alegría y de una conversación como se hacía en los buenos tiempos, y contribuye a unir a familiares y amistades.

Siga una rutina. Resulta provechoso hacer los ejercicios todas las noches a alrededor de la misma hora. Los estudios indican que las personas que salen a caminar a la misma hora, aproximadamente, tienen más probabilidades de continuar haciéndolo noche tras noche y de sentirse a gusto.

"Su cuerpo responde en forma excelente al hábito", explica Frederick C. Hagerman, Ph.D., profesor de ciencias biológicas de la Universidad de Ohio, en Athens, y asesor de fisiología de

Postres para vivir bien con poca grasa

He aquí algunos postres bajos en grasa que son fáciles de encontrar en el supermercado. Si usted compra pastelería, yogur, helados, pudines (budines) u otro tipo de postre, no deje de leer las etiquetas sobre nutrición para estar seguro de que esos alimentos son bajos en grasa y calorías, y de ese modo limitar las porciones. Mastique cada cucharada de postre lentamente, para que pueda saborearlo.

Pastelería

- Torta blanca esponjosa (*angel food cake*)
- Pastel de frutas confeccionado principalmente a base de frutas y la corteza con muy poca grasa y pocos edulcorantes
- *Brownies* confeccionados a base de diversos granos, excepto trigo, sin grasa
- Galletitas de grano integral sin grasa o con muy poca grasa (*Health Valley* es una de las marcas)
- *Granola* sin grasa, ligeramente dulce (tales como la marca *Walnut Acres*)

Yogur, helados y pudines

- Helado con muy poca grasa, con o sin azúcar
- Yogur natural desgrasado o con muy poca grasa (añádale usted mismo *granola* sin grasa o frutas)
- Yogur congelado sin grasa, con o sin azúcar
- Pudín (Budín) de tapioca confeccionado con leche descremada

Frutas

- Cualquier variedad de fruta fresca
- Puré de manzana natural sin azúcar
- Jugo de naranja sin azúcar

los equipos olímpicos de los Estados Unidos. "Haga su mayor esfuerzo para mantener los ejercicios nocturnos programados en horarios uniformes."

Coma una vez más y luche contra la grasa

A casi todo el mundo le gusta comer de noche. Pero desgraciadamente, ese es también el horario de máximo peligro para estar sentado frente al televisor comiendo alimentos altos en grasa inconscientemente y sin control. Afortunadamente, por medio de algunas buenas opciones, usted podrá superar esos modelos de conducta.

Una vez que haya ingerido temprano una cena ligera, y le haya dado a su metabolismo un impulso realizando una caminata después de cenar, podrá conversar, escuchar música, jugar, leer o ver la televisión, y luego disfrutar de una pequeña porción de un sabroso postre o de una de sus meriendas nocturnas favoritas.

En el capítulo veinte encontrará una gran variedad de recetas de postres caseros que son favoritos entre los miembros de mi familia, así como un análisis nutricional por ración. O si desea consultar una tentadora lista de referencia rápida, remítase a la sección "Postres para vivir bien con poca grasa", en la página 230.

Como verá, podrá escoger entre una estupenda variedad de postres bajos en grasa. Pero, independientemente de la golosina nocturna que seleccione, hágase el propósito de servirse una porción dentro de los límites razonables: una que no exceda los tres gramos de grasa o las 300 calorías, aproximadamente. Deberá tener especial cuidado si selecciona meriendas y postres comprados en el supermercado: asegúrese de leer las etiquetas y prestar atención al tamaño de la porción, a fin de asegurar que la merienda de la noche cumple esos requisitos.

Cuando usted haya seleccionado uno de sus postres favoritos, mastique cada pedazo lentamente para disfrutar el sabor. Después de terminar, cepíllese los dientes enseguida. Ya sea en forma consciente o inconsciente, al usted cepillarse los dientes, le envía una señal al cuerpo de que ya ha terminado el período de comer, pudiendo ser útil en caso de sentir ansias de comer alimentos altos en grasa en horas avanzadas de la noche.

Capítulo trece

Quemador de Grasa Nº 10

Duerma mejor y más profundamente para levantarse lleno de energía

Incluso si usted duerme lo suficiente como para apagar los Productores de Grasa, ¿hay algo que pueda hacer para encender algunos Quemadores de Grasa durante las horas de descanso nocturno?

Claro que sí. Dormir bien puede agilizar el desarrollo de nuevos músculos y, de ese modo, ayudarle a aumentar su capacidad de quemar grasa.

Y no sólo eso. Existen muchas formas sencillas y específicas para que su sueño sea más profundo y, al mismo tiempo, estas prácticas pueden aumentar las posibilidades de que su descanso no sólo sirva para favorecer un buen estado de salud, sino también para quemar grasa.

El descanso que tonifica

Para perder grasa y adquirir energía es necesario que su cuerpo tenga la oportunidad de recuperarse durmiendo.

"La capacidad de recuperarse se define como las reacciones químicas que se necesitan para que su cuerpo pierda grasa y desarrolle músculos en forma eficaz", según explica Ellington Darden, Ph.D., director de Investigaciones para la compañía Industrias Deportivas/Médicas Nautilus. "La capacidad de recuperarse en forma óptima depende de un descanso adecuado."

Cuando usted tonifica sus músculos, quema más cantidad de calorías de grasa, incluso mientras duerme. Pero la forma de quemar esas calorías cuando está descansando es diferente a cuando está durmiendo.

Mientras que usted está haciendo ejercicios, el tejido muscular en sí no se fortifica más; en realidad, este pierde fuerzas. Pero una vez que usted se acuesta a descansar, las fibras musculares se tonifican y, de ese modo, aumenta su capacidad metabólica. Y mientras más profundamente duerma, mejor.

Así que, aunque usted haga ejercicios y se tonifique durante el día, no está dándoles a sus músculos la oportunidad de desarrollarse, a menos que les proporcione realmente una oportunidad de repararse.

He aquí algunos sencillos pasos que le permitirán descansar profundamente esta noche —y hacer progresos para convertir el sueño en un importante aliado que combata la grasa y restaure las energías. Para obtener más ayuda para conciliar un sueño profundo y reparador, usted podría utilizar *Easing into Sleep*, (Facilitando el sueño), un programa de audiocassettes del doctor Emmett E. Miller, o *No More Sleepless Nights* (No más noches de insomnio), un libro de Peter Hauri, Ph.D., y Shirley Linde, Ph.D. Para obtener información médica sobre tratamientos para dormir y sobre centros acreditados donde se atienden trastornos del sueño, comuníquese con la *American Sleep Disorders Association*, 604 Second Street SW, Rochester, MN 55902.

Eche a un lado las cobijas

"Su cuerpo quemará muchas más calorías cada noche si usted duerme fresco", sugiere el doctor Darden. "Estoy convencido de que la mayoría de las personas se sepultan bajo demasiadas cobijas cuando se acuestan a dormir. Esto impide que sus termostatos normales proporcionen el calor natural del cuerpo."

Mientras más calor tenga que proporcionar su cuerpo, mayor cantidad de grasa tendrá que quemar para producir dicho calor. Por lo tanto, el doctor Darden sencillamente le hace la siguiente recomendación: "Si desea dormir con muchas cobijas, procure eliminar una o dos. Trate de quitarse la costumbre de subir su temperatura usando una frazada eléctrica o sábanas de franela durante los meses de invierno". Y cuando llegue el verano, el doctor Darden le sugiere que eche a un lado las cobijas y que se cubra sólo con una sábana.

Caliéntese antes de acostarse

Antes de ir a la cama, usted necesita hacer el tipo de ejercicio que recomiendo para después de comer en lo que respecta al Quemador de Grasa Nº 9. Los investigadores del sueño han reunido una nueva y fascinante información sobre la forma en que dicho período de ejercicios ayuda a inducir un sueño más profundo.

He aquí lo que hallaron: la inactividad física es una de las primeras causas del insomnio. Y los estudios indican que mientras mejor sea su estado físico, mejor será la calidad de su sueño. Pero el ejercicio no sólo es beneficioso en sí mismo, sino también por aumentar la temperatura del cuerpo.

"Si entre tres y seis horas antes de irse a la cama, usted puede hacer que aumente la temperatura del cuerpo, dicha temperatura bajará al máximo cuando esté ya listo para dormir", explica el doctor Hauri, director del Programa sobre Insomnio del Centro de Trastornos del Sueño de la Clínica Mayo, en Rochester, Minnesota, y su colega de investigaciones, el doctor Linde. "La 'hondonada' biológica se acentúa, y la persona duerme más profundamente y se despierta en menos ocasiones durante la noche", observan dichos investigadores.

Puesto que la temperatura corporal es tan importante, parecería lógico que cualquier cosa que usted hiciera para calentar el cuerpo varias horas antes de dormir surtiría un efecto beneficioso. Esta conclusión está apoyada por la investigación realizada por James A. Horne, Ph.D., científico que lleva a cabo estudios sobre el sueño en la Universidad de Loughborough, Gran Bretaña. Según el doctor Horne, las personas duermen mejor cuando toman un baño o una ducha caliente hasta tres horas antes de acostarse. Por lo tanto, si por algún motivo usted no puede calentarse por medio de una buena sesión de ejercicios, tome una ducha o un baño un par de horas antes de dormir, a fin de elevar su temperatura corporal.

No se acueste con hambre

Existen pruebas de que las dietas intensivas y las dietas bajas en calorías trastornan la temperatura corporal. Cuando esto sucede, es probable que usted necesite mucho más tiempo para quedarse dormido. Según un estudio publicado en la revista *American Journal of Clinical Nutrition* (Revista de Nutrición Clínica de los Estados Unidos), el hambre trastorna el "sueño reparador de ondas lentas" —el tipo de sueño profundo que produce modelos de ondas largas en el cerebro.

Cuando las personas hacen dieta, es posible que intenten practicar una especie de inanición artificial, diciéndose a sí mismas: "Si no como nada en absoluto después de las cinco de la tarde, probablemente bajaré más de peso". Pero este intento de hacer un ayuno nocturno posiblemente causará que se apague su quemador de grasa. Por lo que respecta a su metabolismo, el hecho de pasarse largos períodos sin comer causa trastornos, aunque no es tan perjudicial como atestarse de comidas altas en grasa mientras mira la televisión.

Si usted ha aprendido a prender el Quemador de Grasa Nº 9, ya dispone de un buen repertorio de meriendas y postres bajos en grasa que podrá comer entre las ocho y las nueve de la noche. Desde luego, también tendrá que evitar las bebidas con cafeína, tales como el té, el café y las sodas, ya que pueden mantenerlo completamente desvelado o hacer que su sueño sea intranquilo.

Además, tal vez tenga que verificar la relación que existe entre lo que usted ingiere y la calidad de su descanso nocturno. Según investigadores del Instituto Tecnológico de Massachusetts, en Cambridge, y de otras instituciones, el mejor consejo es seleccionar, de forma estable, meriendas altas en carbohidratos y bajas en grasa y proteínas. Como las proteínas, en particular, pueden favorecer el insomnio, usted podría dormir más profundamente casi de inmediato si no ingiere productos lácteos, ya que son bastante altos en proteínas.

¿Qué sucede si se queda despierto hasta horas avanzadas de la noche y se pregunta lo que debe hacer si siente hambre antes de acostarse a dormir? ¿Podrá comerse una segunda pequeña merienda varias horas después del postre o la merienda?

Claro que sí. Pero que sólo sean unos bocados de un alimento que contenga muchos carbohidratos y poca cantidad de grasa y proteínas. Por ejemplo, coma dos galletas de centeno y un pedazo de fruta madura, o tal vez usted puede probar un par de galletitas altas en fibra y bajas en grasa con un vaso pequeño de jugo de naranja. Alimentos de este tipo le ayudan a dormir más profundamente, ya que aumentan las sustancias químicas "mensajeras" del cerebro que favorecen un estado de relajación mental y emociones tranquilas.

Duerma más profundamente —sin su despertador

Para dormir realmente bien, no basta llegar a un nivel de descanso profundo que aumente el metabolismo si sólo se puede sostener dicho nivel durante un breve lapso. Lo que usted necesita en verdad es un descanso profundo durante todas las horas de sueño.

Usted puede cambiar a lo menos una cosa en el ambiente que le rodea para garantizarse dicho descanso, según investigaciones realizadas en el Centro de Trastornos del Sueño de la Clínica Mayo. "Para la mayoría de las personas, el dormitorio debe ser un lugar donde no exista el tiempo", expresa el doctor Hauri. "Si tiene que preparar el despertador, hágalo, y luego colóquelo en un sitio donde pueda oírlo, pero no verlo."

Esto es especialmente importante en el caso de las personas que padecen de insomnio, según la opinión del doctor Hauri. Si usted coloca el reloj en un lugar donde no lo vea, no se despertará una y otra vez durante la noche para encontrarse de nuevo con los números de la esfera. "Las personas duermen mejor si no sienten la presión del tiempo", dice el doctor Hauri.

Olvide sus problemas al finalizar el día

El estrés y el sueño no ligan. Así como tampoco el trabajo y el sueño —ni los problemas familiares y el sueño.

Si usted desea descansar lo mejor posible, especialmente si padece de insomnio, establezca como regla familiar que su dormitorio sea preservado como un refugio tranquilo y confortable, ya sea para disfrutar de un descanso prolongado o de una relación sexual afectiva y positiva. Nada más. Mantenga alejadas de su habitación las discusiones acaloradas, las ideas geniales, el trabajo de la computadora y los asuntos financieros del mes, ya que el cuerpo se habitúa a asociar todo esto con el insomnio.

Activador
HABILIDAD NO VOLUNTAD

En este instante busque en su habitación algo que le recuerde sutilmente las tensiones de índole laboral o personal.

¿Está situada la brillante esfera de su reloj despertador frente a su almohada? Si es así, coloque el reloj al revés.

¿Se encuentra su libreta de cheques encima de la cómoda, junto a un montón de facturas? Para eliminar sus preocupaciones financieras, así como todos esos papeles, colóquelos en la habitación contigua.

¿Hay un portafolio abierto sobre una silla? ¿O una computadora portátil encendida? ¿O, tal vez, hay una revista, relacionada con su trabajo, abierta en un artículo que usted prometió terminar de leer para la mañana siguiente?

Ahora mismo haga desaparecer todos esos objetos, "desterrándolos" a otras partes de la casa. De ese modo, cuando se acueste esta noche, podrá conciliar el sueño en la zona de su hogar donde hay menos estrés.

Las asociaciones con respecto al trabajo y al estrés pueden ser más fuertes de lo que usted piensa, una vez que invaden la paz y la privacidad del dormitorio. Si a menudo usted se acuesta y no puede dormir, y los problemas y tensiones le vienen a la mente tan pronto como coloca la cabeza sobre la almohada, el motivo podría ser el ambiente que le rodea. Un lugar donde se hayan realizado asociaciones que producen tensión, incluso si está oscuro, podrá privarlo de una relajación placentera.

No duerma la mañana los fines de semana

Una costumbre muy popular entre nosotros los estadounidenses consiste en dormir hasta tarde los fines de semana. Desafortunadamente, el hábito de apagar el despertador y virarse del otro lado para seguir durmiendo es un elemento que sabotea el sueño profundo, ya que cuando uno duerme hasta tarde se produce una confusión en el reloj biológico del cuerpo, ocasionando un trastorno parecido al que se experimenta después de realizar un largo viaje en avión a través de varias zonas horarias. Este trastorno se conoce como "estado de desorientación".

Según los investigadores del sueño, este "estado de desorientación" tiende a disminuir las energías, en vez de aumentarlas. Además de sentirse extenuado y menos despierto después de dormir demasiado, también le será más difícil conciliar el sueño la noche siguiente.

Incluso si no ha podido dormir bien o el sueño ha sido interrumpido por alguna razón, es conveniente que usted se levante casi a la misma hora de todos los días, a fin de ayudar a sincronizar los ritmos biológicos del cuerpo.

Es cierto que a veces usted necesita dormir un poco más. Pero cuando lo haga, es aconsejable que limite el tiempo adicional de permanencia en la cama a no más de una hora. Tan pronto como se despierte, abra las cortinas para que vea la luz del día, y empiece a encender de inmediato el Quemador de Grasa Nº 1 —tome el sol, haga un poco de ejercicios y disfrute de un espléndido desayuno bajo en grasa. Todo esto le ayudará a estabilizar su ritmo de sueño/vigilia.

¿Se siente particularmente "atontado" algunas mañanas?

Si es posible, despiértese uno o dos minutos más temprano, permanezca acostado, parpadee y mueva los brazos y las piernas. Permita que el cuerpo se adapte en forma gradual a sentirse completamente despierto. El modo de pasar esos primeros minutos después de despertarse influirá notablemente en las energías y el rendimiento que tendrá durante todo el día.

Lista para recordar: Prenda los Quemadores de Grasa

Quemador de Grasa Nº 1: Eche a andar su metabolismo matutino
Quemador de Grasa Nº 2: Coma meriendas saludables
Quemador de Grasa Nº 3: Beba agua y otras bebidas "antigrasas"
Quemador de Grasa Nº 4: Actívese dondequiera con aeróbicos de baja intensidad
Quemador de Grasa Nº 5: Coma un almuerzo "antigrasa"
Quemador de Grasa Nº 6: Controle al estrés inmediatamente
Quemador de Grasa Nº 7: ¡Póngase firme! Tonifique sus músculos en forma fácil y rápida
Quemador de Grasa Nº 8: Recupere sus energías al fin del día
Quemador de Grasa Nº 9: Cambie su horario: Cene más temprano y disfrute de la noche
Quemador de Grasa Nº 10: Duerma mejor y más profundamente para levantarse lleno de energía

Tercera Parte

Reorganice su cocina y evite la grasa cuando coma afuera

Cierto o falso: Preparar una comida deliciosa, saludable y baja en grasa requiere mucho tiempo. ¡Falso! Y los consejos en este capítulo lo demuestran.

Sí, es cierto que algunas comidas como el pan casero, el arroz integral tradicional y los frijoles (habichuelas) secos hechos a fuego lento requieren bastante tiempo. Pero hay innumerables versiones rápidas y saludables de muchos platos que usted puede hacer con facilidad sin tener que pasar la mayor parte de la noche en la cocina.

¿Es esto lo que estaba buscando?

Usted no es el único. Es un hecho de la vida diaria que los programas muy apretados limitan el tiempo de preparación de las comidas. Pero al igual que Leslie y yo hemos descubierto en nuestra casa, hacer comidas rápidas no quiere decir que tengan que estar cargadas de grasa. En el tiempo que le toma calentar cualquier comida congelada para comer frente al televisor o ir al restaurante más cercano de comida para llevar, usted puede preparar una variedad de platos rápidos y saludables.

Al mismo tiempo que hemos ido agregando recetas bajas en grasa a nuestro repertorio, Leslie y yo hemos hecho también una lista de trucos para entrar y salir de la cocina lo más rápido posible, con un tiempo mínimo de preparación y limpieza.

Capítulo catorce

Comidas bajas en grasa al minuto en su casa

La clave para cocinar rápido y bajo en grasa es planificar las cosas por adelantado. Por ejemplo, si usted tiene una despensa bien surtida, con todo lo que se necesita al alcance de la mano, le da la sensación de estar en control de su cocina y de la nutrición de su familia. (Y en el capítulo diecisiete le daremos algunos consejos para hacerlo.) Además, es necesario que usted piense primero en lo que va a comer durante la semana, de manera que pueda consolidar sus compras y evitar múltiples viajes al almacén que consumen tiempo. Y puede planificar: si decide comer pescado fresco en una comida, por ejemplo, usted sabrá qué día necesita pasar por la pescadería cuando regrese a la casa del trabajo.

Por supuesto, las personas que aman cocinar —y mi esposa Leslie es una de ellas— disfrutan tanto demorándose en la preparación de las comidas como comiendo la agradable comida baja en grasa que sale del horno. Pero no es así siempre.

Con frecuencia lo que queremos es entrar y salir de la cocina lo más rápido posible. Y, no obstante, queremos que la comida sea deliciosa, para que estemos siempre motivados a seguir nuestro programa de Vivir Bien con Poca Grasa. Es esencial que tengamos una colección de recetas que podamos utilizar para nuestros menúes diarios.

Estas son algunas de las tácticas para ahorrar tiempo que puede utilizar en su casa cuando necesite algo rápido y más fácil.

Invierta diez minutos todas las semanas en planificar las comidas de esos días. Ahorrará un tiempo sorprendente cuando dedique unos minutos los fines de semana a elegir las comidas de la semana que viene.

Planificando con tiempo su lista de comidas lleva al mínimo la molesta pregunta de "¿Qué comeré esta noche?" que lo mantiene preocupado cuando no hay un plan preelaborado.

Puede incluso invertir unos minutos el fin de semana precocinando frijoles (habichuelas) y otras legumbres. O usted podría hacer alguna masa de pan que se pueda congelar y después descongelar y hornear más tarde en la semana cuando quiera un pan casero rápido y delicioso.

Delegue responsabilidades de la cocina. Si usted tiene hijos, dividiendo las tareas de la cocina ahorra tiempo y une más a la familia. Tan pronto los hijos tengan edad suficiente, pueden poner y quitar la mesa, fregar los platos y hasta ayudar a preparar la comida. En muchas casas, esos minutos compartidos son un ritual de conexión simple y valioso.

En nuestra casa, una de las satisfacciones de Leslie es que ella puede preparar una comida especial rápida y baja en grasa, sabiendo que habrá terminado con todo en la cocina cuando la comida llegue a la mesa. Las otras tareas están resueltas: nuestros hijos ayudan a poner y quitar la mesa y yo limpio y friego los platos.

Tenga siempre a mano la lista de cosas que necesitará. Siempre que se le esté terminando un ingrediente, escríbalo de inmediato en una lista de víveres fácil de alcanzar. No espere hasta que se le termine; así usted no tendrá que hacer viajes al almacén de víveres para comprar un solo artículo. La vida se le hace más fácil —y ahorra viajes al supermercado— cuando escribe todo lo que se está "terminando" antes de que se "termine".

Reorganice su cocina

Añada notas personales a las recetas. Siempre que haga cambios en una receta anótelos al margen. Si sustituye un ingrediente, ajusta el tiempo de cocción o cambia los condimentos para satisfacer las preferencias de su familia, anote el cambio inmediatamente. Después, cuando vuelva a preparar esa comida, no tendrá que preguntarse qué hizo la vez anterior.

Reduzca el tiempo en la cocina. Use el horno microondas para acelerar la descongelación y recalentamiento de los alimentos. El horno microondas puede ser su mejor aliado cuando quiera reducir el tiempo de preparación y cocción. Es especialmente útil cuando hay productos que se cocinan lentamente como cacerolas (guisos), salsas, *squash* y algunos frijoles y otras legumbres.

Una olla de presión es otro valioso instrumento en la cocina. No hay otra forma más rápida de cocinar legumbres. Dos horas hirviendo a fuego lento se pueden acortar a 30 minutos si usted usa una olla de presión en vez de una olla corriente. Y el tiempo que lleva cocinar algunos platos —como el arroz integral y las salsas, sopas y pimientos verdes, por ejemplo— se pueden reducir a un tercio del tiempo usual si usa una olla de presión. A pesar de la velocidad de la cocción, no se pierde el sabor.

Haga dos comidas de una sola receta: duplíquela. En nuestra casa a menudo preparamos una receta doble cuando cocinamos sopas, ajíes, cacerolas y otros platos que se congelan bien. Después que hemos servido la comida y los alimentos se han enfriado, ponemos lo que sobró —suficiente para otra comida completa— en recipientes con tapas bien ajustadas y las colocamos en el congelador. De esa forma tenemos una "cena congelada" completa y lista para comer.

En los días en que estamos atrasados y no tenemos tiempo para cocinar, descongelamos y horneamos (o colocamos en el horno de microondas) la comida congelada, después añadimos una ensalada rápida y pan y ya está lista la cena. Hemos visto que esas comidas bajas en grasa tienen mucho mejor sabor —y son menos caras— que cualquier comida congelada del supermercado.

Congele sus barras favoritas. Mantenga una o dos barras de su pan integral favorito y un paquete o dos de panecillos en el congelador para descongelarlos rápidamente. Esto puede completar cualquier comida en minutos.

Una tarea fácil: saber la cantidad de grasa que contienen los alimentos

Las etiquetas de las comidas tienen los datos importantes —y con un poco de práctica, una mirada le dirá si el alimento es bajo en grasa.

Serving Size (Tamaño de la porción)

Si va a comer realmente la cantidad que indica la etiqueta, entonces no necesita una calculadora para saber cuánta grasa y cuántas calorías contienen. Pero si va a comer el doble, recuerde duplicarlo todo.

Calories and Total Fat (Calorías y grasa total)

Es mejor fijarse en las cifras absolutas en vez de en los porcentajes. Si usted sabe cuántas calorías y cuánta grasa se está permitiendo cada día, estas cifras le dirán instantáneamente si la comida o merienda que va a ingerir se encuentra dentro de su límite.

Saturated fat and cholesterol (Grasa saturada y colesterol)

No más del 10 por ciento de sus calorías debe venir de la grasa saturada. En lo que se refiere al colesterol, la Asociación del Corazón de los Estados Unidos recomienda no más de 300 miligramos diarios.

Sodium (Sodio)

Aunque no es un factor que afecte directamente su dieta baja en grasa, el sodio alto puede representar otro riesgo para la salud de algunas personas porque puede provocar una alta presión arterial.

Dietary Fiber (Fibra dietética)

Mientras más, mejor. Los alimentos altos en fibras benefician su sistema digestivo, le hacen sentirse lleno por más tiempo, lo ayudan a comer menos en general y, por lo tanto, a ingerir menos grasa y calorías.

Nutritional Facts
Serving Size 1 Container (227g)

Amount Per Serving	
Calories 240	Calories from fat 25
	% Daily Value*
Total Fat 3g	5%
Saturated Fat 1.5g	8%
Cholesterol 15mg	5%
Sodium 135mg	6%
Potassium 500mg	14%
Total Carbohydrate 46g	15%
Dietary Fiber 1g	4%
Sugars 44g	
Protein 9g	
Vitamin A 4%	Vitamin C 10%
Calcium 35%	Iron 0%

*Percent Daily Values are based on 2,000 calorie diet

Ponga las legumbres en remojo. Muchas de las recetas más saludables y deliciosas para frijoles y otras legumbres requieren una simple y rápida preparación que se puede hacer por adelantado, como dejarlo en agua durante la noche. Aquí es donde la planificación adelantada puede ayudar. Si los frijoles ya han sido puestos en remojo, no demorarán mucho en cocinarse.

En un apuro, los frijoles enlatados son un buen sustituto de última hora. Su único inconveniente es que tienen mucha sal, porque se enlatan con una solución salina alta en sodio. Pero hay una forma sencilla para reducir el sodio de los frijoles enlatados: simplemente bóteles el agua y enjuáguelos en un colador.

Disfrute de más ensaladas verdes —con menos trabajo lavándolas. ¿A usted le encantan las ensaladas pero no las come por el tiempo que lleva lavarlas? Cuando traiga lechugas frescas del mercado, lave cantidades para varias comidas. Después, debido a que las ensaladas secas se conservan frescas más tiempo que las mojadas, elimine toda el agua con un escurridor de ensaladas. Séquelas suavemente con una toalla de algodón limpia, colóquelas en una bolsa plástica y póngalas en el refrigerador hasta que las necesite. En esta forma, sólo tiene que lavar una sola vez las lechugas y se mantienen frescas por tres o cuatro días.

Acumule salsas y sopas rápidas. Cuando usted compre latas de caldo vegetal o de pollo, compre siempre más de las que necesita, de manera que tenga siempre latas adicionales en el estante. Abrir las latas sólo lleva un momento y cualquier tipo de caldo le da un sabor instantáneo a muchos platos.

Cuente con estas comidas

En los tiempos en que se vivía con mucha grasa, muchas madres tenían sus menúes para cada día de la semana. Carne el lunes, pollo el martes, espagueti y albóndigas el miércoles, etc. No muy variadas —pero estas recetas familiares confiables eran fáciles de preparar.

Bien, el enfoque sobre la grasa ha cambiado, y con él la naturaleza de las comidas. Pero aún queda mucho por decir sobre los menúes confiables con los que usted pueda contar. A continuación relacionamos algunos de nuestros sustitutos para los antiguos platos principales, platos acompañantes y hasta postres altos en grasa. Y como en casa nos encantan los nuevos sabores, estos menúes siempre mantienen su atractivo al agregarle nuevas especies. Son rápidos, fáciles y deliciosos —y muy bajos en grasa.

Pizza al instante y saludable

Muchos almacenes de víveres tienen ahora pan de pita integral y pan italiano tipo *focaccia* integral y tradicional. Estos panes son especialmente fáciles de almacenar en su congelador ya que son planos y ocupan poco espacio y permiten hacer una pizza casera en cualquier momento con menos grasa que de la pizzería cercana.

De hecho, hacer una pizza fina lleva menos tiempo que una pizza encargada y entregada a su casa. Por ejemplo, para hacer una pizza de pan de pita, caliente el horno a 350°F y hornee el pan de pita hasta que esté ligeramente tostado. Añádale salsa de tomate, vegetales picados y condimentos y después hornéela hasta que lo que le agregó se haya calentado. Pudiera añadirle variaciones de sabores como queso bajo en grasa, pero básicamente ya lo tiene todo. Es más barato que pedir una pizza, tiene mejor sabor y es mucho más baja en grasa.

Pasta de primera —con variaciones

La pasta es una de las comidas rápidas más populares en mi familia. Pero para mantener los sabores brillantes y nuevos, tenemos varios tipos de pastas a mano: espagueti integral y tradicional, *linguine*, *rotini* y la pasta redonda en forma de ruedas (*wagon wheel*), que es la pasta favorita de nuestra niña de cinco años. También variamos las salsas. Una simple salsa de tomates, lo mismo enlatada que hecha de una de las recetas de este libro, es fácil de modificar y revitalizar con nuevos sabores. A veces le agregamos cosas que sobraron —pollo o mariscos, tofu, frijoles (habichuelas) cocidos, vegetales, hierbas aromáticas frescas, cebollas y ajo. Y con un poco de leche descremada o leche evaporada descremada puede transformar una salsa de tomate tradicional en una salsa cremosa roja.

Alimentos asiáticos

Para otra gran opción de comida rápida, cocine o recaliente algún arroz integral, añada fideos chinos o fideos *soba* (que son hecho de trigo sarraceno, el alforfón), y cúbralos con vegetales salteados con o sin pollo, mariscos, tofu o legumbres. Añada salsa de soya de sodio reducido o salsa *teriyaki* como un condimento o adobo rápido sin grasa.

Pollo o pavo a la parrilla

Usted puede asar pollo sin piel o pechugas de pavo en unos pocos minutos y, casi instantáneamente, tiene las bases para una comida baja en grasa.

Y los platos acompañantes para esta comida no llevan mucho tiempo. Lleva sólo unos minutos hacer cuscús (un delicioso plato de granos) y más o menos el mismo tiempo hervir vegetales. Sírvalos con una ensalada hecha con aderezo bajo en grasa o sin grasa y algún pan integral y tendrá una comida completa en menos de media hora.

Sabrosos sándwiches de frijoles (habichuelas)

Caliente frijoles refritos de lata o caseros (pero sin grasa) y ponga una capa dentro de un pan de pita integral. Este es uno de los menúes bajos en grasa más rápidos en nuestra casa. Cubrimos nuestros sándwiches de frijoles con crema agria sin grasa, salsa, tomates, lechuga o retoños, un poco de queso *cheddar* bajo en grasa, pimientos verdes y cebollas cortadas. Es un sándwich bajo en grasa de gran sabor que lleva unos diez minutos hacerlo.

Hágalo al estilo mexicano en minutos

Puede variar los sándwiches de frijoles usando tortillas integrales o envolturas de tacos blandas o duras bajas en grasa. Hágalos utilizando el mismo relleno que se usa para los sándwiches de frijoles o lea en el capítulo diecinueve la información concerniente a los tacos que no llevan mucho tiempo de preparación.

Hamburguesas bajas en grasa

Si tiene pechuga de pavo molida a mano o una mezcla comercial de "hamburguesa vegetariana" (*"veggie-burger mix"*) baja en grasa, usted puede hacer una comida rápida en cualquier momento. Mantenga algunos panecillos integrales en el congelador y descongélelos en el horno tostador o en el horno microondas mientras está preparando los condimentos. A

Cuando el "omega" le llega al corazón

Muchas personas conocen que ciertos peces tienen un tipo de aceite beneficioso llamado ácidos grasos omega-3. Pero ¿cómo usted escoge un pescado que suministre omega-3? Y ¿qué hace realmente ese "aceite de pescado" por usted?

Ante todo, los peces tienen cantidades muy variables del beneficioso omega-3. En algunos, sólo alrededor del 5 por ciento de la grasa son ácidos grasos omega-3; en otros, el contenido puede llegar hasta el 40 por ciento.

Aunque los omega-3 son técnicamente una colección de diferentes ácidos grasos, hay uno en particular que puede ayudar a reducir la enfermedad cardíaca y el riesgo de ataque cardíaco. Este ácido ayuda a la coagulación de la sangre, reduce los niveles de LBD (el colesterol "malo") y eleva los niveles de LAD (el colesterol "bueno"). Todos estos beneficios potenciales vienen de una química orgánica con un nombre casi imposible de pronunciar: ácido eicosapentaenoico, o AEP en abreviatura.

Los peces que contienen cantidades significativas de AEP por lo general son peces de aguas profundas, en especial el salmón, la albacora, la macarela, el arenque y las sardinas. El AEP también está presente en concentraciones más bajas en el bacalao, el pez blanco, el bonito, el sábalo, el pámpano, el halibut, el pez azul, el róbalo, la trucha y algunas otras variedades.

Ya que los omega-3 con su AEP forman sólo una parte de la grasa del pez, usted no puede consumir mariscos sin control simplemente para obtener los beneficios de protección al corazón. De hecho, al igual que con cualquier fuente de grasas, es importante escoger pequeñas porciones.

Usted puede obtener los omega-3 de otras fuentes distintas a los peces, aunque en cantidades más pequeñas. Entre las excelentes alternativas están los frijoles (habichuelas) secos, el tofu (que se hace del frijol de soya), y nueces.

Varios estudios sugieren que usted puede obtener alguna protección menor contra la enfermedad cardiovascular comiendo alimentos ricos en AEP una o dos veces a la semana. Y también pueden resultar beneficiosos a las personas que tienen diabetes o artritis.

nosotros nos gusta añadir tomates, lechuga o retoños, cebollas y pepinillos; usted puede escoger otros ingredientes favoritos para cubrirlos. Hacer una hamburguesa casera baja en grasa como esta lleva alrededor de 15 minutos.

Antipasto "rápido" y bajo en grasa

Mantenga en el refrigerador y despensa latas de frijoles blancos, frijoles negros, atún en agua, pimientos, mazorquitas de maíz, corazones de alcachofas (enlatados en agua, no aceite), remolacha roja encurtida y otros platos y aderezos acompañantes rápidos. Todas estas comidas rápidas tienen bajo contenido de grasa. Si usted bota el agua y enjuaga los productos enlatados que vienen en solución salina, tendrán poca sal.

Organice una selección decorativa de sus favoritos en un plato grande bordeado de hojas frescas de lechuga. Rocíelo con jugo de limón, vinagre balsámico y hierbas frescas.

Confituras de frutas favoritas

Tenga frutas peladas y cortadas en rebanadas en bolsas plásticas en su congelador. Siempre que tenga deseos de comer postre, ponga una mezcla de frutas en el procesador de alimentos, haga un puré suave con ellas y sírvalas inmediatamente. Nuestros candidatos favoritos para este puré instantáneo son los melocotones (duraznos), el kiwi, las frambuesas, las moras, los arándanos y las fresas, pero también puede utilizar cualquier otra fruta.

Pescado fresco hecho rápido

Los filetes de pescado fresco se cocinan tan rápido que se hacen al instante. Simplemente asegúrese de escoger filetes uniformemente delgados que se cocinan más rápido.

Precaliente el horno a una temperatura de 450°F a 500°F. Coloque el pescado, chequéelo después de tres minutos, rocíele por todas partes su jugo favorito (jugo de naranja o limón o cóctel de tomate y vegetales con especies) o un adobo sin grasa.

Trucos de la cocina para los apurados

Todos los cocineros desarrollan fórmulas rápidas que hacen que la preparación de las recetas sea más sencilla y rápida. Estas fórmulas son importantes, porque una vez que comience a usarlas verá que es tan fácil preparar frutas frescas, vegetales y guarniciones como usar comidas preparadas o productos preempaquetados. Estas son algunas de las fórmulas que utilizamos para ahorrar minutos en el tiempo de preparación.

Comidas bajas en grasa para gente apurada

Todas las recetas que aparecen a continuación se preparan y cocinan entre 10 y 60 minutos, aunque algunas (marcadas con un asterisco) requieren tiempo adicional para adobarlas.

Pastas y salsas para las pastas

Pasta de Cabello de Ángel con Salsa de Tomate Fresca (página 356) —Preparación: 35 minutos

Fettucine con Salsa de Pimiento Rojo Asado (página 373) —Preparación y cocción: 15 minutos

Linguine Parmesano al Limón (página 349) —Preparación y cocción: de 10 a 20 minutos

Frittata de *Linguine* con Brócoli (página 310) —Preparación y cocción: de 20 a 30 minutos

Fideos Orientales (página 334) —Preparación y cocción: 30 minutos

Pasta Rústica (página 380) —Preparación y cocción: 30 minutos

Ensaladas y aliños (aderezos) para ensaladas

Aliño (Aderezo) Balsámico (página 387) — Preparación: 5 minutos

Ensalada César (página 381) —Preparación: 5 minutos

Ensalada de Pollo con Melocotones y Pacanas (página 315) —Preparación y cocción: 20 minutos

Ensalada de Cítricos con Aliño de Jengibre y Rábano Picante (página 343) —Preparación: 15 minutos

Aliño (Aderezo) de Crema de Ajo (página 351) —Preparación: 5 minutos

Ensalada de Pepinos y Uvas Rojas (página 319) —Preparación: 10 minutos

Ensalada de Pepinos con Eneldo (página 320) —Preparación: 10 minutos

Ensalada de Vegetales Mixtos a la Europea (página 386) —Preparación: 10 minutos

Ensalada de Cuatro Tipos de Frijoles (Habichuelas) con Vinagreta Balsámica* (página 325) —Preparación: 10 minutos

Ensalada de Habichuelas Verdes Frescas* (página 368) —Preparación: de 20 a 25 minutos

Ensalada de Pasta al Estilo Griego (página 321) —Preparación: 15 minutos

Lechugas con Remolachas Tiernas, Nueces Tostadas y Vinagreta de Arce-Frambuesa (página 393) —Preparación: 10 minutos

Ensalada Israelí* (página 314) —Preparación: 10 minutos

Ensalada Verde Mixta con Aliño (Aderezo) de Crema de Albahaca Fresca* (página 357) —Preparación: 10 minutos

Lechugas Mixtas con Aliño (Aderezo) de Melocotones y Pacanas (página 313) — Preparación: 10 minutos

Hojas de Lechugas Verdes y Rojas con Aliño (Aderezo) de Arce y Nuez (página 390) —Preparación: 10 minutos

Hojas de Lechuga Roja con Nueces de Pino, Cerezas y Vinagreta de Tomate Seco (página 375) —Preparación: 10 minutos

Ensalada *Nouveau* (página 350) —Preparación: 10 minutos

Ensalada de Espinaca con Peras, Nueces y Vinagreta de Mostaza Tibia (página 371) —Preparación y cocción: 10 minutos

Ensalada de Pasta *Tex-Mex* (página 330) —Preparación: 20 minutos

Vegetales, frijoles (habichuelas)

Yams Horneados con Crema de Nuez Moscada (página 355) —Preparación: 5 minutos; horneado: de 35 a 45 minutos

Almendrado de Limón y Brócoli (página 385) —Preparación y cocción: 15 minutos

Zanahorias Tiernas Glaseadas con Miel (página 370) —Preparación y cocción: 25 minutos

Puré de Papas Extraordinario (página 384) —Preparación y cocción: de 20 a 25 minutos

Quesadillas (página 323) con Guacamole de *Petits Pois* (página 324) —Preparación y cocción: 40 minutos

Frijoles (Habichuelas) Negros al Estilo Sudoeste (página 361) —Preparación: 10 minutos

Especialidad de Habichuelas Verdes (página 374) —Preparación y cocción: 20 minutos

Papitas Picantes a la Francesa (página 367) —Preparación: 10 minutos; horneado: 20 minutos

Tacos (página 352) — Preparación y cocción: 15 minutos

Sopas y guisos

Sopa Sabrosa del Otoño (página 332) — Preparación: 10 minutos; horneado: 45 minutos

Sopa Caliente y Agria (página 379) —Preparación y cocción: 25 minutos

(continúa)

Comidas bajas en grasa para gente apurada—*Continuación*

Guiso (Estofado) Tradicional de Pollo y Vegetales (página 391) — Preparación y cocción: 45 minutos

Sopa de Castañas Asadas y Arroz Silvestre (*Wild Rice*) (página 328) — Preparación y cocción: 1 hora

Chile con Pollo al Estilo Sudoeste (página 338) —Preparación: 10 minutos; tiempo de cocción: 1 hora

Gazpacho Espeso y Sabroso* (página 308) —Preparación: de 15 a 20 minutos

Aves de corral

Filetes de Pollo con Vinagreta de Frambuesa (página 348) — Preparación y cocción: 35 minutos

Fajitas de Pollo al Estilo de Santa Fe (página 359) —Preparación y cocción: 25 minutos

Hamburguesas de Pavo (página 366) —Preparación y cocción: de 20 a 30 minutos

Mariscos

Mariscos Picantes Veracruz (página 353) —Preparación y cocción: 40 minutos

Vieiras de Mar Cubiertas con Pimienta en Grano (página 373) — Preparación y cocción: 15 minutos

Sofrito Tai (página 377) —Preparación y cocción: 45 minutos

Panes, hojuelas y sándwiches

Muffins de Jengibre (página 333) —Preparación: 10 minutos; horneado: 20 minutos

Panes de Pita Rellenos con Pasta de Lentejas (página 341) — Preparación: 10 minutos; cocción: 45 minutos

Pan de Avena (página 312) —Preparación: 15 minutos; horneado: de 30 a 40 minutos

Pan de Maíz Tradicional (página 340) —Preparación: 10 minutos; horneado: 20 minutos

Panes de Pita Rellenos con Ensalada al Estilo Campesino (página 327) — Preparación: 15 minutos

Sándwiches de *Ratatouille* y Queso *Mozzarella* (página 317) — Preparación y cocción: 45 minutos

Pele el ajo en segundos

Coloque los dientes de ajo en una tabla de cortar. Aplástelos con el lado plano de un cuchillo ancho. Las cáscaras se desprenderán con facilidad. Después exprímalos en un buen exprimidor de ajos.

Cocine *yams* en minutos

Para ahorrar 50 minutos del tiempo de cocido de *yams* (camotes, *sweet potatoes*) córtelos primero sin pelar en pedazos grandes. Hierva esos pedazos alrededor de 10 minutos o hasta que estén blandos. Bóteles el agua y sírvalos.

O para variar, corte los *yams* con rebanadas de media pulgada de grosor y cúbralos con salsa de soya de sodio reducido mezclada con unas gotas de aceite de oliva o de *canola*. Hornéelos hasta que crujan o se doren.

También hay una opción para el horno microondas. Perfore los *yams* o batatas varias veces con un tenedor y colóquelos en el horno microondas hasta que se ablanden. Normalmente, un solo *yam* se demora de 4 a 5 minutos para cocinarse. Con cuatro en el horno de microondas lo más probable es que el tiempo de cocción sea de 10 a 12 minutos.

Prepare el *squash* en diez minutos

Su horno microondas está listo para hacer *squash* blando y sabroso en menos de 10 minutos. Corte el *squash* a la mitad y perfore la cáscara con un tenedor. El *squash* espagueti (*spaghetti squash*) necesita sólo 8 minutos de cocción en el horno de microondas. El *squash* de mantequilla (también llamado *squash* de *butternut* o de *acorn*), cortado a la mitad en esta forma, se cocina a la perfección en diez minutos.

Capítulo quince

Elimine la grasa en cada comida

Muchos de nosotros tenemos recuerdos vívidos de aromas tentadores que venían de las cocinas de nuestras madres o abuelas. Hay algo muy especial en disfrutar y transmitir las recetas y las tradiciones de una generación a otra. A través de la historia, la comida ha servido como símbolo de bondad, unidad y calor humano.

Lamentablemente, muchas recetas favoritas pudieran tener un alto contenido de grasa. ¿Significa eso que es necesario eliminarlas?

No —sobre todo si usted aprende formas simples de mantener el sabor mientras elimina el exceso de grasa.

Como hemos descubierto en nuestra cocina, usted puede crear versiones nuevas y más saludables de sus antiguos platos favoritos. Este capítulo ofrece una recopilación de consejos prácticos y "rápidos" que usted puede comenzar a usar en su cocina desde el día de hoy.

¿Debe cambiar su aceite?

Bien, el sartén está frente a usted. La ensalada no tiene aderezo. Todo indica que necesitamos aceite. Pero ¿cuál es el más saludable?

Desde el punto de vista de la salud parece ser que dos de las mejores opciones de aceites para cocinar y para ensaladas son los aceites de oliva y de *canola*, pero sólo si se usan en cantidades limitadas.

¿Por qué estos dos?

Porque ambos tienen un alto contenido de ácidos grasos monoinsaturados que, según se ha podido comprobar, ayudan a controlar el colesterol. Además, de acuerdo con estudios realizados en la Universidad de Stanford, el aceite de oliva puede ayudar a proteger contra la enfermedad cardíaca. Los investigadores han hallado que el aceite de oliva puede ayudar a reducir la formación de coágulos sanguíneos inesperados que llevan a los ataques de apoplejía y los ataques al corazón. Además, varios estudios sobre el cáncer de mama y del colon reportan que, aparentemente, el aceite de oliva no promueve tumores en la forma en que otros aceites pueden hacerlo. Muchas personas usan aceite de *canola* cuando no les gusta el sabor que el aceite de oliva les da a ciertas comidas, en especial a los productos dulces horneados. Pero una pequeña cantidad de aceite de oliva es deliciosa en el aderezo de una ensalada. Y también puede usar una pequeña cantidad para freír, especialmente pescado, o agregar unas pocas gotas al agua cuando está cocinando pastas.

Las recetas de *muffins* y pan "rápido" quedan bien sustituyendo las tres cuartas partes de la grasa que indica la receta por puré de manzana. Por ejemplo, si una receta de *muffins* necesita media taza de mantequilla, usted puede sustituirla por dos cucharadas de mantequilla y seis cucharadas de puré de manzana para compensar la pérdida de grasa.

Pruebe el sabor. Si los *muffins* tienen buen sabor y textura, trate de reducir la grasa aún más la próxima vez que los haga. Si parece que les falta algo, la próxima vez utilice más edulcorante, vainilla, limón o especias como la canela y la nuez moscada. Simplemente mire la receta original y piense en qué especias y sabores usted puede mejorar agregando un poco más.

Al hacer cambios en las recetas, observe siempre los tiempos de cocción —en especial cuando vaya a hornear. Los tiempos de cocción pueden variar según el tipo de ingrediente que se sustituya. Por ejemplo, si en vez de azúcar usted utiliza miel o sirope (almíbar) de arce, reduzca la temperatura del horno en 25°F. Estos edulcorantes se doran más rápido que el azúcar.

En este capítulo también encontrará pautas para preparar panes y cereales integrales así como legumbres —frijoles (habichuelas), chícharos (guisantes) y lentejas. No es ningún secreto que estos alimentos son sus mejores amigos cuando usted adopta el programa Vivir Bien con Poca Grasa. Son nutritivos, deliciosos, llenos de fibras y contienen todos los nutrientes esenciales, y además de ser fáciles de cocinar, tienen poca o ninguna grasa. No obstante, muchas personas parecen pensar que es mucho problema prepararlos.

Pero si usted quiere comer una dieta saludable, tendrá que acostumbrarse a preparar comidas que incluyan muchos granos y legumbres. Busque en la despensa productos bajos en grasa y encontrará arroz integral de grano largo y de grano corto; granos de cereales calientes como la avena, mijo, crema de centeno y crema de arroz integral; harinas integrales tales como la cebada, avena, harina de maíz, centeno y trigo sarraceno (alforfón); y legumbres como las lentejas, los frijoles de carita, los chícharos y los frijoles negros, colorados, pintos y blancos.

Hemos proporcionado muchas claves de éxito con estos ingredientes. Encontrará métodos de cocción, tiempos de cocción y guías de calidad para las diferentes legumbres. También hay consejos para hornear panes "rápidos" que le serán útiles cuando llegue a las recetas de la Cuarta Parte. Por supuesto, todos estos métodos para eliminar la grasa en las recetas favoritas y usar más granos y legumbres se basan en pruebas de primera mano en nuestra cocina.

Que no se pierda el sabor

Lo cierto es que mantener el sabor al mismo tiempo que se reduce la grasa requiere experimentación. Usted encontrará que algunas recetas son más fáciles de modificar para que sean más bajas en grasa o sin grasa que otras.

Debido a que la grasa y la sal mejoran el sabor de las comidas, es posible que usted encuentre la receta un poco insípida cuando se reducen o eliminan estos dos ingredientes. Simplemente, compénselo aumentando los tipos y cantidades de hierbas y especias para darles más sabor. (Y en las recetas de comidas dulces usted puede añadir más edulcorantes.)

(continúa en la página 263)

Intercambios importantes

Esta tabla le dará algunas buenas ideas básicas sobre cómo los cambios más simples en los ingredientes de una receta pueden reducir la grasa. Algunos de los cambios en ingredientes que se sugieren son sustituciones directas —utilizar leche descremada en vez de leche entera, por ejemplo, que le elimina ocho gramos de grasa por taza. Otros son bastante creativos —y en reali-

En lugar de...	Sustituto...	Reducción de grasa (gramos)
Condimentos, salsas, aderezos y edulcorantes		
⅔ de taza de mayonesa	⅔ de taza de mayonesa de pocas calorías	63
Salsa blanca hecha con 1 taza de leche entera 2 cdas. de harina 2 cdas. de margarina	Salsa blanca hecha con 1 taza de leche descremada al 1% y 2 cdas. de harina	28
1 oz. (28g) de chocolate sin endulzar	1 oz. de polvo de cacao	15
1 oz. de chocolate de hornear	3 cdas. de cacao sin endulzar	13
1 cda. de mayonesa	1 cda. de mayonesa sin grasa	11
Derivados de la leche y huevos		
1 taza de crema agria	1 taza de crema agria sin grasa	48
8 oz. (226g) de queso *ricotta* de leche entera	8 oz. de requesón con 1% de grasa	29
4 oz. (113g) de queso *cheddar*	4 oz. de queso *cheddar* con poca grasa (4g de grasa/oz.)	22
4 oz. de queso suizo	3 oz. (85g) de queso suizo con poca grasa + 1 oz. (28g) de queso suizo	18
½ taza de queso *ricotta* de leche entera	½ taza de queso *ricotta* sin grasa	16
1 taza de leche entera	1 taza de leche descremada	8
1 huevo grande	2 claras de huevo	5
10 oz. (283g) de queso *cheddar*	10 oz. de queso *cheddar* de leche descremada	4

dad merecen un poco de experimentación.

Lo más importante es encontrar formas ingeniosas de mantener el sabor. Afortunadamente, el sabor a menudo depende más de los ingredientes que en su forma natural tienen poca o ninguna grasa que de los que son altos en grasa.

En lugar de...	Sustituto...	Reducción de grasa (gramos)
Grasas y aceites		
1 taza de aceite	1 taza de puré de manzana	218
½ taza de mantequilla, margarina o aceite	¼ de taza de mantequilla, margarina o aceite	46
1 cda. mantequilla o margarina	atomizar con aceite vegetal 1¼ segs.	10
Carnes y pescados		
4 oz. (113g) de carne molida, hecha a la plancha	4 oz. de pechuga de pavo molida, hecha a la plancha	22
1 lb. (454g) de carne de cerdo magra (antes de cocinar)	1 lb. de pez espada (antes de cocinar)	20
4 oz. de atún enlatado en aceite	4 oz. de atún enlatado en agua	8
4 oz. de pechuga de pollo, con piel, asada	4 oz. de pechuga de pollo sin piel, asada	4
Meriendas, platos acompañantes y postres		
1 taza de palomitas de maíz hechas con aceite y mantequilla	1 taza de palomitas de maíz sin mantequilla hechas en horno microondas	15
1 oz. de cacahuates (maníes) secos asados	1 oz. de castañas asadas	13
1 papa asada con 1 cda. de mantequilla	1 papa asada con 1 cda. de crema agria sin grasa y cebollinos	11
½ taza de helado de vainilla de primera	½ taza de yogur de vainilla de primera	8
1 lasca de pizza con queso y pepperoni	1 lasca de pizza con queso y champiñones	4
2 galletitas de chocolate	2 barras de higo	4

Los vegetales y la juventud

Como es natural, las meriendas y las recetas que recomendamos para vivir bien con poca grasa incluyen muchas frutas y vegetales frescos. Eso es lógico, ya que tienen poca o ninguna grasa y tienen muchos nutrientes que usted necesita para tener energía.

Pero además, las frutas y los vegetales contienen sustancias que pueden retardar los procesos de envejecimiento en las células.

Muchas frutas y vegetales contienen vitaminas y otras sustancias naturales que pueden ayudar a neutralizar los radicales libres, fragmentos moleculares que pueden dañar las células del cuerpo. Y el bloqueo de los radicales libres es crucial para proteger el cuerpo de las enfermedades degenerativas y el envejecimiento prematuro.

En otras palabras, todas las frutas y vegetales además de ayudarle a mantener la salud en su lucha contra la grasa pueden ayudarle también a verse y sentirse más joven.

Pero ¿qué son exactamente los radicales libres y cómo es que ciertos nutrientes se interponen a sus insidiosos ataques? La "teoría de los radicales libres", que en general ha sido aceptada, plantea que los pedazos de moléculas, altamente radioactivos e inestables, se mueven con rapidez entre las células reaccionando con el oxígeno y creando oxidación. Los radicales libres en las células originan reacciones en cadena, creando un efecto destructivo al que los bioquímicos llaman una cascada. El daño predominante es al ADN, el material genético dentro del núcleo de las células. Cuando se daña el ADN, los efectos posteriores pueden llevar al cáncer, las enfermedades cardíacas y el envejecimiento prematuro.

Cuando usted ingiere frutas y vegetales frescos en su dieta, está absorbiendo algunas sustancias llamadas antioxidantes. Estas sustancias apagan los radicales libres y pueden detener el proceso de oxidación, interfiriendo en la alocada destrucción que causan los radicales libres. Los antioxidantes presentes en los productos frescos son el beta-caroteno —que se encuentra en los vegetales frescos de colores brillantes y los de color verde oscuro— y la vitamina C.

Otras sustancias que ayudan a refrenar a los radicales libres son las importantes vitaminas B (B_1, B_6 y ácido pantoténico), la cisteína (un amino ácido), el cinc, el selenio, las catecolaminas y las indol —sustancias protectoras que se encuentran en las papas y en los plátanos (guineos). Añada los beneficios en el control de los radicales que obtiene de la clorofila, que se encuentra en la mayoría de los vegetales verdes, y verá que las frutas y los vegetales frescos se convierten en protectores de las células en general.

Cuando los granos integrales saludables sustituyen a los granos refinados —harina o arroz blancos, por ejemplo— no sólo se obtienen sabores únicos con las recetas, sino que también llenan y satisfacen más.

Eliminar el aceite en algunas salsas no altera mucho el sabor, pero eliminar la grasa en los productos horneados puede volverlos secos e insípidos si no se tiene cuidado. En otras recetas, encontrará que puede reducir con facilidad la mantequilla, la margarina o el aceite a la mitad con buenos resultados. Y es fácil hacer cambios como sustituir dos claras de huevos por un huevo entero o leche descremada por leche entera.

Menos grasa, menos carne

Una parte importante para reducir la grasa en las recetas favoritas de su familia es reducir la cantidad de carne de res o de cerdo.

Si todavía no está haciendo una dieta baja en carne, le daremos algunas orientaciones para que llegue allí poco a poco. Con frecuencia es más fácil de lo que la mayoría de nosotros imaginamos en principio y comer poca o ninguna carne es un importante cambio dietético para mejorar la salud.

Cada vez un número mayor de investigadores y organizaciones de la salud aconsejan moverse hacia una dieta vegetariana que incluya granos enteros, frijoles (habichuelas) y legumbres, frutas, vegetales y productos lácteos bajos en grasa o sin grasa. Otros recomiendan una dieta semivegetariana, que permita cantidades limitadas de aves de corral sin piel o pescado pero que incluya poca o ninguna carne de res o de cerdo.

Los argumentos en favor de una dieta vegetariana o semivegetariana tienen el apoyo de las investigaciones. En un estudio en la Universidad de Kuopio, Finlandia, los investigadores médicos siguieron durante siete meses a vegetarianos recién convertidos y encontraron que los niveles de colesterol total en su sangre descendieron un promedio de un 9 por ciento. Los niveles de LAD (colesterol "bueno") subieron, lo que mejoró las proporciones de colesterol total en un 2,5 por ciento. Después de siete meses, el 38 por ciento de las personas que habían comenzado dietas vegetarianas reportaron que se sentían más alertas y vigorosas y con menos fatiga.

Una cocina vegetariana también influye sobre el estado de ánimo. Los investigadores de un estudio cardiológico familiar de cinco años realizado en Portland, Oregon, han reportado que muchas personas que han adoptado una dieta baja en grasa y rica en granos enteros bajos en grasa, frutas, vegetales y legumbres experimentan menos sentimientos de "la depre" día a día y menos sentimientos de ira. El estudio sugiere que la comida saludable baja en grasa —que tiende hacia comidas más vegetarianas— puede ayudarle a enfrentar el estrés diario con más eficacia.

En el pasado, algunas personas se apartaban de la dieta vegetariana o semivegetariana suponiendo que la carne proporciona nutrientes que no se pueden encontrar en las frutas y los vegetales. Pero los investigadores médicos, después de estudiar cuidadosamente decenas de miles de vegetarianos por décadas, han concluido que por lo general están bien alimentados. Lo que es mejor aún, este grupo tiene significativamente menos enfermedades degenerativas crónicas que el resto de la población de los Estados Unidos.

Como grupo, se ha hallado que los vegetarianos tienen presión arterial más baja y menores niveles de colesterol. Entre los vegetarianos hay menos incidencia de enfermedades cardíacas, osteoporosis, obesidad, artritis, diabetes y enfermedades renales. Los estudios muestran que si usted cambia de una dieta de carne alta en grasa a una dieta de cocina vegetariana baja en grasa, es probable que reduzca el riesgo de contraer ciertos tipos de cáncer y, por lo general, tendrá un sistema inmunológico más fuerte.

Una razón por la cual las dietas vegetarianas reducen el riesgo de cáncer es que las frutas y los vegetales contienen menos mutágenos, sustancias que pueden llevar al cáncer. Científicos de la Fundación Americana de Salud de Valhalla, Nueva York, dicen: "Nuestra hipótesis es que los mutágenos presentes en las carnes fritas y hervidas inician el cáncer de mama, de la próstata y del colon, y las dietas altas en grasa lo promueven". "Las papas fritas y comidas similares contienen algunos mutágenos, pero las carnes contienen mil veces más."

Vivir, no sufrir, con menos carne en su dieta

Día a día, usted puede dar pasos deliberados para recortar la grasa en su dieta apartándose de la carne. Independientemente de que la elimine por completo o no, descubrirá que lo que comienza como un pequeño reto se puede convertir en un nuevo hábito que disfrutará. Esta es la forma en que puede comenzar a lograr esto.

Coma pan fresco. Considere la posibilidad de crearse el hábito placentero de hornear algún pan casero a la semana. El aroma del pan horneándose es uno de los placeres más gratos de la vida.

Si está corto de tiempo es posible que quiera invertir en uno de los muchos equipos de cocina para hornear pan que existen ahora. O busque en la guía telefónica la panadería de productos integrales más cercana a su casa (*Great Harvest Bakery* es una cadena que se extiende por toda la nación). Busque nuevos sabores: pruebe algunos de los deliciosos y frescos panes, panecillos y palitos de pan de centeno, de centeno integral (*pumpernickel*) o de grano entero al 100 por ciento.

Se pueden acompañar todas las comidas con productos 100 por ciento integrales horneados. Con frecuencia el sabor natural del pan integral es tan delicioso que usted podrá reducir la margarina o la mantequilla —y después, al poco tiempo, eliminarlas por completo.

Reduzca las porciones. Comience matemáticamente. Coma un quinto menos de carne roja esta semana. Elimine otro quinto la semana siguiente. Quizás usted pueda sustituir, al mismo tiempo, la carne de res o de cerdo con pechuga de pollo o de pavo bajas en grasa. A medida de que usted continúe reduciendo sus porciones, gradualmente puede convertir la carne en guarnición a la hora de la comida, en vez de que sea un plato principal.

¿Es un paso razonable? Sí, al menos para la mayoría de nosotros. Usted puede plantearse como objetivo inicial no comer más de una ración de carne magra, pescado o ave al día, limitando su porción a 3 a 4 onzas (aproximadamente 85 a 113 gramos, el tamaño de un mazo de naipes).

Siga adelante con los picantes. Nadie quiere cambiar de dieta a menos que las nuevas comidas y meriendas tengan gustos frescos e impactantes. Tenga una bandeja con condimentos en el refrigerador en la que estén sus productos favoritos —ajo, especias, salsas, *chutneys* y aliños (aderezos)— y dele sabor a su gusto a cada comida.

Póngale sazón y variación a las ensaladas. Busque vegetales con colores y nuevos sabores. Cuando vaya a comprar verduras a los sitios de costumbre o explore el mercado agrícola, observe los cientos de nuevas posibilidades que se pueden ofrecer para ensaladas a la hora de la comida. Las espinacas verde oscuro, la col morada y la arugula son opciones cada vez más populares. Usted siempre puede contar con las zanahorias, los tomates, las cebollas, el brócoli y la coliflor. Pero ¿qué me dice de unos trocitos de manzanas, nueces picadas y queso desmenuzado muy bajo en grasa para dar más sabor?

Esté dispuesto a probar nuevos aliños (aderezos) sin grasa para ensaladas que se venden en los supermercados, y pídalos también en los sitios donde coma. Una vez que haya identificado los sabores que le gustan, puede hacerlos usted mismo. Además de los aliños bajos en grasa que se relacionan en la Cuarta Parte, usted puede hacer un aliño rápido con una cantidad muy pequeña de aceite de oliva con vinagre balsámico o jugo de limón, más sus condimentos favoritos.

Use la fruta y el vegetal para no pasarla mal. Al añadir productos frescos a las comidas que ya disfruta, está haciendo un viraje para comer con poca grasa al tiempo que conserva los sabores que le gustan. Si su ensalada favorita es de atún o pollo, trate de hacerla con mayonesa sin grasa y con trozos de pimientos verdes o rojos. Después agregue ruedas de tomates, cebollas o pepinos —o de los tres. Sírvala sobre hojas frescas de lechuga verde o de lechuga romana. En menos de un minuto puede tener una ración extra de vegetales mientras conserva la parte principal de su ensalada o sándwich favoritos.

En las cacerolas (guisos), agregue menos carne y ponga más vegetales, granos o pasta. Si está acostumbrado a ruedas de jamón o salami altas en grasa servidas en pan fino o galletas, sustituya la carne con lascas crujientes de pepino, zanahoria, apio o calabacines (*zucchini*). Para un aperitivo, pruebe pedazos de coliflor o flores de brócoli, junto con alguna salsa picante o un *dip* cremoso bajo en grasa o sin grasa.

Pruebe comidas extranjeras. Planifique más comidas con poca carne o sin carne con sus platos favoritos de otros países —mexicanos, *tex-mex*, asiáticos, italianos y otros.

Mantenga su cocina bien provista de sopas de vegetales, frijoles (habichuelas) en lata sin grasa, galletas integrales de bajo contenido en grasa, pastas, jugos de frutas congelados, frutas maduras y especias frescas. Amplíe su menú con pequeñas raciones de muestra de platos acompañantes, sopas o cacerolas que contengan algunas nuevas comidas "exóticas" como arroz *basmati*, *kasha*, trigo *Bulgur*, quinoa y *tempeh* de soya.

Pruebe también algunas comidas rápidas salteadas en un *wok* (sartén chino) sin carne y con poco aceite y se dará cuenta, al igual que muchas otras personas, que sus preferencias en gustos pueden cambiar más rápido de lo que piensa.

Invente nuevas recetas sin carne. Busque en sus libros de cocina favoritos nuevas recetas que necesiten poca o ninguna carne. Experimente con otros sustitutos bajos en grasa —y escriba sus cambios para referencias futuras.

Transforme la tradición. Cada familia tiene recetas favoritas, y algunas se han trasmitido de una generación a otra. Transformar esas tradiciones culinarias para ajustarse a las pautas nutricionales bajas en grasa de hoy día es una forma de combinar lo mejor de ambos mundos. Mantenga las viejas recetas por su valor sentimental (Leslie las pega en la parte de atrás de las nuevas versiones transformadas), pero aplique los principios de este capítulo para cortar la grasa.

Cada vez que prepare o actualice una receta, asegúrese de que tiene un lápiz a mano para añadir cualquier revisión posterior en las ideas. Cuando le dé estas recetas a la próxima generación de su familia, no le estará trasmitiendo solamente una tradición sino compartiendo también una versión baja en grasa que promueve la buena salud y los buenos recuerdos.

Cocinar con granos enteros

Además de acondicionar sus recetas para hacerlas más bajas en grasa, usted también debe usar la mayor cantidad posible de ingredientes bajos en grasa, nutritivos y altos en fibras cuando cocine. Con este propósito, no existe nada mejor que los granos integrales.

Los granos integrales son una parte vital de una dieta óptima. Junto con las legumbres, los granos integrales son el elemento principal en las dietas de las personas saludables y longevas de todo el mundo. Y la harina que se hace de esos granos es igualmente rica en nutrientes.

Lamentablemente, muchas personas tienen pocos granos integrales en la despensa de la cocina. Los productos de granos que más se utilizan en los Estados Unidos son el arroz blanco, la harina blanca de trigo y la avena.

A medida que la tecnología moderna se ha expandido a la industria alimenticia, es más fácil obtener granos refinados que granos sin refinar. Y definitivamente perdemos algo cuando se procesan los granos integrales. Cuando el trigo integral se tritura y se convierte en harina blanca, en el proceso perdemos nutrientes esenciales como el salvado exterior rico en fibra y el altamente nutritivo germen. Con frecuencia la harina se blanquea con productos químicos, lo que puede traer algunos problemas. Sin embargo, aunque el producto terminado es una imitación pálida del alimento integral original, la harina blanca refinada es la única que muchos estadounidenses usan.

El arroz, otro importante grano integral, también pierde mucho cuando se procesa. Aunque el arroz integral original es rico en fibras y nutrientes, llega a la mayoría de las cocinas como arroz blanco. Durante el proceso, se pule la parte exterior del arroz, quitando la envoltura de salvado que es muy rica en fibra. Para el momento en que se cocina y sirve quedan relativamente pocos nutrientes.

Es posible que el supermercado en el que acostumbra a hacer sus compras no tenga algunos de los granos integrales que son una parte tan importante para vivir con poca grasa, así que es posible que para conseguirlos tenga que visitar lugares donde se venden productos naturales (*health food stores*), establecimientos gastronómicos (gourmet) o almacenes de víveres exóticos. O también puede ordenar algunos granos por correo. (Véase el capítulo diecisiete para una lista de esos lugares.) Una vez que conozca los sitios donde los venden, puede comprar granos en buenas cantidades, ya que si se almacenan correctamente se conservan bien. Sólo tiene que asegurarse de que están almacenados en recipientes bien tapados y en un lugar frío, oscuro y seco. Para almacenarlos por un período de tiempo mayor de unos pocos meses, guarde los granos integrales y las harinas en el refrigerador o inclusive en el congelador, para que no se pongan rancios.

Cómo cocinar granos para platos principales y guarniciones

Cocinar granos es muy sencillo. Todo lo que necesita es agua hirviendo y el grano que va a cocinar. Granos diferentes necesitan diferentes tiempos de cocción. Al principio es un reto determinar qué cantidad de grano seco necesita para obtener la ración correcta.

Como guía general, usted puede planificar que usará media taza de grano cocido por persona. Es posible que después quiera usar más o menos, dependiendo de la comida, del grano y de las preferencias personales. Para rendimientos y tiempos de cocción específicos, consulte la "Tabla de cocción de granos integrales" en la página 270.

Este es el procedimiento básico para cocinar cualquier grano.

1. Ponga a hervir la cantidad de agua que se requiere en una olla.

2. Añada lentamente el grano y ponga el agua a hervir otra vez.

3. Cúbralo y póngalo a fuego lento por el tiempo recomendado, o hasta que se gaste el agua. Los granos deben estar a punto y no pastosos, duros o crujientes.

4. Quite la olla de la hornilla y déjela en reposo, cubierta, entre cinco y diez minutos. Esto produce una textura más ligera y menos pegajosa.

5. Mueva suavemente los granos con un tenedor y sírvalos.

Además, estos son algunos consejos que le ayudarán a estar seguro de que sus platos de granos están bien cocinados, junto con algunas ideas de cómo darles más sabor.

- Enjuague los granos sólo si se ven sucios o tienen basura o si la receta pide que se enjuaguen. En otros casos, no es necesario. Una excepción es el arroz silvestre (*wild rice*), al cual es necesario enjuagarlo y botarle el agua antes de cocinarlo.
- No revuelva los granos durante la cocción. Esto hace que se pongan pegajosos y gomosos en vez de desgranados.

(continúa en la página 272)

Tabla de cocción de granos integrales

Grano (1 taza crudo)	Plato princ./acompañantes de granos: Agua (tazas)	Tiempo de cocción (min.)	Rendimiento (tazas)	Cereal caliente: Agua (tazas)	Tiempo de cocción (min.)	Rendimiento (tazas)
Amaranto	2	15–25	2–2½	3	15–25	2½
Cebada, sin cáscara	2–2½	45–50	2–3	3	20–25	3
Arroz integral	2	35–45	2–3	4	5–10	4
Trigo sarraceno, sin cáscara (alforfón)	2	15–20	2½–4	5	10–12	4
Harina de maíz	3–4	25	3–4	4	5–10	4
Mijo	2	20–25	2–3	3–4	20–30	4
Avena	2	45	2–2½	2	10–15	1¾
Quinoa	2	10–15	3	—	—	—
Centeno	3–4	90	2⅔	3	10	3
Trigo	4	120–180	2½	4	15	4
Arroz silvestre (*wild rice*)	2–3	35–45	3	4	45–60	4

	Harina	Comentarios adicionales
	El amaranto se puede usar como la maicena o el arrurruz para espesar. Es bueno para las salsas.	Se puede hacer igual que las palomitas de maíz. Hacer en un sartén sin usar aceite.
	Textura y sabor similares a los del trigo. Poco gluten. Un buen sustituto para el trigo si se desea eliminar el gluten.	Use copos de cebada para hacer cereal caliente. En la cebada llamada *pearl barley* la cáscara se pule; úsela sólo cuando no haya cebada sin cáscara.
	Textura granular y blanda. Es mejor el arroz de grano corto. Bueno combinado con harina de avena, mijo y cebada.	Use arroz triturado para hacer cereal caliente. Las copos de arroz también son buenos para hacer cereal caliente.
	Oscuro, pesado, de un sabor especial. Bueno en los *pancakes* de trigo sarraceno. Use trigo sarraceno sin cáscara para la harina.	La mejor elección es trigo sarraceno blanco sin cáscara y sin tostar. Use copos para hacer cereal caliente. El grano integral también es bueno.
	Se usa mejor en el pan de maíz o en los panes de mezcla integral. La harina de maíz alta en lisina es una buena elección.	Use harina de maíz para un cereal caliente de granos. Use harina de maíz para una polenta de grano como plato principal.
	Textura de torta. Buena en compotas. Mejor mezclada con harinas de arroz, avena y cebada.	El grano integral se usa como plato principal de granos y para hacer cereal caliente.
	Textura húmeda. Las avenas sin cáscara se muelen para convertirlas en harina. Las avenas desmenuzadas se pueden pasar por un colador para hacer harina.	Use avenas desmenuzadas para hacer cereal caliente. Los granos finos, los granos gruesos y las avenas rápidas se pueden usar también para hacer cereal caliente.
	El grano integral se puede moler para hacer harina y mezclarla con otras harinas de granos integrales.	En la mayoría de los casos se usa como plato principal de grano.
	La harina de centeno oscuro es la mejor. Al centeno claro se le ha quitado la vaina exterior.	Use copos de cocido rápido para hacer cereal caliente. También se pueden usar granos gruesos y copos regulares.
	Contenido significativo de gluten. La mejor harina para panes de levadura.	Use copos de cocido rápido para hacer cereal caliente. Use harina pastelera integral para hacer panes rápidos.
	Textura húmeda. Se usa mejor con otras harinas de granos integrales.	Use grano integral para hacer cereal caliente.

- Para obtener un sabor adicional, añada caldo vegetal o de pollo al agua de la cocción —o úselo en su lugar. O puede añadir algún vino blanco seco al agua de la cocción.
- Experimente con todo tipo de hierbas, especias y vegetales picados, añadiéndolos a su gusto. Las hierbas y las especias se pueden añadir al agua en cualquier momento durante el proceso de cocción. Para estar seguro de que los vegetales frescos están crujientes y no recocidos, agréguelos cuando esté terminando el tiempo de cocción. Si utiliza vegetales congelados, necesitará solamente un par de minutos en la olla al final del ciclo, lo que les da el tiempo justo para calentarse completamente.

Cómo preparar los cereales integrales calientes

Comer cereal integral en el desayuno es una de las mejores formas de comenzar el día y sólo se requiere unos pocos pasos rápidos para preparar un pozuelo. Use la "Tabla de cocción de granos integrales" de la página 270 para las proporciones y tiempos de cocción. Después siga estos pasos para cocinar el cereal.

1. Coloque la cantidad de agua requerida en una olla.

2. Cuando esté hirviendo, añada el cereal y vaya revolviéndolo.

3. Vuelva a hervir el agua mientras revuelve la mezcla.

4. Cocine a fuego lento por el tiempo recomendado revolviendo ocasionalmente hasta que el cereal alcance una consistencia cremosa uniforme.

5. Durante los últimos minutos de cocción añada edulcorante, leche descremada, yogur sin grasa, frutas frescas o secas, especias o nueces a su gusto.

6. Quítelo de la hornilla y sírvalo.

Usted puede crear combinaciones infinitas de ingredientes. Añada frutas frescas que estén en estación. Pruebe su cereal integral con sabores diferentes de yogur y una amplia variedad de condimentos. Algunas personas llegan a tener una receta favorita —como la del *Bircher-Benner Muesli* que se describe en "El 'gran desayuno' de Suiza" de la página 87— y se aferran a ella. Otros nunca se cansan de probar ingredientes nuevos. Eso hace que cada día ofrezca nuevas posibilidades para su paladar.

Haciendo panes rápidamente con harinas integrales

En la Cuarta Parte encontrará dos docenas de recetas de deliciosos panes con levadura que se hacen con harinas integrales. Además de usarse para hacer panes que crezcan con levadura, las harinas de trigo integral y de otros granos integrales se pueden usar con mucho éxito para hacer panes "rápidos" que no contengan levadura y no requieran que se les amase. Algunos de los panes "rápidos" más populares se hacen en forma de *muffins* y *biscuits*, mientras que otros parecen pequeñas barras de pan regular cuando se hacen.

Los panes "rápidos" se llaman así porque se hacen de mezcla pastelera que se vierte en moldes y se hornea inmediatamente. La acción de crecer proviene del polvo de hornear, del bicarbonato o de ambos. Pero debido a que no contienen levadura, los panes rápidos tienden a tener una textura de torta. Por lo general, son relativamente dulces y algo más altos en grasa que los panes con levadura. Como lo indica su nombre, llevan menos tiempo de preparación porque no hay que invertir tiempo esperando que la masa crezca, ni tiene que amasarlo antes de hornear.

Las harinas pasteleras integrales (en inglés, *whole-wheat pastry flours*) les dan una excelente textura general a los panes rápidos, pero usted puede usar cualquier harina integral, y una combinación de harinas da buenos resultados.

Encontrará recetas específicas para panes rápidos en los menúes para almuerzos y cenas de la Cuarta Parte. Una vez que tenga la destreza para hacer panes rápidos, verá que es fácil elaborar sus propias recetas, usando cualquier combinación de granos, hierbas, frutas y nueces que prefiera. Estos son algunos consejos generales para ayudarlo a hacer cualquier pan rápido con éxito.

- Trabaje con rapidez y no amase mucho la mezcla pastelera.
- Mezcle los ingredientes secos y los ingredientes mojados en recipientes separados. Use un recipiente

grande para los ingredientes secos, que incluyen la harina, el polvo de hornear, el bicarbonato, las especias y los edulcorantes secos. Use un recipiente más pequeño para los ingredientes mojados, tales como mantequilla, margarina o aceite, edulcorantes líquidos, leche, extractos y huevos. Mientras que los ingredientes mojados todavía estén separados de los secos, aceite los moldes y precaliente el horno.

■ Mezcle los ingredientes secos y mojados inmediatamente antes de verter la mezcla pastelera en el molde y colocarla en el horno. Vierta rápidamente los ingredientes mojados en los secos. Con una espátula de goma, mezcle solamente hasta que se forme una mezcla pastelera uniforme y se hayan incorporado todos los ingredientes.

■ Cuando usted crea que el pan está listo o cuando suene el reloj, pruebe el centro de la barra de pan, el *muffin*, o la torta con un palillo de dientes. Si sale seco, o con algunas migajas, el pan está listo. Pero si el palillo sale mojado debe hornear un poco más.

Nota: Cuando usted esté probando un pan rápido que es muy bajo en grasa, es posible que el palillo salga húmedo. Pero si sale con mezcla, deje el pan más tiempo en el horno.

■ Una vez que se termina de hacer el pan rápido, sáquelo del horno y deje que se enfríe unos minutos. Después sáquelo del molde y enfríelo en una rejilla. El pan debe estar frío al tacto antes de cortarlo.

■ Si usted está haciendo panes rápidos en un lugar de mucha altura, es posible que necesite reducir un poco las cantidades de polvo de hornear y edulcorante y aumentar ligeramente los líquidos que indican las recetas.

Muchas recetas de pan rápido dan dos barras. Siempre que sea posible, le sugerimos duplicar la receta para hacer cuatro. Los panes rápidos se congelan bien, y se pueden descongelar con rapidez en el horno microondas. Si lo más probable es que usted utilice una o dos rebanadas cada vez, corte el pan antes de congelarlo.

Con el transcurso de los años he desarrollado mi propia mezcla de harina integral favorita —la cual utilizo para muchos de mis panes, galletitas, *muffins* y pasteles. He encontrado que se puede usar esta mezcla cada vez que una receta lleve harina integral o harina pastelera integral. Simplemente mezcle cantidades iguales de harina de cebada, harina de arroz integral, harina de avena y harina de mijo.

Las harinas se pueden mezclar por adelantado, después se almacenan en un recipiente bien sellado en un lugar frío, oscuro y seco. La cantidad que usted mezcle depende, por supuesto, de la frecuencia con que usted hornee pan. Pero mientras la harina se mantenga en un recipiente bien sellado, se conservará en buen estado varios meses.

Cómo seleccionar y cocinar legumbres secas

Al igual que los granos integrales y las comidas integrales, las legumbres son un alimento básico para las personas más saludables y longevas del mundo. Debido a que son muy nutritivas y altas en fibra, con muy poca grasa saturada, las legumbres son una parte importante de una dieta baja en grasa.

Las legumbres son las semillas maduras comestibles que crecen dentro de las vainas de las plantas leguminosas. Este importante grupo de alimentos, conocido por siglos como la carne del pobre, incluye frijoles (habichuelas) chícharos (guisantes) y lentejas. Casi todas son baratas y fáciles de preparar. Las legumbres secas como los frijoles blancos, los frijoles colorados y los chícharos secos se deben cocinar por bastante tiempo para hacerlos digeribles. Pero algunas legumbres frescas, incluyendo los chícharos, las habichuelas verdes (ejotes, *string beans* o *green beans*) y las habas blancas, se cocinan con mucha rapidez, y algunos hasta se pueden comer crudos.

Al igual que los granos, las legumbres secas son fáciles de almacenar. Simplemente asegúrese de que estén guardados en recipientes bien cerrados y colocados en un lugar frío, oscuro y seco. Mientras no les llegue humedad, se pueden conservar por meses.

Por lo general las legumbres se venden en bolsas plásticas claras, lo que permite verificar su calidad fácilmente antes de comprarlas. Pero es necesario que usted sepa qué es lo que debe buscar. Estos son algunos consejos.

- Escoja legumbres brillantes de color uniforme. Las que tienen un color opaco o más pálido han estado almacenadas por mucho tiempo y aunque no estén malas, requerirán más tiempo de cocción.

- Deberán ser del mismo tamaño. Mientras más grande sea el tamaño, más tiempo llevará cocinarlo. Si se mezclan diferentes tamaños, algunas legumbres no quedarán bien cocinadas mientras que las otras estarán recocidas.
- Si algunas de las legumbres están partidas, resecas o tienen agujeros, es probable que se deba a insectos.

El método de remojar los frijoles (habichuelas)

No es ningún secreto que el grupo más grande de las legumbres, —los frijoles— es notorio en producir flatulencia. Pero hay un método de cocinarlos que minimiza este problema. Si usted remoja los frijoles en agua y después la bota y agrega agua fresca antes de cocinarlos, eliminará la mayoría de los carbohidratos no digeribles llamados alfagalactósidos o trisacáridos, los villanos que producen los gases intestinales. Aunque es posible que se pierdan algunas vitaminas solubles en el agua, esas legumbres de más fácil digestión aún son ricas en nutrientes.

Estos son los pasos sencillos para preparar frijoles secos.

1. Mida la cantidad que necesita, usando la cantidad que se indica en la receta o una taza.

2. Escoja los frijoles, quitando las piedrecitas, la suciedad o los granos de arena. También elimine cualquiera que se vea roto, reseco o descolorido.

3. Coloque los frijoles en un colador y enjuáguelos bajo agua corriente. Colóquelos en una olla grande y llénela hasta arriba con agua tibia.

4. Cubra la olla y ponga los frijoles en remojo durante toda la noche. Es mejor poner la olla en el refrigerador si hay espacio.

5. Por la mañana bote el agua de remojo y rellene con agua fresca. Después deje los frijoles en remojo en esta agua hasta que estén listos para cocinarlos.

Cuando esté listo para comenzar, bote el agua de remojo y rellene la olla con agua fresca, utilizando la cantidad mínima que se sugiere como orientación en la tabla "Cómo cocinar legumbres secas". Coloque la olla en la hornilla, lleve el agua a punto de hervir y después baje la temperatura de cocción.

Cómo cocinar legumbres secas

Esta tabla proporciona los tiempos de cocción para una variedad de legumbres, incluyendo frijoles (habichuelas), lentejas, habas y chícharos (guisantes) partidos. También muestra el rendimiento aproximado de las legumbres cocidas cuando usted comienza con una taza de medida para la legumbre seca.

Legumbres secas (1 taza)	**Mínimo de agua (tazas)**	**Tiempo de cocción (h.)***	**Rendimiento (tazas)**
Frijoles de *adzuki*†	4	¾–1½	2½
Frijoles negros	4	1½–2	2–2½
Frijoles de carita	3–4	1	2
Garbanzos	4	2½–3	3¼–4
Frijoles *favas*	3–4	1–1½	2½
Frijoles blancos medianos	3–4	1	2
Frijoles colorados	3	1½	2–2½
Lentejas	3	¾–1	2–2¼
Habas blancas, pequeñas	2	1½	1¾
Habas blancas, grandes	2	1½	1¼
Frijoles *Mung*	3–4	3	2½
Frijoles blancos	2–3	1	2
Chícharos enteros	2–3	1–1½	2–2½
Frijoles pintos	3	2–2½	2
Frijoles rojos	3	2½	2
Frijoles de soya	3–4	3	2
Chícharos partidos	3	¾–1	2

*Los tiempos de cocción pueden variar.
†También llamados frijoles (habichuelas) *aduki* o *azuki*.

Cubra la olla parcialmente con la tapa asegurándose de que quede ligeramente entreabierta. Algunos frijoles (en especial los garbanzos y los frijoles de soya) producen espuma que se derramará por los costados si cubre la olla completamente. Durante la cocción, usted puede quitar la espuma fácilmente con una espumadera.

6. Chequee los frijoles regularmente para asegurarse de que no se cocinen en exceso. (La tabla "Cómo cocinar legumbres secas" relaciona también los tiempos aproximados de cocción). Para probar si ya están hechos, saque uno con una espumadera. Déjelo que se enfríe y apriételo entre los dedos o con los dientes. Si el interior está blando y es fácil apretarlo, con una textura similar a la de una papa horneada bien hecha, retire la olla de la hornilla. Bótele el agua a los frijoles y ya están listos para servir.

Cuando cocine frijoles para luego usarlos en ensaladas, asegúrese de que estén enteros pero blandos, cuidando de retirarlos de la hornilla en el momento apropiado.

Métodos para una comida rápida

Si a usted se le olvidó poner los frijoles en agua con anterioridad o si planificó la comida demasiado tarde para poder hacerlo, aquí tiene una alternativa rápida.

1. Escoja y enjuague los frijoles como se indica en los pasos 2 y 3 anteriores.

2. Póngalos en una olla grande con agua hirviendo. O si comienza con agua fría, ponga la olla a fuego alto para que hiervan rápido.

3. Hiérvalos de dos a cinco minutos. Apague la hornilla, cubra la olla y déjelos asentar por lo menos una hora.

Bote el agua, rellene con agua fresca y cocínelos usando las cantidades y los tiempos que se relacionan en "Cómo cocinar legumbres secas" como orientaciones generales. Es posible que los frijoles preparados según este método rápido requieran un poco más de tiempo de cocción que los que se han dejado en agua el día antes.

A menos que la receta indique otra cosa, debe asegurarse siempre que los frijoles estén casi cocinados antes de agregar la mayoría de los ingredientes. Esto se hace porque la grasa, la sal, el caldo, el vino y los ingredientes ácidos como los tomates, el vinagre, el limón y las melazas (melados) pondrán más duras las cáscaras de los frijoles haciendo que requieran más tiempo de cocción. Pero puede agregar ajo, cebolla, hierbas y especias en cualquier momento sin que estos condimentos afecten el tiempo de preparación.

Los frijoles cocidos son fáciles de guardar. Se mantienen en el refrigerador hasta una semana y se pueden congelar hasta durante seis meses. Así que haga una buena cantidad cada vez que los cocine y almacene la cantidad sobrante. Sólo lleva tres pasos más congelar sus legumbres cocidas.

1. Después de cocinarlas, quíteles bien el agua a las legumbres con un colador.

2. Deje que las legumbres se sequen ligeramente y después póngalas en un recipiente bien tapado.

3. Póngale fecha al recipiente y colóquelo en el congelador.

Compre legumbres precocidas

Como la preparación de legumbres necesita un tiempo relativamente largo de remojo y cocción, una alternativa es comprar legumbres precocidas que vienen en latas o conservas. Como están preparadas, lo único que tiene que hacer es calentarlas.

En general las compañías venden legumbres enlatadas solamente en agua sin sodio. Pero verifique las etiquetas para saber si se les ha añadido sal. Si quiere reducir el contenido de sodio, enjuáguelas debajo del agua antes de calentarlas.

Para hacer ensaladas y otros platos fríos, simplemente vierta las legumbres en el colador. Enjuáguelas, déjelas escurrir y sírvalas sin ningún otro tipo de preparación. Esta es una forma conveniente de incluir estas comidas nutritivas en su dieta más a menudo.

Es una buena idea chequear las etiquetas en busca de otros ingredientes además del sodio. Esté atento a los productos que se han utilizado para su conservación, el azúcar, las grasas y los colores artificiales. Aún en el caso en que la lata o el envase diga "todo natural" al frente, es necesario que lea la lista de ingredientes, ya que los frijoles pueden tener azúcar, grasas y otros aditivos que pueden ser naturales pero que son definitivamente innecesarios e indeseables por lo que le aconsejamos que simplemente elija otros productos.

Capítulo dieciséis

Luche contra la grasa cuando coma afuera

Hoy día, la mayoría de las familias dedican el 40 por ciento de su presupuesto para comer en restaurantes. Por lo tanto, vivir (y vivir bien) con poca grasa no sólo depende de usted, sino también de lo que preparan los chefs de los 620.000 restaurantes que existen en los Estados Unidos.

Es probable que su estilo de vida atareado lo obligue a comer y merendar fuera de la casa. Sin embargo, no hay ninguna razón para que esa circunstancia tenga que provocar un desastre en su dieta. Aunque muchos platos del menú están repletos de grasa y colesterol, cada vez se disponen de más opciones saludables. Los restaurantes ahora ofrecen más ensaladas frescas, mariscos y pescado, papas asadas, cacerolas (guisos) de granos y legumbres con acompañantes, pan integral y recetas de pastas con menos grasa en el menú. No obstante, es importante que vigile la grasa oculta, sobre todo la que contienen galletitas dulces, *muffins*, la masa de los pasteles, salsas de crema, sopas y quesos.

Le sugerimos algunas estrategias que puede seguir cuando vaya a un restaurante, que le serán muy útiles para mantener sus normas de comer con poca grasa.

- Evite los buffets y las mesas en que usted se sirve todo lo que pueda comer.
- Ordene a la carta, ya que las "cenas baratas" con numerosos platos lo incitan a comer en exceso y, además, tienden a ser altas en grasas y proteínas.
- De ser posible, revise el menú con antelación o llame antes para saber las recetas que utilizan y los platos especiales del día.
- No sea tímido respecto a hacer solicitudes por teléfono o personalmente. Muchos restaurantes están dispuestos a eliminar la sal, cocinar con la mitad de la grasa (o hacerlo sin grasa) y reducir las cantidades de ingredientes como el queso, los huevos y los productos hechos con leche entera.
- Busque restaurantes que la Asociación del Corazón de los Estados Unidos ha clasificado como establecimientos que sirven comidas con poca grasa. Puede escribir a 7300 Greenville Avenue, Dallas, Texas 75231, para obtener una lista de restaurantes en su área de residencia que sirven este tipo de comidas.
- Busque menúes que señalen comidas que sean "saludables para el corazón" —certificadas como bajas en grasa, colesterol y sodio— con el símbolo de la Asociación del Corazón de los Estados Unidos.

Dar órdenes

Bien, usted está sentado en el restaurante de su elección, o está junto al mostrador para hacer una orden. Revisa el menú y valora qué le apetece... y que a la vez contenga poca grasa. Desafortunadamente, el menú no le indica cuántos gramos de grasa contiene cada plato. Pues, ¿en qué criterios se basará para hacer su selección? Empiece por hacer lo siguiente:

Evite las comidas fritas. Incluso si el restaurante dice que la comida se fríe en aceites vegetales "saludables", el proceso de freír la comida puede producir ácidos transgrasos que están asociados a diversos problemas de la salud.

Limite los aperitivos. Tenga cuidado con las comidas altas en grasas disfrazadas como aperitivos que aparecen al principio del menú. Son una trampa común en la cual usted cae cuando está muerto de hambre y quiere comer "algo" en lo que espera que le sirvan la comida.

Los vegetales tales como los calabacines (*zucchini*), champiñones y otros cuando están fritos nos tientan como sirenas con su sabor, pero ocultan un alto contenido de grasa. Si desea algo mientras espera, tómese un vaso de agua fría o té helado con una o dos rebanadas de pan integral recién horneado. O, si el restaurante se lo ofrece en el menú, ordene un caldo vegetal o una sopa de tomate que no sea cremosa. Tome la bebida primero y después saboree cada bocado del pan fresco o cada cucharada de sopa.

Échele un ojo a la ensalada. En muchos restaurantes vale la pena ser un detective culinario a la hora de ordenar ensaladas. Las mesas donde se encuentran las ensaladas son una buena opción si selecciona vegetales frescos y se aparta de las ensaladas con aliños (aderezos) cremosos o con abundante aceite (como por ejemplo, la de *coleslaw*) ya que, por lo general, tienen un alto contenido de grasa. Hay algunos ingredientes que también debe evitar: las aceitunas tienen entre un tercio de gramo y un gramo de grasa, y medio aguacate más de 30 gramos.

Examine el aliño (aderezo). A menos que usted esté seguro de que el aliño no tiene grasa, ordene que se lo sirvan aparte. Una cucharadita de aceite (de cualquier tipo) contiene 14 gramos de grasa.

Todo aliño con mayonesa corriente va contra su plan de evitar la grasa, ya que cada cucharada contiene 12 gramos de grasa. Para controlar el contenido de grasa del aliño de la ensalada, ordene que le sirvan limón o aceite y vinagre aparte sin mezclar. De este modo podrá medir la grasa que consume, al poner muy poco aceite (en su lugar echar un chorrito de limón en la ensalada) y usar un vinagre de gourmet con un exquisito sabor, como el balsámico, o los de champán, frambuesa, vino blanco y tinto.

Los aliños franceses hechos a base de una espesa salsa de tomate pueden ser relativamente bajos en grasa. Si utiliza una cuchara, puede controlar la cantidad que le echa a la ensalada. O como recurso adicional, podría traer de la casa uno de sus aliños preferidos.

Préstele atención al plato principal. Vayamos al plato principal. Cuando coma afuera, una de las más importantes fuentes de grasa puede ser una tajada gruesa de carne de res o de puerco, pescado o pollo frito, o un plato rebosante de crema, mantequilla, margarina, queso o una salsa grasosa. Ordene alimentos preparados de manera que permitan ingerir menos grasa, como la salsa por separado, pescado o pollo sin piel cocinado sin añadirles grasa y con poco queso o sin queso.

En general, escoja platos que estén cocinados al vapor, hervidos, a la parrilla, asados al horno o al jugo. Los buenos restaurantes cocinan los pescados, mariscos y pollo a la parrilla (sin grasa) y sin sal. Si usted quiere una salsa con poca grasa, ordénela; tal vez el chef pueda prepararle una que sea de su agrado.

Saboree la sopa sana. Las mejores sopas que hacen los restaurantes están hechas a base de vegetales. Evite sopas de crema o de carne, ya que, por lo general, son altas en grasa.

Échele salsa con cuidado. Todas las pastas son buenas si se sirven con salsa de tomate, vino u otra que tenga poca grasa. Sin embargo, evite las salsas espesas y cremosas altas en grasa.

Dele gracias al grano. Los *bagels*, panecillos, panes integrales y los *muffins* son alimentos sabrosos ricos en fibra y carbohidratos complejos. Pero descarte las pastas de bocadito de nueces, la mayonesa, la mantequilla y la margarina.

Si desayuna en un restaurante, coma cereales calientes, como avena y combinaciones de múltiples granos, y cereales integrales secos. Tome el cereal con leche descremada y añada frutas para darle más sabor.

No se pase con el postre. Coma porciones pequeñas de postre, o mejor aún, llévese a su casa un postre bajo en grasa para que lo disfrute después de dar su caminata. Comer una vez al mes una tajada de torta o pastel hecho en la casa no ofrece peligro si no sobrepasa esa cantidad. Si no le apetecen frutas frescas, busque en el menú postres hechos a base de frutas y ordene sorbetes congelados, yogur congelado desgrasado o pudines (budines) con poca o ninguna grasa.

No exagere. Muchos restaurantes sirven porciones extra grandes de comida, lo cual es un problema si usted acostumbra a comer afuera. Si usted cena con otras personas, puede pedir una ensalada fresca con un plato acompañante de frijoles (habichuelas), vegetales o granos y una rebanada de pan integral. Si sabe que las porciones del plato principal serán grandes, comparta el mismo con otra persona.

Sabor mundial

Muchos restaurantes que sirven platos típicos de otras culturas y otras especialidades ofrecen comidas exquisitas hechas a base de granos integrales, legumbres, vegetales y frutas y recetas que llevan pescado o carne de ave. Toda comida nueva puede ser una tentadora experiencia para su paladar, y si esta no contiene carne, además de gran sabor, tendrá el beneficio adicional de consumir poca grasa. A continuación le presentamos una serie de opciones basadas en nuestros platos favoritos:

Cocina italiana

Si va a comer afuera, los restaurantes italianos le ofrecen deliciosas comidas con poca grasa con una amplia variedad de sabores. Las pastas *marinara* (salsa hecha a base de tomate), vegetales, almejas en salsa de tomate o salsa de vino son de primera clase. Los camarones al vino blanco (salteados en vino blanco) también son estupendos y contienen poca grasa.

Si el menú presenta pollo *cacciatore* no dude en pedirlo. Consiste en pechuga de pollo deshuesada servida con salsa de tomate y champiñones. La lista también incluye *lasagna* sin carne, hecha a base de vegetales, pero debe especificar que el queso sea bajo en grasa o que le pongan menos queso. Además, puede probar *cioppino*, un guiso (estofado) de pescadores que incluye variados mariscos y vegetales cocinados en tomate. También debe asegurarse de que la salsa contenga poca grasa.

¿Le gusta la pizza? Absténgase de las aceitunas y ordene más vegetales, pero haga que le sirvan la mitad o la tercera parte de la cantidad de queso que lleva la pizza normalmente. Las cebollas, los pimientos y los champiñones son excelentes ingredientes con poca grasa, pero pruebe también las espinacas frescas, el ajo, los tomates, el centro de las alcachofas, los frijoles, pescados y mariscos, pechuga de pollo y pavo sin piel y otros ingredientes que le proporcionan un cambio estimulante.

Cocina mexicana

Si se elige bien, la comida mexicana es barata, sabrosa, alta en carbohidratos complejos y baja en grasa. Los frijoles, el arroz, las tortillas de maíz sin freír, salsa, pescado y ensaladas son los principales alimentos empleados. Los burritos con vegetales y frijoles, el pescado fresco marinado con salsa de limón y arroz con frijoles son especialidades que contienen poca grasa.

Algunas auténticas recetas mexicanas incluyen vegetales característicos con sabores singulares. La jícama es un fruto tropical que se parece a la rutabaga y tiene un sabor delicioso. A veces los retoños de *squash* se sirven como adorno. Cuando tenga la oportunidad, pruebe los tomatillos (parecidos a los tomates pequeños, naturalmente verdes), los chayotes (un *squash* en forma de pera) y el nopal. Y, por supuesto, las distintas variedades de pimientos frescos, por los cuales México es famoso.

Un buen método cuando vaya a seleccionar un nuevo restaurante mexicano consiste en llamar previamente y averiguar si el chef utiliza manteca de puerco, aceite de coco u otro aceite al refreír los frijoles. Muchos restaurantes han cambiado y ahora utilizan pequeñas cantidades de aceite de soya o, mejor aún, no usan grasa.

Evite los platos hechos con crema agria, guacamole, carne roja, carne de puerco y huevos, así como las comidas fritas, y pida que sólo le pongan la mitad de la cantidad acostumbrada de queso.

Cocina francesa

Cada región de Francia se distingue por sus riquezas culinarias específicas. En años recientes, las comidas típicas de la región cálida y soleada del sur de Francia —pescados y mariscos a la parrilla, vegetales, ajo y especias, cocinadas o servidas con un poco de aceite de oliva— se han popularizado en los Estados Unidos. Como nunca antes, muchos más chefs franceses están dedicados a una nueva cocina, que incluye una especialidad llamada *cuisine minceur* ("La cocina para los esbeltos"). Para crear estas especialidades culinarias bajas en grasa que conservan el toque francés, los chefs usan técnicas como cocinar al vapor o hervir los mariscos, los pescados y la carne de ave en zumo de vegetales y vino, incluyendo acompañantes de vegetales frescos, papas y granos.

Cuando le pregunten en un restaurante francés si desea algún postre, no se deje tentar por la pastelería y escoja frutas frescas. Aunque le resulte difícil descartar estas golosinas, su comida culminará de un modo excelente si ordena frutas al vino, o *poached* —por lo general melocotones (duraznos) o peras. Las frutas al vino se cocinan en una salsa de vino ligera, lo cual le da un delicioso sabor con pocas calorías.

Cocina española

Muchas especialidades culinarias españolas usan frijoles (habichuelas), arroz, mariscos, pescado o carne de ave fresca, papas, pimientos, ajo y vegetales frescos, con el típico sabor del aceite de oliva que caracteriza una gran parte de la cocina mediterránea. Los aperitivos españoles llamados tapas se han popularizado en los Estados Unidos.

Tradicionalmente, hay una gran variedad de tapas, como los de pescados y mariscos, de vegetales, de aceitunas y de ensaladas. Se sirven en grandes bandejas como aperitivos, tanto fríos como calientes, al mediodía o temprano por la noche. Asegúrese de evitar platos a base de huevos y comidas secas confeccionadas con salchichas y otras carnes.

Cocina india

Las recetas que se utilizan en muchos restaurantes indios a menudo incluyen vegetales, legumbres, yogur y una gran cantidad de especias. Evite platos bañados en aceite de coco o *ghee*, que es mantequilla clarificada.

Una receta muy popular es *murg jalfraize*: pollo o legumbres sazonadas con especias frescas y salteados con cebolla, tomates y pimientos. Para que le sirvan este plato con un mínimo de grasa, ordene que lo hagan sin mantequilla ni aceite.

Cocina china

Algunas comidas incluidas en el menú que se ofrece en los restaurantes chinos son buenas opciones, porque se hacen fundamentalmente a base de arroz y vegetales, con sólo pequeñas cantidades de pescado, mariscos o carne de ave. Evite los aperitivos chinos empanizados o fritos porque por lo general contienen mucha grasa. Y sobre todo no se deje tentar por el pato: sólo 3,5 onzas (99 gramos) de pato pequinés tienen 30 gramos de grasa.

Por lo general, las comidas salteadas (*stir-fried*) tienen un índice bajo de grasa, ya que se cocinan rápidamente en un utensilio muy caliente (el *wok*) que contiene poco aceite, y los vegetales retienen más vitaminas que los que se cocinan del modo tradicional en los Estados Unidos. Además, el aceite casi siempre es de cacahuate (maní), el cual es alto en grasa monoinsaturada. Sin embargo, no deje de pedirle al chef que use la menor cantidad posible de aceite. Un plato favorito es *moo goo gai pan*, una combinación de champiñones, retoños de bambú, y castañas de agua, con pollo, pescado, marisco o tofu servido con arroz, que se saltea y contiene poca grasa.

Cocina japonesa

La cocina japonesa, que usualmente es baja en grasa, usa sobre todo productos de frijol de soya ricos en proteínas, como el tofu y el *tempeh*, así como mariscos, pescado, vegetales, fideos y arroz. Las algas que se emplean en las sopas y guisos (estofados) japoneses tienen un alto contenido en minerales. Un exquisito plato principal es el *yosenabe*, hecho a base de vegetales con mariscos y pescado.

Cocina norteamericana

Si usted se aparta de los establecimientos de comida rápida y va a restaurantes donde sirven comida regional y especialidades, encontrará platos saludables y una amplia variedad de opciones gastronómicas. Muchos restaurantes de Nueva Inglaterra y de la costa occidental de Estados Unidos tienen ofertas insuperables de pescado y mariscos, servidos con ensaladas preparadas con vegetales y legumbres frescas de las granjas circundantes. Se pueden encontrar dondequiera restaurantes que sirven comida *Cajun* —pero tenga cuidado que no se haya cocinado con mucha grasa. Seleccione comidas como quimbombó al estilo *Cajun* (conocido como *gumbo* en inglés) y otros platos que se sirven calientes. Los nuevos sabores no sólo satisfarán su apetito; serán una experiencia inolvidable para su paladar.

También se popularizan en toda la nación nuevos restaurantes que sirven comida californiana: platos con poca grasa con abundantes vegetales y frijoles (habichuelas). Las porciones son razonables, y muchos cocineros experimentan constantemente para extraerles los sabores más deliciosos a los alimentos y legumbres.

Delicatessen

No hay un barrio que no tenga un *delicatessen*. Estas tiendas ofrecen alimentos a petición del cliente en una amplia gama de productos que van desde *bagels* hasta los servicios completos que presta un restaurante.

Los *delicatessens* por lo general proporcionan variados ingredientes para hacer sándwiches. Buenas opciones de alimentos bajos en grasa incluyen pechugas de pollo y de pavo recién asadas y queso suizo con poca grasa. En muchas de estas tiendas usted también encontrará ingredientes de vegetales, especias de gourmet, panes recién horneados, ensaladas y bebidas, además de meriendas y los mejores pepinillos encurtidos que se venden en los Estados Unidos. Sin embargo, no se deje seducir por ensaladas cremosas como las de papa, *coleslaw* y pasta, a menos que le conste que se han preparado con mayonesa con poca grasa o sin grasa.

Cocina vegetariana

Pese a que muchos restaurantes vegetarianos sirven comidas sin carne e incluso que no contienen productos lácteos, muchos platos tienden a ser altos en grasa. Vigile la presencia de queso oculto y evite platos con mucho aceite, mantequilla o crema.

Descubra nuevos y maravillosos sabores en panes integrales frescos, así como en las cacerolas (guisos) de legumbres o granos. Numerosos cocineros vegetarianos hacen platos estupendos con arroz y pastas, preparándolos con salsas bajas en grasa y con una amplia variedad de vegetales frescos de estación.

Viajar bien ¡con poca grasa!

Cuando viaje, sea por negocio o por placer, es posible que llegue a la misma conclusión a la que llegamos nosotros: vale la pena planificar las comidas y meriendas para reducir el estrés y mantener las energías.

Parar en un establecimiento de comida rápida cada vez que sienta sed o hambre es una táctica costosa no sólo en términos monetarios sino también en libras de más. Esté siempre listo y manténgase hidratado; satisfaga su apetito llevando consigo agua mineral, té helado, zumo de fruta y algunas meriendas bajas en grasa que le hemos recomendado.

Respecto a las comidas, si tiene poco tiempo o si las opciones del restaurante son limitadas, prepare algo sustancioso para llevar con alimentos que tengan poca grasa. Haga una comida ligera en el automóvil o deténgase en un lugar con un bello paisaje. Si hay una demora debido al tiempo o al tráfico, puede hacer una pausa para comer mientras espera.

A menudo Leslie y yo llevamos una neverita pequeña (*cooler*) con sándwiches y ensaladas marinadas en recipientes plásticos, así como postres bajos en grasa, y cuando viajamos en avión, incluimos algunos sándwiches y meriendas en el portafolio, la cartera y la bolsa de mano. Si toda la familia viaja, llevamos una bolsa sólo para los alimentos.

Preparar comida baja en grasa para un viaje es divertido, y nos da la impresión que vamos de picnic. Nunca nos sentimos obligados a aceptar la comida sosa y alta en grasa que sirven en el avión ni a comer en los establecimientos de comida rápida que abundan en la carretera.

Capítulo diecisiete

Reaprovisione su despensa

No es ningún secreto que uno de los modos más eficaces y sencillos para lograr el éxito es reorganizar su entorno, lo cual facilita la selección de alimentos bajos en grasa en el hogar. Si los estantes están llenos de productos altos en grasa, ahora es el momento de eliminarlos y sustituirlos por otros ingredientes que se enumeran a continuación.

Tener a mano ingredientes para preparar comidas y meriendas bajas en grasa implica ir menos veces a la tienda, con lo cual ahorra tiempo y dinero. Si vive en un pequeño apartamento es posible que disponga de poco espacio en su despensa y congelador, pero eso no quiere decir que deba enfrentarse a una permanente escasez de los abastecimientos necesarios.

Piense en reorganizar las cosas, montando algunos estantes adicionales y dedicando más espacio en la despensa a guardar alimentos enlatados, granos y pastas. Para seguir el plan de Vivir Bien con Poca Grasa, resulta conveniente hacer nuevas listas de ingredientes que deben estar disponibles. Cuando prepare las recetas incluidas en este libro y cree sus propias comidas bajas en grasa modificando las recetas tradicionales, encontrará que necesita tener casi todos los ingredientes que se enumeran a continuación.

Los mejores productos

Como ya he indicado, usted debe colocar una lista de compras en un lugar visible, para que pueda anotar cuando ande corto de cualquier producto. Esto le ahorrará viajes al supermercado y hará que cocinar resulte una experiencia mucho más agradable (no hay nada que irrite más que hacer una gran receta para una comida o merienda y descubrir cuando está a mitad de camino que le falta un ingrediente esencial, obligándole a correr a la tienda o molestar a un vecino).

He aquí una lista básica de ingredientes fundamentales que debe tener a mano para preparar comidas en pocos minutos y para preparar las recetas contenidas en la Cuarta Parte.

Panes y productos de pasta

Sugerencia para el almacenamiento: Los panes se pueden almacenar en el congelador y descongelarse según resulte necesario.

- Galletas integrales de poca grasa o sin grasa
- Pastas (como *linguine*, *fettucine*, espagueti, cabello de ángel, *ziti*, *mostaccioli*, macarrones, espirales y otras)
- Galletas de centeno (como *Wasa Crispbread*, *Ry-Krisp*, *Finn Crisps*, *Kavali* y otras que no tienen grasa añadida)
- Panes integrales (si no tiene tiempo de hornear su propio pan, piense en comprar una máquina de hornear pan o busque en las páginas amarillas las panaderías que utilizan granos integrales al 100 por ciento)
- *Chapatis* (pan chato indio de trigo integral) o tortillas de trigo integral o de maíz
- Pan de pita de trigo integral

Productos enlatados

- Centros de alcachofas (en agua)
- Chiles verdes picados

■ Aerosol (*spray*) de aceite de oliva o de *canola*
■ Tomate en puré o desmenuzado
■ Leche evaporada descremada
■ Fruta (en zumo de fruta, sin edulcorantes añadidos)
■ Zumo de fruta
■ Tomates enteros regulares o al estilo italiano
■ Legumbres (como garbanzos, frijoles (habichuelas) de carita, negros, pintos, colorados y otros)
■ Pimientos
■ Caldo de pollo sin grasa y bajo en sodio
■ Caldo vegetal sin grasa
■ Salmón rosado o rojo
■ Frijoles refritos (sin manteca de puerco ni ninguna otra grasa)
■ Salsa picante
■ Zumo de tomate y/o vegetales
■ Pasta de tomate
■ Salsa de tomate (con poco o ningún aceite, grasa o sodio añadidos)
■ Atún (en agua)
■ Castañas de agua

Productos lácteos

■ Queso suizo bajo en grasa (como el *Jarlsberg Light*)
■ Queso crema sin grasa
■ Suero de la leche con poca grasa o sin grasa
■ Queso *ricotta* con poca grasa o sin grasa
■ Requesón con un 1 ó 2 por ciento de grasa o sin grasa
■ Yogur natural sin grasa
■ Crema agria sin grasa
■ Queso parmesano
■ Queso *cheddar* hecho en parte con leche descremada
■ Queso *mozzarella* hecho en parte con leche descremada
■ Leche descremada
■ Mantequilla sin sal

Productos secos

■ Levadura seca activa
■ Arrurruz (que puede usarse en lugar de maicena)
■ Polvo de hornear

- Bicarbonato de sodio
- Polvo de arveja o de cacao (regular o mediante el proceso holandés)
- Frutas secas (como las pasas, grosellas y dátiles)
- Legumbres secas (como lentejas, frijoles de carita, garbanzos y frijoles (habichuelas) negros, colorados, pintos y blancos)
- Galletitas dulces integrales con poca grasa o sin grasa
- Leche en polvo sin grasa
- *Granola* sin grasa y variados cereales integrales con poca grasa para el desayuno
- Nueces y semillas (como almendras, nueces de nogal, pacanas, semillas de calabaza, girasol, sésamo y otras; abastézcase de ellas y úselas en pequeñas cantidades, cuando estén tan frescas como sea posible)
- Mantequilla de cacahuate (maní) (sin aceite ni edulcorantes añadidos)
- Tortillas de taco
- *Tahini* (mantequilla de semilla de sésamo)
- Meriendas con muy poca grasa o sin grasa (como *pretzels* y hojuelas de tortilla cocida)

Granos y harinas

Sugerencia para el almacenamiento: En general, es una buena idea guardar la harina en una bolsa hermética dentro del congelador.

- Arroz integral (pruebe el de grano corto para hacer *risotto*, y el de grano largo, como el arroz integral *basmati*, para la mayoría de los demás platos)
- Granos para cereales (como la tradicional avena desmenuzada, mijo, crema de centeno y crema de arroz integral)
- Cebada sin cáscara
- Palomitas de maíz
- Harina sin blanquear
- Harinas integrales (como la harina de trigo integral, harina pastelera de trigo integral, cebada, avena, harina de maíz, centeno, trigo sarraceno (alforfón), mijo y harinas de arroz integral)

Hierbas, especias y condimentos en polvo

- Pimienta de Jamaica (*Allspice*)
- Albahaca
- Hoja de laurel
- Carvi (*Caraway*)
- Pimienta de Cayena
- Chile en polvo (existen muchos tipos que van desde el suave hasta los más picantes)
- Canela
- Clavos
- Cilantro seco
- Crémor tártaro
- Comino
- *Curry*
- Eneldo
- Ajo (granulado o en polvo)
- Jengibre
- Mejorana
- Mostaza en polvo
- Nuez moscada
- Orégano
- Pimentón (*Paprika*)
- Grano de pimienta (tanto el grano negro o la mezcla de diferentes tipos)
- Hojuelas de pimientos rojos
- Romero
- Azafrán (es muy caro, pero con un poco se hacen muchas cosas; asegúrese de comprar el legítimo, que se hace de los estigmas de la flor del croco, no del alazor)
- Salvia
- Sal
- Estragón
- Tomillo
- Cúrcuma

Productos perecederos misceláneos

- Huevos (grandes, grado A) o sustitutos de huevos
- Frutas frescas
- Hierbas frescas (como el perejil, la albahaca y el cilantro)

- Carne de ave fresca o congelada
- Mariscos o pescados frescos o congelados
- Vegetales frescos o congelados
- Frutas congeladas (como fresas o melocotones (duraznos) sin endulzar)
- Ajo
- Limones
- Champiñones
- Cebollas (blanca, amarilla y morada)
- Papas y *yams* (camotes, batatas, *sweet potatoes*)
- Tomates

Aceites y condimentos líquidos y secos

- Puré de manzana, sin endulzar (un magnífico sustituto de la grasa en algunas recetas de alimentos asados)
- Aceite de *canola*
- Puré de chile con ajo (para sazonar platos asiáticos)
- Extractos naturales de sabores (sobre todo de vainilla, limón, naranja y almendra)
- Salsa de ají picante
- Mermeladas (de todas las frutas), jaleas, conservas y pastas para untar
- *Catsup* (*Ketchup*)
- *Liquid smoke* (para dar sabor de jamón o tocino sin añadir grasa)
- Mostaza (como la del estilo *Dijon* o de otro tipo)
- Mayonesa de poca grasa o sin grasa
- Adobos marinados sin grasa
- Aliños (aderezos) de ensalada sin grasa
- Aceite de oliva
- Salsa de soya (la mejor es la de sodio reducido)
- Salsa para adobar la carne (como la "*A-1*")
- Sopas con muy poca grasa o sin grasa
- Vinagres (como el balsámico y los de vino blanco, vino tinto, champán, frambuesa, vino de arroz; los vinagres de buena calidad y sabor facilitan reducir la cantidad de aceite que se necesita en las ensaladas y aliños (aderezos))
- Vino para cocinar (vino seco blanco y tinto y de jerez)
- Salsa *Worcestershire*

Edulcorantes

- Azúcar moreno
- Miel
- Sirope (almíbar) de arce
- Melaza (melado)
- Azúcar

Utilice los utensilios correctos

Resulta esencial usar los utensilios adecuados, ya que a la larga facilitan y acortan el tiempo de los preparativos. Hay algunos utensilios especialmente diseñados para cocinar con poca grasa que le serán muy útiles. A continuación le presentamos una breve lista de los que son indispensables, pues hacen más fáciles y rápidas las tareas de la cocina.

Procesador de alimentos. Es una maravilla en una cocina. Escoja el modelo que más le conviene de acuerdo con sus necesidades y presupuesto. El procesador de alimentos le ahorra tiempo cuando tiene que cortar, rebanar, mezclar o macerar alimentos.

Prensa de ajo. Este es uno de los utensilios más usados en la cocina. Si una receta lleva ajo fresco, saque un diente de ajo de la cabeza y presiónelo suavemente con la madera de cortar o con la palma de la mano para romper la cáscara. Después de pelarlo, colóquelo en la prensa y aplástelo. El método tradicional de cortar el ajo en diminutos pedazos demora más.

Mezcladora eléctrica portátil. Este efecto eléctrico de bajo costo es muy útil. Por ejemplo, nosotros la utilizamos para batir la levadura con un poco de harina cuando hacemos pan integral. Esta técnica ayuda a hacer crecer el gluten y crear una mejor textura. Con la mezcladora también puede batir las claras de huevo.

Cuchillos de cocina. Resulta muy ventajoso tener cuchillos de cocina de buena calidad. Una vez que los haya adquirido, manténgalos afilados; con ese fin, es provechoso guardarlos en un bloque de madera, pues así evita que se mellen al chocar unos con otros en una gaveta. Use un afilador de cocina para que siempre tengan buen filo.

Exprimidor de limones. Por unos pocos dólares puede comprar un exprimidor que extrae el zumo y descarta las semillas, lo cual le ahorrará tiempo.

Ollas antiadherentes. Nos encanta este tipo de sartenes y ollas que ayudan a eliminar o reducen considerablemente la cantidad de grasa necesaria para que no se peguen los alimentos a la superficie donde se cocinan.

Escurridor giratorio de ensalada. Se puede comprar en la mayoría de las ferreterías o tiendas que venden artículos de cocina. Es muy útil a la hora de lavar lechugas u otras ensaladas verdes. Luego de lavadas, este equipo las seca con gran facilidad en su recipiente giratorio. Olvídese de las toallas húmedas y del tiempo que perdía secando hoja por hoja antes de preparar la ensalada.

Comprar por correo: alimentos y utensilios

Todo el que cocina con poca grasa necesita tener acceso a variadas provisiones, y no siempre encontrará en el vecindario los alimentos frescos y los utensilios que busca. Si se tropieza con dificultades para obtener los ingredientes más frescos y sabrosos que contienen algunas de nuestras recetas, le recomendamos las siguientes compañías de venta por correo, que ofrecen una amplia variedad de productos que van desde granos integrales orgánicos hasta alimentos frescos y enlatados y vinagre balsámico. Algunas de estas compañías también venden utensilios de cocina de gran calidad.

- *American Spoon Foods* (P.O. Box 566, Petoskey, Michigan 49770). Ubicada en un apartado lugar al norte de Michigan, esta compañía le ofrece una impresionante variedad de frutas cultivadas y silvestres, mieles, nueces, champiñones silvestres, frutas en conserva, jaleas, conservas, pasta de frutas y frutas secas.
- *The Chef's Catalog* (3215 Commercial Avenue, Northbrook, Illinois 60062). Esta compañía le ofrece equipos de cocina de tipo profesional y utensilios propios de cocinas caseras, desde cuchillos y estantes para colocar vino, hasta aparatos para hacer pastas, procesadores de alimentos, prensas de ajos y toda suerte de

utensilios extraños pero sumamente útiles a la hora de cocinar.

■ *Dean and Deluca* (560 Broadway, New York, New York 10012). Esta destacada empresa de venta por correo proporciona excelentes ingredientes y productos alimenticios de todas partes del mundo, incluyendo una amplia variedad de pastas, granos, frijoles (habichuelas), tipos de tés, aceites y vinagres especiales, así como equipos y utensilios de cocina.

■ *Diamond Organics* (P.O. Box 2159, Freedom, California 95019). Comprar los más frescos vegetales y hortalizas nunca ha sido tan fácil. Haga la orden con su tarjeta de crédito, y *Diamond Organics* le enviará frutas, vegetales y hierbas recién recolectados (respaldadas por una garantía incondicional) para su entrega al día siguiente. A excepción de los que suministra nuestro propio jardín, los mejores ingredientes de ensalada que hemos probado nos los proporcionó *Diamond Organics*. Valore la posibilidad de compartir una orden con amigos o vecinos para reducir el costo del envío. (**Aquí se habla español.**)

■ *Southwest Gourmet Gallery* (Sinagua Plaza, Suite D, 320 North Highway 89A, Sedona, Arizona 86336). Nuestra compañía favorita para obtener salsas de distintos tipos, mostazas y condimentos.

■ *Walnut Acres* (Penns Creek, Pennsylvania 17862). *Walnut Acres* ha cultivado orgánicamente desde 1946. Su catálogo contiene más de 40 páginas llenas de productos alimenticios que se cultivan en esta granja, o se seleccionan con esmero de reputados abastecedores independientes.

Vivir bien con poca grasa: Recetas para empezar

En verdad, todas las pautas sobre nutrición que existen en el mundo no proporcionarán más salud y energía si los principios dietéticos de comer con poca grasa no se aplican en su cocina. "Lo que necesitamos", escribió el difunto Jean Mayer, Ph.D., un experto en nutrición de fama mundial y antiguo presidente de la Universidad Tufts, en Medford, Massachusetts, "son ejemplos prácticos... de cómo preparar alimentos ligeros de una forma apetitosa. Las recetas bien redactadas le dan al consumidor toda la información necesaria para lograr este empeño, incluso en detalles como las cantidades que deben utilizarse".

Pienso que las páginas que siguen son un excelente ejemplo de lo que señalaba el doctor Mayer. Estas recetas y menúes para Vivir Bien con Poca Grasa fueron elaboradas, comprobadas y redactadas por mi esposa Leslie, autora de *America's New Low-Fat Cuisine* (La nueva cocina norteamericana de vivir con poca grasa). Hace años que Leslie, yo y nuestros hijos seguimos este programa, que renueva nuestras energías y nos proporciona maravillosas comidas cada vez que hacemos una de estas recetas.

Cuarta Parte

Consejo de Cocina
Los médicos indican que los niños menores de dos años no deben tener una dieta baja en grasa. Usted puede servirles la misma comida que le da al resto de la familia, pero debe asegurarse de que se le añada leche entera, mantequilla de nueces, quesos con grasa, yogur de leche entera, requesón, galletas más altas en grasa y otros alimentos que les proporcionen la grasa que necesitan.

Por muy atareados o agobiados que hayamos estado, las comidas y meriendas que se describen en las páginas siguientes han contribuido a que hayamos disfrutado la vida mucho más. El entusiasmo que siento por estas recetas lo reafirma las numerosas personas que han asistido a los cursos impartidos por Leslie, las cuales han comprobado la eficacia de estos menúes con sus propias familias y amigos.

Disfrute los manjares que el mundo le ofrece

Consecuente con las recomendaciones de comer con poca grasa propuestas por varias organizaciones de salud, muchas de las recetas que contiene esta sección del libro son vegetarianas. Sin embargo, Leslie también ha incluido deliciosas comidas con mariscos, pescados y carne de ave.

Todos los menúes diarios ofrecen una gran variedad de platos sabrosos y nutritivos hechos de vegetales, granos enteros, legumbres y otros alimentos saludables.

Además, usted puede combinar diferentes comidas y menúes para dar más variedad, usando nuestras sugerencias como punto de partida para crear sus propias recetas favoritas. Cada receta incluye un análisis completo, que indica la cantidad de grasa, grasa saturada, colesterol, y el total de calorías y de fibra, así como otra información relativa a los valores nutritivos.

En algunos casos, también ofrecemos un análisis nutricional para las recetas recomendadas en conjunto. Por ejemplo, en la página 322, hay un análisis para las tres comidas juntas, las Quesadillas, el Guacamole y la Ensalada de Cuatro Tipos de Frijoles (Habichuelas), si es que desea comer esas tres comidas ese día. Si sólo piensa comer una, como las Quesadillas, hay un análisis nutricional para esa comida en particular después de la receta. De esta forma, usted puede monitorear mejor la cantidad de grasa, proteínas, etc., que consume en cada almuerzo o cena.

Ninguna de las comidas contiene más de un 25 por ciento de calorías provenientes de grasa. Sin embargo, algunas recetas específicas contienen un porcentaje un poco más alto. Para garantizar de que la comida sea baja en grasa, asegúrese de no ingerir más de la porción recomendada en cada parte de la comida.

¿Cuáles son los resultados de las habilidades culinarias de Leslie? Reconozco que soy un hombre afortunado, pues mi esposa es un chef excepcional que ha estudiado con entusiasmo y dedicación las tradiciones culinarias universales. Ha creado en nuestra cocina comidas y meriendas bajas en grasa que son los platos más deliciosos que jamás he probado.

Estas recetas y planes de comidas no sólo hacen que vivir bien con poca grasa sea una meta alcanzable, sino que convierten esta experiencia en algo muy placentero.

Para mí, tanto espiritual como moralmente, esta sección especial es mucho más que un recetario; constituye una invitación oportuna y maravillosa para que tanto sus seres queridos como usted comiencen a disfrutar nueva vida comiendo con poca grasa. No hay una mejor inversión que esa.

Capítulo dieciocho

Almuerzos bajos en grasa: Recetas para empezar

Las sopas, las ensaladas y los sándwiches son alimentos que muchas familias consumen habitualmente a la hora del almuerzo, siendo excelentes para vivir con poca grasa. No obstante, desearía recordarle la extraordinaria variedad de combinaciones y sabores que usted podrá incluir en un menú para el almuerzo: desde el Gazpacho Espeso y Sabroso hasta la Ensalada de Cítricos de Estación con Aliño (Aderezo) de Jengibre y Rábano Picante. En este capítulo le ofrecemos un menú para dos semanas con almuerzos recomendados diariamente para todos los gustos.

Además de una gran diversidad de sopas, ensaladas y sándwiches, en este capítulo encontrará platos exóticos fáciles de preparar, tales como los Fideos Orientales o la Ensalada Israelí. A modo de referencia rápida, he aquí la lista de los 14 menúes de almuerzo para que usted pueda comenzar a vivir bien —¡con poca grasa!

Día Nº 1

Gazpacho Espeso y Sabroso (página 308)

Día Nº 2

Frittata de *Linguine* con Brócoli (página 310)
Pan de Avena (página 312)
Lechugas Mixtas con Aliño (Aderezo) de Melocotones y Pacanas (página 313)

Día Nº 3

Ensalada Israelí (página 314)

Día Nº 4

Ensalada de Pollo con Melocotones y Pacanas (página 315)

Día Nº 5

Sándwiches de *Ratatouille* y Queso *Mozzarella* (página 317)
Ensalada de Pepinos y Uvas Rojas (página 319)

Día Nº 6

Ensalada de Pepinos con Eneldo (página 320)

Día Nº 7

Ensalada de Pasta al Estilo Griego (página 321)
Pan Francés Integral (página 442)

Día Nº 8

Quesadillas (página 323)
Guacamole de *Petits Pois* (página 324)
Ensalada de Cuatro Tipos de Frijoles (Habichuelas) con Vinagreta Balsámica (página 325)

Día Nº 9

Panes de Pita Rellenos con Ensalada al Estilo Campesino (página 327)
Sopa de Castañas Asadas y Arroz Silvestre (*Wild Rice*) (página 328)

Día Nº 10

Ensalada de Pasta *Tex-Mex* (página 330)

Día Nº 11

Sopa Sabrosa del Otoño (página 332)
Muffins de Jengibre (página 333)

Día Nº 12

Fideos Orientales (página 334)

Día Nº 13

Chile con Vegetales Espeso y Sabroso (página 337)
o Chile con Pollo al Estilo del Sudoeste (página 338)
Pan de Maíz Tradicional (página 340)

Día Nº 14

Panes de Pita Rellenos con Pasta de Lentejas (página 341)
Ensalada de Cítricos con Aliño de Jengibre y Rábano Picante (página 343)

Día Nº 1

Gazpacho Espeso y Sabroso

Esta comida tiene sabores variados.

Podrá preparar la sopa con tiempo y guardarla en el refrigerador.

Gazpacho Espeso y Sabroso

CONSEJO DE COCINA
Si en vez de hierbas frescas usa hierbas secas, recuerde que estas son más fuertes; use entre un cuarto y un tercio de la cantidad de hierbas frescas.

El gazpacho es una deliciosa sopa vegetal fría, a base de tomates. Es una comida ideal para el verano. Puede llevarla cuando vaya de picnic si la pone a enfriar previamente y la vierte en un termo de boca ancha.

Al igual que sucede con otras sopas frías que no requieren cocción, los vegetales le dan más consistencia y sabor al gazpacho. En la siguiente receta he sugerido numerosas variaciones, a fin de obtener diversos sabores — usted podrá usar un cóctel de jugo de vegetales en vez de jugo de tomate, así como pimientos rojos desmenuzados y hierbas aromáticas, ya sean frescas o secas.

Mi versión de esta receta es un poquito picante (usted podrá aumentar o disminuir las especias) y lleva muchos vegetales en trocitos.

Aunque la receta requiere muchos ingredientes, es muy fácil y rápida de preparar.

Para reducir el tiempo de enfriamiento, refrigere el jugo y los vegetales previamente.

Si lo desea, adorne la sopa con crutones de trigo integral y cebollino bien picadito.

4 tazas de jugo de tomate o cóctel de jugo de vegetales
1 cebolla grande, bien picadita
1 pimiento verde, picado
1 pepino, picado
2 tomates, cortados en trocitos pequeños

TIEMPO DE PREPARACIÓN: 15–20 MINUTOS
TIEMPO DE REFRIGERACIÓN: 1–2 HORAS O MÁS

- 1½ tazas de garbanzos cocinados o 1½ de garbanzos en conserva, enjuagados y escurrridos
- ¼ de taza de pimientos rojos, asados y picados (frescos o en conserva)
- 2 dientes grandes de ajo, triturados
- 2 cucharadas de vinagre de vino tinto
- 2 cucharadas de perejil fresco, triturado
- ⅓ de cucharadita de cilantro fresco, triturado
- 1 cucharada de aceite de oliva
- 1 cucharada de miel o azúcar
- 1 cucharada de albahaca fresca, triturada, o 1 cucharadita de albahaca seca
- 1 cucharada de eneldo fresco, triturado, o 1 cucharadita de eneldo seco
- ½ cucharadita de estragón seco
- ½ cucharadita de tomillo seco
- ¼ de cucharadita de comino molido
- Pimienta negra recién molida
- Salsa de pimientos picantes
- 6 cucharadas de crema agria o yogur sin grasa

En un recipiente grande, mezcle el jugo de tomate o el cóctel de jugo de vegetales, las cebollas, los pimientos verdes, los pepinos, los tomates, los garbanzos y los pimientos rojos (frescos o enlatados).

Añada el ajo, el vinagre, el perejil, el cilantro, el aceite, la miel o el azúcar, la albahaca, el eneldo, el estragón, el tomillo y el comino, así como pimienta negra y salsa de pimiento picante a gusto.

Mezcle bien todos los ingredientes.

Deje enfriar el gazpacho 1 ó 2 horas, o más.

Sírvalo en 6 recipientes individuales. Viértale 1 cucharada de crema agria o yogur a cada porción.

Por ración: 198 calorías, 3,9 g de grasa total (17% de calorías), 1,7 g de grasa monoinsaturada, 0,3 g de grasa poliinsaturada, 0,4 g de grasa saturada, 8,6 g de proteínas, 35,2 g de carbohidratos, 3,7 g de fibra dietética, 0 mg de colesterol, 621 mg de sodio

Para 6 personas

Día Nº 2

Frittata de _Linguine_ con Brócoli
Pan de Avena
Lechugas Mixtas con Aliño (Aderezo) de Melocotones y Pacanas

Los huevos podrán formar parte de un plan alimenticio saludable y bajo en grasa si usted logra reducir el número de yemas que ingiere y los combina con productos que sirven para sustituir el huevo. Los huevos proporcionan proteínas de excelente calidad. Además, son una gran fuente de hierro, especialmente si los acompaña con frutas y vegetales ricos en vitamina C, ya que esta favorece la absorción del hierro.

La *frittata* es una versión italiana de la tortilla de huevos francesa (*omelet*), aunque es un poco más seca y fácil de hacer.

El delicioso pan de avena requiere menos de 1 hora de preparación, de principio a fin.

Para preparar el almuerzo más rápidamente, podrá utilizar cualquier otro pan integral con corteza, u otro aliño (aderezo) para ensaladas bajo en grasa.

ANÁLISIS NUTRICIONAL PARA EL ALMUERZO

Por ración: 479 calorías, 11 g de grasa total (21% de calorías), 2,4 g de grasa monoinsaturada, 2,3 g de grasa poliinsaturada, 1,5 g de grasa saturada, 29,5 g de proteínas, 71,8 g de carbohidratos, 13 g de fibra dietética, 116 mg de colesterol, 553 mg de sodio

---

Frittata de _Linguine_ con Brócoli

El relleno es lo que le da a la frittata *su singularidad; los huevos sirven para unir los ingredientes.*

Es posible hacer una frittata *con casi cualquier ingrediente —vegetales, tomates secos, papas, mariscos, queso, hierbas frescas o prácticamente cualquier otro alimento que resulte agradable al paladar.*

Las frittatas *son una forma ideal de aprovechar las pastas que quedaron de la noche anterior. Los ingredientes del relleno se combinan con los huevos y luego se cocinan lentamente en un sartén.*

El toque final consiste en colocar el sartén en el horno para que el huevo se cocine hasta que se dore.

Las frittatas *son deliciosas cuando se sirven calientes o a la temperatura ambiente.*

TIEMPO DE PREPARACIÓN Y COCCIÓN: 20–30 MINUTOS

2 huevos
1 taza de un producto sustituto del huevo, sin grasa
2 cucharadas de crema agria sin grasa
½ taza de queso suizo bajo en grasa, desmenuzado
1 taza de *linguine* fríos, ya cocinados
2 cucharadas de pimientos rojos asados, cortados en rebanadas
Sal
Pimienta negra recién molida
1 chalote (*shallot*), picado
1 diente de ajo, triturado
1 taza de flores de brócoli, partidas en pedazos pequeños

Vierta los huevos, el producto sustituto del huevo y la crema agria en un recipiente mediano, y bátalos hasta que adquieran una consistencia suave.

Añádale el queso suizo, los *linguine* y los pimientos rojos. Sazónelo todo con sal y pimienta. Coloque el recipiente a un lado.

Tome un sartén grande antiadherente que sirva para hornear y cúbralo con una ligera capa de grasa antiadherente en aerosol. Añada los chalotes (*shallots*), el ajo y el brócoli. Cocínelos a fuego mediano durante 5 minutos, o hasta que los chalotes se sequen y el brócoli adquiera un color verde brillante.

Combine la mezcla de brócoli con la de huevo y rápidamente viértala de nuevo en el sartén. Cocine la mezcla a fuego lento mediano. Asegúrese de que el fuego sea lo suficientemente lento como para que los huevos se cocinen despacio y el fondo no se queme. Dele vueltas varias veces al sartén para que el fondo de la *frittata* se cocine parejo.

Precaliente el asador y coloque la parrilla superior a 5 pulgadas, por lo menos, de la unidad de calor.

(continúa)

CONSEJO DE COCINA
Podrá eliminar la grasa y el colesterol en muchas recetas si sustituye cada huevo entero por dos claras —eliminará cinco gramos de grasa por cada yema. En la mayoría de las recetas, también puede utilizarse un producto sustituto del huevo.

Cuando el fondo de la *frittata* comience a dorarse y los lados a cocinarse, coloque el sartén dentro del asador. Cocine allí la *frittata* durante algunos minutos, hasta que la parte superior comience a dorarse.

Si el centro de la *frittata* no está cocinada totalmente, coloque de nuevo el sartén dentro del asador, sobre la parrilla inferior, para que se termine de cocinar.

Corte *la frittata* en 4 porciones en forma de cuñas. Sírvalas cuando se refresquen ligeramente o a la temperatura ambiente.

Por ración: 176 calorías, 6,3 g de grasa total (32% de calorías), 1 g de grasa monoinsaturada, 0,4 g de grasa poliinsaturada, 0,8 g de grasa saturada, 15,8 g de proteínas, 14,8 g de carbohidratos, 1,2 g de fibra dietética, 116 mg de colesterol, 147 mg de sodio

Para 4 personas

CONSEJO DE COCINA
Guarde panes adicionales en el congelador. Rápidamente podrá descongelar un pan para preparar una comida de prisa, y así añadirá fibra y carbohidratos complejos.

Pan de Avena

Esta es una receta rápida y fácil de preparar. Para hacer este pan, se utiliza bicarbonato de sodio como levadura. Esta receta requiere harina pastelera de grano integral, pero podrá utilizarse cualquier harina integral. La corteza del pan es muy ornamentada, ya que va cubierta de avena. Si no dispone de suero de leche, podrá prepararlo usted mismo añadiendo 2½ cucharadas de jugo de limón a 1¼ tazas de leche descremada caliente.

TIEMPO DE PREPARACIÓN: 15 MINUTOS
TIEMPO DE HORNEADO: 30–40 MINUTOS

- 3 tazas de harina pastelera integral
- 1 cucharadita de bicarbonato de sodio
- 1 cucharadita de polvo de hornear
- ½ cucharadita de sal
- 1 cucharada de miel
- ¾ de taza de avena desmenuzada
- 1½ tazas de suero de leche sin grasa

Prealiente el horno a 375°F. Cubra la bandeja de hornear con una ligera capa de grasa antiadherente en aerosol. En un recipiente grande, combine la harina, el bicarbonato, el polvo de hornear, la sal, la miel y ½ taza de la avena.

Haga un hueco en el centro de la mezcla de harina. Vierta el suero de leche y revuelva la mezcla para unirla.

Vierta la avena restante (¼ de taza) sobre el mostrador de la cocina o cualquier superficie lisa que esté limpia. Vierta la mezcla sobre la avena y amáselo todo varias veces. La masa deberá estar suave, redonda y cubierta de una gruesa capa de avena.

Coloque la masa sobre la bandeja de hornear. Con un cuchillo, haga una X de casi media pulgada de profundidad sobre la parte superior del pan, y cúbrala con una ligera capa de grasa antiadherente en aerosol.

Hornee la masa de 30 a 40 minutos, o hasta que el pan suene como si estuviera hueco al usted darle un golpecito por debajo.

Coloque el pan sobre una rejilla, y deje que se refresque ligeramente antes de cortarlo en rebanadas.

Por ración: 234 calorías, 1,9 g de grasa total (7% de calorías), 0,4 g de grasa monoinsaturada, 0,7 g de grasa poliinsaturada, 0,4 g de grasa saturada, 10,2 g de proteínas, 46,8 g de carbohidratos, 7,6 g de fibra dietética, 0 mg de colesterol, 328 mg de sodio

Para 4 personas

Lechugas Mixtas con Aliño (Aderezo) de Melocotones y Pacanas

Usted podrá utilizar cualquier tipo de aceite ligero para preparar este aliño, pero el que le impartirá mejor sabor es el aceite de nuez.

TIEMPO DE PREPARACIÓN: 10 MINUTOS

- 8 tazas de lechugas mixtas, cortadas en trocitos que puedan ingerirse de un bocado
- 1 melocotón (durazno), cortado en cuatro partes
- 1½ cucharadas de vinagre de vino blanco
- 1½ cucharadas de caldo de pollo sin grasa, o agua
- 1 cucharadita de aceite de nuez
- ¼ de cucharadita de azúcar o miel
- ⅛ de cucharadita de tomillo seco
- ⅛ de cucharadita de pimienta negra recién molida
- 3 mitades de pacanas

Primero, separe las lechugas mixtas, poniendo cantidades iguales en cuatro platos distintos. En una licuadora o un procesador de alimentos, combine los melocotones, el vinagre, el caldo o el agua, el aceite, el azúcar o la miel, el tomillo, la pimienta y las pacanas. Mezcle los ingredientes hasta que tengan una consistencia suave. Vierta el aliño por cucharadas sobre las lechugas.

Por ración: 69 calorías, 2,8 g de grasa total (32% de calorías), 1 g de grasa monoinsaturada, 1,2 g de grasa poliinsaturada, 0,3 g de grasa saturada, 3,5 g de proteínas, 10,2 g de carbohidratos, 4,2 g de fibra dietética, 0 mg de colesterol, 78 mg de sodio

Para 8 personas

Día Nº 3

Ensalada Israelí

Esta ensalada es fácil de preparar y se mantiene bien en el refrigerador.

Durante la cosecha de vegetales, en los mercados al aire libre de Israel puede verse una gran abundancia de jugosos tomates rojos, crujientes pepinos y pimientos rojos y amarillos a muy buen precio.

Esta ensalada es saludable, ligera y refrescante, y no es grasosa. Para añadirle un toque de brillantes colores, use pimientos verdes, rojos y amarillos.

TIEMPO DE PREPARACIÓN: 10 MINUTOS
TIEMPO DE MACERACIÓN: 1 HORA O MÁS

2 pepinos grandes, pelados y cortados en cuadritos
2 tomates, en cuadritos
1 cebolla roja pequeña, picada
1 pimiento verde, rojo o amarillo, picado en cubitos
1 calabaza *squash* amarilla, cortada en cuadritos
¼ de taza de caldo de pollo sin grasa
2 cucharadas de aceite de oliva
2 cucharadas de jugo de limón

1 diente de ajo, triturado
1 cucharada de albahaca fresca, triturada, o 1 cucharadita de albahaca seca
½ cucharadita de orégano seco
Sal (opcional)
Pimienta negra recién molida

En un recipiente grande, combine los pepinos, los tomates, la cebolla, el pimiento verde, rojo o amarillo, y la calabaza *squash*. Coloque el recipiente a un lado.

En una taza pequeña mezcle el caldo, el aceite, el jugo de limón, el ajo, la albahaca, el orégano, así como la sal (en caso de usarla) y la pimienta negra a gusto. Vierta este aliño (aderezo) sobre los vegetales y revuélvalos suavemente.

Cubra la ensalada y déjela reposar durante 1 hora, por lo menos, a la temperatura ambiente (mientras más tiempo la deje reposar, mejor sabor tendrá); revuélvala ocasionalmente.

Antes de servirla, pruébela para ver si la sazón es la adecuada.

Por ración: 49 calorías, 1,9 g de grasa total (31% de calorías), 1,1 g de grasa monoinsaturada, 0,3 g de grasa poliinsaturada, 0,3 g de grasa saturada, 1,4 g de proteínas, 8 g de carbohidratos, 2 g de fibra dietética, 0 mg de colesterol, 9 mg de sodio

Para 6 personas

Consejo de cocina

Las hierbas frescas, tales como la albahaca y el cilantro, pueden conservarse fácilmente congeladas. Para preparar sopas, guisos (estofados) o cacerolas son casi tan buenas como las frescas. Para congelarlas, quíteles los tallos largos, lávelas y séquelas bien. Colóquelas todas dentro de una bolsa resellable para guardar alimentos congelados de una pinta (poco más de medio litro) de capacidad. Extraiga la mayor cantidad de aire posible de la bolsa y guárdela en el congelador. En el momento de usar las hierbas, tritúrelas dentro de la bolsa sellada. Use las que necesite y guarde el resto en el congelador.

Día Nº 4

Ensalada de Pollo con Melocotones y Pacanas

Hay tantas formas de preparar una ensalada de pollo, que me costó mucho trabajo escoger una receta para este menú. He aquí una que le brinda la opción de agregar o sustituir ingredientes a su gusto, para que pueda crear su propias recetas. Sirva esta ensalada de pollo sobre una capa de vegetales, y coloque 1½ rebanadas de pan a los lados. También puede servirla con pan de pita, acom-

pañada de lechuga, tomate y retoños de lechugas, o, en un sándwich regular preparado con un pan o bagel.

En esta receta, la crema agria y la mayonesa —ambas sin grasa— se usan para elaborar un aliño (aderezo) de sabor tradicional que no contiene la cantidad de grasa habitual.

*Si desea variar la receta, añádale un poco de arroz silvestre (*wild rice*) cocinado. Para preparar el arroz silvestre, ponga 1½ tazas de agua al fuego y, cuando hierva, agréguele ½ taza de arroz silvestre. Reduzca el calor y cocínelo durante 45 minutos. Elimine el exceso de agua y vierta el arroz sobre la ensalada.*

Puede sustituir los melocotones (duraznos) por cualquier fruta fresca o enlatada. Algunas de las frutas de estación que le gustan a mi familia son las uvas, las cerezas, las fresas, los arándanos y los kiwis.

TIEMPO DE PREPARACIÓN Y DE COCCIÓN: 20 MINUTOS

- 1 libra (454 gramos) de pechugas de pollo, deshuesado y sin piel
- 2 tallos de apio, picados
- ½ taza de crema agria sin grasa
- ½ taza de mayonesa sin grasa
- ¼ de taza de pacanas, picadas
- ¼ de cucharadita de estragón seco
- Sal (opcional)
- Pimienta negra recién molida
- 1 taza de melocotones (duraznos), en cuadritos

CONSEJO DE COCINA
La mayor parte de la grasa de las aves se encuentra en la piel. Al eliminarla, usted deja de ingerir cinco gramos de grasa por cada ración de 3 onzas (85 gramos).

Coloque el pollo entre dos pedazos de papel encerado o de plástico de envolver alimentos. Con un martillo para ablandar carne, golpee el pollo ligeramente para que tenga un espesor uniforme.

Cocine el pollo en un sartén antiadherente a fuego mediano durante 10 minutos o hasta que esté bien cocinado. Añada una pequeña cantidad de agua para evitar que se queme. Saque el pollo del sartén. Deje que se refresque ligeramente y córtelo en cuadritos.

En un recipiente grande, combine el pollo, el apio, la crema agria, la mayonesa, las pacanas y el estragón, así como la sal (en caso de usarla) y la pimienta negra a gusto. Mezcle bien los ingredientes.

Agregue los melocotones poco a poco. Guarde la ensalada en el refrigerador hasta el momento de servir.

Por ración: 210 calorías, 6,6 g de grasa total (28% de calorías), 3,5 g de grasa monoinsaturada, 1,6 g de grasa poliinsaturada, 0,9 g de grasa saturada, 19,7 g de proteínas, 17,7 g de carbohidratos, 1,4 g de fibra dietética, 46 mg de colesterol, 477 mg de sodio

Para 4 personas

Día Nº 5

Sándwiches de *Ratatouille* y Queso *Mozzarella*
Ensalada de Pepinos y Uvas Rojas

Ratatouille es el nombre de un plato de la cocina francesa que se elabora a base de vegetales mixtos de la gran variedad que abunda durante el verano. Puede servirlo caliente, a la temperatura ambiente o frío.

ANÁLISIS NUTRICIONAL PARA EL ALMUERZO

Por ración: 433 calorías, 9,9 g de grasa total (21% de calorías), 3 g de grasa monoinsaturada, 0,8 g de grasa poliinsaturada, 3,4 g de grasa saturada, 20,4 g de proteínas, 72,9 g de carbohidratos, 10,5 g de fibra dietética, 16 mg de colesterol, 555 mg de sodio

Sándwiches de *Ratatouille* y Queso *Mozzarella*

Es posible servir el ratatouille *de muchas formas: sobre granos cocidos, pastas, pizza, o papas asadas o en puré. También se usa como relleno para crepas, panes de pita o* lasagnas; *o se come con galletas. A mí me gusta servirlo sobre un panecillo de sándwich tipo submarino, con lascas de queso* mozzarella *a la plancha.*

TIEMPO DE PREPARACIÓN Y COCCIÓN: 45 MINUTOS

1 cucharada de aceite de oliva
1 cebolla grande, picada
6 dientes de ajo, triturados
1 pimiento verde, cortado en tiras
1 pimiento rojo, cortado en tiras
1 berenjena mediana, cortada en cuadritos
2 tazas de champiñones, en rebanadas gruesas
3 calabacines (*zucchini*) pequeños, en rebanadas gruesas
4 tomates, en cuadritos
1 taza de puré de tomate bajo en sodio
¼ de taza de vino tinto o de jerez
4 cucharadas de albahaca fresca, triturada, o 2 cucharaditas de albahaca seca
1 cucharada de jugo de limón
2 cucharaditas de tomillo seco
1 cucharadita de orégano seco
1 cucharadita de comino molido
Pimienta negra recién molida
Sal (opcional)
¼ de taza de perejil fresco, picado
6 panecillos de sándwich tipo submarino, de grano integral
6 onzas (170 g) de queso *mozzarella* cortado en 12 lascas

Caliente el aceite a fuego mediano en un sartén antiadherente grande o en una olla mediana.

Añada las cebollas y cocínelas durante 5 minutos.

Añada el ajo, los pimientos verdes, los pimientos rojos, la berenjena, los champiñones, los calabacines (*zucchini*), los tomates, el puré de tomate, el vino tinto o de jerez, la albahaca, el jugo de limón, el tomillo, el orégano y el comino, así como la pimienta negra y la sal (en caso de usarla), a gusto. Revuelva bien todos los ingredientes y cubra la olla.

Reduzca el calor a fuego lento mediano, y cocine los ingredientes durante 20 minutos, revolviendo ocasionalmente. Añada el perejil y cocínelos durante 10 minutos más.

Corte los panecillos a lo largo, en dos mitades. Úntele a cada mitad una capa gruesa de *ratatouille* y póngale encima una lasca de queso *mozzarella*. Ponga los panecillos en el asador unos segundos, hasta que el queso *mozzarella* se haya derretido.

Sirva los sándwiches sin tapa. Acompáñelos de una buena cantidad de servilletas.

Por ración: 334 calorías, 9,3 g de grasa total (23% de calorías), 3 g de grasa monoinsaturada, 0,6 g de grasa poliinsaturada, 3,3 g de grasa saturada, 16,6 g de proteínas, 50,8 g de carbohidratos, 7,2 g de fibra dietética, 16 mg de colesterol, 475 mg de sodio

Para 6 personas

Ensalada de Pepinos y Uvas Rojas

Esta sencilla ensalada tiene diferentes sabores y texturas —es dulce, crujiente, fría y aromática. Resulta deliciosa en un caluroso día de verano.

TIEMPO DE PREPARACIÓN: 10 MINUTOS

3 pepinos, pelados y cortados en rebanadas finas
2 tazas de uvas rojas sin semillas
2 tallos de apio, picados
½ taza de crema agria o yogur sin grasa
1 cucharada de vinagre de cidra de manzana o vinagre de vino blanco
1 cucharadita de eneldo seco
1 cucharadita de cebollinos secos
1 cucharadita de mostaza *Dijon*
1 cucharadita de miel o azúcar
Pimienta negra recién molida

En un recipiente grande, combine los pepinos, las uvas y el apio. Coloque el recipiente a un lado.

En otro recipiente pequeño, mezcle la crema agria o el yogur, el vinagre, el eneldo, los cebollinos, la mostaza y la miel o el azúcar, así como la pimienta negra a gusto. Vierta esta mezcla sobre la ensalada y mézclela suavemente. Guárdela en el refrigerador hasta el momento de servir.

Por ración: 99 calorías, 0,6 g de grasa total (5% de calorías), 0,02 g de grasa monoinsaturada, 0,2 g de grasa poliinsaturada, 0,1 g de grasa saturada, 3,8 g de proteínas, 22,1 g de carbohidratos, 3,3 g de fibra dietética, 0 mg de colesterol, 80 mg de sodio

Para 4 personas

CONSEJO DE COCINA

En muchas recetas, usted podrá disfrutar de salsas cremosas que no tienen mucha grasa. Para ello, deberá usar leche fresca o evaporada descremada, crema agria sin grasa, queso crema o yogur con poca o ninguna grasa, y quesos fabricados parcialmente sin grasa.

Día Nº 6

Ensalada de Pepinos con Eneldo

He aquí una ensalada fresca, crujiente y con poca grasa que sirve para aprovechar la gran cantidad de pepinos frescos que se cosechan durante el verano. Pele los pepinos si la cáscara es amarga o tiene cera.

TIEMPO DE PREPARACIÓN: 10 MINUTOS

2 pepinos grandes, pelados y cortados en rebanadas finas o en cuadritos
2 cebolletas (*scallions*), en rebanadas finas
1 cucharada de vinagre de vino blanco o jugo de limón
¼ de taza de yogur sin grasa
½ cucharadita de eneldo seco
⅛ de cucharadita de ajo en polvo
Pimienta negra recién molida
Sal

En un recipiente grande, combine los pepinos, las cebolletas (*scallions*), el vinagre o el jugo de limón, el yogur, el eneldo, el ajo en polvo, así como pimienta y sal a gusto. Mezcle bien los ingredientes.

Cubra la ensalada y guárdela en el refrigerador hasta el momento de servir.

Por ración: 29 calorías, 0,2 g de grasa total (6% de calorías), 0,01 g de grasa monoinsaturada, 0,07 g de grasa poliinsaturada, 0,2 g de grasa saturada, 1,7 g de proteínas, 5,9 g de carbohidratos, 1,6 g de fibra dietética, 0 mg de colesterol, 14 mg de sodio

Para 4 personas

Día Nº 7

Ensalada de Pasta al Estilo Griego
Pan Francés Integral (página 442)

Este plato a base de pasta es de por sí una comida. Acompáñelo de dos rebanadas de Pan Francés Integral y así de fácil está listo su almuerzo.

ANÁLISIS NUTRICIONAL PARA EL ALMUERZO

Por ración: 596 calorías, 11 g de grasa total (17% de calorías), 4,5 g de grasa monoinsaturada, 1,4 g de grasa poliinsaturada, 3,8 g de grasa saturada, 24 g de proteínas, 101,8 g de carbohidratos, 11,8 g de fibra dietética, 17 mg de colesterol, 833 mg de sodio

---

CONSEJO DE COCINA
Al escoger la pasta, tanto si es fresca como seca, asegúrese de que no contenga huevos ni aceite.

Ensalada de Pasta al Estilo Griego

Esta ensalada es más sabrosa mientras más tiempo pasa; por eso, usted podrá prepararla con anticipación y guardarla en el refrigerador hasta que la vaya a servir. Es muy fácil de hacer y para elaborarla con más rapidez, podrá utilizar espinaca fresca prelavada.

Es muy importante utilizar queso feta *de buena calidad para darle un sabor excelente.*

Sirva la ensalada a temperatura ambiente o póngala a enfriar ligeramente.

TIEMPO DE PREPARACIÓN: 15 MINUTOS

1 libra (454 gramos) de *fettucine* de espinaca (*spinach fettucine*)
½ taza de caldo vegetal o de pollo, sin grasa
2 cucharadas de aceite de oliva
2 cucharadas de vinagre balsámico o de vino blanco
3 dientes de ajo, triturados
1 cucharadita de albahaca seca
1 cucharadita de orégano seco
4 onzas (113 gramos) de queso *feta*, desmoronado
8 onzas (226 gramos) de espinaca, lavada, seca y picada
1 pepino, pelado y picado
½ cebolla roja pequeña, en rebanadas muy finas
Pimienta negra recién molida
Sal (opcional)
10 tomates tipo cereza, cortados en cuatro

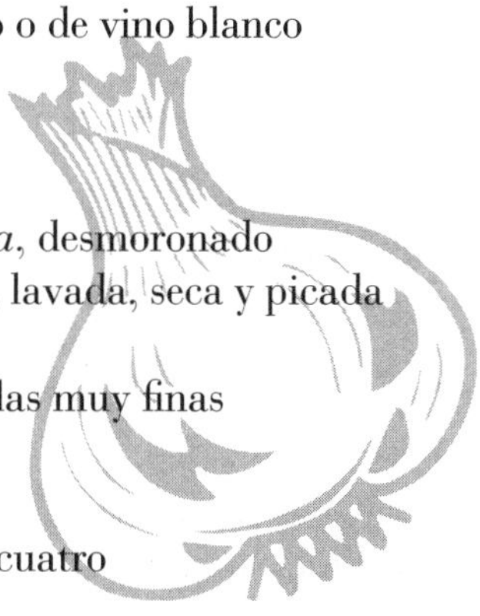

Cocine los *fettucine* en una cazuela grande de agua hirviendo durante 8 minutos o hasta que estén blandos (*al dente*).

Mientras, en un recipiente pequeño, mezcle el caldo, el aceite, el vinagre, el ajo, la albahaca y el orégano.

(continúa)

Escurra los *fettucine* y viértalos en un recipiente grande.

Añádales la mezcla del caldo, el queso *feta*, la espinaca, los pepinos y las cebollas. Mézclelo todo bien.

Sazone la ensalada con pimienta y sal (en caso de usarlas). Pruébela y añádale más caldo, vinagre, pimienta o sal, si lo desea. Agréguele los tomates y revuelva ligeramente.

Por ración: 386 calorías, 9,8 g de grasa total (23% de calorías), 4,3 g de grasa monoinsaturada, 1 g de grasa poliinsaturada, 3,6 g de grasa saturada, 15 g de proteínas, 57,4 g de carbohidratos, 4,2 g de fibra dietética, 17 mg de colesterol, 297 mg de sodio

Para 6 personas

Día Nº 8

Quesadillas
Guacamole de *Petits Pois*
Ensalada de Cuatro Tipos de Frijoles (Habichuelas) con Vinagreta Balsámica

Esta comida es una combinación de diversos estilos, aunque sus componentes individuales encajan perfectamente. He elevado el tradicional guacamole, alto en grasa, a una categoría superior, ya que utilizo *petits pois* (*sweet peas*) en vez de aguacates u otros ingredientes con mucha grasa; el resultado es único en su clase y sorprendentemente delicioso.

Las quesadillas son un aperitivo habitual de la cocina mexicana, y puede rellenarlas con cualquier tipo de ingrediente que sea de su agrado.

Para completar la comida, sirva una ensalada elaborada con cuatro tipos de legumbres y vinagre balsámico. Las recetas alcanzan para seis raciones, pero usted podrá reducirlas a la mitad si lo desea.

ANÁLISIS NUTRICIONAL PARA EL ALMUERZO

Por ración: 624 calorías, 13,8 g de grasa total (20% de calorías), 3,2 g de grasa monoinsaturada, 1,3 g de grasa poliinsaturada, 3,2 g de grasa saturada, 30,1 g de proteínas, 97,8 g de carbohidratos, 10,1 g de fibra dietética, 12 mg de colesterol, 1.163 mg de sodio

Quesadillas

Para preparar las quesadillas, deberá colocar los diversos ingredientes entre dos tortillas de harina, y cocinarlas rápidamente a la plancha. Pruebe a hacerlas con pollo o mariscos cocinados, frijoles (habichuelas), aceitunas, pimientos frescos o en conserva, chiles verdes suaves, pimientos picantes u otros vegetales cortados en trocitos.

TIEMPO DE PREPARACIÓN Y COCCIÓN: 30 MINUTOS

12 tortillas de harina
1½ tazas de queso *cheddar* bajo en grasa, desmenuzado
2 tomates, picados
1 racimo de cebolletas (*scallions*), picadas
Guacamole de *Petits Pois* (la receta aparece en la página siguiente)
6 cucharadas de crema agria sin grasa
Salsa mexicana

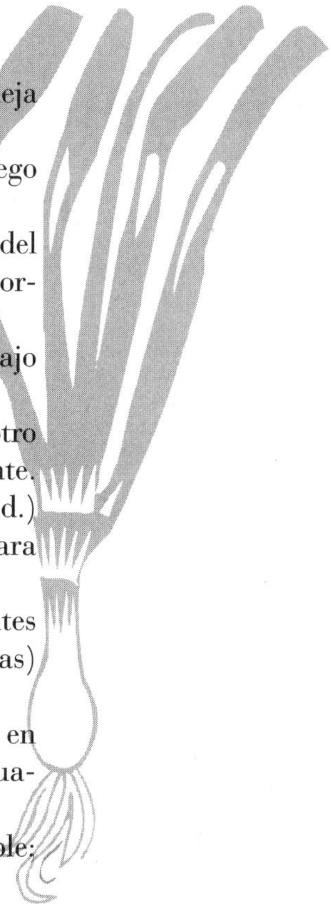

Precaliente el horno a 200°F, y coloque dentro una bandeja de hornear.

Caliente un sartén antiadherente durante un minuto a fuego alto mediano.

Coloque una tortilla en el sartén y agréguele ⅙ parte del queso, de los tomates y de las cebolletas. Tápela con otra tortilla.

Cocínela durante 2 minutos o hasta que la tortilla de abajo esté ligeramente tostada.

Con una espátula larga, vire la quesadilla y cocínela del otro lado hasta que la tortilla de arriba se tueste ligeramente. (Tenga mucho cuidado, ya que se queman con facilidad.) Coloque la quesadilla sobre la bandeja dentro del horno para que se mantenga caliente.

Repita la operación utilizando el resto de los ingredientes (10 tortillas, el queso *cheddar*, los tomates y las cebolletas) para hacer un total de 6 quesadillas.

Corte cada quesadilla en 4 partes. Coloque las 4 partes en un plato individual y vierta un cucharón bien lleno de guacamole en el centro del plato.

Vierta una cucharada de crema agria sobre el guacamole; coloque la salsa mexicana a un lado.

Por ración: 288 calorías, 7,8 g de grasa total (24% de calorías), 0,02 g de grasa monoinsaturada, 0,1 g de grasa poliinsaturada, 2,4 g de grasa saturada, 12,4 g de proteínas, 42,4 g de carbohidratos, 2,3 g de fibra dietética, 12 mg de colesterol, 427 mg de sodio

Para 6 personas

Guacamole de *Petits Pois*

El guacamole tradicional se prepara a base de puré de aguacate, el cual contiene mucha grasa. De hecho, hay 30 gramos de grasa, aproximadamente, en 1 aguacate.

Bueno, aquí le brindamos otra alternativa. En nuestra receta he utilizado petits pois *congelados y cilantro para crear un plato único en su clase que a la vez le va a resultar familiar. Y existe otra ventaja adicional: si usted ha preparado alguna vez el guacamole tradicional, sabrá que es difícil conseguir aguacates que no estén pasados de maduros. Con los* petits pois *congelados, desde luego, nunca tendrá ese problema.*

Para que quede más picante, añádale chiles verdes adicionales. Podrá utilizar este guacamole para acompañar cualquier comida mexicana o como dip *para mojar las hojuelas de tortillas horneadas.*

TIEMPO DE PREPARACIÓN: 10 MINUTOS

½ taza de cilantro fresco, picado
2 cucharadas de jugo de limón verde (*lime juice*)
2 cucharadas de chiles verdes picados, en conserva
1 cucharada de aceite de oliva
1 libra (454 gramos) de *petits pois*, descongelados
½ cucharadita de sal
¼ de cucharadita de comino molido
¼ de taza de cebollas rojas, bien picaditas
1 tomate, picado
Pimienta negra recién molida

En una licuadora o un procesador de alimentos, combine el cilantro, el jugo de limón, los chiles y el aceite.

Añada los *petits pois*, la sal y el comino. Mezcle los ingredientes hasta que hayan adquirido una consistencia de puré suave.

Vierta el guacamole en un recipiente de servir y agréguele las cebollas y los tomates.

Sazónelo con pimienta negra. Guárdelo en el refrigerador hasta el momento de servir.

Por ración: 97 calorías, 2,6 g de grasa total (23% de calorías), 1,7 g de grasa monoinsaturada, 0,3 g de grasa poliinsaturada, 0,3 g de grasa saturada, 4,6 g de proteínas, 14,6 g de carbohidratos, 0,4 g de fibra dietética, 0 mg de colesterol, 218 mg de sodio

Para 6 personas

Ensalada de Cuatro Tipos de Frijoles (Habichuelas) con Vinagreta Balsámica

Esta es una receta muy rápida y fácil de preparar, aunque su sabor es fuera de lo común. Mientras más tiempo deje reposar las legumbres, más gusto les proporcionará el aliño (aderezo) aromático. Es posible utilizar casi todas las variedades de frijoles —de carita, blancos, pintos, etc. También es deliciosa servida sobre lechugas mixtas.

TIEMPO DE PREPARACIÓN: 10 MINUTOS
TIEMPO DE MACERACIÓN: 2 HORAS O MÁS

1 lata (15 onzas/425 gramos) de frijoles rojos, enjugados y escurridos
1 lata (15 onzas/425 gramos) de frijoles blancos (*Great Northern beans*), enjuagados y escurridos
1 lata (15 onzas/425 gramos) de garbanzos, enjuagados y escurridos
1 taza de habichuelas verdes (ejotes, *green beans*) frescas, cocinadas ligeramente al vapor
½ taza de agua o caldo de pollo sin grasa
¼ de taza de vinagre de vino tinto
3 cucharadas de vinagre balsámico

(continúa)

3 cucharadas de perejil fresco, triturado
2 cucharadas de chalotes (*shallots*), picados
2 cucharadas de aceite de oliva
Pimienta negra recién molida
Sal
Una pizca de azúcar

CONSEJO DE COCINA
Los frijoles (habichuelas) tienen mucha fibra y proteína, pero poca grasa. Si utiliza frijoles enlatados, enjuáguelos bien para quitarles el exceso de sal.

En un recipiente llano y ancho, vierta los frijoles rojos, formando una capa pareja. Agrégueles encima los frijoles blancos, formando otra capa pareja, y cúbralos a su vez con otras capas de garbanzos y habichuelas verdes. Coloque el recipiente a un lado.

En un recipiente mediano, mezcle el agua o el caldo, el vinagre de vino tinto, el vinagre balsámico, el perejil, los chalotes (*shallots*), el aceite y la pimienta, la sal y el azúcar a gusto. Vierta este aliño sobre los frijoles.

Cubra la ensalada y déjela reposar durante 2 horas, por lo menos, o hasta el momento de servir. Revuelva los frijoles ocasionalmente. Antes de servir la ensalada, compruebe si tiene la sazón adecuada.

Por ración: 239 calorías, 3,4 g de grasa total (12% de calorías), 1,5 g de grasa monoinsaturada, 0,9 g de grasa poliinsaturada, 0,5 g de grasa saturada, 13,1 g de proteínas, 40,8 g de carbohidratos, 7,4 g de fibra dietética, 0 mg de colesterol, 518 mg de sodio

Para 6 personas

Día Nº 9

Panes de Pita Rellenos con Ensalada al Estilo Campesino
Sopa de Castañas Asadas y Arroz Silvestre (*Wild Rice*)

Este sándwich y esta nutritiva sopa tienen sabores distintos, pero que se complementan entre sí. Es una receta fácil que puede preparase de antemano, y las raciones que quedan para el día siguiente son deliciosas.

ANÁLISIS NUTRICIONAL PARA EL ALMUERZO

Por ración: 617 calorías, 13,6 g de grasa total (20% de calorías), 3,2 g de grasa monoinsaturada, 1,3 g de grasa poliinsaturada, 10 g de grasa saturada, 26,6 g de proteínas, 99,8 g de carbohidratos, 10,1 g de fibra dietética, 37 mg de colesterol, 1.488 mg de sodio

Panes de Pita Rellenos con Ensalada al Estilo Campesino

La inspiración de esta ensalada proviene del restaurante Bacino's, el cual está situado en Naperville, Illinois, y cuenta con uno de los buffets de ensaladas más creativos, variados y deliciosos que he podido disfrutar, así como una pizza excelente. La combinación de ingredientes en esta receta es única en su clase. La ensalada no contiene aceite, ya que para humedecerla se utiliza vinagre balsámico, el cual se impregna en el pan y cubre los vegetales.

Usted podrá ingerir esta ensalada sola, sobre lechugas, galletas o crostini, *o como relleno de sándwiches de panes de pita, tal como lo he sugerido aquí. Para variar, añádale a los panes de pita un Aliño (Aderezo) de Crema de Ajo (página 351) o aliño al estilo* ranch, *sin grasa.*

TIEMPO DE PREPARACIÓN: 15 MINUTOS

- 4 tazas de pan francés integral cortado en cuadritos
- ½ cebolla roja pequeña, cortada en cuatro y luego en rebanadas muy finas
- 1½ tazas de flores de brócoli
- 1 taza de flores de coliflor
- ½ pimiento rojo, cortado en rebanadas finas
- ½ pimiento amarillo o verde, cortado en rebanadas finas
- 1 pepino, pelado y cortado en cuadritos
- 5 tomates tipo cereza, cortados en mitades, o 1 tomate grande, cortado en cuadritos
- 4 onzas (113 gramos) de champiñones, cortados en rebanadas finas
- 4 onzas de queso *feta*, desmoronado
- 6 cucharadas de vinagre balsámico

(continúa)

¼ de taza de albahaca fresca, triturada, o 2 cucharadas de albahaca seca
¼ de taza de orégano fresco, triturado, o 2 cucharadas de orégano seco
½–¾ cucharadita de sal
Pimienta negra recién molida
6 panes de pita de trigo integral

En un recipiente grande, mezcle el pan en cuadritos, las cebollas, el brócoli, la coliflor, los pimientos rojos, los pimientos amarillos o verdes, los pepinos, los tomates, los champiñones, el queso *feta*, el vinagre, la albahaca, el orégano y la sal, así como la pimienta negra a gusto. Mezcle bien los ingredientes. Para que la ensalada quede más sabrosa, déjela reposar.

Corte los panes de pita a la mitad, y rellénelos con la ensalada. Sírvalos con aliño de ajo o al estilo *ranch*.

Por ración: 299 calorías, 6,7 g de grasa total (19% de calorías), 1,2 g de grasa monoinsaturada, 0,8 g de grasa poliinsaturada, 3,1 g de grasa saturada, 12,5 g de proteínas, 49,7 g de carbohidratos, 7 g de fibra dietética, 17 mg de colesterol, 841 mg de sodio

Para 6 personas

Sopa de Castañas Asadas y Arroz Silvestre (*Wild Rice*)

Las castañas pueden adquirirse en diversas formas: frescas, en potes de cristal, enlatadas o secas. Yo las prefiero frescas para asarlas en el horno. Por lo general son un fruto de estación que puede conseguirse con más frecuencia durante las fiestas de Navidad.

Las castañas apenas tienen grasa y son un alimento alto en fibra, lo cual las convierte en una magnífica opción para las meriendas. Si usted emplea castañas frescas en esta receta, asegúrese de comprar una cantidad adicional, ya que en ocasiones muchas de ellas están vacías y no se pueden utilizar.

Para asar las castañas, precaliente el horno a 425°F. Con un cuchillo afilado marque una X sobre la superficie lisa de cada castaña. Coloque las castañas sobre una bandeja y áselas durante 15 a 20 minutos. Déjelas refrescar ligeramente y, luego, descascárelas.

Como variante, podrá omitir las castañas y utilizar 2 papas grandes para confeccionar una Sopa de Arroz Silvestre y Papas.

TIEMPO DE PREPARACIÓN Y COCCIÓN: 1 HORA

1¼	tazas de agua
½	taza de arroz silvestre, lavado y escurrido
2	cucharadas de mantequilla o margarina sin sal
2	cebollas pequeñas, picadas
1	papa grande, pelada y cortada en cuadritos
12	castañas, asadas
2¼	tazas de caldo vegetal o de pollo, sin grasa
1½	tazas de leche evaporada descremada
½–1	cucharadita de sal
	Pimienta negra recién molida
1	cucharada de vino de jerez para cocinar
4	cucharaditas de cebollinos frescos

Vierta agua en una cazuela pequeña y póngala al fuego hasta que hierva.

Agréguele el arroz silvestre y baje el fuego.

Cubra la cazuela y déjela al fuego durante 45 minutos, o hasta que se absorba el agua.

Mientras, vierta la mantequilla o la margarina en una olla de hacer sopa y derrítala a fuego mediano.

Añada las cebollas y dórelas durante 5 minutos.

Vierta las papas y las castañas. Cocínelas de 2 a 3 minutos más.

Añada el caldo y la leche.

Después de que hiervan, deje que se cocine a fuego lento durante 30 minutos.

Vierta la mezcla poco a poco en una licuadora o un procesador de alimentos y bátala hasta que adquiera una consistencia suave.

(continúa)

Vierta la mezcla de nuevo en la olla de hacer sopa.

Agregue el arroz silvestre y sazónelo con sal, pimienta y vino de jerez.

Sirva la sopa adornada con cebollinos.

Por ración: 318 calorías, 6,9 g de grasa total (19% de calorías), 2 g de grasa monoinsaturada, 0,5 g de grasa poliinsaturada, 6,9 g de grasa saturada, 14,1 g de proteínas, 50,1 g de carbohidratos, 3,1 g de fibra dietética, 20 mg de colesterol, 647 mg de sodio

Para 4 personas

Día Nº 10

Ensalada de Pasta *Tex-Mex*

Esta ensalada de pasta constituye por sí sola una comida, pero recomiendo que la sirva con un paquete de hojuelas de tortilla del mercado. Existen muchas variedades que no contienen grasa y podrá encontrarlas en la mayoría de las tiendas de víveres o de productos naturales.

ANÁLISIS NUTRICIONAL PARA EL ALMUERZO

Por ración, incluyendo 1 onza (28 gramos) de hojuelas de tortillas: 605 calorías, 12,3 g de grasa total (18% de calorías), 5,1 g de grasa monoinsaturada, 1,2 g de grasa poliinsaturada, 2,7 g de grasa saturada, 22,3 g de proteínas, 104,7 g de carbohidratos, 7 g de fibra dietética, 8 mg de colesterol, 1.236 mg de sodio

Aunque la pasta de tres colores proporciona un aspecto especialmente festivo a este plato, usted podrá utilizar pasta de cualquier color o forma. Esta ensalada es una comida excelente, tanto en época de frío como de calor.

Compre una cantidad adicional de ingredientes para que quede ensalada para el día siguiente, ya que es deliciosa incluso después de varios días en el refrigerador.

Sirva la ensalada con las hojuelas de tortilla.

1 libra (454 gramos) de pasta de tres colores en forma de sacacorchos (*tricolor corkscrew pasta*)

TIEMPO DE PREPARACIÓN: 20 MINUTOS

- 3 cucharadas de aceite de oliva
- 3 cucharadas de caldo vegetal o de pollo sin grasa
- 5 cucharadas de vinagre de vino blanco
- 3 cucharadas de salsa de tomate baja en sodio y sin grasa
- 2 dientes de ajo, triturados
- 1 cucharada de chile en polvo
- 1 cucharadita de sal
- ¼ de cucharadita de orégano seco
- ½ taza de cebolla, picada en pedazos muy pequeños
- ½ pimiento verde, picado en pedazos muy pequeños
- 1 taza de maíz, descongelado
- ¼ de taza de perejil fresco, picado
- 1 lata (4 onzas/113 gramos) de chiles verdes, picados
- 4 onzas de pimientos, en rebanadas
- 1 lata (15 onzas/425 gramos) de frijoles (habichuelas) rojos, enjuagados y escurridos
- 4 onzas de queso *cheddar* bajo en grasa, en trocitos
- 1 cucharada de cilantro fresco, picado en pedazos muy pequeños
- Pimienta negra recién molida

Cocine la pasta en una olla de agua hirviente de 4 a 8 minutos o hasta que se ablande; no la cocine demasiado.

En una taza pequeña, mezcle el aceite, el caldo, el vinagre, la salsa de tomate, el ajo, el chile en polvo, la sal y el orégano. Coloque la taza a un lado mientras mezcla los demás ingredientes.

En un recipiente grande, combine las cebollas, los pimientos verdes, el maíz, el perejil, los chiles, los pimientos, los frijoles, el queso *cheddar*, el cilantro y la pimienta negra, a gusto. Agregue la pasta.

Vierta la mezcla de aceite, y revuelva suavemente para incorporarla con los demás ingredientes.

Por ración: 495 calorías, 11,3 g de grasa total (18% de calorías), 5,1 g de grasa monoinsaturada, 1,2 g de grasa poliinsaturada, 2,7 g de grasa saturada, 19,3 g de proteínas, 80,7 g de carbohidratos, 5 g de fibra dietética, 8 mg de colesterol, 1.096 mg de sodio

Para 6 personas

CONSEJO DE COCINA

Si vierte la pasta ya cocinada en un poco de caldo de pollo sin grasa antes de agregarle la salsa, obtendrá la misma textura suave que si les añadiera aceite, pero no tendrá grasa alguna. El caldo cubre la pasta, evitando que se pegue. Tampoco es necesario añadirle aceite al agua donde cocina la pasta. Sólo tiene que revolverlas unos instantes mientras se cocina.

Día Nº 11

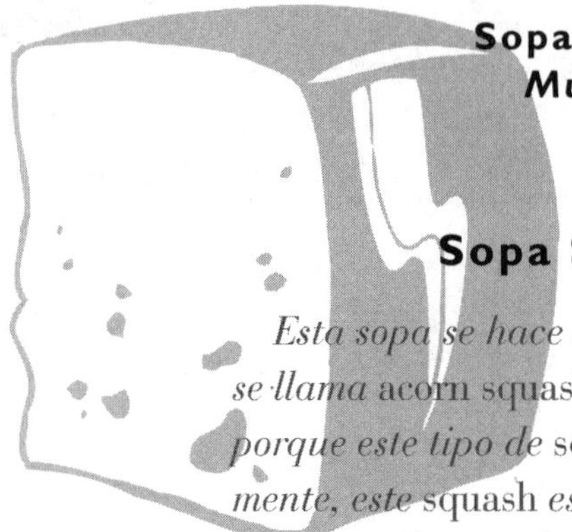

Sopa Sabrosa del Otoño
***Muffins* de Jengibre**

Sopa Sabrosa del Otoño

Esta sopa se hace con una calabaza norteamericana que se llama acorn squash. "Acorn" *es la bellota, y le dicen así porque este tipo de* squash *tiene forma de bellota. Normalmente, este* squash *está en estación durante el otoño, y en combinación con el queso* cheddar, *hace una sopa espesa con un sabor exquisito. Le recomiendo que prepare el* squash *en el horno de microondas para ahorrar tiempo al hacer esta sopa.*

TIEMPO DE PREPARACIÓN: 10 MINUTOS
TIEMPO DE HORNEADO: 45 MINUTOS

CONSEJO DE COCINA:
La grasa hace más suculenta y le da más sabor a la comida; por lo tanto, sus platos bajos en grasa necesitan más condimentos para compensar. Utilice las cantidades recomendadas en estas recetas como punto de partida, luego échele más especias a su gusto.

2 *acorn squash* de tamaño mediano
1 cucharada de mantequilla o margarina sin sal
3 tazas de caldo de pollo o vegetal sin grasa
¼–½ cucharadita de salvia seca
1 cucharadita de ajo en polvo
6 onzas (170 gramos) de queso *cheddar* bajo en grasa, desmenuzado
1½ tazas de leche evaporada descremada
Sal
1–2 cucharaditas de pimienta negra recién molida
Nuez moscada en polvo

Precaliente el horno a 475°F. Con un cuchillo afilado, pique el *squash* a la mitad. Con una cuchara, sáquele las semillas y póngalo con la parte picada hacia abajo en una bandeja de hornear que tenga bordes —así evitará que el jugo del *squash* gotee dentro de su horno. Hornéelo por 45 minutos, o hasta que el squash esté blando. Eche el *squash* dentro de un procesador de alimentos, y bátalo hasta que se haga puré. Añádale la mantequilla o margarina, el caldo, la salvia y el ajo en polvo. Vierta este puré en una olla mediana y cocínelo a fuego lento por algunos minutos.

Poco a poco, vaya añadiendo el queso *cheddar* y la leche, revolviéndolo hasta que se haya derretido el queso. Si es necesario, puede hacer que la sopa sea menos espesa agregándole más leche. Añada la sal y pimienta a gusto y espolvoree la sopa con la nuez moscada. Sírvala inmediatamente o manténgala a fuego lento hasta que esté lista para servir.

Por ración: 227 calorías, 6,5 g de grasa total (24% de calorías), 0,6 g de grasa monoinsaturada, 0,3 g de grasa poliinsaturada, 3,8 g de grasa saturada, 13,9 g de proteínas, 31,2 g de carbohidratos, 3 g de fibra dietética, 20 mg de colesterol, 717 mg de sodio

Para 6 personas

Muffins de Jengibre

Estos muffins *son húmedos y aromáticos, y tienen un sabor tradicional. Tan sólo la cálida fragancia que sale del horno da deseos de probar estos panecillos de jengibre. Siempre son una merienda favorita.*

TIEMPO DE PREPARACIÓN: 10 MINUTOS
TIEMPO DE HORNEADO: 20 MINUTOS

1¼ tazas de harina integral
¼ de taza de leche descremada en polvo
1½ cucharaditas de jengibre molido
¾ de cucharadita de canela molida
½ cucharadita de bicarbonato de sodio
½ cucharadita de polvo de hornear
¼ de cucharadita de nuez moscada en polvo
¼ de cucharadita de clavos de olor en polvo
¼ de taza de leche descremada
6 cucharadas de puré de manzana
¼ de taza de melaza (melado)
3 cucharadas de sirope (almíbar) de arce (*maple*)
1 cucharada de aceite de *canola*
1 clara de huevo, ligeramente batida

Caliente el horno previamente a 350°F. Prepare 12 moldes para hacer *muffins*, forrando el interior con papel.

En un recipiente grande, cierna la harina, la leche en polvo, el jengibre, la canela, el bicarbonato de sodio, el polvo de hor-

CONSEJO DE COCINA
En muchas recetas para hacer *muffins* y panes rápidos, podrá reducir la grasa si sustituye la mitad de la mantequilla o del aceite por una cantidad igual de puré de manzana sin azúcar. De hecho, casi podrá sustituir hasta el 75 por ciento de la mantequilla o del aceite por puré de manzana o mantequilla de ciruelas pasas.

near, la nuez moscada y el clavo de olor.

En un recipiente pequeño, mezcle la leche descremada, el puré de manzana, la melaza, el sirope de arce, el aceite y la clara.

Vierta esta mezcla sobre la mezcla de harina.

Mezcle hasta que los ingredientes secos se humedezcan, pero asegúrese de no revolverlos demasiado.

Vierta la masa en los moldes de *muffins*.

Hornéelos durante 20 minutos. Estarán listos cuando introduzca un palillo de dientes en uno de los *muffins* y salga seco.

Retire los *muffins* del horno y déjelos refrescar sobre una rejilla.

Cada muffin*: 93 calorías, 1,4 g de grasa total (13% de calorías), 0,7 g de grasa monoinsaturada, 0,4 g de grasa poliinsaturada, 0,2 g de grasa saturada, 2,7 g de proteínas, 18,2 g de carbohidratos, 1,7 g de fibra dietética, 0 mg de colesterol, 70 mg de sodio*

Para 12 personas

Día Nº 12

Fideos Orientales

Fue una gran sorpresa saber que este era uno de los platos preferidos de mis pequeños hijos. Les encanta el suave sabor de la salsa de soya y la mantequilla de cacahuate.

Cuando compre fideos chinos, asegúrese que contengan poco o ningún aceite o huevo. En la sección de alimentos asiáticos del supermercado podrá encontrar el aceite de ajonjolí tostado y el vinagre de vino de arroz.

TIEMPO DE PREPARACIÓN Y COCCIÓN: 30 MINUTOS

- 10 onzas (283 gramos) de fideos chinos
- ¼ de taza + 2 cucharadas de caldo vegetal o de pollo sin grasa
- 2 cucharadas de aceite de sésamo tostado
- ¼ de taza de vinagre de vino de arroz
- 1½ cucharadas de salsa de soya de sodio reducido

- 1½ cucharaditas de mantequilla de cacahuate (maní) natural
- 1½ cucharaditas de jengibre molido
- 1 de cucharadita de ajo en polvo
- ¾ de cucharadita de azúcar
- ½ cucharadita de pimienta negra recién molida
- 1–3 cucharaditas de cilantro fresco, bien picado
- ⅛ de cucharadita de hojuelas de pimientos rojos (opcional)
- 2 zanahorias, cortadas en tiras delgadas
- 1½ tazas de flores pequeñas de brócoli
- 1 calabacín (*zucchini*), cortado en cuadritos
- 1 lata (8 onzas/227 gramos) de castañas en agua, escurridas y cortadas en rebanadas
- 4 onzas (113 gramos) de pimientos, picados
- 3 cebolletas (*scallions*), cortadas en rebanadas
- ½ tomate, picado (opcional)

Cocine los fideos en una olla de agua hirviente de 2 a 3 minutos, o hasta que se ablanden (y estén *al dente*). Bóteles el agua y enjuáguelos con agua fresca. Agrégueles ¼ de taza de caldo. Colóquelos a un lado.

En un recipiente pequeño, combine el aceite, el vinagre, la salsa de soya, la mantequilla de cacahuate, el jengibre, el ajo en polvo, el azúcar, la pimienta negra, el cilantro y el pimiento rojo en hojuelas (si es que los utiliza). Vierta esta mezcla sobre los fideos y revuelva. Colóquelos a un lado.

Cocine las zanahorias y el brócoli con las 2 cucharadas de caldo restantes en un sartén antiadherente a fuego mediano durante algunos minutos o hasta que crujan ligeramente. Añada el calabacín y cocínelo durante algunos minutos más.

Combine la mezcla de brócoli, las castañas de agua, los pimientos, las cebolletas y los fideos. Compruebe si la sazón es la adecuada. Sírvalos a la temperatura ambiente; adórnelos con los tomates (si es que los utiliza).

Por ración: 494 calorías, 10,8 g de grasa total (17% de calorías), 3,8 g de grasa monoinsaturada, 4,2 g de grasa poliinsaturada, 1,6 g de grasa saturada, 15,6 g de proteínas, 85,5 g de carbohidratos, 7,2 g de fibra dietética, 61 mg de colesterol, 293 mg de sodio

Para 4 personas

Día Nº 13

Chile con Vegetales Espeso y Sabroso o Chile con Pollo al Estilo del Sudoeste Pan de Maíz Tradicional

Para hacer chile existen muchas variantes —con o sin frijoles (habichuelas), caliente o no, con carne o con vegetales— y cada una de ellas tiene sus cualidades especiales. ¿Y qué mejor para acompañar un plato de chile que una buena porción de pan de maíz?

A continuación brindamos dos recetas de chile que son únicas en su clase. Si usted tiene una receta de chile predilecta, podrá hacer fácilmente algunos cambios beneficiosos para la salud.

Comience por sustituir la carne de res por pechuga de pavo molida (asegúrese de que toda la grasa y la piel hayan sido eliminadas antes de molerla). Si su receta lleva aceite u otro tipo de grasa, sólo emplee de 1 a 3 cucharadas de aceite de oliva o de *canola*.

Reduzca o elimine totalmente la sal. Agréguele algunos de los condimentos que aparecen en mi receta y use una salsa de tomate que no contenga grasa adicional. Si su receta requiere vegetales, asegúrese de servir el chile acompañado de una ensalada.

ANÁLISIS NUTRICIONAL PARA EL ALMUERZO

Por ración (con el Chile con Vegetales Espeso y Sabroso): 450 calorías, 8,1 g de grasa total (16% de las calorías), 3,7 g de grasa monoinsaturada, 2,1 de grasa poliinsaturada, 0,8 g de grasa saturada, 20,4 g de proteínas, 80,7 g de carbohidratos, 9,2 g de fibra dietética, 0 mg de colesterol, 829 mg de sodio

Por ración (con el Chile con Pollo al Estilo del Sudoeste): 510 calorías, 13,8 g de grasa total (24% de las calorías), 5,1 g de grasa monoinsaturada, 3,3 g de grasa poliinsaturada, 2,8 g de grasa saturada, 42,6 g de proteínas, 72,1 g de carbohidratos, 16,5 g de fibra dietética, 56 mg de colesterol, 1.295 mg de sodio

Chile con Vegetales Espeso y Sabroso

Esta comida tradicional se disfruta tanto entre los hispanos como entre los norteamericanos por su sabor picante. Desafortunadamente, el chile es alto en grasa y colesterol, por lo que yo creé esta nueva versión que es más saludable, cambiando la carne por vegetales. Para variar, sirva el chile sobre una capa de arroz integral u otro grano entero, sobre una papa horneada o tal vez sobre una corteza de pizza. También usted lo podría integrar en una lasagna —utilice su imaginación. Este chile se puede congelar y luego calentar sin ningún problema.

TIEMPO DE PREPARACIÓN: 25 MINUTOS
TIÉMPO DE COCCIÓN: 30 MINUTOS O MÁS

- 1 cucharada de aceite de oliva
- 1 cebolla, picada
- 1 zanahoria, en rebanadas finas
- 1 pimiento verde, picado
- 8 onzas (227 gramos) de champiñones, en rebanadas
- 1 calabacín (*zucchini*) pequeño, en rebanadas
- 12 aceitunas negras (opcional)
- 4 dientes grandes de ajo, triturados
- 1 lata (28 onzas/794 gramos) de tomates (con su jugo) picados
- 2 tazas de salsa de tomate de bajo contenido en sodio, sin grasa
- 1 lata (4 onzas/113 gramos) de chiles verdes, cortados en cuadritos
- 4 tazas de frijoles rojos, pintos, negros o *adzuki*
- 3 cucharadas de chile en polvo
- 1 cucharada de orégano seco
- 2 cucharaditas de comino molido
- 2 cucharaditas de pimentón (*paprika*)
- Hojuelas de pimientos rojos (opcional)
- Pimiento rojo molido (opcional)
- 1 cucharada de vinagre de vino blanco
- Cilantro fresco, picado (opcional)
- Crema agria o yogur sin grasa (opcional)

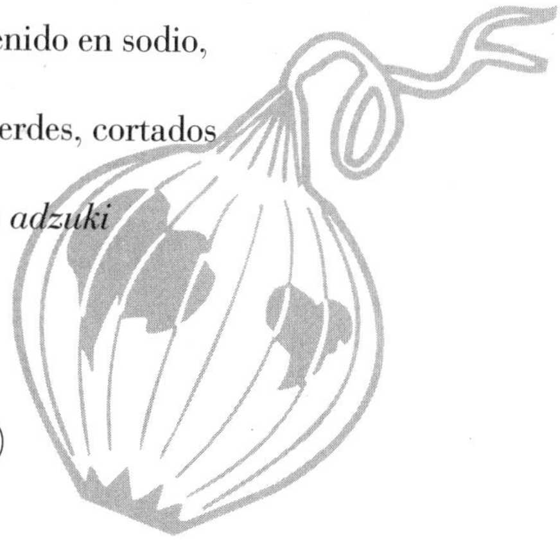

En una olla grande, caliente el aceite a fuego mediano.

Agregue las cebollas, las zanahorias, los pimientos verdes, los champiñones, el calabacín, las aceitunas (en caso de utilizarlas) y el ajo.

Sofría los ingredientes durante 20 minutos.

Añada los tomates (con su jugo), la salsa de tomate, los chiles, los frijoles, el chile en polvo, el orégano, el comino, el pimentón, las hojuelas de pimientos rojos (si las utiliza) y el pimiento rojo molido (en caso de utilizarlo) a gusto.

Cocine los ingredientes durante 30 minutos, por lo menos; revuélvalos a menudo para evitar que se quemen.

Añada el vinagre y el cilantro (en caso de utilizarlo) a gusto. Deje que se cocine brevemente.

Sirva el chile adornado con crema agria o yogur (en caso de utilizarlos).

Por ración: 285 calorías, 4,4 g de grasa total (13% de calorías), 1,8 g de grasa monoinsaturada, 0,9 g de grasa poliinsaturada, 0,5 g de grasa saturada, 15,5 g de proteínas, 50,6 g de carbohidratos, 5,6 g de fibra dietética, 0 mg de colesterol, 510 mg de sodio

Para 6 personas

Chile con Pollo al Estilo del Sudoeste

En esta receta de chile se utilizan pechugas de pollo deshuesadas y sin piel, así como frijoles blancos. Los chiles verdes le proporcionan un sabor ligeramente picante.

Esta receta resulta rápida, fácil y muy sabrosa, y se presta muy bien para añadirle cualquier otro ingrediente que sea de su agrado,

Usted podrá adaptar esta receta de acuerdo con la cantidad de condimento de su agrado. Para que quede más ligera, reduzca la cantidad de chiles verdes y para que quede más picante, agréguele hojuelas de pimientos rojos.

1 cucharada de aceite de oliva
1 cebolla, picada

- 1 libra (454 gramos) de pechugas de pollo deshuesadas y sin piel, cortadas en trocitos
- 8 onzas (227 gramos) de champiñones, en rebanadas gruesas
- 4 dientes grandes de ajo, triturados
- 1 lata (4 onzas/113 gramos) de chiles verdes, picados
- 1 cucharadita de comino molido
- ½ cucharadita de orégano seco
- ⅛ de cucharadita de hojuelas de pimientos rojos (opcional)
- 1½ tazas de caldo de pollo sin grasa
- 2 latas (15 onzas/425 gramos, cada una) de frijoles blancos, frijoles *cannellini* como los *Great Northern beans* o cualquier otro tipo de frijoles blancos
- ½–1 cucharadita de cilantro fresco, picado
- 2 onzas (57 gramos) de queso *Monterey Jack* semidescremado, desmenuzado

TIEMPO DE PREPARACIÓN: 10 MINUTOS

TIEMPO DE COCCIÓN: 45 MINUTOS

En una olla grande, caliente el aceite a fuego mediano.

Agregue las pechugas de pollo y sofríalas durante 5 minutos o hasta que se doren. Retírelas de la olla y póngalas a un lado.

Añada las cebollas y saltéelas unos minutos. Agregue los champiñones y el ajo; cocínelos durante algunos minutos más.

Añada los chiles, el comino, el orégano, las hojuelas de pimientos rojos (en caso de utilizarlo) y el caldo. Cubra la olla y cocine los ingredientes durante 30 minutos, revolviendo ocasionalmente.

Añada el pollo, los frijoles y el cilantro; revuelva suavemente para que se mezclen bien. Cocínelos a fuego lento durante 15 minutos. Pruebe si la sazón es la adecuada y añada más hojuelas de pimientos rojos, si lo desea. Rocíe el queso *Monterey Jack* sobre cada ración servida.

CONSEJO DE COCINA

La harina pastelera integral, elaborada con un trigo más suave, contiene menos gluten. Por lo tanto, le proporciona una textura más suave a los *muffins* y otros productos de repostería que utilizan bicarbonato de sodio o polvo de hornear como levadura.

Por ración: 345 calorías, 10,1 g de grasa total (22% de calorías), 3,2 g de grasa monoinsaturada, 2,1 g de grasa poliinsaturada, 2,5 g de grasa saturada, 37,7 g de proteínas, 42 g de carbohidratos, 12,9 g de fibra dietética, 56 mg de colesterol, 976 mg de sodio

Para 4 personas

Pan de Maíz Tradicional

Este pan de maíz de grano integral es semejante a una torta, ya que tiene una consistencia suave y es ligeramente dulce. Su interior está lleno de granos de maíz. Es una merienda excelente, ya sea frío o caliente.

TIEMPO DE PREPARACIÓN: 10 MINUTOS
TIEMPO DE HORNEADO: 20 MINUTOS

- 1 taza de harina pastelera de trigo integral o de otro grano integral
- ¾ de taza de harina de maíz amarilla, gruesa
- ⅓ de taza de azúcar
- 3 cucharaditas de polvo de hornear
- ¾ de cucharadita de sal
- 1 taza de leche descremada
- 2 claras de huevo, ligeramente batidas
- 2 cucharadas de aceite de *canola* o mantequilla sin sal, derretida
- 1 taza de maíz, descongelado

Precaliente el horno a 425°F. Cubra un molde de hornear de 8 × 8 pulgadas (20 × 20 cm) con grasa antiadherente en aerosol.

En un recipiente grande, combine la harina de trigo, la harina de maíz, el azúcar, el polvo de hornear y la sal.

En un recipiente pequeño, combine la leche, las claras y el aceite o la mantequilla. Vierta esto sobre la mezcla de harina.

Mezcle hasta que los ingredientes secos se humedezcan, pero asegúrese de no revolverlos demasiado. Agregue el maíz.

Vierta la mezcla en el molde de hornear engrasado. Hornee el pan durante 20 minutos, o hasta que introduzca un palillo de dientes en el centro del pan y salga seco.

Coloque el pan sobre una rejilla para que se refresque. Córtelo en 9 cuadrados.

Por ración: 165 calorías, 3,7 g de grasa total (19% de calorías), 1,9 g de grasa monoinsaturada, 1,2 g de grasa poliinsaturada, 0,3 g de grasa saturada, 4,9 g de proteínas, 30,1 g de carbohidratos, 3,6 g de fibra dietética, 0 mg de colesterol, 319 mg de sodio

Da para 9 raciones

Día Nº 14

Panes de Pita Rellenos con Pasta de Lentejas
Ensalada de Cítricos de Estación con Aliño (Aderezo) de Jengibre y Rábano Picante

Esta pasta de lentejas es fácil de preparar porque aunque deberá cocinarse unos 45 minutos, usted no tendrá prácticamente que atenderla. Podrá prepararla con anticipación para comerla cada vez que guste, ya que resulta deliciosa al calentarla de nuevo en el horno microondas. Si sólo desea tres raciones, prepare la mitad de la receta.

ANÁLISIS NUTRICIONAL PARA EL ALMUERZO

Por ración: 447 calorías, 8,9 g de grasa total (18% de calorías), 5,1 g de grasa monoinsaturada, 1,2 g de grasa poliinsaturada, 1,2 g de grasa saturada, 24,5 g de proteínas, 70,9 g de carbohidratos, 4,2 g de fibra dietética, 0 mg de colesterol, 589 mg de sodio

---

Panes de Pita Rellenos con Pasta de Lentejas

Las lentejas son una excelente fuente de fibra. A diferencia de la mayoría de los demás granos, no es preciso remojarlas antes de cocinarlas. En esta receta, las lentejas deberán adquirir una consistencia similar a la de los frijoles (habichuelas) refritos, pudiendo utilizarlas como una sabrosa alternativa a los platos mexicanos. Puede servirlas con pan regular o de pita, y acompañarlas con ingredientes bajos en grasa.

TIEMPO DE PREPARACIÓN: 10 MINUTOS
TIEMPO DE COCCIÓN: 45 MINUTOS

1 cucharada de aceite de oliva
½ taza de cebollas, picadas
2 dientes grandes de ajo, triturados
½ pimiento rojo o verde, picado
1½ tazas de lentejas secas, escogidas y enjuagadas
4 tazas de caldo de pollo o vegetal sin grasa
1 zanahoria, desmenuzada

(continúa)

1	cucharada de melaza (melado)
1	cucharada de vinagre de vino de jerez
1	cucharadita de comino molido
1	cucharadita de cilantro seco (*coriander*)
1	cucharadita de mejorana seca
1–3	cucharaditas de cilantro fresco triturado
	Sal
	Pimienta negra recién molida
	Salsa de pimientos picantes (opcional)
6	panes de pita

En una olla grande, vierta el aceite, las cebollas, el ajo y los pimientos rojos o verdes. Sofría la mezcla, revolviéndola a fuego mediano durante 3 minutos.

Añada las lentejas y el caldo, y cocine la mezcla hasta que hierva.

Reduzca el calor a fuego lento mediano, y cubra la olla.

Cocine la mezcla, revolviéndola ocasionalmente, durante 30 minutos.

Agregue las zanahorias, la melaza, el vinagre, el comino, el cilantro seco, la mejorana y el cilantro fresco. Añada sal y pimienta negra a gusto.

Añada la salsa de pimientos picantes (en caso de usarla) a gusto.

Cubra la olla y déjela cocinar durante unos 15 minutos, o hasta que el líquido se haya absorbido y los ingredientes se mezclen.

Retire la olla del fuego y manténgala cubierta hasta el momento de servir.

Corte los panes de pita a la mitad y rellénelos con la mezcla de lentejas. Para acompañar la pasta podrá utilizar lechuga, tomates, retoños, tajadas finas de aguacate, salsa mexicana, queso rallado de bajo contenido en grasa o crema agria sin grasa.

Por ración: 349 calorías, 3,6 g de grasa total (9% de las calorías), 1,8 g de grasa monoinsaturada, 0,5 g de grasa poliinsaturada, 0,4 g de grasa saturada, 21,2 de proteínas, 59,7 g de carbohidratos, 1,3 g de fibra dietética, 0 mg de colesterol, 540 mg de sodio

Para 6 personas

Ensalada de Cítricos con Aliño de Jengibre y Rábano Picante

A pesar de que contiene aguacate, esta ensalada es baja en grasa. El toque final se da con el aliño (aderezo).

TIEMPO DE PREPARACIÓN: 15 MINUTOS

Ensalada de Cítricos

6 tazas de lechugas mixtas (lechuga de estación, romana y de hojas rojas o verdes), cortadas en trocitos
2 mandarinas, peladas y cortadas en secciones
1 taza de champiñones, cortados en rodajas
6 rábanos, cortados en rodajas finas
1 aguacate, cortado en lascas
Retoños de alfalfa (opcional)

Aliño de Jengibre y Rábano Picante

¼ de taza de yogur o mayonesa sin grasa
¼ de taza de crema agria sin grasa
¼ de taza de jugo de naranja o mandarina
2 cucharaditas de rábano picante listo para usar
1 cucharadita de jengibre molido
¼ de cucharadita de miel

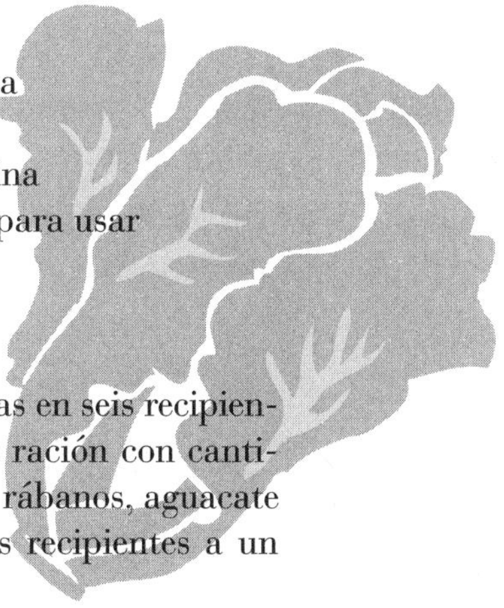

La ensalada de cítricos: Vierta las lechugas en seis recipientes individuales para ensalada. Cubra cada ración con cantidades iguales de mandarinas, champiñones, rábanos, aguacate y retoños (en caso de usarlos). Coloque los recipientes a un lado hasta que esté listo el aliño.

El aliño de jengibre y rábano picante: En una licuadora, vierta el yogur o la mayonesa, la crema agria, el jugo de naranja o mandarina, el rábano picante, el jengibre y la miel. Mezcle los ingredientes hasta que tengan la consistencia de una crema suave. Vierta el aliño sobre la ensalada, o guárdelo en el refrigerador hasta el momento de servir.

Por ración: 98 calorías, 5,3 g de grasa total (45% de calorías), 3,3 g de grasa monoinsaturada, 0,7 g de grasa poliinsaturada, 0,8 g de grasa saturada, 3,3 g de proteínas, 11,2 g de carbohidratos, 2,9 g de fibra dietética, 0 mg de colesterol, 49 mg de sodio

Para 6 personas

Capítulo diecinueve

Cenas bajas en grasa: Recetas para empezar

Si usted está siguiendo el programa Vivir Bien Con Poca Grasa, es fundamental que elimine las recetas altas en grasa de alto riesgo para aquellos platos a los que estamos tan acostumbrados como el salpicón de carne (*meat loaf*), el pollo frito y las cacerolas (guisos) cremosas y reemplazarlas por las recetas que encontrará en este capítulo.

No hay razón alguna para depender de las comidas tradicionales cuando existe un mundo de opciones culinarias a su alrededor. En este capítulo encontrará recetas originarias de Italia, España, India, Tailandia, México y el Medio Oriente. Y estos menúes incluyen algunas versiones rápidas bajas en grasa de comidas rápidas que a todos nos agradan. En sólo un par de semanas puede descubrir una fascinante variedad de sabores cuyos ingredientes se pueden hallar con facilidad en la mayoría de los supermercados y las tiendas de productos naturales.

Estos son nuestros menúes preferidos para dos semanas de comidas bajas en grasa con los números de las páginas para que pueda encontrar las recetas con rapidez.

Día Nº 1

Filetes de Pollo con Vinagreta de Frambuesa (página 348)
Linguine Parmesano al Limón (página 349)
Ensalada *Nouveau* (página 350)
Aliño (Aderezo) de Crema de Ajo (página 351)

Día Nº 2

Tacos (página 352)

Día Nº 3

Mariscos Picantes Veracruz (página 353)
Yams Horneados con Crema de Nuez Moscada (página 355)

Día Nº 4

Pasta de Cabello de Ángel con Salsa de Tomate Fresca (página 356)
Ensalada Verde Mixta con Aliño (Aderezo) de Crema de Albahaca Fresca (página 357)

Día Nº 5

Fajitas de Pollo al Estilo de Santa Fe (página 359)
Frijoles (Habichuelas) Negros al Estilo del Sudoeste (página 361)
Arroz Mexicali (página 362)

Día Nº 6

Pizza Blanca (página 363)

Día Nº 7

Hamburguesas de Pavo (página 366)
Papitas Picantes a la Francesa (página 367)
Ensalada de Habichuelas Verdes Frescas (página 368)

Día Nº 8

Pollo Horneado con Salsa de Jerez y Melocotón (página 369)
Zanahorias Tiernas Glaseadas con Miel (página 370)
Ensalada de Espinaca con Peras, Nueces y Vinagreta de Mostaza Tibia (página 371)

Día Nº 9

Vieiras de Mar Cubiertas con Pimienta en Grano (página 373)
Fettucine con Salsa de Pimiento Rojo Asado (página 373)
Especialidad de Habichuelas Verdes (página 374)
Hojas de Lechuga Roja con Nueces de Pino, Cerezas y Vinagreta de Tomate Seco (página 375)

Día Nº 10

Sofrito Tai (página 377)
Sopa Caliente y Agria (página 379)

Día Nº 11

Pasta Rústica (página 380)
Ensalada César (página 381)

Día Nº 12

Rollitos de Pollo con Salsa *Dijon* y Queso Suizo (página 383)
Puré de Papas Extraordinario (página 384)
Almendrado de Limón y Brócoli (página 385)
Ensalada de Vegetales Mixtos a la Europea (página 386)
Aliño (Aderezo) Balsámico (página 387)

Día Nº 13

Paella de Pueblo (página 388)
Hojas de Lechugas Verdes y Rojas con Aliño (Aderezo) de Arce y Nuez (página 390)

Día Nº 14

Guiso (Estofado) Tradicional de Pollo y Vegetales (página 391)
Lechugas con Remolachas Tiernas, Nueces Tostadas y Vinagreta de Arce-Frambuesa (página 393)

Día Nº 1

Filetes de Pollo con Vinagreta de Frambuesa
***Linguine* Parmesano al Limón**
Ensalada *Nouveau*
Aliño (Aderezo) de Crema de Ajo

Este menú es apropiado tanto para una comida rápida para su familia como para atender invitados en forma elegante. Tiene como origen la cocina ligera y condimentada de California. Se puede acompañar con una barra de crujiente Pan Francés Integral (página 442).

ANÁLISIS NUTRICIONAL DE LA CENA

Por ración: 628 calorías, 13,4 g de grasa total (19% de calorías), 6,1 g de grasa monoinsaturada, 2,7 g de grasa poliinsaturada, 3,2 g de grasa saturada, 38,1 g de proteínas, 87,3 g de carbohidratos, 3,2 g de fibra dietética, 53 mg de colesterol, 459 mg de sodio

---

Filetes de Pollo con Vinagreta de Frambuesa

Las frambuesas, el vinagre de frambuesa y el vino blanco se combinan para hacer una salsa increíblemente deliciosa para cubrir las pechugas de pollo ligeramente salteadas. Para una alternativa vegetariana, saltee 4 onzas (113 gramos) de tempeh *o tofu por persona y duplique la cantidad de salsa. Este plato es rápido y sencillo y le gustará a todos.*

TIEMPO DE PREPARACIÓN Y COCCIÓN: 35 MINUTOS

4 mitades de pechuga de pollo sin piel y deshuesadas
Pimienta negra recién molida
Sal
1 cucharada de aceite de *canola* o de mantequilla sin sal
¼ de taza de vino blanco seco
2 cucharadas de vinagre de frambuesa
1 taza de frambuesas frescas o congeladas

Coloque el pollo entre papeles parafinados o en una envoltura plástica. Utilizando un mazo de madera (*meat mallet*), machákuelo ligeramente hasta obtener un grosor uniforme. Sazónelo con pimienta y sal.

Caliente el aceite o la mantequilla en un sartén grande antiadherente a fuego mediano. Agregue el pollo y cocínelo de 5 a 10 minutos o hasta que esté ligeramente dorado por ambos lados y cocinado por dentro.

Coloque el pollo en una fuente y manténgalo caliente.

Agregue el vino, el vinagre y las frambuesas al sartén. Eleve la temperatura al máximo y cocine hasta que la salsa se espese ligeramente.

Vierta la salsa sobre el pollo caliente y sírvalo inmediatamente.

Por ración: 145 calorías, 5,5 g de grasa total (35% de calorías), 2,7 g de grasa monoinsaturada, 1,5 g de grasa poliinsaturada, 0,8 g de grasa saturada, 17 g de proteínas, 4 g de carbohidratos, 1,4 de fibra dietética, 46 mg de colesterol, 40 mg de sodio

CONSEJO DE COCINA

En las recetas en las que es esencial el sabor de una pequeña cantidad de mantequilla, se puede obtener más sabor con menos mantequilla si se calienta la mantequilla hasta que se ponga ligeramente parda. Los franceses llaman *beurre noisette* a esta mantequilla.

Para 4 personas

Linguine Parmesano al Limón

El sabor de esta pasta es sencillo y delicado.

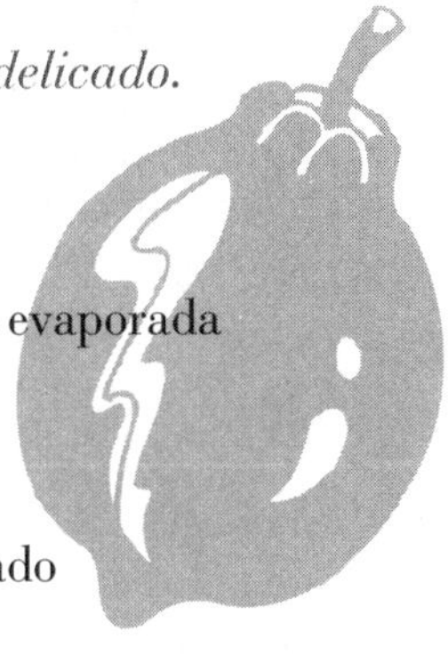

TIEMPO DE PREPARACIÓN Y COCCIÓN: 10–20 MINUTOS

- 1 cucharada de aceite de oliva
- 2 dientes de ajo picados
- ½ taza de leche descremada o leche evaporada descremada
- 12 onzas (340 gramos) de *linguine*
- ½ taza de jugo de limón
- ⅓ de taza de queso parmesano rallado
- ¼ de taza de perejil fresco cortado
- Pimienta negra recién molida

En una olla pequeña y a fuego mediano cocine el aceite y el ajo durante 1 minuto. Agregue la leche y baje la temperatura a fuego lento.

Mientras tanto, cocine el *linguine* en una olla grande con agua hirviente de 8 a 10 minutos o hasta que esté a punto. Escúrralo bien y transfiéralo a un recipiente grande. Agregue jugo de limón y revuelva bien.

Vierta la mezcla de ajo sobre la pasta y revuélvalos. Agregue el queso parmesano, el perejil y la pimienta a gusto. Vuelva a revolver bien. Sírvalo inmediatamente.

Por ración: 405 calorías, 7,3 g de grasa total (16% de calorías), 3,4 g de grasa monoinsaturada, 0,9 g de grasa poliinsaturada, 2,3 g de grasa saturada, 15,7 g de proteínas, 68,7 g de carbohidratos, 0,3 g de fibra dietética, 7 mg de colesterol, 179 mg de sodio

Para 4 personas

Ensalada *Nouveau*

Esta es una verdadera ensalada gourmet. Agréguele cualquier otro ingrediente que le guste.

Para cubrirla, sirva la Ensalada Nouveau *con el Aliño (Aderezo) de Crema de Ajo que se explica más adelante.*

TIEMPO DE PREPARACIÓN: 10 MINUTOS

- 4 tazas de lechugas mixtas (tales como *radicchio*, arugula, endibia y hojas de lechuga) en trozos pequeños
- 4 chalotes (*shallots*) cortados
- 12 espárragos enteros, cocidos
- 4 cucharadas de lascas de pimientos
- Lascas de palmitos (opcional)
- Tomates secados al sol, cortados en lascas finas (opcional)

Divida los vegetales verdes colocándolos en 4 recipientes individuales. Cúbralos con los chalotes, espárragos, pimientos, palmitos (si se usan) y tomates (si se usan).

Por ración: 46 calorías, 0,5 g de grasa total (5% de calorías), 0,01 g de grasa monoinsaturada, 0,2 g de grasa poliinsaturada, 0,09 g de grasa saturada, 4 g de proteínas, 8,4 g de carbohidratos, 1,5 g de fibra dietética, 0 mg de colesterol, 17 mg de sodio

Para 4 personas

Aliño (Aderezo) de Crema de Ajo

Mayonesa y crema agria, ambas sin grasa, forman la base de este aliño (aderezo) bajo en grasa con un delicado sabor a ajo. También se pueden utilizar en esta receta yogur sin grasa y requesón bajo en grasa.

TIEMPO DE PREPARACIÓN: 5 MINUTOS

¼ de taza de mayonesa sin grasa
¼ de taza de crema agria sin grasa
1 diente de ajo pequeño, picado en trocitos
½ cucharadita de mostaza *Dijon*
½ cucharadita de perejil fresco picado en trocitos
⅛ de cucharadita de polvo de cebolla
2 cucharadas de leche descremada
Pimienta negra recién molida
Sal (opcional)

En una licuadora o un procesador de alimentos, una la mayonesa, la crema agria, el ajo, la mostaza, el perejil, el polvo de cebolla, la leche y pimienta y sal (si se usa) a gusto. Mézclelos bien.

Colóquelo en el refrigerador antes de servirlo. Añada leche descremada si lo desea.

Por ración: 32 calorías, 0,06 g de grasa total (2% de calorías), 0,02 g de grasa monoinsaturada, 0,1 g de grasa poliinsaturada, 0,01 g de grasa saturada, 1,4 g de proteínas, 6,2 g de carbohidratos, 0,01 g de fibra dietética, 0,1 mg de colesterol, 223 mg de sodio

Para 4 personas

CONSEJO DE COCINA

La leche evaporada descremada enlatada se puede batir convirtiéndola en una crema ligera y espumosa que sirve como agradable cubierta para las frutas frescas. Coloque una lata de leche evaporada descremada, un recipiente de acero inoxidable o de cristal y los batidores de una mezcladora eléctrica en el congelador durante una hora. Vierta la leche y una cucharadita de extracto puro de vainilla en el recipiente congelado. Bátalo a gran velocidad hasta que se formen picos. Sírvalo inmediatamente. Si lo desea, puede añadir ¼ de taza de azúcar y una cucharada de cognac o Gran Manier cuando se formen los picos.

Día Nº 2

3 Tacos

Cuando necesito una comida rápida y fácil que estoy seguro que mis hijos comerán, hago estos tacos. Los ingredientes son del tipo que tengo almacenado, así que puedo hacer una comida que les gusta a todos en 15 minutos.

Dos o tres tacos son, por sí mismos, una comida. Para que la comida sea más saludable, agregue algún Arroz Mexicali (página 362). Para una cena más abundante, pruebe un postre ligero del capítulo veinte.

ANÁLISIS NUTRICIONAL DE LA CENA

Por ración: 456 calorías, 11 g de grasa total (22% de calorías), 0,03 g de grasa monoinsaturada, 0,2 g de grasa poliinsaturada, 2,4 g de grasa saturada, 25,8 g de proteínas, 68,7 g de carbohidratos, 3,9 g de fibra dietética, 12 mg de colesterol, 1.302 mg de sodio

---

Tacos

Esta comida puede satisfacer a una variedad de preferencias de sabores y es casi una noche libre para el cocinero. Usted puede hacer estos tacos lo mismo con envolturas duras de tacos que con tortillas suaves hechas de harina o hasta de trigo integral.

Pruebe agregando pechuga de pavo molida cocinada con aliño (aderezo) de taco. Agregue vegetales adicionales tales como cebollas, pimientos o pepinos para cubrir la mezcla.

Si desea preparar nachos, ponga los ingredientes del relleno sobre una capa de pedacitos de tortilla horneados y colóquelos debajo de la parrilla del horno para que se derrita el queso.

TIEMPO DE PREPARACIÓN Y COCCIÓN: 15 MINUTOS

12 envolturas de tacos o tortillas
1 lata (16 onzas/454 gramos) de frijoles (habichuelas) refritos sin grasa
2 tomates, picados
2 tazas de lechuga romana, desmenuzada
4 onzas (113 gramos) de queso *cheddar* bajo en grasa desmenuzado
Crema agria sin grasa
Salsa picante

Caliente el horno hasta que alcance 350°F de temperatura. Si usa envolturas de tacos, colóquelas en una bandeja de hornear y hornéelas durante 6 minutos o por el tiempo que se recomienda en el paquete. Si va a usar tortillas, póngalas en el horno microondas o caliéntelas ligeramente.

Caliente los frijoles en el horno microondas o en la parte superior del mismo.

En un recipiente mediano, mezcle los tomates y la lechuga.

Coloque las envolturas de tacos o las tortillas en un plato y los frijoles, la mezcla de lechuga y tomate, el queso *cheddar*, la crema agria y la salsa picante en recipientes individuales de manera que cada cual haga su propio taco.

Cada taco: 152 calorías, 3,6 g de grasa total (20% de calorías), 0,01 g de grasa monoinsaturada, 0,07 g de grasa poliinsaturada, 0,8 g de grasa saturada, 8,6 g de proteínas, 22,9 g de carbohidratos, 1,3 g de fibra dietética, 4 mg de colesterol, 434 mg de sodio

Da para 12 tacos

Día Nº 3

Mariscos Picantes Veracruz
***Yams* Horneados con Crema de Nuez Moscada**

Para variar, usted puede reemplazar los mariscos en la receta de Mariscos Picantes Veracruz con pollo. O para una comida vegetariana, use *tempeh* o tofu.

Los *yams* son un buen sustituto de las papas horneadas. Para esta receta los cubro con crema agria sin grasa ligeramente condimentada con nuez moscada.

ANÁLISIS NUTRICIONAL DE LA CENA

Por ración: 412 calorías, 6,9 g de grasa total (15% de calorías), 3,4 g de grasa monoinsaturada, 1,3 g de grasa poliinsaturada, 1,1 g de grasa saturada, 29,9 g de proteínas, 57,1 g de carbohidratos, 6,2 g de fibra dietética, 36 mg de colesterol, 352 mg de sodio

Mariscos Picantes Veracruz

En una salsa con base de tomate ligeramente picante, cocine los mariscos hasta que estén blandos. Si le gusta un sabor más pronunciado, puede lograrlo con cualquiera de los diferentes tipos de salsas picantes.

Las raciones de mariscos pueden parecer pequeñas, pero el análisis nutricional muestra que 4 onzas (113 gramos) de mariscos por persona es la cantidad más saludable.

TIEMPO DE PREPARACIÓN Y COCCIÓN: 40 MINUTOS

- 1 cucharada de aceite de oliva
- 1 cebolla pequeña, picada
- ½ pimiento verde, en lascas
- 1 lata (14 onzas/396 gramos) de puré de tomate o trozos de tomate
- 3 cucharadas de vino tinto seco
- ½ taza de salsa picante
- 1 libra (454 gramos) de halibut (hipogloso), pargo (huachinango, chillo), salmón, pez espada o vieiras de mar (*sea scallops*)
- 2 cucharadas de perejil fresco, desmenuzado
- 1 cucharadita de cilantro fresco, picado (opcional)

Caliente el aceite a fuego mediano en un sartén grande antiadherente (es decir, en que no se peguen los alimentos). Agregue las cebollas y los pimientos; cocínelos durante 5 minutos.

Agregue el puré de tomate o los tomates, el vino y la salsa picante. Reduzca la temperatura a fuego mediano bajo, tápelo y déjelo que cocinen durante 20 minutos.

Coloque los mariscos, el perejil y el cilantro (si se usa) en el sartén.

Eche parte de la salsa sobre los mariscos.

Tape el sartén y cocine durante alrededor de 10 minutos o hasta que el pescado se abra con facilidad con un tenedor o las vieiras (*sea scallops*) estén cocinadas.

Rocíe los mariscos con la salsa varias veces durante la cocción. Sirva el pescado y la salsa solos o sobre arroz integral si lo desea.

Por ración: 222 calorías, 6,6 g de grasa total (26% de calorías), 3,4 g de grasa monoinsaturada, 1,2 g de grasa poliinsaturada, 0,8 g de grasa saturada, 25,9 g de proteínas, 14,5 g de carbohidratos, 2,8 g de fibra dietética, 36 mg de colesterol, 301 mg de sodio

Para 4 personas

Yams Horneados con Crema de Nuez Moscada

Para evitar confusiones, explicaremos que esta receta es para yams *norteamericanos, viandas largas de color amarillo-anaranjado también conocidas como* sweet potatoes. *Estos* yams/sweet potatoes *se conocen como camotes o batatas en México. Son completamente distintos a los ñames caribeños, que son más grandes y de color gris. Tampoco se deben de confundir estas viandas con la batata conocida en Puerto Rico, que es una vianda redonda de color rosado, conocida en Cuba como boniato. Pues, les recomiendo que busquen estos* yams/sweet potatoes *en los supermercados bajo cualquiera de sus dos nombres en inglés.*

TIEMPO DE PREPARACIÓN: 5 MINUTOS
TIEMPO DE HORNEADO: 35–45 MINUTOS

4 *yams*
½ taza de crema agria sin grasa
½ cucharadita de nuez moscada molida

Precaliente el horno a 425°F. Lave los *yams* y colóquelos en una bandeja de hornear. Hornéelos de 35 a 45 minutos, o hasta que estén blandos.

En un recipiente pequeño, mezcle la crema agria y la nuez moscada. Enfríe la mezcla hasta el momento en que esté lista para servir.

Con un cuchillo afilado, haga una gran X en cada *yam* horneado. Apriete el *yam* por los 4 lados para que la masa salga por la abertura. Cubra cada *yam* con crema de nuez moscada.

Por ración: 190 calorías, 0,3 g de grasa total (1% de calorías), 0,02 g de grasa monoinsaturada, 0,08 g de grasa poliinsaturada, 0,3 g de grasa saturada, 4 g de proteínas, 42,6 g de carbohidratos, 3,4 g de fibra dietética, 0 mg de colesterol, 51 mg de sodio

Para 4 personas

Día Nº 4

Pasta de Cabello de Ángel con Salsa de Tomate Fresca
Ensalada Verde Mixta con Aliño (Aderezo) de Crema de Albahaca Fresca

Este plato es sencillo y rápido de preparar y requiere muy poco tiempo de cocción. Aunque la pasta llena, la comida es ligera.

Si es posible, prepare con tiempo el aliño, puesto que el sabor de la albahaca fresca mejora cuando está un tiempo en reposo. Si lo desea, sirva la comida con pan integral de corteza dura.

ANÁLISIS NUTRICIONAL DE LA CENA

Por ración: 510 calorías, 13,8 g de grasa total (24% de calorías), 7,1 g de grasa monoinsaturada, 1,6 g de grasa poliinsaturada, 3,8 g de grasa saturada, 19,9 g de proteínas, 75 g de carbohidratos, 4,1 g de fibra dietética, 10 mg de colesterol, 324 mg de sodio

---

Pasta de Cabello de Ángel con Salsa de Tomate Fresca

La pasta de cabello de ángel (llamada también vermicelli *o* capelli d'angelo, *en inglés,* angel hair pasta*) es un espagueti muy fino que es una de las comidas predilectas de mi familia. Debido a que su textura es muy fina, la pasta necesita una salsa ligera con un sabor fresco como la de esta receta, hecha de tomates rojos frescos.*

Usted puede servir esta comida caliente, directo desde la cocina. O, si desea, puede dejar que la salsa alcance la temperatura ambiente y servirla sobre la pasta fría.

TIEMPO DE PREPARACIÓN: 35 MINUTOS

- 2 cucharadas de aceite de oliva
- 6 dientes de ajo, picados
- 8 tomates grandes maduros cortados (alrededor de 7 tazas)
- ½ taza de vino blanco seco

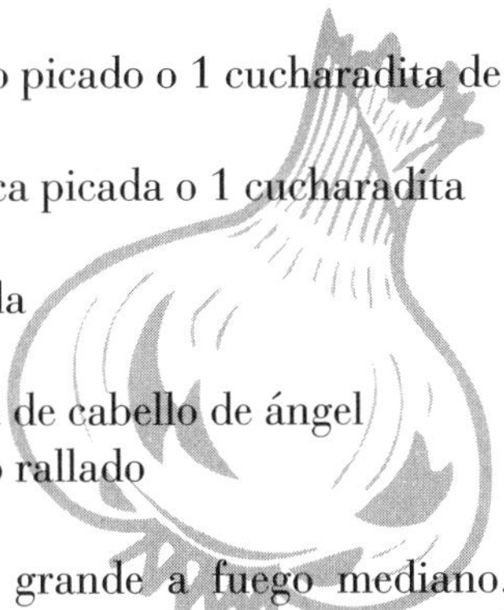

1 cucharada de orégano fresco picado o 1 cucharadita de orégano seco
1 cucharada de albahaca fresca picada o 1 cucharadita de albahaca seca
Pimienta negra recién molida
Sal (opcional)
1 libra (454 gramos) de pasta de cabello de ángel
¾ de taza de queso parmesano rallado

Caliente el aceite en una olla grande a fuego mediano. Agregue el ajo y cocínelo durante 2 minutos. Mientras que esté revolviendo, agregue 5½ tazas de tomates y el vino, el orégano, la albahaca y pimienta y sal (si se usa) a gusto. Ahora, haga que hierva la salsa. Luego, reduzca la temperatura y hiérvala a fuego lento durante 20 minutos.

Agregue los tomates restantes y quite la olla de la hornilla. Cocine la pasta en una olla grande de agua hirviente durante 2 a 3 minutos o hasta que esté a punto. Escúrrala bien y mézclela con la mitad del queso parmesano. Vierta la salsa sobre la pasta y revuélvala bien. Cúbrala con el parmesano restante y sírvala.

Por ración: 438 calorías, 10,1 g de grasa total (21% de calorías), 4,6 g de grasa monoinsaturada, 1,2 g de grasa poliinsaturada, 3,3 g de grasa saturada, 16,8 g de proteínas, 67,6 g de carbohidratos, 2,6 g de fibra dietética, 10 mg de colesterol, 258 mg de sodio

Para 6 personas

Consejo de cocina

Los mejores crutones para una ensalada son los que se hacen en la casa y no los comprados en tiendas, ya que los crutones caseros no tienen exceso de grasa, ni sodio o ingredientes artificiales. Para hacer sus propios crutones bajos en grasa, coloque los cubitos de pan en un recipiente y cúbralos ligeramente con atomizador de cocinar. Espolvoree los cubitos de pan con ajo en polvo y hierbas frescas o secas, después revuélvalos bien. Coloque los trozos en una bandeja de hornear y hornéelos a 350°F de 10 a 15 minutos o hasta que crujan.

Ensalada Verde Mixta con Aliño (Aderezo) de Crema de Albahaca Fresca

Muchos tipos de deliciosas ensaladas verdes no son muy populares en Norteamérica pero son de consumo corriente en Europa. Los sabores y texturas varían desde dulce, jugoso y crujiente hasta agradablemente amarga y suave. Agregue pequeñas cantidades de nuevas variedades a sus ensaladas favoritas actuales. Pruebe combinaciones con algunas de estas: lechugas romana, criolla, de repollo y otras, endibia belga, endibia rizada (achicoria), escarola, radicchio, *arugula y mache. Dependiendo del tipo de ensalada verde que usted elija, por lo general una lechuga grande, dos lechugas medianas o de 9 a 12 tazas de hojas proporcionan 6 raciones.*

El aliño cremoso bajo en grasa toma el delicioso aroma y sabor de la albahaca fresca. No trate de usar albahaca seca, porque el sabor de la seca no se parece en nada al sabor de la albahaca fresca.

TIEMPO DE PREPARACIÓN: 10 MINUTOS
TIEMPO DE ENFRIAMIENTO: VARIAS HORAS

- 1 diente de ajo triturado
- ½ taza de crema agria sin grasa
- 3 cucharadas de albahaca fresca picada
- 2 cucharadas de vinagre de vino blanco o de vinagre de champán
- 1½ cucharadas de aceite de oliva
- 1½ cucharaditas de mostaza *Dijon*
- ½ cucharadita de pimienta negra recién molida
- Sal (opcional)
- 9–12 tazas de vegetales verdes mixtos cortados en pedazos pequeños

En una licuadora o un procesador de alimentos, mezcle el ajo, la crema agria, la albahaca, el vinagre, el aceite, la mostaza y pimienta y sal (si se usa) a gusto. Haga un puré que quede cremoso y uniforme.

Colóquelo en el refrigerador en un recipiente cerrado durante varias horas. Para obtener mejor sabor, manténgalo en el frío durante toda la noche.

Divida la ensalada verde en 6 platos de ensalada individuales y rocíelos con el aliño.

Por ración: 72 calorías, 3,7 g de grasa total (44% de calorías), 2,5 g de grasa monoinsaturada, 0,4 g de grasa poliinsaturada, 0,5 g de grasa saturada, 3,1 g de proteínas, 7,4 de carbohidratos, 1,5 g de fibra dietética, 0 mg de colesterol, 66 mg de sodio

Para 6 personas

Día Nº 5

Fajitas de Pollo al Estilo de Santa Fe
Frijoles (Habichuelas) Negros al Estilo del Sudoeste
Arroz Mexicali

La preparación de esta comida se puede comenzar la noche antes, haciendo que la comida del día siguiente sea sumamente fácil de preparar. La mezcla de los frijoles y las fajitas saben aún mejor cuando se adoban de un día para otro. Aunque ese paso no es necesario, representa una ventaja considerable ya que se puede preparar de antemano.

Para acortar el tiempo de cocción, prepare el pollo primero para que pueda mantenerlo adobado mientras sigue preparando el resto de la comida. Para variar puede utilizar camarones, tofu o tempeh *en lugar de pollo.*

ANÁLISIS NUTRICIONAL DE LA CENA

Por ración: 576 calorías, 13,8 g de grasa total (22% de calorías), 4,5 g de grasa monoinsaturada, 2,7 g de grasa poliinsaturada, 1 g de grasa saturada, 30,5 g de proteínas, 90,5 g de carbohidratos, 11 g de fibra dietética, 37 mg de colesterol, 595 mg de sodio

---

Fajitas de Pollo al Estilo de Santa Fe

Usted puede hacer estas fajitas todo lo picantes que quiera usando salsas picantes de diferentes tipos. Cualquiera de estas guarniciones se pueden enrollar dentro de las tortillas con el pollo: crema agria sin grasa, queso cheddar *o* Monterey Jack *semidescremados desmenuzados, pimientos picantes y tomates picados en trocitos.*

TIEMPO DE PREPARACIÓN Y COCCIÓN: 25 MINUTOS

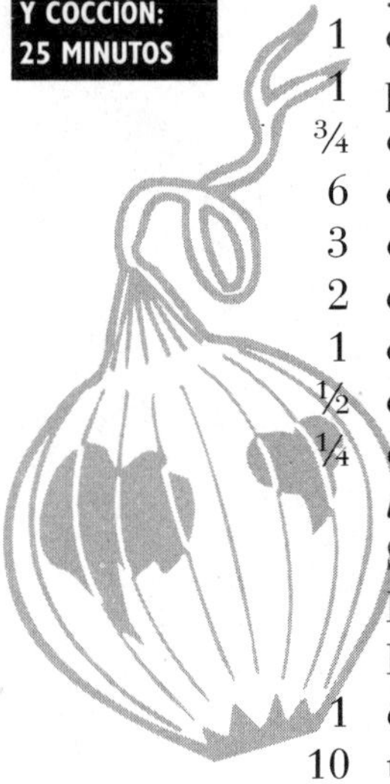

1 libra (454 gramos) de pechugas de pollo, deshuesadas y sin piel
1 cebolla roja, cortada en lascas gruesas
1 pimiento verde, picado
¾ de taza de salsa picante
6 cucharadas de jugo de limón verde (*lime juice*)
3 dientes de ajo triturados
2 cucharaditas de polvo de chile
1 cucharadita de orégano seco
½ cucharadita de comino molido
¼ de cucharadita de sabor de humo natural (en inglés, *liquid smoke*)
Sal
Pimienta negra recién molida
Poquito de azúcar
1 cucharada de aceite de *canola* o de oliva
10 tortillas

Corte el pollo en tiras finas. En un recipiente grande, una el pollo, las cebollas y los pimientos verdes. En un recipiente mediano alto, una la salsa picante, el jugo de limón, el ajo, el polvo de chile, el orégano, el comino, el *liquid smoke*, sal y pimienta a gusto y azúcar. Viértalo sobre la mezcla del pollo. Guárdelo en el refrigerador durante por lo menos 1 hora, hasta que esté listo para cocinar.

Caliente el aceite en un sartén grande antiadherente a fuego mediano alto. Agregue el pollo y los vegetales. Cocine a temperatura alta, revolviendo con frecuencia, hasta que el pollo esté totalmente cocido.

Para servir, divida el relleno en partes iguales entre las tortillas. Añada la guarnición deseada y enrolle las tortillas. Sírvalas inmediatamente.

Por ración: 325 calorías, 8,2 g de grasa total (23% de calorías), 2,1 g de grasa monoinsaturada, 1,2 g de grasa poliinsaturada, 0,6 g de grasa saturada, 19,3 g de proteínas, 43,9 g de carbohidratos, 2,7 g de fibra dietética, 37 mg de colesterol, 47 mg de sodio

Para 5 personas

CONSEJO DE COCINA

El *liquid smoke* se puede hallar en la sección de condimentos de su almacén de víveres o supermercado. Es un buen sustituto para el sabor de la tocineta o del jamón en las sopas, los guisos, las cacerolas y otros platos. Úselo con moderación —un poquito es suficiente.

Frijoles (Habichuelas) Negros al Estilo del Sudoeste

Este plato de frijoles es similar a una ensalada o un encurtido. Tiene bastantes ingredientes, pero es rápido y fácil de hacer. A medida que los frijoles se adoban, se intensifica el sabor.

TIEMPO DE PREPARACIÓN: 10 MINUTOS

1 lata (15 onzas/425 gramos) de frijoles negros enjuagados y escurridos
½ pimiento verde, cortado
¼ de taza de maíz congelado, descongelado
1 tomate, cortado
¼ de taza de cebollas rojas, cortadas bien finas
3 cucharadas de jugo de limón verde
1 cucharada de aceite de *canola*
1 cucharada de vinagre de vino blanco
1 cucharada de salsa de soya de sodio reducido
1 cucharadita de azúcar o miel
2 cucharaditas de polvo de chile
1 cucharadita de ajo en polvo
Pimienta negra recién molida
Salsa picante

En un recipiente grande, mezcle los frijoles, los pimientos verdes, el maíz, los tomates y las cebollas. Déjelo reposar.

En un recipiente pequeño o en una taza, mezcle el jugo de limón, el aceite, el vinagre, la salsa de soya, el azúcar o la miel, el polvo de chile, el ajo en polvo y la pimienta negra y la salsa picante a gusto. Viértalo sobre la mezcla de los frijoles y manténgalo a temperatura ambiente hasta que esté listo para servir.

Por ración: 121 calorías, 3,8 g de grasa total (22% de calorías), 1,6 g de grasa monoinsaturada, 0,9 g de grasa poliinsaturada, 0,2 g de grasa saturada, 7,8 g de proteínas, 21,2 g de carbohidratos, 6 g de fibra dietética, 0 mg de colesterol, 381 mg de sodio

Para 5 personas

Arroz Mexicali

Para este plato, el arroz se cocina en una salsa a base de tomate lo que le da un toque mexicano. Para darle un sabor algo más moderado al arroz, use menos chiles verdes.

TIEMPO DE PREPARACIÓN: 10 MINUTOS
TIEMPO DE COCCIÓN: 45–60 MINUTOS

- 1 cucharadita de aceite de *canola*
- ¼ de taza de cebollas, cortadas
- ¼ de taza de pimientos verdes, picados
- 1 cucharada de chiles verdes en conserva cortados
- 1 taza de caldo de pollo o vegetal sin grasa
- ½ taza de jugo de tomate o de cóctel de jugo de vegetales
- 2 cucharaditas de salsa *Worcestershire*
- 1 cucharadita de polvo de chile
- 1 cucharadita de azúcar
- ¼ de cucharadita de orégano seco
- ¼ de cucharadita de ajo en polvo
- Pimienta negra recién molida
- ¾ de taza de arroz integral de grano largo

Caliente el aceite en un sartén grande a fuego mediano. Agregue las cebollas y los pimientos verdes. Saltéelo durante 3 minutos. Añada los chiles verdes mientras revuelve. Cocínelo durante 3 minutos, revolviendo con frecuencia.

Agregue el caldo, el jugo de tomate o el cóctel de jugo de vegetales, la salsa *Worcestershire*, el polvo de chile, el azúcar, el orégano, el ajo en polvo y pimienta negra a gusto. Haga hervir la mezcla. Añada el arroz y vuelva a hervirla. Reduzca la temperatura a fuego lento y cocínelo así de 45 a 60 minutos, o hasta que se absorba el líquido y el arroz esté blando.

Retire el sartén de la hornilla y déjelo tapado hasta que esté listo para servir. Revuelva el arroz suavemente con un tenedor.

Por ración: 130 calorías, 1,8 g de grasa total (13% de calorías), 0,8 g de grasa monoinsaturada, 0,6 g de grasa poliinsaturada, 0,2 g de grasa saturada, 3,4 g de proteínas, 25,4 g de carbohidratos, 2,3 g de fibra dietética, 0 mg de colesterol, 167 mg de sodio

Para 5 personas

Día Nº 6

Pizza Blanca

La pizza es una comida favorita en los Estados Unidos. Se puede hacer de muchas formas, con cualquier cantidad y combinación de ingredientes para el gusto de todo el mundo. En esta pizza blanca, una mezcla de queso crema sin grasa, requesón, hierbas y especias ocupan el lugar de la salsa de tomate usual. Usted puede añadir cualquiera de las guarniciones (toppings) *de las pizzas tradicionales a estas pizzas individuales.*

Esta receta da las orientaciones para hacer su propia masa de pizza. Si la quiere hacer más rápidamente, puede comprar masa ya hecha o pan de focaccia. *Pruebe tostando pan de pita para hacer pizzas de pita rápidas. La salsa de tomate también puede sustituirse por una guarnición de crema. Las comidas sobrantes de días anteriores recalentadas hacen un delicioso almuerzo.*

A la harina de sémola se le llama también harina de pasta, la cual le da un sabor delicioso a la masa. Si no se dispone de sémola, puede sustituirla con mitad de harina de trigo integral y mitad de harina sin blanquear; para una masa integral más sustanciosa, haga la masa sólo de harina de trigo integral. También puede darle gusto añadiendo ajo en polvo, orégano, albahaca y pimienta negra antes de amasarla.

Si sólo necesita 2, 3 ó 4 pizzas, haga toda la receta para la masa y congele lo que no vaya a usar. Para usar la masa congelada, déjela descongelar durante toda la noche o todo el día.

CONSEJO DE COCINA
Cuando está seleccionando quesos en parte descremados, busque los que tienen cinco gramos o menos de grasa por cada onza.

Masa

2 tazas de agua caliente (110°F–115°F/43°C–46°C)
1 cucharadita de miel o azúcar
2 cucharadas de levadura seca activa

(continúa)

TIEMPO DE PREPARACIÓN Y CRECIMIENTO: 55 MINUTOS

TIEMPO DE HORNEADO: 15 MINUTOS

- 2 cucharaditas de sal
- 2 tazas de harina de sémola
- 1 taza de harina de trigo integral
- 1⅓–1¾ de tazas de harina sin blanquear

Salsa

- ¾ de taza de queso crema sin grasa
- ¼ de taza de requesón sin grasa
- ¼ de cucharadita de ajo en polvo
- ¼ de cucharadita de albahaca seca
- ⅛ de cucharadita de orégano seco
- Pimienta negra recién molida

Guarniciones (*toppings*)

- ¾ de taza de cebollas rojas, cortadas
- 1 pimiento verde, cortado
- ½ taza de lascas de pimientos rojos asados
- 1½ tazas de champiñones en lascas
- 3 tomates en ruedas
- 8 onzas (226 gramos) de queso *mozzarella* desmenuzado

Para hacer la masa: Engrase un recipiente grande con una pequeña cantidad de aceite de oliva.

En un recipiente pequeño, mezcle el agua, la miel o el azúcar y la levadura. Déjelo reposar de 5 a 10 minutos.

Mientras tanto, en un procesador de alimentos que tenga una cuchilla de plástico o acero, mezcle la sal, la harina de sémola y la harina de trigo integral. Agregue la mezcla de levadura y 1 taza de la harina no blanqueada. Procésela hasta que la mezcla en el recipiente tenga forma de bola.

Agregue la harina restante gradualmente hasta que la masa se sienta blanda al tacto y no demasiado pegajosa.

Transfiera la masa al recipiente engrasado y dele vueltas hasta que esté totalmente cubierta con aceite.

Cúbrala ligeramente con una envoltura plástica y colóquela en un lugar tibio —alrededor de 80°F a 85°F— de 30 a 45 minutos. (Un horno con la luz encendida es más o menos la temperatura correcta.)

Para hacer la salsa: En una mezcladora o procesador de alimentos mezcle el queso crema, el requesón, el ajo en polvo, la albahaca, el orégano y pimienta a gusto. Póngalo a un lado.

Para hacer las pizzas: Precaliente el horno a 450°F. Atomice ligeramente 2 bandejas de hornear con aceite antiadherente en aerosol. Espolvoree ligeramente las bandejas con un poco de harina.

Divida la masa en 8 pedazos.

Coloque los pedazos en la bandeja de hornear preparada y presione hasta formar círculos de seis pulgadas.

Esparza la salsa sobre la masa.

Cúbralos con las cebollas, los pimientos verdes, los pimientos rojos, los champiñones, los tomates y el queso *mozzarella.*

Hornéelos en la bandeja inferior del horno durante 15 minutos o hasta que el queso *mozzarella* se derrita y se dore la masa.

Cada pizza: 367 calorías, 5,5 g de grasa total (14% de calorías), 1,4 g de grasa monoinsaturada, 0,6 g de grasa poliinsaturada, 3 g de grasa saturada, 20 g de proteínas, 59 g de carbohidratos, 5,1 g de fibra dietética, 20 mg de colesterol, 801 mg de sodio

Da para 8 pizzas

Día Nº 7

Hamburguesas de Pavo
Papitas Picantes a la Francesa
Ensalada de Habichuelas Verdes Frescas

Una hamburguesa y papitas fritas es una comida favorita del pueblo estadounidense. Le ofrecemos una versión baja en grasa y en colesterol de esta popular comida —la pechuga de pavo molida sustituye la carne de res y las papas asadas al horno sustituyen las papitas fritas tradicionales.

Servidas con la Ensalada de Habichuelas Verdes Frescas, las hamburguesas de pavo y las Papitas Picantes a la Francesa forman una gran comida para el verano.

ANÁLISIS NUTRICIONAL DE LA CENA

Por ración: 592 calorías, 10,8 g de grasa total (16% de calorías), 4,6 g de grasa monoinsaturada, 1,5 g de grasa poliinsaturada, 1,7 g de grasa saturada, 34,9 g de proteínas, 93,3 g de carbohidratos, 8,5 g de fibra dietética, 49 mg de colesterol, 703 mg de sodio

Hamburguesas de Pavo

A diferencia de las hamburguesas de carne de res, las que se hacen con pechuga de pavo molida son bajas en grasa y en colesterol. No tienen un sabor fuerte, por lo que usted puede añadir una cantidad de especias para crear la hamburguesa que mejor se adapte a los gustos de su familia. Para una alternativa vegetariana, pruebe una de las hamburguesas sin carne que usan vegetales, frijoles (habichuelas) y granos. Para una gran opción de comida rápida, haga hamburguesas de más, envuélvalas individualmente y congélelas hasta el momento en que las necesite.

TIEMPO DE PREPARACIÓN Y COCCIÓN: 20–30 MINUTOS

- 1 libra (454 gramos) de pechuga de pavo molida; quítele la piel y la grasa antes de molerla
- ½ cebolla, picada finita
- ½ pimiento verde, picado finito
- 3 cucharadas de salsa agridulce con especias (*steak sauce*)
- Pimienta negra recién molida
- 4 panecillos integrales
- 4 hojas de lechuga
- 1 tomate, cortado en 4 lascas
- 4 cucharadas de catsup (*ketchup*)
- 4 cucharaditas de mostaza

CONSEJO DE COCINA
Esté atento cuando compre pavo y pollo molido. A menudo se incluyen la piel y la carne negra, lo que aumenta el contenido de grasa. Pídale al carnicero que solamente le muela la pechuga sin piel.

En un recipiente grande mezcle el pavo, las cebollas, los pimientos verdes, la salsa agridulce con especias y pimienta negra a gusto. Mézclelo bien y forme cuatro hamburguesas.

Ase a la parrilla las hamburguesas de 15 a 20 minutos o hasta que estén ligeramente doradas por ambos lados; tenga cuidado de no dejarlas medio crudas ni cocinarlas demasiado. Sirva cada hamburguesa en un panecillo con una hoja de lechuga, 1 lasca de tomate, 1 cucharada de catsup y 1 cucharadita de mostaza.

Por ración: 253 calorías, 3,8 g de grasa total (13% de calorías), 0,4 g de grasa monoinsaturada, 0,7 g de grasa poliinsaturada, 0,8 g de grasa saturada, 26,1 g de proteínas, 28,9 g de carbohidratos, 3 g de fibra dietética, 49 mg de colesterol, 668 mg de sodio

Para 4 personas

Papitas Picantes a la Francesa

Las papitas fritas a la francesa fueron la inspiración de estas papas. Se cortan gruesas, se cubren con aceite de oliva y hierbas y se hornean, no se fríen. Aunque no se ponen muy crujientes, saben bien y son un buen acompañamiento para las hamburguesas.

TIEMPO DE PREPARACIÓN: 10 MINUTOS
TIEMPO DE HORNEADO: 20 MINUTOS

3 papas, cortadas en cuñas finas
2 *yams* (camotes, *sweet potatoes*) medianos, cortados en cuñas finas
1 cucharada de aceite de oliva o de *canola*
1 cucharadita de ajo en polvo
1 cucharadita de pimentón (*paprika*)
1 cucharadita de albahaca seca
Sal
Pimienta negra recién molida

Precaliente el horno a 475°F. Atomice ligeramente la bandeja de hornear con aceite antiadherente en aerosol.

En un recipiente muy grande mezcle las papas, los *yams*, el aceite, el ajo en polvo, el pimentón, la albahaca y sal y pimienta a gusto. Mézclelos bien.

Extienda las papas en una sola capa en la bandeja de hornear y hornéelas durante 20 minutos, o hasta que estén ligeramente doradas.

Coloque en un recipiente grande varias capas de papel toalla. Pase las papas al recipiente y sírvalas calientes.

Por ración: 222 calorías, 3,7 g de grasa total (15% de calorías), 2,5 g de grasa monoinsaturada, 0,4 g de grasa poliinsaturada, 0,5 g de grasa saturada, 3,5 g de proteínas, 45 g de carbohidratos, 2,8 g de fibra dietética, 0 mg de colesterol, 12 mg de sodio

Para 4 personas

Ensalada de Habichuelas Verdes Frescas

Esta ensalada adobada sabe mejor con habichuelas verdes frescas, aunque se pueden usar habichuelas congeladas. Mientras más tiempo esté adobada la ensalada, mejor sabor tendrá.

TIEMPO DE PREPARACIÓN Y COCCIÓN: 20–25 MINUTOS

TIEMPO ADOBADA: 1 HORA O MÁS

- 4 tazas de habichuelas verdes (ejotes, *green beans*), cortadas en pedazos medianos
- 2 cucharadas de aceite de oliva
- 2 cucharadas de vinagre de vino tinto
- 2 cucharadas de caldo de pollo o vegetal sin grasa
- 1 diente de ajo, triturado
- 1 cucharada de cebollinos frescos cortados
- ½ cucharadita de azúcar o miel
- ½ cucharadita de pimentón (*paprika*)
- ½ cucharadita de salsa de soya de sodio reducido
- ¼ de cucharadita de mostaza *Dijon*
- Pimienta negra recién molida
- 1 tomate grande, cortado en trozos
- ½ taza de garbanzos cocidos o ½ taza de garbanzos en lata, enjuagados y secos

Cocine las habichuelas verdes al vapor durante 10 minutos o hasta que estén blandas pero conservando su color verde brillante y póngalas aparte.

En una taza o recipiente pequeños, mezcle el aceite, el vinagre, el caldo, el ajo, los cebollinos, el azúcar o la miel, el pimentón, la salsa de soya, la mostaza y pimienta a gusto.

En un recipiente grande, mezcle las habichuelas verdes, los tomates, los garbanzos y la mezcla del aceite. Revuélvalo suavemente. Tápelo y déjelo reposar durante por lo menos 1 hora; revuélvalo de vez en cuando.

Por ración: 117 calorías, 3,3 g de grasa total (23% de calorías), 1,7 g de grasa monoinsaturada, 0,4 g de grasa poliinsaturada, 0,4 g de grasa saturada, 5,3 g de proteínas, 19,4 g de carbohidratos, 2,7 g de fibra dietética, 0 mg de colesterol, 23 mg de sodio

Para 4 personas

Día Nº 8

Pollo Horneado con Salsa de Jerez y Melocotón
Zanahorias Tiernas Glaseadas con Miel
Ensalada de Espinaca con Peras, Nueces y Vinagreta de Mostaza Tibia

Esta comida es magnífica para una cena familiar especial o para recibir invitados. La receta da para ocho raciones pero se puede reducir a la mitad y preparar cuatro raciones. Lo que sobre se puede recalentar con facilidad en otro momento. Es un comida impresionante bastante fácil de preparar.

ANÁLISIS NUTRICIONAL DE LA CENA

Por ración: 352 calorías, 10,6 g de grasa total (27% de calorías), 3,4 g de grasa monoinsaturada, 3,7 g de grasa poliinsaturada, 2,1 g de grasa saturada, 22,7 g de proteínas, 42,2 g de carbohidratos, 6 g de fibra dietética, 50 mg de colesterol, 413 mg de sodio

Pollo Horneado con Salsa de Jerez y Melocotón

En esta receta el pollo se hornea con el hueso en una salsa dulce y apetitosa; después se termina con jerez y melocotón (durazno). Pruebe usando otras frutas —lo mismo frescas que congeladas— que sean de su agrado.

TIEMPO DE PREPARACIÓN Y COCCIÓN: 20 MINUTOS
TIEMPO DE HORNEADO: 1 HORA

8 mitades de pechugas de pollo con hueso y sin piel
Ajo en polvo
Sal
Pimienta negra recién molida

(continúa)

> **Consejo de cocina**
> Los aceites antiadherentes en forma de aerosol son útiles para cubrir las ollas, los sartenes, los anillos de las parrillas, las bandejas de hornear, tanto regulares como en las antiadherentes, y hasta la comida. Pero no los use en exceso. La mayoría de los fabricantes recomiendan usar atomizaciones de uno a dos segundos de duración. Escoja atomizadores con aceite de oliva o de *canola* siempre que sea posible.

- 2 cebollas, picadas en lascas
- 1 taza de caldo de pollo sin grasa
- ½ taza de azúcar moreno
- 2 cucharadas de arrurruz
- 1 taza de salsa de chile
- 1 taza de jerez
- 1½ tazas de melocotones en lascas

Elimine el exceso de grasa que tenga el pollo. Coloque el pollo, con el hueso hacia abajo, formando una sola capa en una bandeja grande de hornear. Adóbelo con el ajo en polvo, la sal y la pimienta. Áselo en la parrilla durante varios minutos, hasta que el pollo esté ligeramente dorado y póngalo aparte.

Atomice una olla con aceite antiadherente en aerosol. Cocine las cebollas a fuego mediano durante 5 minutos. Agregue el caldo, el azúcar moreno, el arrurruz y la salsa de chile. Eleve la temperatura y haga hervir la salsa revolviendo constantemente. Retire la olla de la hornilla y eche la salsa sobre el pollo.

Cubra el pollo con un pedazo de papel de aluminio y póngalo en el refrigerador hasta que lo vaya a hornear o continúe con el paso siguiente.

Precaliente el horno a 350°F. Hornee el pollo por 30 minutos. Quite el papel de aluminio y eche el jerez y los melocotones sobre el pollo. Horneélo destapado, echándole aliño (aderezo) de vez en cuando, durante 30 minutos más o hasta que el pollo esté completamente hecho y la salsa haga burbujas.

Por ración: 162 calorías, 2 g de grasa total (11% de calorías), 0,7 g de grasa monoinsaturada, 0,4 g de grasa poliinsaturada, 0,6 g de grasa saturada, 17,8 g de proteínas, 15,3 g de carbohidratos, 1,2 g de fibra dietética, 46 mg de colesterol, 196 mg de sodio

Para 8 personas

Zanahorias Tiernas Glaseadas con Miel

Sencillas y ligeramente dulces, les gustarán a todos.

- 1 cucharada de mantequilla o margarina sin sal
- 2 cucharadas de chalotes (*shallots*) o cebollas desmenuzadas

4 tazas de zanahorias tiernas (1¼ libras/567 gramos)
1 taza de caldo de pollo o de vegetales sin grasa
2½ cucharadas de miel
¼ de cucharadita de nuez moscada molida
1 cucharada de perejil fresco cortado
Sal (opcional)
Pimienta negra recién molida

TIEMPO DE PREPARACIÓN Y COCCIÓN: 25 MINUTOS

Derrita la mantequilla o la margarina en una olla grande a fuego mediano. Agregue los chalotes o las cebollas. Cocínelos durante 2 minutos.

Agregue las zanahorias y el caldo mientras revuelve y póngalo a hervir. Reduzca la temperatura a fuego lento y cocínelo, tapado, durante 15 minutos o hasta que las zanahorias estén blandas.

Eleve la temperatura de la hornilla a medio alta. Agregue la miel, la nuez moscada, el perejil y la sal (si se usa) y pimienta a gusto. Revuelva hasta que la salsa se ponga almibarada.

Por ración: 69 calorías, 1,7 g de grasa total (21% de calorías), 0,4 g de grasa monoinsaturada, 0,1 g de grasa poliinsaturada, 1 g de grasa saturada, 1,2 g de proteínas, 13,1 g de carbohidratos, 2,3 g de fibra dietética, 4 mg de colesterol, 84 mg de sodio

Para 8 personas

Ensalada de Espinaca con Peras, Nueces y Vinagreta de Mostaza Tibia

Para esta fácil ensalada, yo combino la espinaca con peras y nueces frescas y después las envuelvo en un aliño (aderezo) de mostaza tibia.

10 onzas (283 gramos) de espinacas frescas cortadas en pedazos pequeños
1 cucharada de aceite de oliva
1 chalote (*shallot*) grande, desmenuzado
2 cucharadas de vinagre de vino blanco
4 cucharadas de mostaza gruesa
2 cucharadas de miel

TIEMPO DE PREPARACIÓN Y COCCIÓN: 10 MINUTOS

(continúa)

1 cucharada de crema agria sin grasa
Sal
Pimienta negra recién molida
2 peras grandes, picadas en cuatro y en lascas a lo largo
½ taza de pedazos de nueces

Ponga la espinaca en un recipiente para ensalada grande.

Caliente el aceite en una olla pequeña a fuego mediano. Agregue los chalotes y cocínelos varios minutos.

Agregue el vinagre, la mostaza, la miel, la crema agria y sal y pimienta a gusto mientras los bate. Cocínelo y mézclelo hasta que todo esté caliente.

Mezcle el aliño tibio con la espinaca y divídala rápidamente en 8 platos individuales. Cubra cada ensalada con las peras y las nueces y sírvala inmediatamente.

Por ración: 121 calorías, 6,9 g de grasa total (47% de calorías), 2,3 g de grasa monoinsaturada, 3,2 g de grasa poliinsaturada, 0,5 g de grasa saturada, 3,7 g de proteínas, 13,8 g de carbohidratos, 2,5 g de fibra dietética, 0 mg de colesterol, 133 mg de sodio

Para 8 personas

Día Nº 9

Vieiras de Mar Cubiertas con Pimienta en Grano
***Fettucine* con Salsa de Pimiento Rojo Asado**
Especialidad de Habichuelas Verdes
Hojas de Lechuga Roja con Nueces de Pino, Cerezas y Vinagreta de Tomate Seco

Cuando prepare una comida como esta de varias recetas, lo mejor es organizar el tiempo de cocción. Comience haciendo la vinagreta, cocinando la salsa de la pasta y cocinando las habichuelas verdes (ejotes, *green beans*) al vapor. Prepare la ensalada, después termine haciendo la Especialidad en Habichuelas Verdes, que se puede dejar a fuego muy lento, junto con la salsa de la pasta, mientras termina el resto de la comida. Inmediatamente antes de que esté listo para servir, cocine la pasta y las vieiras (*sea scallops*).

ANÁLISIS NUTRICIONAL DE LA CENA

Por ración: 578 calorías, 13,4 g de grasa total (21% de calorías), 6,8 g de grasa monoinsaturada, 2,3 g de grasa poliinsaturada, 1,4 g de grasa saturada, 28,1 g de proteínas, 88,8 g de carbohidratos, 2,8 g de fibra dietética, 23 mg de colesterol, 307 mg de sodio

---

Vieiras de Mar Cubiertas con Pimienta en Grano

Esta receta es rápida y fácil de hacer y, sin embargo, es bastante elegante.

20 vieiras de mar (*sea scallops*)
1 cucharadita de aceite de *canola*
Pimienta negra agrietada
Sal

Enjuague las vieiras (*sea scallops*) y séquelas entre toallas de papel.

TIEMPO DE PREPARACIÓN Y COCCIÓN: 15 MINUTOS

Caliente el aceite en una olla grande antiadherente a fuego mediano.

Cubra las vieiras con pimienta y sal a gusto.

Agréguelas a la olla y cocínelas de 3 a 5 minutos por cada lado, teniendo cuidado de que no queden ni muy cocidas ni crudas y sírvalas inmediatamente.

Por ración: 72 calorías, 1,7 g de grasa total (22% de calorías), 0,7 g de grasa monoinsaturada, 0,5 g de grasa poliinsaturada, 0,1 g de grasa saturada, 11,9 g de proteínas, 1,7 g de carbohidratos, 0 g de fibra dietética, 23 mg de colesterol, 114 mg de sodio

Para 4 personas

Fettucine con Salsa de Pimiento Rojo Asado

Esta es una salsa para pasta rápida y fácil de preparar con un sabor dulce único. Las hojuelas de pimientos rojos añaden un sabor agradable y se pueden agregar individualmente en la mesa.

TIEMPO DE PREPARACIÓN Y COCCIÓN: 15 MINUTOS

1 cucharadita de aceite de oliva
¼ de taza de cebollas, cortadas
1 diente de ajo grande, triturado
¾ de taza de lascas de pimientos rojos asados
4 mitades de pacanas
1 cucharadita de vinagre balsámico
¼ de taza de caldo vegetal o de pollo sin grasa
Sal
Pimienta negra recién molida
Hojuelas de pimientos rojos (opcional)
12 onzas (340 gramos) de *fettucine*

Caliente el aceite en una olla pequeña a fuego mediano.

Agregue las cebollas y el ajo. Cocine durante varios minutos a la misma temperatura.

En una mezcladora o procesador de alimentos, una la mezcla de cebolla, los pimientos asados y las pacanas.

Mézclelo hasta tener un puré uniforme. Vierta este en la olla.

Mientras revuelve, agregue el vinagre, el caldo y la sal, la pimienta negra y las hojuelas de pimientos rojos (si se usan) a gusto.

Pruébelo y ajuste los condimentos. Manténgalo caliente a la temperatura más baja.

Cocine el *fettucine* en una olla grande de agua hirviente de 8 a 10 minutos, o hasta que esté a punto. Escurra y enjuague la pasta.

Mézclelo con la salsa y sírvalo inmediatamente.

Por ración: 351 calorías, 4 g de grasa total (10% de calorías), 1,9 g de grasa monoinsaturada, 1 g de grasa poliinsaturada, 0,5 g de grasa saturada, 11,5 g de proteínas, 66,3 g de carbohidratos, 0,5 g de fibra dietética, 0 mg de colesterol, 37 mg de sodio

Para 4 personas

Especialidad de Habichuelas Verdes

La inspiración de esta receta fue un plato servido en uno de mis restaurantes favoritos, que se especializa en comidas asadas a la parrilla.

1 libra (454 gramos) de habichuelas verdes (ejotes, *green beans*) enteras
2 cucharaditas de aceite de oliva
4 dientes de ajo, picados en lascas finitas
½ cucharada de salsa de soya de sodio reducido
Pimienta negra recién molida
Hojuelas de pimientos rojos
1 cucharadita de azúcar

TIEMPO DE PREPARACIÓN Y COCCIÓN: 20 MINUTOS

Cocine las habichuelas al vapor durante 5 minutos o hasta que tengan un verde brillante y estén parcialmente cocidas. Escúrralas bien.

Caliente el aceite en un sartén grande antiadherente a fuego mediano.

Añada el ajo y cocínelo durante 3 minutos. Al tiempo que revuelve, agregue las habichuelas verdes, la salsa de soya, pimienta negra a gusto, hojuelas de pimientos rojos a gusto y el azúcar. Mézclelos hasta que las habichuelas estén bien cubiertas. Cocínelas durante alrededor de 10 minutos, revolviendo con frecuencia, hasta que estén blandas.

Por ración: 64 calorías, 2,4 g de grasa total (30% de calorías), 1,7 g de grasa monoinsaturada, 0,3 g de grasa poliinsaturada, 0,3 g de grasa saturada, 2,4 g de proteínas, 10,2 g de carbohidratos, 0,5 g de fibra dietética, 0 mg de colesterol, 73 mg de sodio

Para 4 personas

Hojas de Lechuga Roja con Nueces de Pino, Cerezas y Vinagreta de Tomate Seco

El rico y fuerte aliño (aderezo) de tomate seco complementa las nueces de pino y las cerezas de la ensalada. Si no puede conseguir cerezas secas, sustitúyalas con pasas.

¼ de taza de agua hirviente
4 tomates secados al sol

TIEMPO DE PREPARACIÓN: 10 MINUTOS

(continúa)

Consejo de cocina
Siempre que esté utilizado una receta que lleve nueces, pruebe tostándolas en un horno a 350°F durante 5 a 10 minutos (dependiendo del tamaño de las nueces) o hasta que estén ligeramente tostadas. Esto intensifica el sabor, así que puede usar menos. Si usted muele las nueces, se distribuirán uniformemente entre los otros ingredientes, haciendo que todo sepa más a nuez.

8 tazas de lechuga de hoja roja cortada en pequeños pedazos
4 cucharadas de cerezas secas
4 cucharaditas de nueces de pino
¼ de taza de agua fría
1 cucharada de vinagre de vino tinto
1 cucharada de vinagre balsámico
1 cucharada de aceite de oliva
1 cucharadita de azúcar
½ cucharadita de albahaca seca
¼ de cucharadita de ajo en polvo
⅛ cucharadita de sal
Pimienta negra recién molida

Vierta el agua hirviente sobre los tomates y déjelos en reposo durante varios minutos.

Divida las lechugas entre 4 platos individuales. Agrégueles las cerezas y las nueces de pino.

En un recipiente mediano, una el agua fría, el vinagre de vino tinto, el vinagre balsámico, el aceite, el azúcar, la albahaca, el ajo en polvo, la sal y pimienta a gusto, y déjelo en reposo.

En una mezcladora o procesador de alimentos, haga un puré de tomate con el agua en que estaban en remojo. Vierta el puré en la mezcla de aceite.

Sirva las ensaladas agregándoles 1 ó 2 cucharaditas del aliño.

Por ración: 91 calorías, 5,3 g de grasa total (48% de calorías), 2,5 g de grasa monoinsaturada, 0,5 g de grasa poliinsaturada, 0,5 g de grasa saturada, 2,3 g de proteínas, 10,6 g de carbohidratos, 1,8 g de fibra dietética, 0 mg de colesterol, 83 mg de sodio

Para 4 personas

Día Nº 10

Sofrito Tai
Sopa Caliente y Agria

Tradicionalmente la comida tai es bastante condimentada, sin embargo, lo “picante” no le oculta el sabor a la comida. En las recetas que se dan a continuación, yo uso puré de chile con ajo para crear la condimentación. Use más o menos según su propio gusto. Busque ingredientes tales como el puré de chile, el vino de arroz y el vinagre de arroz en la sección de alimentos asiáticos del almacén de víveres o en el de especialidades.

ANÁLISIS NUTRICIONAL DE LA CENA

Por ración: 602 calorías, 13,9 g de grasa total (21% de calorías), 5,4 g de grasa monoinsaturada, 5,3 g de grasa poliinsaturada, 2,1 g de grasa saturada, 32,8 g de proteínas, 88,2 g de carbohidratos, 10,1 g de fibra dietética, 139 mg de colesterol, 1.436 mg de sodio

Sofrito Tai

Esta receta tiene muchos ingredientes y pocos pasos, pero es realmente fácil de hacer. Simplemente siga los pasos. Deje que los camarones se adoben y se cocine el arroz mientras usted corta los vegetales y une los ingredientes restantes.

*Para variar, sustituya los camarones con pechugas de pollo deshuesado y sin piel, vieiras (*scallops*), tofu,* tempeh, *o simplemente otros vegetales como brócoli, col china, apio o* bok choy. *También puede usar cualquier otro tipo de arroz o grano integral cocido. Recuerde ajustar los condimentos a su gusto usando más o menos puré de chile con ajo.*

TIEMPO DE PREPARACIÓN Y COCCIÓN: 45 MINUTOS

4 tazas de caldo de pollo sin grasa o de agua
1¾ tazas de arroz integral
1 libra (454 g) de camarones medianos sin cáscara ni vena
1 cucharada de salsa de soya de sodio reducido
1 cucharada de vino de arroz o de vino blanco seco
1 diente de ajo triturado
1 cucharadita + 1 cucharada de aceite de sésamo asado
1 cucharada de arrurruz
1 cucharada de puré de chile con ajo
½ cucharadita de azúcar
Sal (opcional)

(continúa)

1 cucharadita de vinagre de arroz
1 cebolla roja, cortada en cuatro y en lascas gruesas
1 pimiento verde, cortado en cubitos de ½ pulgada (1,25 cm)
2 zanahorias, en lascas
1 cucharada de cilantro fresco, triturado
1 lata (20 onzas/567 gramos) de tronchos de piña (ananá) con jugo
4 cebolletas (*scallions*), en lascas
4 cucharadas de cacahuates (maníes)

Ponga a hervir 3½ tazas de caldo o agua en una olla mediana a alta temperatura. Añada el arroz y reduzca la temperatura a fuego mediano. Tápelo y cocine de 35 a 45 minutos o hasta que se absorba el agua. Quítelo de la hornilla y muévalo suavemente con un tenedor. Tápelo y póngalo a un lado. Usando un cuchillo afilado abra los camarones cortándolos a la mitad a todo lo largo del lomo.

En un recipiente mediano, mezcle la salsa de soya, el vino, el ajo y 1 cucharadita de aceite. Añada los camarones y déjelos en adobo hasta que se vayan a usar.

En un recipiente pequeño, mezcle el arrurruz, el puré de chile, el azúcar, sal (si se usa) a gusto, el vinagre y la media taza remanente de caldo o agua. Mézclelo bien y póngalo a un lado.

En un sartén o *wok* grande antiadherente, cocine los camarones y el adobo a fuego mediano de 1 a 2 minutos por cada lado o hasta que los camarones se pongan rosados. No los cocine demasiado. Sáquelos del sartén y póngalos a un lado.

En el mismo sartén, caliente la cucharada restante de aceite a fuego mediano alto.

Agregue las cebollas, los pimientos y las zanahorias. Cocínelos de 5 a 10 minutos, revolviendo con frecuencia. Vierta la mezcla de puré de chile sobre los vegetales. Ponga la temperatura a fuego lento y cocine varios minutos más.

Añada los camarones, el cilantro y la piña (ananá) con el jugo.

Reduzca la temperatura a media y fría revolviendo durante varios minutos hasta que los camarones estén completamente cocinados. Pruébelos y ajuste la condimentación.

Para servirlo, sirva el arroz en platos individuales y échele camarones. Adórnelo con las cebolletas (*scallions*) y los cacahuates.

Por ración: 508 calorías, 10,1 g de grasa total (18% de calorías), 4 g de grasa monoinsaturada, 3,7 g de grasa poliinsaturada, 1,6 g de grasa saturada, 26,1 g de proteínas, 79,5 g de carbohidratos, 7,2 g de fibra dietética, 139 mg de colesterol, 660 mg de sodio

Para 5 personas

Sopa Caliente y Agria

Lo "caliente y agrio" de esta sopa se refiere a un sabor dulce y agrio ligeramente condimentado que viene de unos pocos ingredientes básicos. Para crear una sopa que llene más, añada más vegetales, lascas de pechuga de pollo, cubos de tofu o fideos chinos.

1 cucharada de aceite de sésamo asado
1 diente de ajo, triturado
4 onzas (113 gramos) de champiñones en lascas
4 tazas de caldo vegetal o de pollo sin grasa
3 cucharadas de vino de arroz o de vino blanco seco
2 cucharadas de vinagre de arroz
2 cucharadas de salsa de soya de sodio reducido
½–1 cucharadita de puré de chile con ajo
1 zanahoria desmenuzada
2 tazas de *bok choy* o espinaca, picados
2 tazas de flores de brócoli

Caliente el aceite en una olla grande a fuego mediano. Cocine el ajo y los champiñones durante varios minutos hasta que se ablanden.

TIEMPO DE PREPARACIÓN Y COCCIÓN: 25 MINUTOS

Agregue el caldo, el vino, el vinagre, la salsa de soya, el puré de chile, las zanahorias, el *bok choy* o la espinaca y el brócoli y hiérvalo.

Reduzca la temperatura a fuego lento y cocine durante 5 minutos o hasta que los vegetales estén cocidos.

Pruébelo y ajuste la condimentación añadiendo más vino, vinagre, salsa de soya o puré de chile si lo desea.

CONSEJO DE COCINA
Lo que sobró de la cena de la noche anterior puede ser un excelente almuerzo. Puede recalentar las cacerolas, las sopas, los guisos, los granos y los platos de legumbres y hasta la pasta en el horno microondas. Si no tiene posibilidad de cocinar, use un termo para mantener las comidas frías o calientes, según el caso. Si no se dispone de refrigerador, un minicongelador sirve bien.

Por ración: 94 calorías, 3,8 g de grasa total (33% de calorías), 1,4 g de grasa monoinsaturada, 1,6 g de grasa poliinsaturada, 0,5 g de grasa saturada, 6,7 g de proteínas, 8,7 g de carbohidratos, 2,9 g de fibra dietética, 0 mg de colesterol, 776 mg de sodio

Para 4 personas

Día Nº 11

Pasta Rústica
Ensalada César

Esta comida es rápida y sustanciosa, con un estilo rural europeo. La receta se puede dividir a la mitad para hacer tres raciones en lugar de seis. Pero me gusta hacer la receta completa y guardar lo que sobra para hacer un almuerzo recalentado. Yo uso yogur en lugar de aceite en la ensalada para darle un sabor sorprendentemente similar al de la ensalada César tradicional.

ANÁLISIS NUTRICIONAL DE LA CENA

Por ración: 535 calorías, 10,8 g de grasa total (18% de calorías), 5 g de grasa monoinsaturada, 1,3 g de grasa poliinsaturada, 2,9 g de grasa saturada, 22,5 g de proteínas, 91,2 g de carbohidratos, 7 g de fibra dietética, 9 mg de colesterol, 589 mg de sodio

Pasta Rústica

La espesa salsa de base de tomate para este plato tiene el calor y la sensación del campo. Pruebe añadiendo otros vegetales, tales como tomates o peperoncini *secados al sol, para variar.*

1 cucharada de aceite de oliva
7 dientes de ajo, picados en lascas
1 cebolla, cortada en tiras
1 pimiento verde en lascas
1 lata (28 onzas/793 gramos) de puré de tomate
1 lata (6 onzas/170 gramos) de pasta de tomate
½ taza de vino tinto seco

1½ cucharaditas de albahaca seca
1½ cucharaditas de orégano seco
18 aceitunas negras pequeñas deshuesadas
16 aceitunas verdes pequeñas deshuesadas
¼ de taza de lascas de pimientos rojos asados
1 lata (14 onzas/397 gramos) de corazones de alcachofas en agua, escurridos y picados en lascas
¼ de taza de perejil fresco picado
Pimienta negra recién molida
1 libra (454 gramos) de pastas gruesas como el *gnocchi*
6 cucharadas de queso parmesano rallado

TIEMPO DE PREPARACIÓN Y COCCIÓN: 30 MINUTOS

Caliente el aceite en una olla grande a fuego mediano.

Agregue el ajo, las cebollas y los pimientos verdes. Cocínelos de 5 a 10 minutos.

Agregue el puré de tomate, la paste de tomate, el vino, la albahaca, el orégano, las aceitunas negras, las aceitunas verdes, los pimientos rojos, los corazones de alcachofas, el perejil y pimienta negra a gusto.

Reduzca la temperatura a fuego mediano.

Tápelo y hiérvalo 15 minutos revolviendo de vez en cuando.

Cocine la pasta en una olla grande de agua hirviente de 8 a 10 minutos, o hasta que esté a punto.

Escúrrala bien y pásela a un recipiente grande. Vierta la salsa sobre la pasta y mézclelas bien.

Sirva la pasta en recipientes individuales; espolvoree cada ración con una cucharada de parmesano.

Por ración: 489 calorías, 9,4 g de grasa total (16% de calorías), 4,6 g de grasa monoinsaturada, 1,2 g de grasa poliinsaturada, 2,1 g de grasa saturada, 18,3 g de proteínas, 86,8 g de carbohidratos, 5,6 g de fibra dietética, 5 mg de colesterol, 482 mg de sodio

Para 6 personas

Ensalada César

Esta variación de la ensalada César es drásticamente más baja en grasa y calorías que la receta tradicional y no usa tanto aceite ni huevos crudos como la original.

TIEMPO DE PREPARACIÓN: 5 MINUTOS

9 tazas de lechuga romana, cortada en pedacitos
½ taza de yogur sin grasa
2 cucharaditas de jugo de limón
2 cucharaditas de vinagre balsámico
1 cucharadita de salsa *Worcestershire*
1 diente de ajo pequeño, triturado
½ cucharadita de pasta de anchoas
½ taza de queso parmesano rallado

Coloque la lechuga en un recipiente para ensalada de tamaño grande.

En una mezcladora o en un procesador de alimentos, haga un puré con el yogur, el jugo de limón, el vinagre, la salsa *Worcestershire*, el ajo, la pasta de anchoas y ¼ de taza del queso parmesano hasta que esté uniforme. Vierta la mezcla sobre la lechuga y únalas bien. Espolvoree el ¼ de taza de queso parmesano restante y revuelva de nuevo. Sírvala en platos individuales.

Por ración: 46 calorías, 1,4 g de grasa total (37% de calorías), 0,4 g de grasa monoinsaturada, 0,1 g de grasa poliinsaturada, 0,8 g de grasa saturada, 4,2 g de proteínas, 4,4 g de carbohidratos, 1,4 g de fibra dietética, 4 mg de colesterol, 107 mg de sodio

Para 6 personas

Día Nº 12

Rollitos de Pollo con Salsa *Dijon* y Queso Suizo
Puré de Papas Extraordinario
Almendrado de Limón y Brócoli
Ensalada de Vegetales Mixtos a la Europea
Aliño (Aderezo) Balsámico

Usted puede usar este menú para una cena familiar casual o adornarla en forma decorativa para una comida más elegante. Si desea, puede servir una salsa sencilla de su preferencia sobre el pollo.

ANÁLISIS NUTRICIONAL DE LA CENA

Por ración: 564 calorías, 15,4 g de grasa total (25% de calorías), 5,1 g de grasa monoinsaturada, 1,6 g de grasa poliinsaturada, 7,2 g de grasa saturada, 41,3 g de proteínas, 68 g de carbohidratos, 9,1 g de fibra dietética, 64 mg de colesterol, 757 mg de sodio

---

Rollitos de Pollo con Salsa *Dijon* y Queso Suizo

Yo hago estos rollos espolvoreando queso suizo ligero Jarlsberg *desmenuzado (u otro queso suizo en parte descremado) sobre pechugas de pollo, enrollándolas para cubrir el queso; después se mojan en salsa* Dijon *y se envuelven en migas de pan.*

TIEMPO DE PREPARACIÓN: 25 MINUTOS
TIEMPO DE HORNEADO: 45 MINUTOS

1 libra (454 gramos) de mitades de pechugas de pollo, deshuesadas y sin piel
¾ de taza de queso suizo ligero *Jarlsberg*, desmenuzado
6 cucharadas de leche evaporada descremada
4 cucharadas de mostaza *Dijon*
¾ de taza de pan rallado
4 cucharadas de queso parmesano rallado
2 cucharaditas de estragón seco
Pimienta negra recién molida

Precaliente el horno a 375°F. Atomice ligeramente una bandeja de hornear de 8 × 8 pulgadas (20 × 20 cm) con aceite antiadherente en aerosol. Coloque el pollo entre papeles encerados o en una envoltura plástica. Con una maza para carne reduzca su grosor a ¼ pulgada. Coloque una cantidad igual de queso suizo en el centro de cada pechuga. Póngalas a un lado.

En un recipiente pequeño mezcle la leche y la mostaza. Póngala a un lado.

En un recipiente mediano mezcle el pan rallado, el parmesano, el estragón y pimienta a gusto.

Enrolle todas las pechugas de pollo comenzando por el extremo más pequeño. Sumerja cada rollo en la mezcla de leche y después en la mezcla de pan hasta cubrirlos completamente. Co-

CONSEJO DE COCINA
En muchas recetas la leche evaporada descremada pude sustituir una crema doble de leche entera o de leche mitad entera y mitad descremada. Esto puede ayudar a convertir unos alimentos altos en grasa en una deliciosa cena baja en grasa.

lóquelos en la bandeja de hornear con el extremo enrollado hacia abajo. Tápelos y hornéelos durante 30 minutos. Destápelos y hornéelos durante 15 minutos más o hasta que estén dorados.

Por ración: 243 calorías, 9 g de grasa total (34% de calorías), 1,3 g de grasa monoinsaturada, 0,5 g de grasa poliinsaturada, 4,1 g de grasa saturada, 30,4 g de proteínas, 8,3 g de carbohidratos, 0,2 g de fibra dietética, 64 mg de colesterol, 476 mg de sodio

Para 4 personas

Puré de Papas Extraordinario

Mi esposo tiene recuerdos muy agradables del puré de papas y le gustan en su forma más simple. Pero hay muchas variantes, y cada familia tiene sus propias preferencias. Usted puede aplastar las papas hasta que estén uniformes o puede dejarlas en trozos gruesos. También puede quitarles las cáscaras o dejárselas.

Este es el favorito de nuestra familia, y tiene una agradable variación en el sabor. Yo cocino yams *y un diente de ajo con las papas. Los purés resultantes tienen una textura más ligera y son mucho más bajos en grasa que la mayoría de las demás recetas, sobre todo porque no les echo yemas de huevo o mantequilla y uso crema agria y mayonesa sin grasa.*

TIEMPO DE PREPARACIÓN Y COCCIÓN: 20–25 MINUTOS

2 papas de hornear grandes, peladas y cortadas en trozos
2 *yams* (camotes, batatas, *sweet potatoes*), pelados y cortados en trozos
1 diente de ajo, triturado
2 cucharadas de crema agria sin grasa
1 cucharada de mayonesa sin grasa
2 cucharadas de leche sin grasa
Pimienta negra recién molida
Sal (opcional)

Coloque las papas, los *yams* y el ajo en una olla grande.

Agrégueles agua a cubrirlos. Póngalos a hervir. Ponga la hornilla en fuego mediano y cocínelos de 15 a 20 minutos, o hasta que las papas estén blandas. Bóteles toda el agua.

Añada la crema agria, la mayonesa, la leche y pimienta y sal (si se usa) a gusto.

Aplaste las papas hasta alcanzar la textura deseada, añadiendo más leche si es necesario.

Pruébelo y ajuste el condimento; sírvalo inmediatamente después.

Por ración: 166 calorías, 0,2 g de grasa total (1% de calorías), 0,01 g de grasa monoinsaturada, 0,08 g de grasa poliinsaturada, 0,2 g de grasa saturada, 3,3 g de proteínas, 38,2 g de carbohidratos, 1,9 g de fibra dietética, 0,1 mg de colesterol, 71 mg de sodio

Para 4 personas

Almendrado de Limón y Brócoli

En esta receta, los brócolis sin tallo están aliñados (aderezados) con una salsa de limón y mayonesa y espolvoreados con almendras en lascas.

1 ramo de brócoli
3 cucharadas de crema agria sin grasa
2 cucharadas de leche descremada
1 cucharada de mayonesa baja en grasa o sin grasa
2 cucharaditas de jugo de limón
1 cucharadita de cáscara de limón rallada
¼ de cucharadita de azúcar
⅛ de cucharadita de sal
⅛ de cucharadita de estragón seco
Pimienta negra recién molida
2 cucharadas de lascas de almendra ligeramente tostadas

TIEMPO DE PREPARACIÓN Y COCCIÓN: 15 MINUTOS

Corte el brócoli en tiras, quite la cáscara dura de los tallos y enjuáguelo. Hiérvalo durante 10 minutos o hasta que esté blando.

En una mezcladora o un procesador de alimentos, mezcle la crema agria, la leche, la mayonesa, el jugo de limón, las cáscaras de limón, el azúcar, la sal, el estragón y la pimienta a gusto. Mézclelo hasta que sea uniforme.

Coloque el brócoli en un plato de servir y vierta la salsa encima. Espolvoréelo con las almendras y sírvalo.

Por ración: 77 calorías, 2,4 g de grasa total (24% de calorías), 1,2 g de grasa monoinsaturada, 0,6 g de grasa poliinsaturada, 2,4 g de grasa saturada, 5,7 g de proteínas, 11,2 g de carbohidratos, 4 g de fibra dietética, 0,1 mg de colesterol, 169 mg de sodio

Para 4 personas

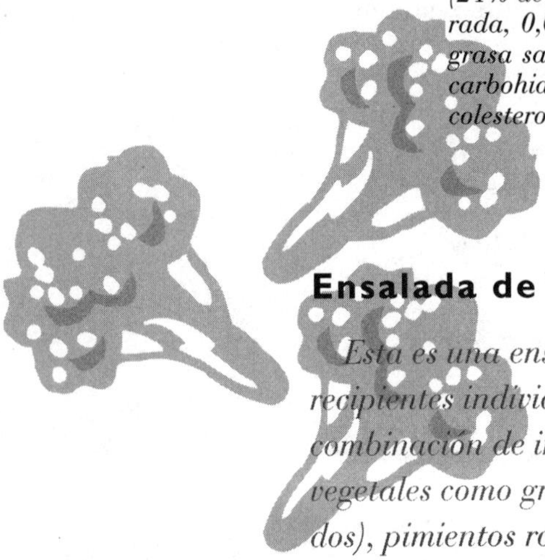

Ensalada de Vegetales Mixtos a la Europea

Esta es una ensalada decorativa que usted compone en recipientes individuales. Le relaciono más adelante una combinación de ingredientes, pero usted puede usar otros vegetales como granos de maíz cocidos (frescos o congelados), pimientos rojos o verdes picados, tomates pequeños de ensalada, lascas de pepino, habichuelas verdes (ejotes, green beans*) cocidas y lascas de corazones de alcachofas.*

Cubra la ensalada con su aliño preferido o Aliño (Aderezo) Balsámico (página 387).

TIEMPO DE PREPARACIÓN: 10 MINUTOS

- 4 tazas de lechuga, cortada en pedacitos
- 1 taza de zanahorias, desmenuzadas
- 1 taza de remolachas crudas, o enlatadas, desmenuzadas
- 1 taza de calabacines (*zucchini*), desmenuzados
- Lascas de pimientos (opcional)

Divida la lechuga en 4 recipientes individuales. Agregue las zanahorias, las remolachas, los calabacines y los pimientos (si los usa) en pilas separadas sobre la lechuga.

Por ración: 39 calorías, 0,3 g de grasa total (6% de calorías), 0,02 g de grasa monoinsaturada, 0,1 g de grasa poliinsaturada, 0,04 g de grasa saturada, 1,8 g de proteínas, 8,5 g de carbohidratos, 3 g de fibra dietética, 0 mg de colesterol, 36 mg de sodio

Para 4 personas

Aliño (Aderezo) Balsámico

El vinagre balsámico es un vinagre espeso, dulce y oscuro hecho en Italia y añejado en toneles de madera. Su sabor único lo convierte en el preferido de quienes lo prueban.

TIEMPO DE PREPARACIÓN: 5 MINUTOS

3 cucharadas de vinagre balsámico
2 cucharadas de aceite de oliva
1 cucharada de caldo de pollo sin grasa o de agua
1 diente de ajo, triturado
1 cucharadita de semillas de mostaza
½ cucharadita de polvo de mostaza
¼ de cucharadita de miel
Pimienta negra recién molida

En un recipiente pequeño mezcle el vinagre, el aceite, el caldo o el agua, el ajo, las semillas de mostaza, el polvo de mostaza, la miel y pimienta a gusto. Agítelo para que se mezcle bien.

Por cucharadita: 39 calorías, 3,5 g de grasa total (80% de calorías), 2,6 g de grasa monoinsaturada, 0,3 g de grasa poliinsaturada, 0,5 g de grasa saturada, 0,1 g de proteínas, 1,8 g de carbohidratos, 0 g de fibra dietética, 0 mg de colesterol, 5 mg de sodio

Da media taza

Día Nº 13

Paella de Pueblo
Hojas de Lechugas Verdes y Rojas con Aliño (Aderezo) de Arce y Nuez

Uno de los ingredientes clave en la paella, un plato de arroz español, es el azafrán —la especia más cara del mundo. Se necesitan 75.000 flores de azafrán para hacer una libra de azafrán seco.

Por lo general, el azafrán se vende en pequeños paquetitos de un gramo, que es más que suficiente para esta receta de paella. Asegúrese de comprar verdaderas hebras de azafrán;

hay un azafrán mucho menos costoso que viene del alazor mexicano, pero su sabor no es tan bueno.

Muchos almacenes de víveres, tiendas gourmet y de productos naturales tienen azafrán. Si lo desea, sirva la comida con pan integral de corteza dura.

ANÁLISIS NUTRICIONAL DE LA CENA

Por ración: 536 calorías, 12,7 g de grasa total (21% de calorías), 5,4 g de grasa monoinsaturada, 4,3 g de grasa poliinsaturada, 1,7 g de grasa saturada, 39,6 g de proteínas, 56,9 g de carbohidratos, 5,4 g de fibra dietética, 107 mg de colesterol, 567 mg de sodio

---

Paella de Pueblo

La paella es una combinación de arroz, mariscos, aves de corral y vegetales que se cocinan tradicionalmente en una olla honda de hierro con dos agarraderas. (En realidad, el plato adquiere su nombre de la palabra latina "patella" que significa "olla". Pero se puede hacer una buena paella en un sartén grande.)

La paella es uno de esos platos que tienen pocos ingredientes básicos, con adiciones que escogen los cocineros, así que puede utilizar cualquier tipo de marisco o ave. (Un recordatorio si va a usar mariscos: recuerde poner en agua las almejas o los mejillones en el caracol y después enjuagarlos bien para quitarles la arena.)

Usted pudiera hacer también una paella vegetariana con tempeh*, tofu y vegetales como los espárragos y los corazones de alcachofas.*

*En esta receta, yo he usado halibut (hipogloso), pechuga de pollo, camarones y vieiras (*sea scallops*). Lo que quede se puede recalentar para usar en otra oportunidad.*

TIEMPO DE PREPARACIÓN: 20 MINUTOS
TIEMPO DE COCCIÓN: 1 HORA

2 cucharadas de aceite de oliva
1 pechuga de pollo entera deshuesada y sin piel, cortada en pequeños pedazos
1 cebolla, picada
1 pimiento verde, cortado en lascas finas

4 dientes de ajo, cortados en lascas finas
1½ tazas de arroz integral
1 taza de tomates italianos enlatados, sin el agua y cortados en cuatro
1½ tazas de vino blanco seco
4 tazas de caldo de pollo sin grasa o de jugo de almejas
1 cucharadita de orégano seco
½ cucharadita de hebras de azafrán
¼ de taza de agua caliente
2 cucharadas de perejil fresco, triturado
8 onzas (227 gramos) de halibut (hipogloso) cortado en pequeños pedazos
8 onzas de vieiras (*sea scallops*)
8 onzas de camarones, pelados y desvenados
1 taza de chícharos (guisantes)
Pimienta negra recién molida
Sal

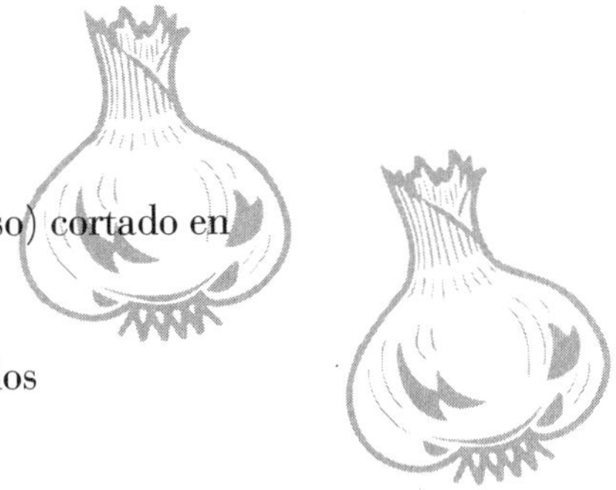

Caliente una cucharada de aceite en una olla para paella o en un sartén grande antiadherente a fuego mediano.

Agregue el pollo y cocínelo durante 5 minutos. Sáquelo de la olla y póngalo a un lado.

En la misma olla, cocine las cebollas, los pimientos y el ajo en la cucharada de aceite restante durante 5 minutos.

Eche el arroz y cocínelo revolviendo durante 3 minutos o hasta que esté ligeramente dorado.

Agregue los tomates, el vino, el caldo o el jugo de almejas y el orégano. Aumente la temperatura a alta y póngalo a hervir. Tápelo y reduzca la temperatura a fuego lento.

Mientras tanto, ponga el azafrán en agua hasta que lo necesite.

Después que el arroz se ha cocinado durante 30 minutos, agregue el azafrán, el agua en que estaba y el perejil a la olla (no revuelva el arroz). Deje cocinar el arroz de 5 a 10 minutos más.

Agregue el halibut, las vieiras, los camarones y el pollo al arroz. Cocínelo de 7 a 10 minutos más.

Agregue los chícharos. Cocine durante 3 minutos más. El arroz ya debe estar blando y la mayoría del agua se debe haber absorbido. Condimente con la sal y la pimienta.

(continúa)

Quite la paella de la hornilla y manténgala tapada hasta que la vaya a servir.

Este plato se ve hermoso cuando se pone en el centro de la mesa y se sirve directamente de la olla a los recipientes individuales.

Por ración: 461 calorías, 8,6 g de grasa total (17% de calorías), 4,5 g de grasa monoinsaturada, 1,7 g de grasa poliinsaturada, 1,4 g de grasa saturada, 37,5 g de proteínas, 47,7 g de carbohidratos, 3,7 g de fibra dietética, 107 mg de colesterol, 556 mg de sodio

Para 6 personas

Hojas de Lechugas Verdes y Rojas con Aliño (Aderezo) de Arce y Nuez

Esta sencilla ensalada se complementa con un aliño (aderezo) ligero y dulce. Es una de las favoritas de mis hijos.

TIEMPO DE PREPARACIÓN: 10 MINUTOS

6 tazas de hojas de lechugas verdes cortadas en pedacitos
6 tazas de hojas de lechugas rojas cortadas en pedacitos
6 mitades de nueces
2 cucharadas de sirope (almíbar) de arce
2 cucharadas de jugo de manzana
1 cucharada de aceite de nuez
1 cucharada de vinagre de vino blanco
Sal
Pimienta negra recién molida

Coloque las hojas de lechuga verdes y las de lechuga rojas en un recipiente para ensalada grande. Póngalo a un lado.

En una mezcladora o en un procesador de alimentos, mezcle las nueces, el sirope de arce, el jugo, el aceite, el vinagre y sal y pimienta a gusto.

Asegúrese de que quedan bien mezclados.

Vierta el aliño sobre la lechuga y sírvalo en platos individuales.

Por ración: 75 calorías, 4,1 g de grasa total (45% de calorías), 0,9 g de grasa monoinsaturada, 2,6 g de grasa poliinsaturada, 0,3 g de grasa saturada, 2,1 g de proteínas, 9,2 g de carbohidratos, 1,7 g de fibra dietética, 0 mg de colesterol, 11 mg de sodio

Para 6 personas

Día Nº 14

Guiso (Estofado) Tradicional de Pollo y Vegetales
Lechugas con Remolachas Tiernas, Nueces Tostadas y Vinagreta de Arce-Frambuesa

Aquí he hecho un cambio, transformando el guiso (estofado) de carne de res tradicional en un cremoso guiso de pollo. Está abundantemente cargado de vegetales y se sirve sobre fideos de huevos sin yema. El guiso tiene un suculento gusto tradicional con un sorprendente sabor gourmet. La ensalada especial completa la comida, aunque también es buena una lasca de pan integral.

ANÁLISIS NUTRICIONAL DE LA CENA

Por ración: 596 calorías, 14,3 g de grasa total (22% de calorías), 4,9 g de grasa monoinsaturada, 6,7 g de grasa poliinsaturada, 1,5 g de grasa saturada, 28,9 g de proteínas, 89,6 g de carbohidratos, 7 g de fibra dietética, 30 mg de colesterol, 597 mg de sodio

Guiso (Estofado) Tradicional de Pollo y Vegetales

Este guiso se adapta bien a una variedad de sustituciones. Usted puede usar mariscos en lugar de pollo (añada los mariscos durante los últimos minutos de cocción). Para una opción vegetariana, simplemente añada una variedad mayor de vegetales y use caldo de vegetales. También es bueno servido con arroz.

TIEMPO DE PREPARACIÓN Y COCCIÓN: 45 MINUTOS

1 libra (454 gramos) de pechugas de pollo deshuesada y sin piel
Sal
Pimienta negra recién molida
Ajo en polvo
2 cucharadas de aceite de *canola*
20 cebollas tipo perlas (*pearl onions*)
3 dientes de ajo, triturados
1 pimiento rojo, cortado en cuadrados grandes
8 onzas (227 gramos) de champiñones en lascas gruesas
4 tazas de caldo de pollo sin grasa
½ taza de perejil fresco cortado
½ cucharadita de mejorana seca
½ cucharadita de tomillo seco
1 hoja de laurel
1 taza de zanahorias tiernas
1 chirivía, pelada y en lascas
2 papas, cortadas en trozos
1 *yam* (camote, batata, *sweet potato*), cortado en cubitos
1 taza de habichuelas verdes (ejotes, *green beans*), cortadas en pedazos de una pulgada
12 onzas (340 gramos) de fideos de huevos sin yema (*egg noodles*)
2 cucharadas de arrurruz
2 cucharadas de harina integral
4 cucharadas de agua
½ taza de crema agria sin grasa

Corte el pollo en trozos y sazónelo bien con sal, pimienta negra y ajo en polvo.

Caliente una cucharada del aceite en una olla para sopa grande a fuego mediano. Agregue el pollo y dórelo durante 5 minutos. Sáquelo de la olla y póngalo a un lado.

En la misma olla, caliente la cucharada de aceite restante. Agregue las cebollas, el ajo, los pimientos rojos y los champiñones. Cocínelos durante 5 minutos.

Añada el caldo, el perejil, la mejorana, el tomillo y la hoja de laurel. Haga que hierva, después reduzca la temperatura a fuego lento y cocine durante 5 minutos.

Eche las zanahorias, las chirivías, las papas, los *yams*, las habichuelas verdes y el pollo. Haga que hierva, después reduzca la temperatura a fuego mediano. Tápelo y cocine durante 15 minutos.

Mientras tanto, cocine los fideos en una olla grande de agua hirviente de 5 a 8 minutos, o hasta que estén a punto. Bóteles el agua y enjuáguelos y después póngalos a un lado.

En una taza pequeña mezcle el arrurruz, la harina, el agua y unas pocas cucharaditas del caldo caliente del guiso. Revolviendo continuamente, vierta despacio la mezcla del arrurruz en la olla. Cocine durante unos pocos minutos más.

Quite el guiso de la hornilla y saque la hoja de laurel. Agregue la crema agria revolviendo lentamente. Sazone con un poco más de pimienta y sal si lo desea.

Sirva el guiso con los fideos en recipientes individuales.

Por ración: 464 calorías, 7,1 g de grasa total (14% de calorías), 3,3 g de grasa monoinsaturada, 2,1 g de grasa poliinsaturada, 0,9 g de grasa saturada, 25,9 g de proteínas, 73,1 g de carbohidratos, 4 g de fibra dietética, 30 mg de colesterol, 392 mg de sodio

Para 6 personas

Lechugas con Remolachas Tiernas, Nueces Tostadas y Vinagreta de Arce-Frambuesa

Esta ensalada es una brillante combinación de vivos sabores.

TIEMPO DE PREPARACIÓN: 10 MINUTOS

3 cucharadas de nueces cortadas
12 tazas de hojas verdes de lechuga cortadas en pedazos pequeños
2 cucharadas de aceite de nuez (*walnut*) o de aceite de otro tipo de nueces
5 cucharadas de vinagre de frambuesa
3 cucharadas de sirope (almíbar) de arce
3 cucharadas de agua
½ cucharadita de albahaca seca
Pimienta negra recién molida

(continúa)

Sal
1 lata (15 onzas/425 gramos) de remolachas tiernas en agua, escurridas y cortadas en lascas

Precaliente el horno a 350°F. Coloque las nueces en la bandeja de hornear y hornéelas durante 5 minutos. Vigílelas con cuidado para que no se quemen. Sáquelas del horno y póngalas a un lado.

Divida la lechuga en 6 platos individuales y espolvoree cada ración con 1½ cucharaditas de las nueces.

En un recipiente pequeño, mezcle el aceite, el vinagre, el sirope de arce, el agua, la albahaca y pimienta y sal a gusto. Revuélvalo con las remolachas. Échelo sobre la lechuga y sírvalo.

Por ración: 132 calorías, 7,2 g de grasa total (45% de calorías), 1,6 g de grasa monoinsaturada, 4,6 g de grasa poliinsaturada, 0,6 g de grasa saturada, 3 g de proteínas, 16,5 g de carbohidratos, 3 g de fibra dietética, 0 mg de colesterol, 205 mg de sodio

Para 6 personas

Capítulo veinte

Meriendas y postres bajos en grasa: Recetas para empezar

En la actualidad, se pueden conseguir muchas deliciosas meriendas y postres bajos en grasa y altos en fibra en las tiendas de víveres y las que venden productos naturales. Las nuevas etiquetas ahora le informan con mucha más precisión que antes sobre el valor nutritivo de los productos. Asegúrese de adquirir meriendas y postres hechos a base de granos enteros cuyo contenido de calorías no sobrepase en un 25 por ciento las que provienen de grasas. Y no se olvide de incluir frutas frescas de postre, que es un excelente modo de concluir una comida.

Cuando desee disfrutar de meriendas y postres caseros, acuda a las recetas de este capítulo, las cuales incluyen algunas de nuestras galletitas dulces preferidas: Galletitas Blandas de Avena y Pasas y Galletitas Tradicionales de Melaza, así como tortas, panes con frutas confitadas y deliciosos productos bajos en grasa como las tortas integrales, como la de cacao al estilo *angel food* y la de queso crema con chocolate. Use estas recetas como un punto de partida para hacer sus propias creaciones y como ejemplo de cómo puede transformar sus recetas favoritas para hacer versiones más saludables de sus postres preferidos.

Galletitas Blandas de Avena y Pasas

Estas galletitas son bajas en grasa, pero se mantienen frescas y no pierden la suavidad de su textura. Se convierten en las galletitas favoritas de quien las pruebe. Para ayudar a mantenerlas frescas, guárdelas en un plato cubierto con papel plástico. Pruebe ponerle grosellas en lugar de pasas.

TIEMPO DE PREPARACIÓN: 10 MINUTOS
TIEMPO DE HORNEADO: 10–15 MINUTOS

- ¼ de taza de mantequilla o margarina sin sal, derretida
- ¼ de taza de miel o sirope (almíbar) de arce
- 3–4 cucharadas de leche descremada
- 1 huevo, 2 claras de huevo o ¼ de taza de sustituto de huevo sin grasa
- 2 cucharadas de vainilla
- 1¼ tazas de avena desmenuzada
- 1 ½ tazas de harina pastelera de trigo integral
- ½ taza de azúcar moreno
- 1 cucharadita de polvo de hornear
- ½ cucharadita de bicarbonato de sodio
- ½ cucharadita de canela molida
- ½ cucharadita de nuez moscada molida
- ¾ de taza de pasas

Precaliente el horno hasta una temperatura de 375°F. Atomice ligeramente dos bandejas de hornear con aceite antiadherente en aerosol.

En un recipiente pequeño, mezcle la mantequilla o la margarina, la miel o el sirope de arce, la leche, el huevo, las claras o el sustituto de huevo y la vainilla. Aparte el recipiente.

En un recipiente grande, mezcle la avena, la harina, el azúcar moreno, el polvo de hornear, el bicarbonato de sodio, la canela, la nuez moscada y las pasas.

Vierta la mezcla de huevo en la mezcla de avena.

Bata sólo lo suficiente para integrar los ingredientes.

Vierta cucharadas rebosantes de la mezcla en las bandejas de hornear preparadas. Deje un espacio de alrededor de una pulgada entre cada galletita.

Hornee de 10 a 15 minutos hasta que las galletitas se doren ligeramente. (No se descuide, porque se pueden quemar con facilidad.) Saque las galletitas y póngalas a enfriar en una rejilla.

Cada galletita contiene: 69 calorías, 1,8 g de grasa total (22% de calorías), 0,5 g de grasa monoinsaturada, 0,2 g de grasa poliinsaturada, 0,9 g de grasa saturada. 1,3 g de proteínas, 12,4 g de carbohidratos, 0,7 g de fibra dietética, 10 mg de colesterol, 28 mg de sodio

Da para 36 galletitas

Galletitas Tradicionales de Melaza

Tradicionalmente, las galletitas con melaza (melado) se rocían con sirope (almíbar) de azúcar, lo cual usted le puede añadir si quiere. Para hacer el sirope, use un tenedor y bata una cantidad muy pequeña de leche descremada caliente para mezclarla con una taza de azúcar en polvo logrando una textura suave y espesa. Una vez que las galletitas se hayan enfriado, rocíe una pequeña cantidad del sirope (almíbar) en cada una con la ayuda del tenedor.

TIEMPO DE PREPARACIÓN: 15–20 MINUTOS
TIEMPO DE HORNEADO: 12–15 MINUTOS

- ¼ de taza de mantequilla o margarina sin sal, suavizada
- ¾ de taza de miel
- ½ taza de melaza (melado)
- 1 huevo, 2 claras de huevo o ¼ de taza de sustituto de huevo sin grasa
- 2½ tazas de harina pastelera de trigo integral
- 1 cucharadita de canela molida
- 1 cucharadita de jengibre molido
- 1 cucharadita de bicarbonato de sodio
- ¼ de cucharadita de clavo molido
- ½ taza de grosellas (opcional)
- ½ taza de suero de leche sin grasa

Precaliente el horno hasta una temperatura de 350°F. Atomice ligeramente dos bandejas de hornear con aceite antiadherente en aerosol.

En un recipiente grande, mezcle la mantequilla o margarina con una batidora eléctrica hasta que adquiera una textura suave. Después, mezclela con la miel, la melaza y el huevo, las claras o el sustituto de huevo. Aparte el recipiente.

En otro recipiente grande, combine la harina, la canela, el jengibre, el bicarbonato de sodio y los clavos. Si usa grosellas, mézclelas también.

Bata la mezcla de harina y el suero de leche con la mezcla de huevo hasta que estén bien integradas.

Vierta cucharaditas de la mezcla en las bandejas de hornear preparadas. Hornee de 12 a 15 minutos. Saque las galletitas y póngalas a enfriar en una rejilla.

Cada galletita contiene: 68 calorías, 1,5 g de grasa total (19% de calorías), 0,4 g de grasa monoinsaturada, 0,1 g de grasa poliinsaturada, 0,8 g de grasa saturada, 1,3 g de proteínas, 13,1 g de carbohidratos, 1 g de fibra dietética, 9 mg de colesterol, 40 mg de sodio

Da para 40 galletitas

Biscotti de Almendras y Avellanas

El ligero sabor a nueces y la crujiente textura de estas galletitas italianas las convierten en un bocado delicioso después de la comida o una perfecta merienda para el mediodía.

TIEMPO DE PREPARACIÓN: 20 MINUTOS
TIEMPO DE HORNEADO: 25–30 MINUTOS
SEGUNDO TIEMPO DE HORNEADO: 15 MINUTOS

2 onzas (56 gramos) de almendras (cerca de ¼ de taza)
1 onza (28 gramos) de avellanas (alrededor de 26 nueces)
3½ tazas de harina pastelera de trigo integral
½ cucharadita de polvo de hornear
½ cucharadita de bicarbonato de sodio
½ cucharadita de canela molida
⅛ de cucharadita de pimienta de Jamaica (*allspice*) molida
2 cucharadas de mantequilla o margarina sin sal, suavizada

1½ tazas de azúcar
3 claras de huevo
1 huevo, 2 claras de huevo o ¼ de taza de sustituto de huevo sin grasa
1 cucharadita de vainilla
1 cucharadita de cáscara de naranja o limón, finamente rallada

Precaliente el horno hasta una temperatura de 375°F. Ponga la parrilla donde se va a hornear el *biscotti* en el primer tercio superior del horno. Atomice ligeramente dos bandejas de hornear con aceite antiadherente en aerosol.

Corte finamente las almendras y las avellanas a mano o en un procesador de alimentos. En un recipiente grande, mezcle las nueces molidas, la harina, el polvo de hornear, el bicarbonato de sodio, la canela y la pimienta de Jamaica.

En otro recipiente grande, mezcle con la batidora eléctrica la mantequilla o margarina hasta que tenga una textura suave. Añada azúcar, 3 claras, el huevo, 2 claras o el sustituto del huevo, vainilla y la cáscara de naranja o de limón. Mézclelo todo bien.

Bata las nueces con la mezcla de huevo. Amáselo después en el recipiente hasta revolver todo bien. Divida la masa a la mitad. Con las manos espolvoreadas en harina, moldee cada mitad en un rectángulo de 5 × 12 pulgadas (13 × 30 cm) en la bandeja de hornear preparada. Hornéela de 25 a 30 minutos, o hasta que un palillo de dientes introducido en la masa salga seco.

Saque los *biscotti* del horno y reduzca la temperatura a 325°F. Corte transversalmente cada rectángulo en 20 pedazos. Acomode los *biscotti* en la bandeja, con los lados cortados boca arriba y hornéelos durante otros 15 minutos.

Sáquelos del horno y enfríelos por completo en una rejilla. Los *biscotti* se endurecerán al enfriarse. Guárdelos en un recipiente estanco.

Cada biscotti *contiene: 86 calorías, 2 g de grasa total (20% de calorías), 0,9 g de grasa monoinsaturada, 0,3 g de grasa poliinsaturada, 0,5 g de grasa saturada, 2,3 g de proteínas, 15,6 g de carbohidratos, 1,5 g de fibra dietética, 7 mg de colesterol, 25 mg de sodio*

Da para 40 biscotti

Pan Sazonado con Especias y Calabacín

*El calabacín (*zucchini*) añadido a este pan le da una agradable textura sin incorporarle mucho de su sabor. El pan se mantiene húmedo y posee un aroma maravilloso.*

Este pan se mantiene bien en el congelador. Si quiere tener rebanadas separadas listas para descongelar en cualquier momento, corte y envuelva en plástico rebanadas separadas antes de colocarlas en el congelador.

TIEMPO DE PREPARACIÓN: 15 MINUTOS
TIEMPO DE HORNEADO: 35–45 MINUTOS

- 3 tazas de harina pastelera de trigo integral
- ½ taza de azúcar
- 1 cucharada de canela molida
- 1½ cucharaditas de polvo de hornear
- 1½ cucharaditas de bicarbonato de sodio
- 1 cucharadita de nuez moscada molida
- 2 huevos, 4 claras de huevo o ½ taza de sustituto de huevo sin grasa
- 2 tazas de calabacines desmenuzados sin pelar
- 1 taza de miel
- 2 cucharadas de mantequilla derretida sin sal o de aceite de *canola*
- ¼ de taza de puré de manzana sin endulzar
- 1 cucharada de vainilla

Precaliente el horno a 350°F.

Atomice ligeramente con aceite antiadherente en aerosol dos bandejas de hornear pan de 8 × 4 pulgadas (20 × 10 cm).

En un recipiente grande, mezcle la harina, el azúcar, la canela, el polvo de hornear, el bicarbonato de sodio y la nuez moscada.

En un recipiente mediano, bata los huevos, las claras o el sustituto de huevo, los calabacines, la miel, la mantequilla o el aceite, el puré de manzana y la vainilla.

Viértalo en la mezcla de harina y bátalo sólo hasta que se integren los ingredientes.

Vierta la mezcla en las bandejas preparadas. Hornéelo de 35 a 45 minutos, o hasta que un palillo de dientes introducido en el centro de la masa salga ligeramente humedecido pero no húmedo.

Deje que el pan se enfríe un poco en la bandeja, y después sáquelo y póngalo a enfriar en una rejilla.

Por rebanada: 157 calorías, 2,1 g de grasa total (11% de calorías), 0,4 g de grasa monoinsaturada, 0,2 g de grasa poliinsaturada, 1 g de grasa saturada, 3,3 g de proteínas, 33,1 g de carbohidratos, 2,5 g de fibra dietética, 25 mg de colesterol, 122 mg de sodio

Da para 20 rebanadas

Pan de Calabaza y Arándano Agrio

*Disfrute el año entero de esta delicia de otoño usando calabaza enlatada. Puede doblar la cantidad de los ingredientes para utilizar una lata completa de 16 onzas (454 gramos). Si desea, puede reemplazar los arándanos agrios (*cranberries*) por pasas.*

TIEMPO DE PREPARACIÓN: 15 MINUTOS
TIEMPO DE HORNEADO: 1 HORA

- 1½ tazas de harina pastelera de trigo integral
- 1 cucharadita de canela molida
- 1 cucharadita de bicarbonato de sodio
- ½ cucharadita de polvo de hornear
- ½ cucharadita de clavos molidos
- ½ cucharadita de nuez moscada molida
- ½ taza de arándanos agrios deshidratados
- 1 taza de calabaza enlatada sin endulzar
- ¾ de taza de miel
- 1 huevo, 2 claras de huevo o ¼ de taza de sustituto de huevo sin grasa
- 2 cucharadas de puré de manzana sin endulzar
- 1 cucharada de mantequilla sin sal derretida o de aceite de *canola*
- 1 cucharada de vainilla

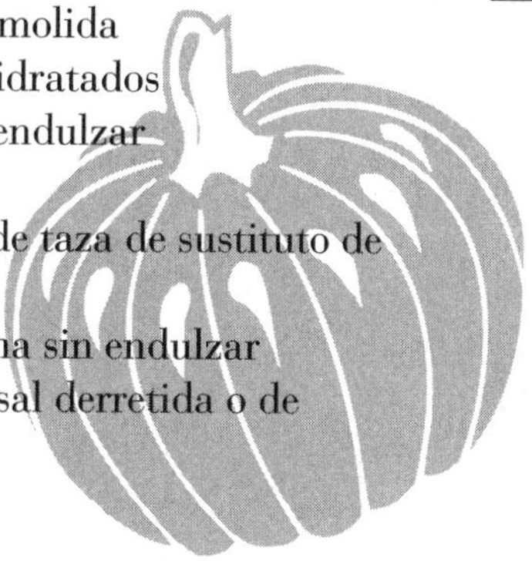

Precaliente el horno hasta que alcance una temperatura de 350°F. Atomice ligeramente con aceite antiadherente en aerosol dos bandejas de hornear pan de 8 × 4 pulgadas (20 × 10 cm).

En un recipiente grande, mezcle la harina, la canela, el bicarbonato de sodio, el polvo de hornear, los clavos y la nuez moscada. Añada el arándano agrio.

En un recipiente mediano, combine la calabaza, la miel, el huevo, las claras o el sustituto de huevo, el puré de manzana, la mantequilla o el aceite y la vainilla.

Una lo anterior a la mezcla de harina y bata sólo lo suficiente para integrar los ingredientes.

Vierta la mezcla en la bandeja preparada y hornéela durante una hora o hasta que un palillo de dientes introducido en el centro de la masa salga ligeramente humedecido pero no húmedo.

Deje que el pan se enfríe un poco en la bandeja, y después sáquelo y póngalo a enfriar en una rejilla.

Por rebanada: 178 calorías, 2,2 g de grasa total (11% de calorías), 0,4 g de grasa monoinsaturada, 0,2 g de grasa poliinsaturada, 1 g de grasa saturada, 3,4 g de proteínas, 38,1 g de carbohidratos, 3,6 g de fibra dietética, 25 mg de colesterol, 146 mg de sodio

Da para 10 rebanadas

Torta de Manzana Sazonada con Especias

Esta torta ligera rellena con pedazos de manzana fresca tiene ingredientes muy especiales. La receta también sirve para hacer sabrosos muffins *(divida la mezcla entre latas forradas con tazas hechas de papel de hornear y hornee durante 30 minutos).*

TIEMPO DE PREPARACIÓN: 10 MINUTOS
TIEMPO DE HORNEADO: 45 MINUTOS

1 cucharada de mantequilla suavizada sin sal o aceite de *canola*
1 taza + 1 cucharada de azúcar
1 huevo, 2 claras de huevo o ¼ de taza de sustituto de huevo sin grasa
2 cucharadas de puré de manzana sin endulzar
¾ de taza de leche descremada
1½ cucharadas de vainilla
2 tazas de harina pastelera de trigo integral

- 1 cucharadita de polvo de hornear
- 1 cucharadita de bicarbonato de sodio
- 2½ cucharaditas de canela molida
- ½ cucharadita de nuez moscada molida
- ¼ de cucharadita de clavos molidos
- ¼ de cucharadita de pimienta de Jamaica (*allspice*) molida
- 2 tazas de manzana picada en cubitos
- 2 cucharadas de pacanas finamente molidas

Precaliente el horno a una temperatura de 350°F. Atomice ligeramente con aceite antiadherente en aerosol dos bandejas de hornear pan de 8 × 4 pulgadas (20 × 10 cm).

En un recipiente mediano, mezcle la mantequilla o el aceite, una taza del azúcar, huevo, claras o sustituto de huevo, puré de manzana, leche y vainilla.

En un recipiente grande, combine la harina, el polvo de hornear, el bicarbonato de sodio, 2 cucharaditas de canela, la nuez moscada, los clavos, la pimienta de Jamaica y las manzanas.

Una lo anterior a la mezcla de aceite y bata sólo lo suficiente para integrar los ingredientes.

Vierta la mezcla en la bandeja preparada.

En un recipiente pequeño, mezcle las pacanas, los ingredientes restantes de la cucharada de azúcar y la ½ cucharadita de canela. Rocíe esto encima de la mezcla anterior.

Horneélo todo durante 45 minutos o hasta que un palillo de dientes introducido en el centro de la masa salga ligeramente humedecido pero no húmedo.

Deje que el pan se enfríe un poco en la bandeja, y después sáquelo y póngalo a enfriar en una rejilla.

Por ración: 220 calorías, 3,2 g de grasa total (13% de calorías), 1 g de grasa monoinsaturada, 0,5 g de grasa poliinsaturada, 1,1 g de grasa saturada, 4,7 g de proteínas, 44,9 g de carbohidratos, 3,7 g de fibra dietética, 25 mg de colesterol, 170 mg de sodio

Da para 10 raciones

Pan de Plátano

He reducido la grasa en esta receta, conservando toda la humedad de la masa, así como el rico sabor y la textura de la receta original familiar.

TIEMPO DE PREPARACIÓN: 10 MINUTOS
TIEMPO DE HORNEADO: 55–60 MINUTOS

2 cucharadas de mantequilla suavizada, sin sal, o aceite de *canola*
¾ de taza de puré de manzana sin endulzar
¼ de cucharadita de sal
2½ tazas de azúcar
4 huevos o 1 taza de sustituto de huevo sin grasa
½ taza de crema agria sin grasa
1 cucharada de vainilla
3½ tazas de harina pastelera de trigo integral
2½ cucharaditas de bicarbonato de sodio
5 plátanos amarillos (guineos, en inglés *bananas*, no use los *plaintains*) muy maduros, bien macerados

Precaliente el horno hasta una temperatura de 350°F. Atomice ligeramente con aceite antiadherente en aerosol dos bandejas de hornear pan de 8 × 4 pulgadas (20 × 10 cm).

En un recipiente grande, mezcle con una batidora eléctrica la mantequilla o el aceite, puré de manzana, sal, azúcar, huevo o sustituto de huevo, crema agria y vainilla. En un recipiente pequeño, mezcle la harina y el bicarbonato de sodio. Viértalo en la mezcla de huevo y añadale los plátanos. Bata sólo lo suficiente para integrar los ingredientes.

Vierta la mezcla en las bandejas preparadas. Hornéelo de 55 a 60 minutos o hasta que un palillo de dientes introducido en el centro de la masa salga humedecido pero no húmedo.

Deje que el pan se enfríe un poco en la bandeja, después sáquelo y póngalo a enfriar en una rejilla.

Por rebanada: 228 calorías, 2,7 g de grasa total (10% de calorías), 0,4 g de grasa monoinsaturada, 0,2 g de grasa poliinsaturada, 1,2 g de grasa saturada, 5 g de proteínas, 48,6 g de carbohidratos, 3,3 g de fibra dietética, 46 mg de colesterol, 189 mg de sodio

Da para 20 rebanadas

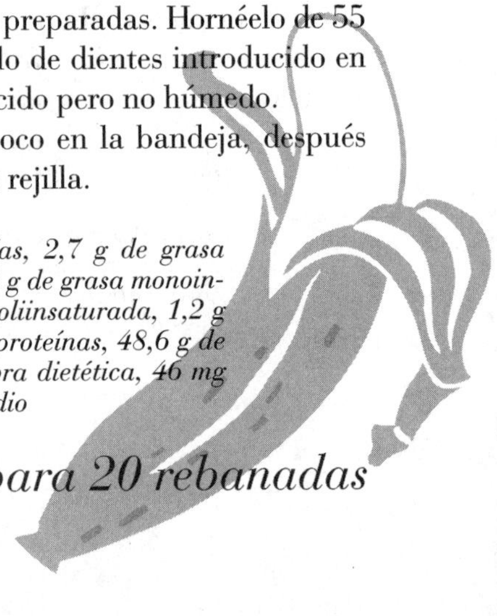

Torta de Zanahoria y Piña

Los pequeños pedazos de piña (ananá) que contiene esta receta la hacen única en su clase. Si quiere, puede hornear la mezcla en tazas de muffin *o en una bandeja, pero tendrá que ajustar el tiempo de horneado correspondientemente.*

TIEMPO DE PREPARACIÓN: 15 MINUTOS
TIEMPO DE HORNEADO: 45–60 MINUTOS

- 3 tazas de harina pastelera de trigo integral
- ¼ de taza de azúcar
- 2 cucharaditas de polvo de hornear
- 1 cucharadita de canela molida
- 1 cucharadita de nuez moscada molida
- 2 cucharaditas de bicarbonato de sodio
- ¼ de cucharadita de clavos molidos
- ¼ de cucharadita de pimienta de Jamaica (*allspice*) molida
- ½ taza de grosellas
- 2 cucharadas de mantequilla derretida, sin sal o aceite de *canola*
- 1 taza de miel
- 1 cucharada de vainilla
- 3 huevos, 6 claras de huevo o ¾ de taza de sustituto de huevo sin grasa
- ¾ de taza de puré de manzana sin endulzar
- ½ taza de crema agria sin grasa
- 1 lata (8 onzas/227 gramos) de piña (ananá) en trozos sin endulzar (con zumo)
- 2 tazas de zanahorias desmenuzadas, envasada de forma suelta

Precaliente el horno hasta una temperatura de 350°F.

Atomice ligeramente con aceite antiadherente en aerosol dos bandejas de hornear pan de 8 × 4 pulgadas (20 × 10 cm).

En un recipiente grande, mezcle la harina, el azúcar, el polvo de hornear, la canela, la nuez moscada, el bicarbonato de sodio, los clavos y la pimienta de Jamaica. Añada las grosellas y mézclelo todo.

(continúa)

En un recipiente pequeño, mezcle la mantequilla o el aceite, la miel, la vainilla, los huevos, las claras o el sustituto de huevo, el puré de manzana y la crema agria. Viértalo en la mezcla de harina.

Añada la piña (con zumo) y las zanahorias. Bata sólo lo suficiente para integrar los ingredientes.

Vierta la mezcla en las bandejas preparadas.

Hornéelo de 45 a 60 minutos o hasta que un palillo de dientes introducido en el centro de la masa salga humedecido pero no húmedo.

Si usa tazas de *muffins*, el tiempo de horneado se reduce un poco.

Por otra parte, aumente el tiempo de horneado si usa una bandeja profunda.

Por ración: 168 calorías, 2,3 g de grasa total (12% de calorías), 0,4 g de grasa monoinsaturada, 0,2 g de grasa poliinsaturada, 1,1 g de grasa saturada, 4,2 g de proteínas, 34,3 g de carbohidratos, 3 g de fibra dietética, 36 mg de colesterol, 168 mg de sodio

Da para 20 raciones

Torta Integral de Cacao al Estilo *Angel Food*

La harina integral utilizada en esta receta hace que la torta tenga más cuerpo que la elaborada tradicionalmente de harina blanca. Aunque la lista de ingredientes es bastante corta, hay que seguir muchos pasos diferentes debido a la delicada naturaleza de la torta. Para que sea más deliciosa aún, sirva una rebanada con moras (bayas) frescas pequeñas y un poco de yogur congelado sin grasa.

La torta al estilo angel food *es un bocado especial porque no tiene grasa adicional. Las claras de huevo le dan una textura delicada y sutil.*

- ¾ de taza de harina pastelera de trigo integral
- ¼ de taza de polvo de cacao sin endulzar
- 1¼ tazas de azúcar
- 10 claras de huevo
- 1 cucharadita de crema tártara
- 1 cucharadita de vainilla
- ½ cucharadita de extracto de limón

TIEMPO DE PREPARACIÓN: 20 MINUTOS
TIEMPO DE HORNEADO: 45 MINUTOS
TIEMPO DE ENFRIAMIENTO: 1½ HORAS

Precaliente el horno a una temperatura de 350°F.

Coloque la harina, el cacao y ¼ de taza de azúcar en un cernidor; cierna esto en un recipiente mediano; repita la operación 5 veces y aparte el recipiente.

Cierna el azúcar restante en un recipiente separado y apártelo también.

Coloque las claras de huevo en un recipiente grande. Bátalas con una batidora eléctrica hasta que estén espumosas. Añádales la crema tártara y bata la mezcla hasta que las claras formen picos firmes sin que lleguen a secarse.

Incorpore sin revolver la taza de azúcar cernida, una cucharada a la vez. Añada la vainilla y el extracto de limón.

Cierna lentamente pequeñas cantidades de la mezcla de harina sobre la mezcla e incorpórela toda poco a poco sin revolver.

Vierta la mezcla en una bandeja tubular de lados rectos de 10 pulgadas (25 cm) sin engrasar. Hornee durante 45 minutos.

Saque la bandeja del horno y vírele al revés para que se enfríe. Déjela así durante una hora y media. (Acostumbro a invertir la bandeja sobre el cuello de una botella gruesa para evitar que se encoja al enfriarse.)

Cuando la torta se enfría por completo, pase un cuchillo alrededor de los bordes de la bandeja para sacar la torta.

Por ración: 126 calorías, 0,3 g de grasa total (2% de calorías), 0,04 g de grasa monoinsaturada, 0,06 g de grasa poliinsaturada, 0,07 g de grasa saturada, 4,3 g de proteínas, 27,9 g de carbohidratos, 1 g de fibra dietética, 0 mg de colesterol, 48 mg de sodio

Da para 12 raciones

Pastel de Queso Crema y Chocolate

La cremosidad de este sabroso pastel de queso bajo en grasa, fácil de hacer y que no requiere hornear, se logra mediante una combinación de queso crema sin grasa, queso crema bajo en grasa (o ligero) y gelatina sin sabor. El cacao sin endulzar —use el proceso holandés o el regular— y el azúcar crean el sabor de chocolate.

Es un bocado ideal para el tiempo caluroso. Si desea un pastel más grande, doble los ingredientes de relleno y use la misma cantidad de ingredientes para la corteza del pastel en una bandeja separable de 9 ó 10 pulgadas (23 ó 25 cm).

TIEMPO DE PREPARACIÓN: 15 MINUTOS
TIEMPO DE ENFRIAMIENTO: ALREDEDOR DE 4 HORAS

Corteza

- ¾ de taza de migajas de galletas de harina de trigo integral bajas en grasa (*Graham cracker crumbs*)
- 2 cucharadas de margarina o mantequilla sin sal, derretida

Relleno

- 1 sobre de gelatina sin sabor
- ¼ de taza de leche descremada, bien fría
- ¾ de taza de leche descremada hirviente
- 4 onzas (113 gramos) de queso crema ligero, suavizado
- 4 onzas de queso crema sin grasa, suavizado
- ½ taza de crema agria sin grasa
- ½ taza de requesón sin grasa
- ⅔ de taza de azúcar
- 1 cucharada de vainilla
- 5 cucharadas de polvo de cacao sin endulzar, regular o proceso holandés

Precaliente el horno a una temperatura de 350°F. Atomice ligeramente con aceite antiadherente en aerosol una bandeja separable de 9 pulgadas (23 cm) o fuente de pastel.

Para hacer la corteza: En un recipiente pequeño, combine las migajas de galleta con la mantequilla o margarina. Presione en posición esta masa en la bandeja preparada y hornéela durante 5 minutos. Luego enfríela en una rejilla.

Para hacer el relleno: En una licuadora, rocíe la gelatina sobre la leche fría. Déjela en reposo durante dos minutos.

Añada la leche caliente y mézclela a poca velocidad durante dos minutos.

Añada el queso crema ligero, el queso crema sin grasa, la crema agria, el requesón, el azúcar, la vainilla y el cacao. Mézclelo a alta velocidad durante varios minutos hasta que adquiera una consistencia suave.

Vierta el relleno en la corteza del pastel y enfríelo durante 4 horas, o hasta que se endurezca.

Por ración: 171 calorías, 5,1 g de grasa total (26% de calorías), 1,8 g de grasa monoinsaturada, 0,2 g de grasa poliinsaturada, 2,8 g de grasa saturada, 8,2 g de proteínas, 23,9 g de carbohidratos, 0,2 g de fibra dietética, 13 mg de colesterol, 221 mg de sodio

Da para 10 raciones

Torta Dulce con Crema Agria

Este es uno de los dulces preferidos de Robert. Es fácil de hacer, sencillo y el relleno hecho a base de grano integral es sabroso y saludable. Puede enriquecerlo añadiéndole fruta picada a la mezcla antes de hornearla.

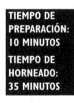

TIEMPO DE PREPARACIÓN: 10 MINUTOS
TIEMPO DE HORNEADO: 35 MINUTOS

Masa de la torta

1½ tazas de harina pastelera de trigo integral
1 taza de azúcar
2 cucharaditas de polvo de hornear
1 cucharadita de bicarbonato de sodio
1 taza de crema agria sin grasa
2 huevos, ligeramente batidos
½ cucharadita de vainilla
¼ de cucharadita de extracto de naranja

Cubiertas (*Topping*)

2 cucharadas de harina pastelera de trigo integral
5 cucharadas de azúcar moreno
2 cucharadas de pacanas picadas
1 cucharada de margarina o mantequilla sin sal

Precaliente el horno a una temperatura de 350°F. Atomice ligeramente con aceite antiadherente en aerosol una bandeja de hornear de 8 × 8 pulgadas (20 × 20 cm)

Para hacer la torta: En un recipiente grande, combine la harina, el azúcar, el polvo de hornear y bicarbonato de sodio.

En un recipiente mediano, bata la crema agria, los huevos, la vainilla y el extracto de naranja. Viértalo en la mezcla de harina y revuélvala hasta que esté bien incorporada. Vierta la mezcla en la bandeja preparada y apártela.

Para hacer las cubiertas (topping): En una licuadora o en un procesador de alimentos, combine la harina, el azúcar moreno, las pacanas y la mantequilla o margarina hasta que forme pequeños grumos, y viértalos sobre la mezcla.

Hornee durante 35 minutos o hasta que un palillo de dientes introducido en el centro de la masa salga humedecido pero no húmedo. Enfríelo en una rejilla antes de cortarlo en rebanadas.

Por ración: 136 calorías, 2,1 g de grasa total (14% de calorías), 0,6 g de grasa monoinsaturada, 0,3 g de grasa poliinsaturada, 0,7 g de grasa saturada, 4 g de proteínas, 26,5 g de carbohidratos, 1,6 g de fibra dietética, 29 mg de colesterol, 130 mg de sodio

Da para 16 raciones

Cuadraditos de *Yams* y Cereza Recubiertos de Naranja

Estos cuadraditos de grano entero esponjosos y de textura parecida a una torta se recubren con una capa de naranja para complementar a la masa. Si quiere, puede sustituir los yams *(camotes, batatas,* sweet potatoes*) por zanahorias, usando las mismas cantidades indicadas en esta receta.*

*También se pueden reemplazar las cerezas deshidratadas por pasas, grosellas o arándanos agrios (*cranberries*). Estos cuadraditos les gusta mucho a nuestros hijos y sus amigos.*

Masa de los cuadritos

2 cucharadas de mantequilla sin sal, suavizada, o aceite de *canola*
1½ tazas de azúcar moreno
1 taza de puré de manzana sin endulzar
2 huevos, 4 claras de huevo o ½ taza de sustituto de huevo sin grasa
1 cucharada de vainilla
1 cucharadita de extracto de naranja
3 tazas de harina pastelera de trigo integral
2 cucharaditas de canela molida
1 cucharadita de bicarbonato de sodio
½ cucharadita de nuez moscada molida
½ cucharadita de polvo de hornear
¼ de cucharadita de sal (opcional)
3 tazas de *yams* desmenuzados envasados de forma compacta
1½ tazas de cerezas deshidratadas

Capa de naranja

2 tazas de azúcar de repostería
3 cucharadas de zumo de naranja
1 cucharadita de extracto de naranja o la cáscara rallada de una naranja.

TIEMPO DE PREPARACIÓN: 15 MINUTOS
TIEMPO DE HORNEADO: 30–40 MINUTOS

Precaliente el horno a una temperatura de 350°F.

Atomice ligeramente con aceite antiadherente en aerosol una bandeja de hornear de 13 × 9 pulgadas (33 × 23 cm).

Para hacer la masa de los cuadritos: En un recipiente grande, bata la mantequilla o el aceite, el azúcar moreno, el puré de manzana, los huevos, las claras o el sustituto de huevo, la vainilla y el extracto de naranja.

En un recipiente pequeño, combine la harina, la canela, el bicarbonato de sodio, la nuez moscada, el polvo de hornear y la sal (en caso de utilizarla). Incorpore la mezcla de harina en la de huevo hasta que se combine. Añada los *yams* y las cerezas y bátalo todo.

Vierta la mezcla en la bandeja preparada y hornéela de 30 a 40 minutos, o hasta que un palillo de dientes introducido en el centro de la masa salga ligeramente humedecido pero no húmedo. Enfríelo por completo en una rejilla.

(continúa)

Para hacer la capa de naranja: Ponga el azúcar de repostería en un recipiente mediano. Añada el zumo y el extracto de naranja o la cáscara rallada. Revuelva hasta lograr una consistencia suave. Espárzala sobre la masa ya enfriada. Deje que la capa se endurezca antes de cortar la torta en cuadraditos.

Cada cuadradito contiene: 192 calorías, 1,8 g de grasa total (8% de calorías), 0,3 g de grasa monoinsaturada, 0,2 g de grasa poliinsaturada, 0,8 g de grasa saturada, 3,1 g de proteínas, 42,5 g de carbohidratos, 2,3 g de fibra dietética, 21 mg de colesterol, 69 mg de sodio

Da para 24 cuadraditos

Barras de Limón

Una capa de limón de suave consistencia recubre una esponjosa corteza parecida a la granola *en estas barras ligeras de rico sabor.*

TIEMPO DE PREPARACIÓN: 15 MINUTOS
TIEMPO DE HORNEADO: 50 MINUTOS

Corteza

¾ de taza de avena desmenuzada
2 cucharadas de harina pastelera de trigo integral
¼ de taza de azúcar moreno
1 cucharadita de canela molida
1 cucharada de aceite de *canola*

Capa (*Topping*)

1 cucharada de margarina o mantequilla sin sal, suavizada
½ taza de azúcar
2 yemas de huevo
La cáscara rallada de 1 limón
Zumo de 1 limón
6 cucharadas de harina pastelera de trigo integral
1 taza de leche descremada evaporada
3 claras de huevo

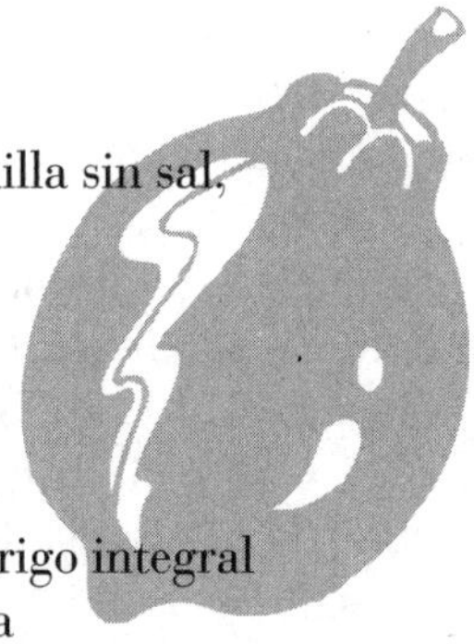

Precaliente el horno a una temperatura de 350°F.

Atomice ligeramente con aceite antiadherente en aerosol una bandeja de hornear de 8 × 8 pulgadas (20 × 20 cm).

Para hacer la corteza: En un recipiente mediano, combine la avena, la harina, el azúcar moreno, la canela y el aceite.

Revuelva bien y presione la masa en posición en la bandeja preparada.

Hornéela durante 15 minutos o hasta que se dore ligeramente.

Apártela.

Para hacer la capa (topping): En un recipiente grande, revuelva con una batidora eléctrica la mantequilla o la margarina. Incorpore el azúcar, las yemas de huevo, la cáscara y el zumo de limón, la harina y la leche.

En otro recipiente, revuelva con una batidora eléctrica a la cual se le hayan limpiado previamente las paletas, las claras de huevo hasta que formen picos de consistencia dura. Incorpore las claras de huevo sin revolver en la mezcla de limón hasta que estén bien combinadas.

Vierta la mezcla de limón en la corteza y hornee durante 35 minutos, o hasta que la parte de encima se empiece a dorar.

Sáquelo del horno y enfríelo en una rejilla. Hay que dejar que se enfríe por completo antes de cortarla en barras.

Cada barra contiene: 103 calorías, 2,5 g de grasa total (22% de calorías), 0,8 g de grasa monoinsaturada, 0,4 g de grasa poliinsaturada, 0,8 g de grasa saturada, 3,3 g de proteínas, 17,3 g de carbohidratos, 0,5 g de fibra dietética, 29 mg de colesterol, 24 mg de sodio

Da para 16 barras

Fudge Brownies de Cacao Holandés

Estos brownies *bajos en grasa le sorprenderán con su rico sabor de chocolate y textura parecida al* fudge. *Son rápidos y fáciles de hacer.*

TIEMPO DE PREPARACIÓN: 5 MINUTOS
TIEMPO DE HORNEADO: 25 MINUTOS

- 2 cucharadas de margarina o mantequilla sin sal, suavizada
- 1 taza de azúcar
- ½ taza de puré de manzana sin endulzar
- 1 huevo o 2 claras de huevo
- 2 cucharaditas de vainilla
- ½ taza de polvo de cacao, regular o proceso holandés
- ¾ de taza de harina pastelera de trigo integral

Precaliente el horno a una temperatura de 350°F.

Atomice ligeramente con aceite antiadherente en aerosol una bandeja de hornear de 8 × 8 pulgadas (20 × 20 cm).

En un recipiente mediano, revuelva con una batidora eléctrica la mantequilla o margarina, el azúcar, el puré de manzana, el huevo o las claras de huevo y la vainilla. Después revuelva lentamente para incorporar el cacao y la harina.

Vierta la mezcla en la bandeja preparada y hornee durante 25 minutos o hasta que un palillo de dientes introducido en el centro de la masa de *brownies* salga ligeramente humedecido pero no húmedo.

Enfríela en una rejilla antes de picar.

Por cada brownie*: 96 calorías, 2,2 g de grasa total (19% de calorías), 0,5 g de grasa monoinsaturada, 0,1 g de grasa poliinsaturada, 1,1 g de grasa saturada, 1,7 g de proteínas, 19,2 g de carbohidratos, 0,9 g de fibra dietética, 18 mg de colesterol, 2 mg de sodio*

Da para 16 brownies

Pastel de Manzana

*Este pastel de manzana tiene una corteza especial de migajas y cubiertas (*topping*) que combinan maravillosamente con el relleno con sabor de especias. Cualquier clase de manzanas sirve, pero como ocurrre con la mayoría de recetas con manzanas asadas, las ácidas son las mejores. Pruébelo sirviéndole encima yogur congelado sin grasa.*

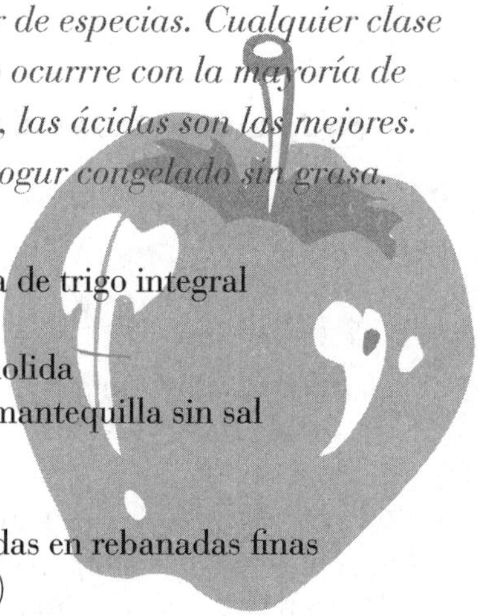

TIEMPO DE PREPARACIÓN: 15 MINUTOS
TIEMPO DE HORNEADO: 45 MINUTOS
TIEMPO DE ENFRIAMIENTO: 45–60 MINUTOS

Corteza

- 2½ tazas de harina pastelera de trigo integral
- ½ taza de azúcar
- 1 cucharadita de canela molida
- ¼ de taza de margarina o mantequilla sin sal
- 2 cucharadas de miel

Relleno

- 8–9 manzanas ácidas, contadas en rebanadas finas (peladas, si así lo quiere)
- ½ taza de azúcar
- ¼ de taza de harina pastelera de trigo integral
- 2 cucharadas de vainilla

3 cucharaditas de canela molida
1 cucharadita de nuez moscada molida

Precaliente el horno a una temperatura de 425°F.

Unte aceite a una bandeja separable de 9 ó 10 pulgadas (23 ó 25 cm).

Para hacer la corteza: En un recipiente grande, mezcle la harina, el azúcar y la canela.

Use una licuadora de pastelería, procesador de alimentos o dos cuchillos para cortar y mezclar la mantequilla o margarina y la miel para formar las migajas finas. Coloque dos terceras partes de la mezcla en el fondo y hacia los lados de la bandeja preparada.

Para hacer el relleno: Coloque las manzanas en un recipiente grande. Añada el azúcar, la harina, la vainilla, la canela y la nuez moscada. Revuelva hasta cubrir las manzanas.

Vierta el relleno con un cucharón en la corteza.

Hornee durante 25 minutos.

Saque el pastel del horno y cúbralo con las restantes migajas de la corteza.

Presione la corteza suavemente hacia abajo y espolvoréele más canela.

Vuelva a poner el pastel en el horno y hornéelo durante otros 20 minutos o hasta que se dore.

Enfríelo de 45 a 60 minutos antes de sacar los lados de la bandeja y cortarlo en rebanadas.

Por ración: 268 calorías, 5 g de grasa total (16% de calorías), 1,3 g de grasa monoinsaturada, 0,5 g de grasa poliinsaturada, 2,7 g de grasa saturada, 4 g de proteínas, 55 g de carbohidratos, 5,6 g de fibra dietética, 11 mg de colesterol, 3 mg de sodio

Da para 12 raciones

Pastel de Cereza

Aunque no es fácil de hacer una corteza de pastel baja en grasa con harina de grano entero, esta receta da excelentes resultados. Para una variante sin grasa, puede hornear el relleno en tazas y servir "cerezas asadas".

TIEMPO DE PREPARACIÓN: 20 MINUTOS
TIEMPO DE HORNEADO: 50 MINUTOS

Relleno

- 2 latas (16 onzas/454 gramos) cada una de cerezas rojas ácidas sin semillas, sin endulzar
- ½ taza de arrurruz
- ⅔ de taza de azúcar
- 3 gotas de extracto de almendra

Corteza

- 1 taza de harina pastelera de trigo integral
- 2 cucharadas de azúcar
- ¼ de taza de margarina o mantequilla sin sal
- 4–8 cucharadas de agua helada

Precaliente el horno a una temperatura de 375°F.

Para hacer el relleno: Escurra las cerezas pero procure conservar su líquido. Póngalo aparte. En un cazuela pequeña, combine el arrurruz y ⅓ de la taza de azúcar. Vierta el zumo de cereza que apartó. Cocínelo a fuego mediano, revolviendo con frecuencia, hasta que la mezcla se espese y esté burbujeante. Añada y revuelva el ⅓ de taza de azúcar restante, las cerezas y el extracto de almendras. Cocine y revuelva durante otros 3 minutos.

Para hacer la corteza: En un recipiente grande, combine la harina y el azúcar. Use una licuadora de pastelería, procesador de alimentos o dos cuchillos para cortar e incorporar la margarina o mantequilla en la mezcla de harina hasta que tenga una consistencia granulosa. Añada el agua, una cucharada a la vez, y revuelva lentamente hasta formar una masa compacta. Extienda la masa para que cubra una bandeja de 9 pulgadas (23 cm). Colóquela en la bandeja y hágale pliegues a los bordes. Vierta el relleno en la corteza.

Ponga una bandeja de hornear debajo del pastel para recoger el zumo que rebose. Hornee durante 50 minutos. Sáquelo del horno y enfríelo en una rejilla.

Por ración: 251 calorías, 6,5 g de grasa total (22% de calorías), 1,8 g de grasa monoinsaturada, 0,4 g de grasa poliinsaturada, 3,9 g de grasa saturada, 3 g de proteínas, 48 g de carbohidratos, 3,3 g de fibra dietética, 17 mg de colesterol, 10 mg de sodio

Para 8 personas

Postre Crujiente de Manzana

En inglés, este postre se llama "apple crisp". "Crisp" *significa crujiente, y se refiere a su corteza sabrosa y crujiente. En esta versión, la manzana, la canela y las pasas llenan una corteza parecida a la* granola. *Pruebe a sustituir las manzanas y las cerezas deshidratadas por peras o melocotones (duraznos), y las pasas por arándanos agrios* (cranberries) *o grosellas.*

TIEMPO DE PREPARACIÓN: 20 MINUTOS
TIEMPO DE HORNEADO: 1 HORA

Relleno

- 8 manzanas ácidas en rebanadas (peladas si prefiere)
- El zumo de un limón
- ¾ de taza de pasas
- ½ taza de azúcar
- 2 cucharadas de harina pastelera de trigo integral
- 1 cucharadita de canela molida
- 1 cucharadita de nuez moscada molida
- 1 cucharadita de vainilla
- ¼ de cucharadita de clavos molidos
- ¼ de cucharadita de pimienta de Jamaica molida

Corteza

- 2 tazas de avena desmenuzada
- ¾ de taza de salvado de avena o de otro cereal
- ¼ de taza de margarina o mantequilla sin sal, derretida
- ½ taza de harina pastelera de trigo integral
- ½ taza de azúcar
- 2 cucharadas de miel
- 2 cucharaditas de canela molida

Precaliente el horno a 350°F. Atomice ligeramente con aceite antiadherente en aerosol una bandeja de hornear de 13 × 9 pulgadas (33 × 23 cm).

Para hacer el relleno: En un recipiente de gran tamaño, mezcle las manzanas, el zumo de limón, las pasas, el azúcar, la harina, la canela, la nuez moscada, la vainilla, los clavos y la pimienta de Jamaica y apártelo.

Para hacer la corteza: En un recipiente mediano, mezcle la avena, el salvado, la mantequilla o margarina, la harina, el azúcar, la miel y la canela. Firmemente presione la mitad de la masa de la corteza en el fondo de la bandeja de hornear preparada. Esparza de forma uniforme el relleno, asegurándose de llenar bien las esquinas.

Presione firmemente la masa de la corteza restante encima del relleno.

Cubra la bandeja con papel de aluminio y hornee durante 45 minutos. Destape la bandeja y hornee durante otros 15 minutos, o hasta que la parte superior se dore ligeramente. Deje que se enfríe un poco antes de servir.

Por ración: 190 calorías, 3,9 g de grasa total (17% de calorías), 1,1 g de grasa monoinsaturada, 0,5 g de grasa poliinsaturada, 1,9 g de grasa saturada, 3,1 g de proteínas, 39,6 g de carbohidratos, 2,7 g de fibra dietética, 7 mg de colesterol, 3 mg de sodio

Da para 18 raciones

Pudín (Budín) de Tapioca de Limón

Este es un plato favorito de mi familia; es un postre o una merienda baja en grasa fácil de hacer y refrescante. Puede sustituir el extracto de limón por cualquier otro sabor.

TIEMPO DE PREPARACIÓN Y COCCIÓN: 10 MINUTOS
TIEMPO DE ENFRIAMIENTO: 2 HORAS O MÁS

- 2¾ tazas de leche descremada
- 3 cucharadas de tapioca de cocción rápida
- 5 cucharadas de sirope (almíbar) de arce, miel o azúcar
- 1 huevo o 1 clara de huevo
- 1 cucharadita de vainilla
- ½ cucharadita de extracto de limón
- Un poquito de nuez moscada

En una cazuela mediana, combine la leche, la tapioca, el sirope de arce, la miel o el azúcar, el huevo o la clara, la vainilla, el extracto de limón y la nuez moscada. Déjelo reposar durante 5 minutos.

Cocínelo a fuego mediano, batiendo la mezcla hasta que rompa a hervir. Hiérvela durante 3 minutos, revolviéndola constantemente.

Quite el pudín del calor y viértalo en 4 tazas. Manténgalas en el refrigerador durante 2 horas o más, o hasta que estén bien frías.

Por ración: 153 calorías, 0,3 g de grasa total (2% de calorías), 0,1 g de grasa monoinsaturada, 0 g de grasa poliinsaturada, 0,2 g de grasa saturada, 6,6 g de proteínas, 30,1 g de carbohidratos, 0 g de fibra dietética, 3 mg de colesterol, 103 mg de sodio

Para 4 personas

Pudín (Budín) de Calabaza

Esta receta es verdaderamente para un pastel de calabaza pero sin la corteza, para que su contenido sea bajo en grasa. Los huevos enteros ayudan a crear una textura cremosa.

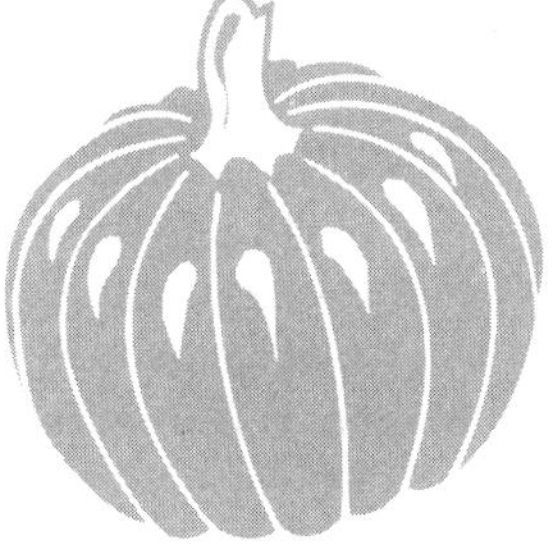

TIEMPO DE PREPARACIÓN: 5 MINUTOS
TIEMPO DE HORNEADO: 45–50 MINUTOS

- 2 huevos
- ¾ de taza de azúcar
- 2 tazas de puré de calabaza
- 1 cucharada de melaza (melado)
- 1 cucharadita de canela molida
- ½ cucharadita de jengibre molido
- ¼ de cucharadita de nuez moscada molida
- ¼ de cucharadita de clavos molidos
- 1½ tazas de leche descremada evaporada

Precaliente el horno a 425°F. Atomice ligeramente con aceite antiadherente en aerosol 8 platos de material refractario.

Coloque los huevos en un recipiente grande. Revolviéndolos con una batidora eléctrica, incorpore el azúcar, la calabaza, el melado, la canela, el jengibre, la nuez moscada y los clavos. Después incorpore la leche del mismo modo.

Vierta la mezcla en los platos preparados y hornee durante 10 minutos. Baje la temperatura a 350°F y hornee de 35 a 40 minutos o más, o hasta que la parte superior se dore ligeramente y el pudín se vuelva sólido. Sírvalo frío o caliente.

Por ración: 156 calorías, 1,4 g de grasa total (8% de calorías), 0,1 g de grasa monoinsaturada, 0 g de grasa poliinsaturada, 0,5 g de grasa saturada, 5,8 g de proteínas, 31,1 g de carbohidratos, 1,7 g de fibra dietética, 55 mg de colesterol, 62 mg de sodio

Para 8 personas

Coulis de Frambuesa

Coulis *es un vocablo francés que significa una salsa o puré espeso. El* coulis *tiene un sabor refrescante y es ligeramente dulce; se puede añadir a yogur congelado o sencillo, pudines, tortas,* pancakes *o torrejas (*French toast*). Pruébelo con otras frutas además de frambuesa.*

TIEMPO DE COCCIÓN: 20 MINUTOS

3 tazas de frambuesas frescas, o congeladas sin endulzar
¼ de taza de azúcar

Coloque las frambuesas y el azúcar en una cazuela sólida. Cocínelas con calor a mediana intensidad durante 20 minutos, revolviéndolas con frecuencia.

Deje que la cazuela se enfríe. Guárdelas en un frasco cerrado en el refrigerador hasta que vaya a consumirlas.

Por ración: 62 calorías, 0,3 g de grasa total (5% de calorías), 0 g de grasa monoinsaturada, 0,2 g de grasa poliinsaturada, 0 g de grasa saturada, 0,6 g de proteínas, 15,4 g de carbohidratos, 2,8 g de fibra dietética, 0 mg de colesterol, 0 mg de sodio

Para 6 personas

Hojuelas de Pita

Para hacer estas hojuelas, se corta el pan de pita en triángulos y se hornea hasta que se tueste. Use estas hojuelas en la misma forma que las de maíz frito y tortilla: como merienda (con o sin pastas), para nachos y con sopas o ensaladas.

4 panes de pita de trigo integral

TIEMPO DE PREPARACIÓN: 5 MINUTOS
TIEMPO DE HORNEADO: 8–10 MINUTOS

Precaliente el horno a 350°F.

Con un cuchillo afilado, corte los panes de pita a la mitad para formar dos dobleces. Después corte cada mitad en 3 triángulos.

Corte cada triángulo en el fondo para formar 2 triángulos de una sola capa.

Coloque el pan en una bandeja de hornear sin poner un triángulo sobre el otro.

Hornéelo de 8 a 10 minutos, o hasta que las hojuelas estén crujientes y ligeramente doradas.

Por 6 hojuelas: 85 calorías, 0,9 g de grasa total (8% de calorías), 0,1 g de grasa monoinsaturada, 0,3 g de grasa poliinsaturada, 0,1 g de grasa saturada, 3,2 g de proteínas, 17,6 g de carbohidratos, 1,9 g de fibra dietética, 0 mg de colesterol, 170 mg de sodio

Da para 48 hojuelas

Pasta de Aceituna Negra y Pimiento

Esta pasta cremosa es un delicioso sustituto de las pastas de queso crema altas en grasa. Aunque las aceitunas tienen un alto contenido de grasa, usted sólo consumirá una pequeña cantidad si limita una ración a 2 cucharadas. Pruébela con bagels, *galletas de sal o tallos de apio. Es fantástica para usarla como* hors d'oeuvres.

TIEMPO DE PREPARACIÓN: 5 MINUTOS

1 taza de queso crema sin grasa
½ cucharadita de albahaca seca
¼ de cucharadita de ajo en polvo
15 aceitunas negras, cortadas
¼ de taza de pimientos en trozos
1 cucharada de cebollinos frescos cortados

En un recipiente mediano, mezcle el queso crema, la albahaca y el ajo en polvo hasta que estén bien combinados.

(continúa)

Agregue las aceitunas, los pimientos y los cebollinos.
Póngala en el refrigerador en un recipiente tapado hasta que esté lista para servir.

2 cucharadas contienen: 24 calorías, 0,9 g de grasa total (22% de calorías), 0,5 g de grasa monoinsaturada, 0,1 g de grasa poliinsaturada, 0,1 g de grasa saturada, 2,9 g de proteínas, 1,1 g de carbohidratos, 0,1 g de fibra dietética, 3 mg de colesterol, 138 mg de sodio

Da para 1½ tazas

Pasta de Canela, Pasas y Nueces

Esta es nuestra pasta preferida para cuando tomamos un viaje largo en nuestro automóvil. La servimos con Hojuelas de Pita (página 420).

TIEMPO DE PREPARACIÓN: 5 MINUTOS

1 taza de queso crema descremada
1 cucharadita de sirope (almíbar) de arce
¼ de cucharadita de cáscara de limón rallada bien fina
¼ de cucharadita de canela molida
⅛ de cucharadita de nuez moscada molida
¼ de taza de pasas o grosellas
¼ de taza de nueces o almendras cortadas en trocitos muy pequeños

En un recipiente mediano, incorpore el queso crema, el sirope de arce, la cáscara de limón, la canela y la nuez moscada hasta que la mezcla esté bien combinada y cremosa.
Agregue las pasas o grosellas y las nueces o almendras. Colóquela en el refrigerador en un recipiente con tapa hasta que esté listo para servir.

Por cada 2 cucharadas: 37 calorías, 1 g de grasa total (24% de calorías), 0,2 g de grasa monoinsaturada, 0,6 g de grasa poliinsaturada, 0,1 g de grasa saturada, 3,2 g de proteínas, 3,7 g de carbohidratos, 0,2 g de fibra dietética, 3 mg de colesterol, 114 mg de sodio

Da para 1½ tazas

Pasta de Pepino y Yogur

La primera vez que probé esta refrescante pasta sin grasa fue en un fabuloso restaurante griego. Tan pronto estuvimos sentados, nos sirvieron tzatziki *(el nombre griego de la pasta) y gruesas rebanadas de suculento pan. Me concentré tanto en la pasta que no puedo recordar los otros platos que comí esa tarde. La pasta es muy espesa porque se le ha extraído el agua al yogur: un paso importante. Asegúrese de servir la pasta con rebanadas gruesas de pan integral.*

TIEMPO DE PREPARACIÓN: 20 MINUTOS
TIEMPO DE ESCURRIR: VARIAS HORAS O DE UN DÍA PARA OTRO

- 2 tazas de yogur regular sin grasa
- 1 pepino grande, sin cáscara
- ½ cucharadita de sal
- 2 dientes de ajo pequeños, triturados

Coloque el yogur en un embudo o colador recubierto por dentro con una gasa. Póngalo en un recipiente dentro del refrigerador y deje que se escurra durante varias horas o durante toda la noche.

Ralle el pepino o córtelo en trocitos muy pequeños. Colóquelo en un colador, espolvoréelo con la sal y permita que se escurra durante 20 minutos. Enjuague y escurra los pepinos otra vez, si lo desea.

En un recipiente profundo, mezcle una pequeña cantidad de yogur con el ajo. Agregue el yogur restante y envuelva los pepinos en la mezcla. Enfríela.

Por ración: 55 calorías, 0,2 g de grasa total (3% de calorías), 0 g de grasa monoinsaturada, 0 g de grasa poliinsaturada, 0,1 g de grasa saturada, 5,4 g de proteínas, 7,9 g de carbohidratos, 0 g de fibra dietética, 2 mg de colesterol, 283 mg de sodio

Para 5 personas

Capítulo veintiuno

Panes de levadura hechos en casa: Recetas para empezar

A través de todo este libro, le hemos recomendado con frecuencia que consuma pan de grano integral mientras lleva adelante el programa Vivir Bien Con Poca Grasa, ya que es un pan más sabroso y nutritivo, y satisface más el apetito que el pan elaborado con harina refinada. Las tostadas de pan integral, untadas con una sabrosa conserva de frutas, son el principal elemento de un desayuno nutritivo y alto en fibra. Y para quienes gustan del sabor y la textura granulosa del pan recién horneado, este es el mejor alimento que pueden seleccionar para los almuerzos y las meriendas.

Usted tiene la opción, desde luego, de comprar el pan de grano integral en muchos supermercados y en la mayoría de las tiendas de productos naturales. Pero también existe una maravillosa alternativa: hacerlo usted mismo.

El aspecto y el olor del pan recién horneado tienen un romántico encanto desde tiempos inmemoriales. Este es, tal vez, uno de los motivos por el cual cada vez mayor cantidad de personas está reviviendo el olvidado arte de hornear pan. Sin embargo, nos hacemos la siguiente pregunta: ¿por qué abandonamos la costumbre de hacer el pan nosotros mismos?

Muchos de nosotros crecimos con la idea de que hacer pan requería pasarse todo el día en la cocina. Obviamente, esto es imposible. Debido a nuestras muchas ocupaciones y a que estamos acostumbrados a comidas rápidas y fáciles de preparar, simplemente nunca hemos intentado hacerlo. Pero es una falacia suponer que hacer pan es algo que consume demasiado tiempo.

Efectivamente, para hacer un pan de levadura que requiera trabajar un poco la masa y esperar que se levante, es necesario permanecer en casa durante algunas horas. Pero el período más prolongado, de una sola vez, será de 20 minutos. Por otra parte, sólo tendrá que pasarse en la cocina de 2 a 5 minutos cada una hora, aproximadamente. Una vez que se haya habituado al ritmo de hacer pan, se dará cuenta de que podrá hacerlo casi en forma automática, sin tener que situar un cronómetro ni mirar el reloj.

Esto tampoco es algo que tenga que hacer todos los días. Preparar una receta doble —que alcanza, por lo general, para confeccionar cuatro hogazas de pan— no requiere más tiempo que el que necesita para preparar una sola; por consiguiente, usted podrá hornear, de una sola vez, una cantidad de pan que será suficiente para varios días. Cuando termine, podrá disponer de inmediato de una hogaza caliente recién horneada, y podrá refrigerar o congelar las otras para consumirlas en días sucesivos.

El pan integral que usted haga en casa será, por lo general, más nutritivo y mucho más sabroso que las variedades de pan que adquiere en el mercado. Podrá comerlo en el desayuno, el almuerzo o la comida, o podrá disfrutarlo durante la merienda. Tanto a usted como a su familia les encantará el sabor superespecial de ese pan.

Si es la primera vez que se dispone a hacer pan de levadura, podrá empezar por cualquier receta de pan integral de las que aparecen en este libro. Estas recetas son favoritas entre todas las familias, pero es conveniente que sepa que para preparar muchas recetas tradicionales de panes de levadura podrá sustituir la harina blanca para múltiples usos por harina de trigo integral. Esto se debe a que, tanto la harina de trigo integral como la blanca contienen gluten, el cual es un importantísimo ingrediente que reacciona junto con la levadura activa y ayuda a que el pan se levante. Aparte de la harina de trigo, la mayoría de las restantes harinas de granos integrales contienen poco o ningún gluten, por cuya razón raramente se utilizan por sí solas para hacer panes de levadura. No obstante, esos tipo de harinas siempre podrán combinarse con harina de trigo integral para confeccionar deliciosos panes a base de diferentes granos.

Antes de comenzar, eche una ojeada a los procedimientos generales que se ofrecen a continuación bajo los títulos "Ingredientes básicos", "Probando la levadura" y "Métodos de hornear". Aunque los principios son los mismos para todo tipo de pan de levadura, se dará cuenta de que tendrá mucha libertad para actuar con cualquier método que utilice. Transcurrido cierto tiempo, cada panadero experimentado desarrolla su propio método.

Ingredientes básicos

Cuando haya seleccionado la receta de pan de su agrado, trate de reunir los ingredientes. Antes de comenzar, será necesario que los ingredientes secos se encuentren a la temperatura ambiente, así como calentar ligeramente los ingredientes líquidos. He aquí una panorámica general sobre los ingredientes básicos y la forma de usarlos.

Levadura seca activa. Deberá conservarla en refrigeración. También podrá usar levadura comprimida o para hacer tortas. Además, existe un tipo de levadura seca que levanta la masa rápidamente, lo cual puede agilizar el proceso de hacer pan. Como la levadura se va volviendo inactiva a medida que pasa el tiempo —incluso en refrigeración—, usted sólo deberá comprar la cantidad que utilizará antes de la fecha de vencimiento que indique el paquete.

Líquidos. Es posible que la receta requiera agua, leche descremada, agua de papas u otros líquidos. Para añadir la levadura seca activa, hay que calentar los ingredientes líquidos entre 100°F y 115°F (38°C y 46°C). (Yo trato de utilizar una temperatura entre los 110°F y 115°F (43°C y 46°C), que es la que especifico en las recetas a continuación). Esta fluctuación es importante, y tal vez usted necesite un termómetro para comprobar si es correcta. Si la levadura se expone a una temperatura muy por encima de los 115°F (46°C), el elemento "activo" de la misma (que es un hongo diminuto) desaparecerá. Cuando la temperatura es inferior a los 100°F (38°C), se requiere más tiempo para que se produzca la reacción que hace que el pan se levante. En el caso de la levadura comprimida, la temperatura deberá estar entre 80°F y 95°F (26°C y 35°C).

Harina. Es necesario que la harina posea un alto contenido de gluten. El mismo se encuentra tanto en la harina de trigo integral como en la no blanqueada. Por ese motivo, estas son las variedades de harina que se seleccionan para hacer la mayoría de los panes de levadura. El gluten atrapa las burbujas de dióxido de carbono que despide la levadura. Entonces, el gluten se estira a medida que las burbujas se expanden, y mantiene unida la masa mientras el pan se levanta.

Desde luego, en las recetas de panes de levadura se utilizan otros granos. Las harinas de centeno, maíz, avena, mijo, alforfón, cebada, arroz, soya, papa, tritical, amaranto, quinoa y sorgo pueden combinarse con la de trigo, ya que por sí solas contienen poco o ningún gluten. Mientras menos gluten contenga la harina, más compacto será el pan.

Edulcorantes. No necesitará usar edulcorantes para hacer panes de levadura, pero podrá emplearlos en pequeñas cantidades para darles sabor. Los edulcorantes también actúan como preservativos naturales, y usted podrá utilizarlos para iniciar la acción de la levadura cuando comience a preparar la receta.

Sal. Puesto que la sal no es un elemento necesario para hacer pan, usted podrá reducirla o eliminarla de la receta, si lo desea. La sal ayuda a controlar la velocidad con que se levanta la masa; no obstante, si usted prepara una masa sin sal, asegúrese de observarla cuidadosamente y de ajustar el tiempo, a fin de evitar que se levante demasiado.

Grasas. A fin de proporcionarle al pan un poco de sabor y ayudarlo a tener suficiente humedad para resistir la resequedad mientras está guardado, en algunas recetas se utilizan pequeñas cantidades de grasa. No obstante, usted podrá hacer pan sin tener que añadirle ningún tipo de grasa y obtendrá excelentes resultados. Para engrasar las vasijas, podrá usar un poco de mantequilla o margarina sin sal, o un aceite como el de *canola* o de *safflower* (sasaflor), con poca grasa saturada y un alto contenido de grasas monoinsaturadas y poliinsaturadas. Probablemente usted sólo utilizará una cantidad mínima de aceite si engrasa las vasijas con un aceite antiadherente en aerosol, que es el que yo prefiero para hornear.

Probar la levadura

Como todos los métodos para hacer panes de levadura dependen de la acción de la levadura en vivo, primeramente usted puede "probar" la levadura, que es el proceso durante el cual se comprueba si el cultivo vivo se encuentra activo. Si al probar la levadura no se produce ninguna reacción, no deberá utilizarla, ya que la masa no se levantará.

La reacción comienza cuando usted añade un líquido caliente a la masa. Con la levadura seca activa es necesario calentar los ingredientes líquidos entre 110°F y 115°F (43°C y 46°C), mientras que con la levadura comprimida o para hacer tortas, los ingredientes líquidos deberán tener una temperatura entre 80°F y 95°F (26°C y 35°C). Cinco o diez minutos después de añadir los ingredientes líquidos, la mezcla de levadura deberá comenzar a hacer espuma. Si esto no ocurre, es posible (1) que el líquido esté demasiado caliente y haya aniquilado al cultivo activo, (2) que el líquido esté demasiado frío y no tenga el calor suficiente para que la levadura se levante con rapidez, o (3) que la levadura lleve demasiado tiempo de fabricada. Revise la fecha de vencimiento que aparece en el envase y compre una levadura que tenga una vida útil más prolongada.

Si la mezcla de levadura no se activa después de transcurrir cinco ó diez minutos, usted podrá hacer una segunda prueba, añadiéndole una cucharadita de algún edulcorante. Haga la prueba durante otros cinco minutos. Si la mezcla sigue sin indicar ninguna reacción, tírela y comience de nuevo, utilizando una nueva levadura.

Métodos de hornear

El proceso de hornear incluye seis pasos básicos: mezclar los ingredientes, amasar, dejar que la masa se levante, golpear la masa, darle forma, permitiendo que se levante de nuevo, y hornearla. Para dar el primer paso, he empleado diversos métodos, todos los cuales resultan excelentes.

Primer paso: Mezclar los ingredientes

Puesto que hay muchas formas diferentes de dar este paso, a usted le toca seleccionar el que utilizará. Cada vez que haga pan, podrá probar un método diferente y luego escoja el que prefiera. O si la primera vez todo sale bien, continúe haciéndolo siempre así.

Método rápido y sencillo. Caliente los ingredientes líquidos entre 100°F y 115°F (38°C y 46°C), y viértalos en un recipiente grande. Agregue un edulcorante, si lo desea, y rocíele la levadura por encima. Compruebe la reacción de la levadura de 5 a 10 minutos.

Vierta despacio el resto de los ingredientes, agregando únicamente una cantidad de harina que sea suficiente para formar una masa firme. Luego continúe con el segundo paso.

Método de la esponja. Pruebe la levadura del modo indicado anteriormente.

Una vez probada la levadura, agregue despacio la cuarta parte, aproximadamente, de la harina que requiere la receta. Bátala con una mezcladora eléctrica a baja velocidad.

Cuando la harina se mezcle, bátala durante tres minutos a velocidad alta. O, de lo contrario, bátala a mano 300 veces con una cuchara de madera. La mezcla que se obtiene se llama esponja.

Vierta en forma manual la mitad de la harina que requiere la receta original (aún le quedará una cuarta parte) y los demás ingredientes. Luego prosiga con el segundo paso.

Como alternativa, quizás tenga que darle a la esponja una oportunidad para que se levante, antes de añadir más harina y proceder a amasar. Cubra la esponja con un paño húmedo, papel encerado o plástico de envolver, y colóquela en un lugar donde haya calor (preferiblemente entre 80°F y 85°F/26°C y 29°C). Deje que la masa se levante durante una hora, aproximadamente. Este paso adicional podrá mejorar la textura del pan y algunas veces bien valdrá la pena el tiempo extra utilizado, pero en realidad no es imprescindible hacerlo. Agregue la harina que sea necesaria (la cantidad podrá variar), así como los demás ingredientes, antes de proceder con el segundo paso.

Método mojado y seco. Este es probablemente el método que menos me agrada. En un recipiente grande, mezcle la cuarta parte de la harina con la sal, la levadura y cualquier otro ingrediente seco. Caliente los ingredientes líquidos en una cazuela hasta que alcancen una temperatura entre 100°F y 115°F (38°C y 46°C).

Añada los ingredientes líquidos a los secos y bátalos con una mezcladora eléctrica (o a mano, en forma enérgica) durante tres minutos.

Vierta lentamente la mitad de la harina que indica la receta original, y mézclela a mano. Luego, proceda con el segundo paso.

Segundo paso: Amasar

Coloque la masa sobre un mostrador u otra superficie espolvoreada con harina. En ese momento la masa estará con grumos y pegajosa.

Comience a amasar, estirando la parte superior de la masa hacia usted con la mano derecha, y luego empújela hacia el centro con la parte inferior de la misma mano. Con la mano izquierda, empuje la masa de izquierda a derecha. Repita la operación con la mano derecha; luego, con la izquierda y así sucesivamente, siguiendo un movimiento rítmico y continuado.

A medida que vaya amasando, agregue una cantidad suficiente de la harina restante para que la masa sea suave y firme a la vez. Espolvoree harina sobre el mostrador y trabaje la masa sobre el mismo.

El proceso de amasar y añadir harina no es una ciencia exacta. Sólo tiene que practicar algún tipo de movimiento rítmico similar al que he descrito aquí, y con toda seguridad tendrá éxito.

Si la masa todavía se encuentra pegajosa, siempre podrá añadirle más harina. No necesita demasiada cantidad, ya que la masa se pondría más pesada y compacta. Pero no se preocupe. Independientemente de la forma en que haga el pan la primera vez, este le quedará bien. En la siguiente oportunidad, podrá hacer cambios, después de haber experimentado con su primer pan y saber cuál es la cantidad de harina que deberá añadir mientras amasa. Esto requiere un poco de práctica. Además, la cantidad de harina que requieren los panes de levadura varía de acuerdo con la temperatura y la humedad que haya, tanto dentro como fuera de su hogar, así como con el tipo de harina y la fecha de fabricación de la misma.

Trabaje la masa durante diez minutos, aproximadamente. Cuando esté bastante amasada, tendrá una textura suave y elástica, y será fresca al tacto. La masa hecha con cualquier harina de grano integral que no sea de trigo, tenderá a permanecer un poco pegajosa.

Después de haber trabajado la masa, podrá envolverla y congelarla durante varios meses. Esta es una manera cómoda de tener masa lista y disponible para usarla en el futuro. Cuando vaya a utilizarla, sólo tendrá que sacarla del congelador, desenvolverla y colocarla en un recipiente ligeramente engrasado. Cubra el recipiente y colóquelo en un lugar donde haya calor para que la masa se descongele y se levante de un día para otro. Luego podrá proceder con el tercer y el cuarto paso.

Tercer paso: Dejar que la masa se levante

Engrase ligeramente un recipiente grande. Coloque la masa dentro del mismo e imprégnela de aceite por arriba y por abajo. Cubra la masa con papel encerado, plástico de envolver o un paño húmedo. Ahora coloque la masa en un lugar donde la temperatura sea caliente y no haya corrientes de aire. Una estufa de gas con el piloto encendido puede proporcionar la temperatura adecuada. Si usted utiliza un horno eléctrico, lo puede encender durante un minuto; luego, apáguelo y coloque la masa en el interior. Tenga a mano un termómetro para que verifique la temperatura periódicamente. A mí me gusta encender la luz del horno para que se mantenga caliente.

Recuerde que si la temperatura es demasiado alta, la levadura se echará a perder. Pero si la temperatura es demasiado fría, la masa necesitará mucho más tiempo para levantarse. Por lo general se requieren entre 45 y 60 minutos para que la masa se levante completamente. Cuando la masa alcance el doble, más o menos, del tamaño que tenía al principio, estará lista para usarla.

Cuarto paso: Golpear la masa

Una vez que la masa haya duplicado su tamaño, sáquela del recipiente y golpéela sobre el mostrador. Esto significa que deberá darle golpes para alisarla, con el objeto de distribuir de nuevo el gluten y las burbujas de aire. Entonces podrá proseguir con el quinto paso o, si desea que el pan tenga una textura superior, trabaje la masa durante 2 minutos y deje que se levante durante unos 45 minutos más. Para la mayoría de los panes no es necesario hacerlo, pero se recomienda en algunas recetas.

Nota: Si usted tiene el propósito de conservar cierta cantidad de masa congelada, este es el momento apropiado para hacer un alto, envolver la masa en papel encerado y colocarla en el congelador. Cuando en el futuro vaya a utilizar la masa congelada, comience por el quinto paso.

Quinto paso: Dar forma a la masa

Es posible darle a la masa casi cualquier forma que uno pueda imaginarse. He aquí algunas instrucciones para hacer tres de las formas más habituales. Para hacer otras, consulte las recetas específicas que aparecen en este libro o remítase a otros libros de cocina con recetas para confeccionar pan.

Pan tradicional. Divida la masa en el número de partes que indique la receta. Alise cada una de ellas, dándole la forma de un rectángulo de 7 × 10 pulgadas (17,5 × 25 cm), aproximadamente.

Comenzando por el lado del rectángulo que mide 7 pulgadas (17,5 cm) de longitud, enrolle la masa apretándola de manera que tome la forma del tronco de un árbol. Con el pulgar y el índice pellizque todos las uniones y los bordes del pan para cerrarlos; luego, ruede la masa suavemente por el mostrador para que se suavicen las uniones.

Cuando haya moldeado los panes, colóquelos, con el lado de la unión hacia abajo, en recipientes de hornear ligeramente engrasados. Cúbralos de nuevo y colóquelos durante 45 minutos, aproximadamente, en un lugar donde haya calor, o hasta que alcancen casi el doble de su tamaño.

Pan redondo. Divida la masa en el número de partes que indique la receta. Tome la masa en las manos como si fuera una taza, y moldee cada porción en forma de círculo.

Engrase ligeramente una bandeja de hornear y espolvoréela con harina de maíz o de trigo. Coloque los panes sobre la bandeja a suficiente distancia uno de otro para que no se toquen cuando crezcan y aumenten de tamaño.

Cubra la bandeja, colóquela en un lugar donde haya calor y deje que la masa se levante durante alrededor de 45 minutos. Los panes redondos deberán aumentar casi el doble de su tamaño.

Panecillos. Divida la masa en el número de panecillos que usted desee hornear. Los panecillos pueden tener forma redonda y colocarse en el recipiente de modo tal que, al hornearse, queden unidos entre sí. O también pueden colocarse a algunas pulgadas de distancia. Primero, deje que se levanten hasta que alcancen casi el doble de su tamaño. Luego:

- Forme, con cada porción de masa, un panecillo pequeño y redondo.
- Con cada porción de masa, forme una hebra de 6 pulgadas (15 cm) y hágale un nudo.
- Divida cada porción de masa en tres partes y deles la forma de esferas pequeñas. Coloque las esferas, de tres en tres, en recipientes individuales de hacer *muffins*. Después de horneados, en cada recipiente habrá un panecillo que tendrá la forma de una hoja de trébol.

Sexto paso: Hornear

Muchos tipos de pan se hornean a 350°F, pero no todos. Siga las instrucciones que indica cada receta acerca de la temperatura del horno y del tiempo de cocción.

Algunas veces, debido a las variaciones del horno, del recipiente de hornear o a otros factores, es posible que el pan no quede completamente horneado en el tiempo que indica la receta. Por lo tanto, deberá hacer una prueba para asegurarse de que está listo.

Saque el pan del horno. Si se encuentra dentro de un recipiente, colóquelo con cuidado, al revés, sobre una rejilla para que pueda extraerlo del recipiente. Estará listo si tiene la corteza tostada y suena como si estuviera hueco al darle un golpecito ligero con los dedos por debajo.

Si necesita hornear el pan más tiempo, colóquelo de nuevo en el recipiente o la bandeja de hornear, y póngalo en el horno durante algunos minutos más.

Cuando termine de hornearlo, sáquelo del recipiente y colóquelo sobre una rejilla. Deberá refrescarse ligeramente antes de poder cortarlo y comerlo —aunque es difícil impedir que mi familia pruebe un pedazo de inmediato. El problema es que, si el pan se corta antes de enfriarse lo suficiente, el centro estará húmedo y sabrá como si estuviera crudo.

Nota: Hornear en lugares situados a gran altura requiere consideraciones especiales. Las masas que contienen levadura se levantan con más rapidez en los lugares elevados, pero si utiliza menos levadura que la indicada en la receta, se hará más lento el tiempo que requiera para levantarse.

Para hacer pan en lugares situados a grandes alturas, tal vez necesite utilizar más líquido y menos levadura que la indicada. Probablemente usted hallará que para hornear necesitará más tiempo y temperaturas un poco más altas. Por lo tanto, tendrá que experimentar un poco y asegurarse de modificar la receta cuando encuentre la combinación adecuada.

Recetas de panes de levadura

Muchas de estas recetas contienen una cantidad significativa de harina de trigo integral, con la cual se elabora un pan más compacto, es decir, menos esponjoso que con la harina blanca.

En todas las recetas, usted podrá sustituir la harina sin blanquear por harina de trigo integral hasta que, tanto usted como su familia, se hayan acostumbrado al pan integral. Asimismo, podrá utilizar únicamente harina de trigo integral en recetas que requieran harina sin blanquear.

Recuerde que hacer pan no es una ciencia exacta. Use estas recetas como punto de partida y diviértase mientras las prepara. Cuando lo desee, sustituya ingredientes para crear sus propias recetas favoritas.

Pan al Estilo Campesino

Este pan es un típico pan campesino europeo. Tiene una corteza crujiente y un nutritivo sabor a grano integral.

- 2 tazas de leche descremada
- ½ taza de agua
- 2 cucharadas de mantequilla o margarina sin sal
- 1 cucharada de miel
- 1 cucharada de levadura seca activa
- 2 cucharaditas de sal
- 5–6 tazas de harina de trigo integral

TIEMPO DE HORNEADO: 35–40 MINUTOS

En una cazuela pequeña, caliente la leche, el agua, la mantequilla o la margarina, y la miel entre 110°F y 115°F (43°C y 46°C). Vierta los ingredientes líquidos en un recipiente grande y espolvoree la levadura encima. Colóquelo a un lado para probar la levadura de 5 a 10 minutos.

(continúa)

Añada la sal y después 2½ tazas de harina. Revuélvalo. Luego, bata bien los ingredientes durante 3 minutos con una mezcladora eléctrica (o bátalos con fuerza a mano).

Vierta la mezcla sobre un mostrador espolvoreado con harina y amásela, añadiendo el resto de la harina hasta formar una masa suave que no quede pegajosa. Trabaje la masa durante 10 minutos o hasta que esté suave y elástica. Cubra el recipiente y colóquelo en un lugar donde haya calor (80°F a 85°F/26°C a 29°C), dejando que la masa se levante durante 1 hora o hasta que alcance el doble del tamaño.

Engrase ligeramente una bandeja de hornear grande y espolvoréela con harina.

Golpee la masa y dele la forma de un pan redondo. Colóquelo en la bandeja de hornear.

Con una brocha de repostería, úntele agua a la parte superior del pan, espolvoréele harina y hágale unas cuantas incisiones de ¼ de pulgada (0,64 cm) de profundidad de un extremo al otro. Cúbralo ligeramente y colóquelo durante 45 minutos en un lugar donde haya calor hasta que se levante o haya duplicado su tamaño.

Precaliente el horno a 375°F. Hornee el pan de 35 a 40 minutos, o hasta que la corteza esté tostada y suene como si estuviera hueco al darle un golpecito por debajo. Retire el pan de la bandeja de hornear y déjelo refrescar sobre una rejilla.

Por rebanada: 158 calorías, 2,3 g de grasa total (12% de calorías), 0,6 g de grasa monoinsaturada, 0,4 g de grasa poliinsaturada, 1,1 g de grasa saturada, 6,5 g de proteínas, 30,1 g de carbohidratos, 4,7 g de fibra dietética, 5 mg de colesterol, 284 mg de sodio

Da para 1 hogaza de pan; 16 rebanadas

Panecillos de Miel para la Comida

Estos pequeños panecillos son muy sabrosos y bastante ligeros por ser de grano entero.

TIEMPO DE HORNEADO: 20–30 MINUTOS

1 taza de agua caliente (110°F–115°F/43°C–46°C)
1 cucharada de levadura seca activa
¼ de taza de miel

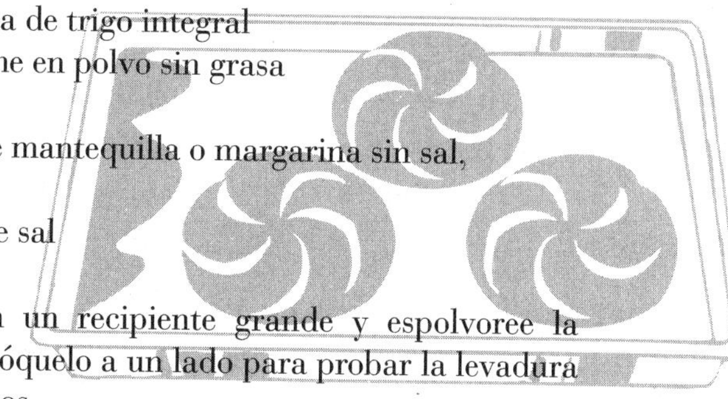

3 tazas de harina de trigo integral
¼ de taza de leche en polvo sin grasa
1 huevo
2 cucharadas de mantequilla o margarina sin sal, derretidas
1 cucharadita de sal

Vierta el agua en un recipiente grande y espolvoree la levadura encima. Colóquelo a un lado para probar la levadura durante 5 a 10 minutos.

Añada lentamente la miel y 1 taza de harina. Bata bien los ingredientes durante 3 minutos con una mezcladora eléctrica (o a mano, con fuerza). Agregue la leche, el huevo, la mantequilla o la margarina, y la sal.

Vierta la mezcla sobre un mostrador espolvoreado con harina y amásela, añadiendo la harina restante, hasta formar una masa suave que no quede pegajosa. Trabaje la masa durante 10 minutos o hasta que esté suave y elástica. Forme una bola con la masa.

Engrase ligeramente un recipiente de gran tamaño con un poco de aceite. Coloque la masa dentro del mismo e imprégnela de aceite.

Cubra el recipiente y colóquelo en un lugar donde haya calor (80°F a 85°F/26°C a 29°C), dejando que la masa se levante durante 1 hora o hasta que tenga el doble de su tamaño. Engrase ligeramente una bandeja de hornear.

Golpee la masa y divídala en 10 porciones. Moldee cada porción en forma de panecillo y póngalos en la bandeja de hornear.

Cúbralos y colóquelos de 45 a 60 minutos en un lugar donde haya calor hasta que se levanten o hayan duplicado su tamaño.

Precaliente el horno a 375°F. Hornee los panecillos de 20 a 30 minutos, o hasta que estén ligeramente tostados. Retírelos de la bandeja de hornear y déjelos refrescar sobre una rejilla.

Por panecillo: 187 calorías, 3,7 g de grasa total (17% de calorías), 1 g de grasa monoinsaturada, 0,4 g de grasa poliinsaturada, 1,8 g de grasa saturada, 6,6 g de proteínas, 34,4 g de carbohidratos, 4,6 g de fibra dietética, 28 mg de colesterol, 231 mg de sodio

Da para 10 panecillos

Pan Perfecto para Pellizcar

Este pan tiene una característica muy especial, no por sus ingredientes, sino por la forma de moldear la masa y de comerlo. La masa se parte en pedazos, se moja en una pequeña cantidad de mantequilla o margarina y se va amontonando dentro de una cazuela.

Después de horneado, este pan tiene una forma muy irregular. La hogaza nunca se corta, sino que se parte con la mano. Por eso le pusimos este nombre, ya que puede comerlo por pedacito. Para elaborarlo, es posible utilizar cualquier receta, aunque esta es la que yo prefiero. Hay cazuelas especiales para hornear este pan, pero le servirá cualquier cazuela pequeña de forma tubular.

¼ de taza de miel
1 taza de leche descremada caliente (110°F–115°F/ 43°C–46°C)
1 cucharada de levadura seca activa
½ cucharadita de sal
3 tazas de harina de trigo integral
1 cucharada de mantequilla o margarina sin sal, derretida

TIEMPO DE HORNEADO: 30–40 MINUTOS

En un recipiente grande, mezcle la miel y la leche. Espolvoree la levadura encima. Coloque el recipiente a un lado para probar la levadura de 5 a 10 minutos.

Añada la sal y 1½ tazas de harina. Bata bien los ingredientes durante 3 minutos con una mezcladora eléctrica (o bátalos con fuerza a mano).

Vierta la mezcla sobre un mostrador espolvoreado con harina y amásela, añadiendo la harina restante, hasta formar una masa suave que no quede pegajosa. Trabaje la masa durante 10 minutos o hasta que esté suave y elástica. Forme una bola con la masa.

Engrase ligeramente un recipiente de gran tamaño con aceite. Coloque la masa dentro del mismo e imprégnela de aceite. Cubra el recipiente y colóquelo en un lugar donde haya calor (80°F a 85°F/26°C a 29°C), dejando que la masa se levante durante 1 hora o hasta que tenga el doble de su tamaño.

Engrase ligeramente un recipiente de hornear de 9 × 5 pulgadas (22,5 × 12,5 cm).

Golpee la masa y pártala en 12 porciones aproximadamente iguales. Moje un lado de cada porción en mantequilla o margarina, y amontónelas dentro del recipiente. Cúbralas y deje que se levanten durante 30 minutos o hasta que alcancen el doble de su tamaño.

Precaliente el horno a 375°F. Hornee el pan de 30 a 40 minutos, o hasta que esté ligeramente tostado. Retire el pan del recipiente y déjelo refrescar sobre una rejilla. Para comerlo, deberá ir desprendiendo los pedazos con la mano.

Por ración: 142 calorías, 1,7 g de grasa total (10% de calorías), 0,8 g de grasa monoinsaturada, 0,3 g de grasa poliinsaturada, 0,8 g de grasa saturada, 5,2 g de proteínas, 28,9 g de carbohidratos, 3,8 g de fibra dietética, 3 mg de colesterol, 101 mg de sodio

Da para 1 hogaza de pan; 12 porciones

Challah de Harina Integral y Miel

Challah *es el nombre de un pan de huevo tradicional que se confecciona para la comida del sábado judío. Tiene un sabor increíblemente delicioso y su aspecto es atractivo, ya que se moldea en forma de una larga trenza con un color bronceado y, a menudo, se espolvorea con semillas de amapola o de sésamo.*

En mi receta utilizo harina de trigo integral y miel. Esta receta alcanza para hacer un pan de gran tamaño, pero usted podrá reducir los ingredientes a la mitad si desea hacer uno pequeño. No obstante, le sugiero que haga la versión más grande. Sé por experiencia que mi familia se come este pan más rápidamente que cualquier otro de los que yo hago. El pan que quede será ideal para hacer tostadas francesas de canela durante el fin de semana.

Los huevos son el ingrediente que le proporcionan a este pan su calidad exclusiva, y como podrán ver en el análisis nutricional, es un alimento que se adapta bien a una dieta baja en grasa.

TIEMPO DE HORNEADO: 40–45 MINUTOS

- 2 tazas de agua caliente (110°F–115°F/43°C–46°C)
- 2 cucharadas de miel
- 2 cucharadas de levadura seca activa
- ½ cucharadita de sal
- 8–9 tazas de harina de trigo integral
- 4 cucharadas de mantequilla o margarina sin sal, derretida
- 3 huevos
- 2 cucharadas de agua
- 2 cucharadas de semillas de amapola o sésamo

En un recipiente grande, mezcle el agua caliente y la miel, y espolvoree la levadura encima.

Coloque el recipiente a un lado para probar la levadura de 5 a 10 minutos.

Añada la sal y 2 tazas de harina. Bata bien los ingredientes durante 3 minutos con una mezcladora eléctrica (o bátalos con fuerza a mano).

Añada la mantequilla o la margarina y 2 huevos. Separe el huevo restante; agregue la clara a la mezcla y guarde la yema (cúbrala y refrigérela) para hacer un glaseado.

Bata la mezcla durante otros 2 minutos.

Vierta la mezcla sobre un mostrador espolvoreado con harina, y añádale la harina restante para formar una masa que se pueda trabajar. Trabájela durante 10 minutos, añadiéndole suficiente harina para formar una masa ligeramente firme y que no sea pegajosa. Forme una bola con la masa.

Engrase ligeramente un recipiente de gran tamaño (esta masa crece mucho) con un poco de aceite.

Coloque la masa dentro del recipiente e imprégnela de aceite. Cubra el recipiente y colóquelo en un lugar donde haya calor (80°F a 85°F/26°C a 29°C), dejando que la masa se levante durante 1 hora o hasta que tenga el doble de su tamaño.

Engrase ligeramente una bandeja de hornear.

Golpee la masa y divídala en 4 partes iguales. Coloque una parte a un lado.

Amase 3 partes, forme 3 hebras largas, y téjalas entre sí en forma de trenza.

Una los extremos de la trenza y dóblelos por debajo.

Coloque la trenza sobre la bandeja de hornear engrasada.

Divida la masa restante en otras 3 hebras y téjalas para hacer una trenza pequeña.

Coloque el pan trenzado pequeño en el centro del grande.

Cúbralos y deje que se levanten en un lugar donde haya calor de 30 a 45 minutos o hasta que hayan duplicado su tamaño.

Precaliente el horno a 350°F.

Mezcle la yema con las 2 cucharadas de agua.

Con una brocha de repostería, unte el pan con la mezcla de huevo batido y rocíele semillas de amapola o sésamo.

Hornee el pan de 40 a 45 minutos, o hasta que la corteza esté ligeramente tostada y el pan suene como si estuviera hueco al golpearle suavemente por debajo.

Retire el pan de la bandeja de hornear y déjelo refrescar ligeramente sobre una rejilla.

Por ración: 175 calorías, 3,8 g de grasa total (18% de calorías), 1 g de grasa monoinsaturada, 0,7 g de grasa poliinsaturada, 1,6 g de grasa saturada, 6,8 g de proteínas, 31,1 g de carbohidratos, 5,1 g de fibra dietética, 32 mg de colesterol, 55 mg de sodio

Da para 1 hogaza de pan; 24 rebanadas

Pan Español al Estilo Campesino

Este es un verdadero pan europeo al estilo campesino: ingredientes básicos sencillos, una corteza crujiente y un exquisito sabor a nutritivo pan integral.

TIEMPO DE HORNEADO: 30–40 MINUTOS

- 1½ tazas de agua caliente (110°F–115°F/43°C–46°C)
- 1 cucharada de leche descremada, caliente (110°F–115°F)
- 1 cucharada de levadura seca activa
- 1½ cucharaditas de sal
- 3½ tazas de harina de trigo integral

En un recipiente grande vierta el agua y la leche. Espolvoree la levadura encima. Coloque el recipiente a un lado para probar la levadura de 5 a 10 minutos.

Añada la sal y 1½ tazas de harina. Bata bien los ingredientes durante 3 minutos con una mezcladora eléctrica (o bátalos con fuerza a mano).

Vierta la mezcla sobre un mostrador espolvoreado con harina, amásela y añada la harina restante, hasta formar una masa suave que no quede pegajosa. Trabaje la masa durante 10 minutos o hasta que esté suave y elástica. Forme una bola con la masa.

Engrase ligeramente un recipiente grande con un poco de aceite. Vierta la masa en el mismo e imprégnela de aceite.

Cubra el recipiente y colóquelo en un lugar donde haya calor (80°F a 85°F/26°C a 29°C)), dejando que la masa se levante durante 45 minutos o hasta que adquiera el doble de su tamaño.

Engrase ligeramente una bandeja de hornear y espolvoréela con harina.

Golpee la masa y amásela durante unos minutos más. Dele la forma de un pan redondo, y colóquela en la bandeja de hornear.

Cúbralo ligeramente y colóquelo durante 30 minutos en un lugar donde haya calor hasta que se levante o haya duplicado su tamaño.

Precaliente el horno a 450°F. Espolvoree con harina la parte de arriba del pan. Hornee el pan de 30 a 40 minutos.

Retire el pan de la bandeja de hornear y déjelo refrescar sobre una rejilla.

Por rebanada: 122 calorías, 0,7 g de grasa total (5% de calorías), 0,1 g de grasa monoinsaturada, 0,3 g de grasa poliinsaturada, 0,1 g de grasa saturada, 5,2 g de proteínas, 25,8 g de carbohidratos, 4,4 g de fibra dietética, 0 mg de colesterol, 269 mg de sodio

Da para 1 hogaza de pan; 12 rebanadas

Pan Francés Integral

Con la harina de trigo integral se obtiene un pan más pesado y compacto que con la harina blanca. Además, este pan es más sabroso. Para hacer una hogaza de pan más li-

viana, puede utilizar harina de trigo integral y harina sin blanquear a partes iguales.

Para hacer el pan francés, se utilizan tradicionalmente hornos de ladrillo que hacen que la masa sea tierna y la corteza crujiente. Para lograr que la corteza de los panes caseros quede crujiente, he improvisado el método de rociar las hogazas con agua mientras se hornean. Si usted dispone de moldes para hacer pan francés, úselos en lugar de bandejas de hornear.

TIEMPO DE HORNEADO: 25 MINUTOS

- 2½ tazas de agua caliente (110°F–115°F/43°C–46°C)
- 2 cucharadas de levadura seca activa
- 1 cucharada de sal
- 6–8 tazas de harina de trigo integral

Vierta el agua en un recipiente grande, y espolvoree la levadura encima. Coloque el recipiente a un lado para probar la levadura de 5 a 10 minutos.

Añada la sal y 2½ tazas de harina. Bata bien los ingredientes durante 3 minutos con una mezcladora eléctrica (o bátalos con fuerza a mano).

Vierta la mezcla sobre un mostrador espolvoreado con harina y amásela, añadiendo la harina restante, hasta formar una masa suave que no quede pegajosa. Trabaje la masa durante 10 minutos o hasta que esté suave y elástica. Forme una bola con la masa.

Engrase ligeramente un recipiente grande con un poco de aceite. Vierta la masa en el recipiente e imprégnela de aceite. Cubra el recipiente y colóquelo en un lugar donde haya calor (80°F a 85°F/26°C a 29°C), dejando que la masa se levante durante una hora o hasta que adquiera el doble de su tamaño.

Engrase ligeramente una bandeja de hornear y espolvoréela con harina de maíz.

Golpee la masa y divídala en dos partes. Deles una forma alargada y redondeada, y colóquelas en la bandeja de hornear. Cubra la bandeja ligeramente y colóquela de 20 a 40 minutos en un lugar donde haya calor hasta que se levante o haya duplicado su tamaño.

Precaliente el horno a 450°F. Hornee los panes durante 25 minutos; cada 5 minutos abra la puerta del horno y, utilizando un rociador de plantas que esté limpio, atomice con agua la parte inferior y las paredes del horno, así como el pan. Retire el pan de los moldes y déjelo refrescar sobre una rejilla.

Por rebanada: 105 calorías, 0,6 g de grasa total (5% de calorías), 0,1 g de grasa monoinsaturada, 0,2 g de grasa poliinsaturada, 0,1 g de grasa saturada, 4,5 g de proteínas, 22,2 g de carbohidratos, 3,8 g de fibra dietética, 0 mg de colesterol, 268 mg de sodio

Da para 2 hogazas de pan; 24 rebanadas

Pan de Centeno al Estilo Judío

Concebí esta receta teniendo en mente mis recuerdos de la infancia y el pan que se servía habitualmente en los delicatessen *de Nueva York. Este pan resulta excelente acompañado de lascas de pavo o queso suizo y mostaza. En el desayuno me encanta comerlo en tostadas con un poquito de queso crema sin grasa. Si lo desea, puede espolvorearle sal* kosher *y algunas semillas de carvi* (caraway) *adicionales.*

TIEMPO DE HORNEADO: 30 MINUTOS

- 2 tazas de agua caliente (110°F–115°F/43°C–46°C)
- 2 cucharadas de azúcar
- 2 cucharadas de levadura seca activa
- 2 tazas de harina de centeno
- 1 cucharada de sal
- 2 cucharadas de semillas de carvi, ligeramente trituradas
- 3 tazas de harina sin blanquear
- 1 huevo
- 1 cucharada de agua
- 1 cucharada de semillas de carvi (opcional)
- 1 cucharada de sal *kosher* (opcional)

En un recipiente grande, mezcle el agua caliente y el azúcar. Espolvoree la levadura encima. Coloque el recipiente a un lado para probar la levadura de 5 a 10 minutos.

Añada la harina de centeno. Bata bien los ingredientes durante 3 minutos con una mezcladora eléctrica (o bátalos con fuerza a mano).

Añada la sal y las semillas de carvi trituradas.

Vierta la mezcla sobre un mostrador espolvoreado con harina y amásela, añadiendo la harina restante, hasta formar una masa suave que no quede pegajosa. Trabaje la masa durante 10 minutos o hasta que esté suave y elástica. Forme una bola con la masa.

Engrase ligeramente un recipiente grande con un poco de aceite. Vierta la masa en el recipiente e imprégnela de aceite.

Cubra el recipiente y póngalo en un lugar donde haya calor (80°F a 85°F/26°C a 29°C), dejando que la masa se levante durante 1 hora o hasta que adquiera el doble de su tamaño.

Engrase ligeramente una bandeja de hornear con aceite antiadherente en aerosol.

Golpee la masa y divídala a la mitad. Haga 2 panes redondos y colóquelos en la bandeja de hornear.

Cúbralos y colóquelo durante 45 minutos en un lugar donde haya calor hasta que se levante o hayan duplicado su tamaño.

Llene de agua un recipiente grande y colóquelo en la parrilla inferior del horno. Precaliente el horno a 400°F.

En una taza, bata el huevo suavemente junto con 1 cucharada de agua. Con una brocha de repostería, unte el huevo batido sobre el pan. Rocíe el pan con 1 cucharada de semillas de carvi y sal *kosher* (opcional). Con un cuchillo afilado haga cortes de ½ pulgada (1,25 cm) de profundidad sobre la parte superior de las hogazas de pan.

Hornee el pan durante 30 minutos o hasta que suene como si estuviera hueco al golpearlo suavemente por debajo. Retire el pan de la bandeja de hornear y déjelo refrescar sobre una rejilla.

Por rebanada: 99 calorías, 0,6 g de grasa total (6% de calorías), 0,2 g de grasa monoinsaturada, 0,2 g de grasa poliinsaturada, 0,1 g de grasa saturada, 3,2 g de proteínas, 20,2 g de carbohidratos, 1,5 g de fibra dietética, 9 mg de colesterol, 270 mg de sodio

Da para 2 hogazas de pan; 24 rebanadas

Pan de Maíz y Centeno

Este pan tiene un exquisito sabor y una excelente textura. Resulta fácil cortarlo en rebanadas, y es ideal para preparar sándwiches.

TIEMPO DE HORNEADO: 45 MINUTOS

2½ tazas de agua caliente (110°F–115°F/43°C–46°C)
1½ cucharadas de melaza (melado)
1 cucharada de miel
1 cucharada de levadura seca activa
4½–6 tazas de harina de trigo integral
¾ de taza de harina de maíz
¾ de taza de harina de centeno
¼ de taza de semillas de amapola
2 cucharadas de semillas de carvi (*caraway*)
1½ cucharadas de aceite de oliva
½ cucharadita de sal

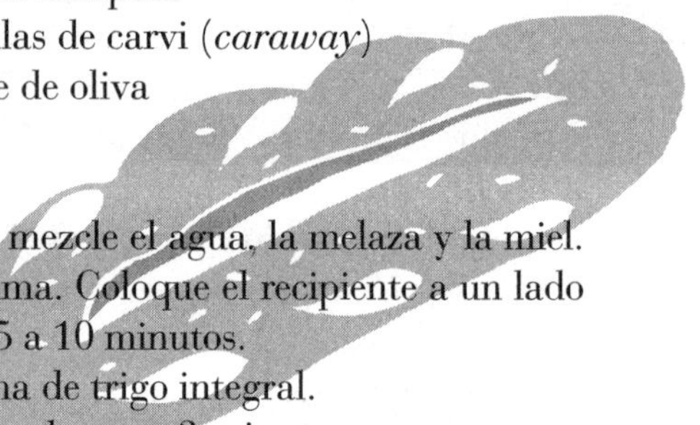

En un recipiente grande, mezcle el agua, la melaza y la miel. Espolvoree la levadura encima. Coloque el recipiente a un lado para probar la levadura de 5 a 10 minutos.

Añada 2½ tazas de harina de trigo integral.

Bata bien los ingredientes durante 3 minutos con una mezcladora eléctrica (o bátalos con fuerza a mano). Añada la harina de maíz, la harina de centeno, las semillas de amapola, las semillas de carvi, el aceite y la sal.

Vierta la mezcla sobre un mostrador espolvoreado con harina y amásela, añadiendo la harina restante, hasta formar una masa suave que no quede pegajosa. Trabaje la masa durante 10 minutos o hasta que esté suave y elástica. Forme una bola con la masa.

Engrase ligeramente un recipiente grande con un poco de aceite. Vierta la masa en el mismo e imprégnela de aceite.

Cubra el recipiente y colóquelo en un lugar donde haya calor (80°F a 85°F/26°C a 29°C), dejando que la masa se levante durante 1 hora o hasta que adquiera el doble de su tamaño.

Engrase ligeramente dos recipientes de hornear pan de 9 × 5 pulgadas (20,5 × 11,25 cm).

Golpee la masa y divídala a la mitad. Amásela durante algunos minutos y dele forma de hogazas. Colóquelas en los recipientes engrasados. Cúbralos y colóquelos durante 45 minutos en un lugar donde haya calor hasta que se levanten o hayan duplicado su tamaño.

Precaliente el horno a 350°F. Hornee los panes durante 45 minutos o hasta que suenen como si estuvieran huecos al golpearlos suavemente por debajo. Retire los panes de la bandeja de hornear y déjelos refrescar sobre una rejilla.

Por rebanada: 125 calorías, 2,2 g de grasa total (15% de calorías), 0,8 g de grasa monoinsaturada, 0,8 g de grasa poliinsaturada, 0,3 g de grasa saturada, 4,2 g de proteínas, 23,9 g de carbohidratos, 3,8 g de fibra dietética, 0 mg de colesterol, 48 mg de sodio

Da para 2 hogazas de pan; 24 rebanadas

Pan Rápido Integral de Centeno y Cebolla

Este es un pan de levadura poco habitual, el cual no es necesario amasarlo. El Pan Rápido Integral de Centeno y Cebolla tiene un ligero sabor dulce y una textura que puede catalogarse entre la del pan de levadura y la del pan de confección rápida. La algarroba es lo que le proporciona un sabor peculiar a este pan; si lo desea, puede sustituirlo por cacao en polvo.

TIEMPO DE HORNEADO: 30–35 MINUTOS

1 taza de agua caliente (110°F–115°F/43°C–46°C)
½ taza de leche descremada, caliente (110°F–115°F)
¼ de taza de melaza (melado)
2 cucharadas de levadura seca activa
3 cucharadas de mantequilla o margarina sin sal
4 cucharadas de algarroba en polvo
2¼ tazas de harina de trigo integral
1 cebolla pequeña, bien picadita
1 taza de harina de centeno
1 cucharadita de sal
1 cucharadita de leche descremada
2 cucharaditas de semillas de carvi (*caraway*)

En un recipiente grande, mezcle el agua, la leche caliente y la melaza. Espolvoree la levadura encima. Coloque entonces el recipiente a un lado para probar la levadura de 5 a 10 minutos.

En una cazuela pequeña, derrita la mantequilla o la margarina. Añada la algarroba en polvo. Déjela refrescar.

Añada la harina de trigo integral a la mezcla de la levadura.

Bata bien los ingredientes durante 3 minutos con una mezcladora eléctrica (o bátalos enérgicamente a mano). Añada la cebolla, la harina de centeno, la sal y la mezcla de algarroba. Bátala durante otros 3 minutos.

Engrase ligeramente un recipiente de hornear pan de 9 × 5 pulgadas (20,5 × 11,25 cm).

Vierta la masa en el recipiente. Cubra el recipiente y colóquelo en un lugar donde haya calor (80°F a 85°F/26°C a 29°C), dejando que la masa se levante durante 30 minutos o hasta que adquiera el doble del tamaño.

Precaliente el horno a 375°F.

Con una brocha de repostería, unte 1 cucharadita de leche sobre la parte superior del pan, y rocíele las semillas de carvi.

Hornee el pan de 30 a 35 minutos o hasta que suene como si estuviera hueco al golpearlo suavemente por debajo.

Retire el pan del recipiente y déjelo refrescar sobre una rejilla.

Por rebanada: 164 calorías, 3,8 g de grasa total (20% de calorías), 1 g de grasa monoinsaturada, 0,4 g de grasa poliinsaturada, 2 g de grasa saturada, 5,2 g de proteínas, 30,1 g de carbohidratos, 4,2 g de fibra dietética, 8 mg de colesterol, 192 mg de sodio

Da para 1 hogaza de pan; 12 rebanadas

Pan Negro a Base de Varios Tipos de Harina

Este nutritivo pan es una combinación de diversos granos integrales, lo cual ayuda a proporcionarle su color oscuro y su fragante aroma. La masa de este pan será un poquito pegajosa, ya que contiene, aparte de trigo, una gran cantidad de granos integrales.

TIEMPO DE HORNEADO: 50–60 MINUTOS

- 2½ tazas de agua caliente (110°F–115°F/43°C–46°C)
- ¼ de taza de melaza (melado)
- 2 cucharadas de miel
- 2 cucharadas de levadura seca activa
- 3 tazas de harina de trigo integral
- ¾ de taza de harina de maíz
- ¾ de taza de avena desmenuzada
- ¾ de taza de salvado de avena o de trigo
- ½ taza de harina de centeno
- ⅓ de taza de algarroba o cacao en polvo
- 3 cucharadas de aceite de oliva
- 2 cucharaditas de sal

En un recipiente grande, mezcle el agua, la melaza y la miel. Espolvoree la levadura encima. Coloque el recipiente a un lado para probar la levadura de 5 a 10 minutos.

Añada la harina de trigo integral. Bata bien los ingredientes de 3 a 5 minutos con una mezcladora eléctrica (o bátalos con fuerza a mano). Cubra el recipiente y colóquelo en un lugar donde haya calor (80°F a 85°F/26°C a 29°C), dejando que la masa se levante durante 30 minutos.

Agregue la harina de maíz, la avena, el salvado, el centeno, el cacao o la algarroba en polvo, el aceite y la sal.

Vierta la mezcla sobre un mostrador espolvoreado con harina y amásela durante 10 minutos, añadiendo más harina de trigo integral, si es necesario, para formar una masa suave que no sea pegajosa. (No añada demasiada harina, ya que el pan quedaría muy pesado.) Forme una bola con la masa.

Engrase ligeramente un recipiente grande con un poco de aceite. Vierta la masa en el recipiente e imprégnela de aceite. Cubra el recipiente y colóquelo en un lugar donde haya calor (80°F a 85°F), dejando que la masa se levante durante 1 hora o hasta que adquiera el doble del tamaño.

Golpee la masa. Amásela durante algunos minutos y vuelva a verterla en el recipiente. Cúbrala y deje que se levante de 30 a 45 minutos o hasta que adquiera el doble de tamaño. Engrase ligeramente una bandeja de hornear y espolvoréela con avena.

Vuelva a golpear la masa y divídala a la mitad.

Dele forma de hogazas redondas y colóquelas en la bandeja de hornear engrasada.

(continúa)

Cúbralas y colóquelas de 15 a 30 minutos en un lugar donde haya calor para que se levanten.

Precaliente el horno a 350°F. Hornee el pan de 50 a 60 minutos o hasta que suene como si estuviera hueco al golpearlo suavemente por debajo.

Retire el pan de la bandeja de hornear y déjelo refrescar sobre una rejilla.

Por rebanada: 122 calorías, 2,6 g de grasa total (17% de calorías), 1,5 g de grasa monoinsaturada, 0,5 g de grasa poliinsaturada, 0,4 g de grasa saturada, 3,9 g de proteínas, 23,7 g de carbohidratos, 3,5 g de fibra dietética, 0 mg de colesterol, 184 mg de sodio

Da para 2 hogazas de pan; 24 rebanadas

Pan de Arroz Silvestre

*El arroz silvestre (*wild rice*) no guarda ninguna relación con el arroz blanco o el moreno. En realidad es una planta acuática que se cocina y se utiliza como si fuera arroz. Me gusta el arroz silvestre que no quede demasiado cocinado. En esta receta, el arroz le proporciona al pan un sabor y una textura ligeramente terrosa. Usted podrá cocinar el arroz silvestre con anticipación y guardarlo en el refrigerador hasta que vaya a utilizarlo.*

TIEMPO DE HORNEADO: 45 MINUTOS

- 1½ tazas de agua
- ¾ de taza de arroz silvestre, lavado
- 2½ tazas de agua caliente (110°F–115°F/43°C–46°C)
- ½ taza de azúcar o miel
- 2 cucharadas de levadura seca activa
- 5 tazas de harina de trigo integral
- 2 cucharaditas de sal
- 2–4 tazas de harina sin blanquear

En una cazuela mediana, vierta 1½ tazas de agua. Cuando alcance el punto de hervor, añada el arroz silvestre y continúe hirviéndola.

Reduzca el fuego y cocínelo a baja temperatura durante 45

minutos o hasta que absorba el agua. Colóquelo a un lado para se enfríe.

En un recipiente grande, vierta el agua caliente. Añada 1 cucharada de azúcar o miel, y espolvoree la levadura encima.

Coloque el recipiente a un lado para probar la levadura de 5 a 10 minutos.

Añada 2½ tazas de harina de trigo integral.

Bata bien los ingredientes durante 3 minutos con una mezcladora eléctrica (o bátalos con fuerza mano). Agregue la sal, el arroz silvestre y el resto del azúcar o de la miel.

Vierta la mezcla sobre un mostrador espolvoreado con mucha harina, añadiendo las otras 2½ tazas de harina de trigo integral y suficiente harina sin blanquear, a fin de obtener una masa que se pueda trabajar. Amásela durante 10 minutos o hasta que la masa esté suave y elástica y sólo un poquito pegajosa.

Forme una bola con la masa.

Engrase ligeramente un recipiente grande con un poco de aceite. Vierta la masa en el mismo e imprégnela de aceite.

Cubra el recipiente y colóquelo en un lugar donde haya calor (80°F a 85°F/26°C a 29°C), dejando que la masa se levante durante 1 hora o hasta que adquiera el doble de su tamaño.

Engrase ligeramente 2 recipientes de hornear pan de 9 × 5 pulgadas (20,5 × 11,25 cm).

Golpee la masa y divídala a la mitad.

Forme 2 hogazas de pan y colóquelas en los recipientes engrasados.

Cúbralas y colóquelas de 30 a 45 minutos donde haya calor para que se levanten, o hasta que dupliquen su tamaño.

Precaliente el horno a 350°F.

Hornee el pan durante 45 minutos o hasta que suene como si estuviera hueco al golpearlo suavemente por debajo.

Retire los panes de los recipientes. Déjelos refrescar sobre una rejilla.

Por rebanada: 160 calorías, 0,7 g de grasa total (4% de calorías), 0,1 g de grasa monoinsaturada, 0,3 g de grasa poliinsaturada, 0,1 g de grasa saturada, 5,6 g de proteínas, 34,4 g de carbohidratos, 3,5 g de fibra dietética, 0 mg de colesterol, 179 mg de sodio

Da para 2 hogazas de pan; 24 rebanadas

Pan de Aceitunas

Las aceitunas y la harina de trigo integral se combinan para crear un pan integral salpicado con pequeños puntos negros. Si lo desea, podrá añadirle un poquito de romero o salvia para obtener un sabor diferente.

TIEMPO DE HORNEADO: 40 MINUTOS

- 1 taza de agua caliente (110°F–115°F/43°C–46°C)
- 1 cucharada de levadura seca activa
- 3–3½ tazas de harina de trigo integral
- 1 cucharadita de aceite de oliva
- 1 cebolla, bien picadita
- 36 aceitunas negras pequeñas, sin semillas y picadas
- 1 cucharadita de sal
- ½–1 cucharadita de romero seco o salvia seca (opcional)

Vierta el agua en un recipiente grande, y espolvoree la levadura encima. Coloque el recipiente a un lado para probar la levadura de 5 a 10 minutos.

Añada 1 taza de harina de trigo integral. Bata bien los ingredientes durante 3 minutos con una mezcladora eléctrica (o bátalos con fuerza a mano).

Caliente el aceite a fuego mediano en un sartén pequeño.

Añada las cebollas y sofríalas durante 5 minutos o hasta que se ablanden.

Agréguelas a la masa.

Añada las aceitunas, la sal y el romero o la salvia (opcional).

Vierta la mezcla sobre un mostrador espolvoreado con harina, añadiendo una cantidad suficiente de la harina restante para obtener una masa suave que no quede pegajosa. Amásela durante 10 minutos o hasta que la masa esté suave y elástica. Forme una bola con la masa.

Engrase ligeramente un recipiente grande con un poco de aceite. Vierta la masa en el mismo e imprégnela de aceite.

Cubra el recipiente y colóquelo en un lugar donde haya calor (80°F a 85°F/26°C a 29°C), dejando que la masa se levante durante 1 hora o hasta que adquiera el doble del tamaño.

Engrase ligeramente una bandeja de hornear pan y espolvoréele harina.

Golpee la masa y amásela durante unos minutos más.

Forme una hogaza redonda y colóquela en la bandeja.

Cúbrala ligeramente y colóquela en un lugar donde haya calor, durante 40 minutos o hasta que duplique el tamaño.

Precaliente el horno a 375°F.

Espolvoree la hogaza con harina.

Hornee el pan durante 40 minutos. Retire el pan de la bandeja de hornear y déjelo refrescar sobre una rejilla.

Por rebanada: 128 calorías, 3 g de grasa total (19% de calorías), 1,6 g de grasa monoinsaturada, 0,4 g de grasa poliinsaturada, 0,4 g de grasa saturada, 4,9 g de proteínas, 23,6 g de carbohidratos, 4,3 g de fibra dietética, 0 mg de colesterol, 237 mg de sodio

Da para 1 hogaza de pan; 12 rebanadas

Pan de *Yams* y Miel

Para preparar esta receta, desmenuzo yams *(camotes, batatas,* sweet potatoes*) de color anaranjado y los incorporo a una masa endulzada con miel. Este es uno de mis panes favoritos. Al salir del horno es suave y fácil de comer. También es excelente en tostadas para el desayuno y para preparar sándwiches —a mis hijos pequeños les encanta comerlos en el almuerzo con mantequilla de cacahuate (*peanut butter*) y jalea de frutas.*

Esta receta alcanza para hacer 3 hogazas de pan. Si lo desea, con una parte de la masa podrá preparar algunos panecillos individuales para la comida. El pan y los panecillos se conservan bien en congelación, aunque en mi hogar rara vez les dan tiempo a llegar al congelador.

TIEMPO DE HORNEADO: 45 MINUTOS

- 3 tazas de agua caliente (110°F–115°F/43°C–46°C)
- 1½ tazas de miel
- 2 cucharadas de levadura seca activa
- 7½ tazas de harina de trigo integral
- 4 tazas de *yams*, desmenuzados
- 2 cucharaditas de sal
- 6 tazas de harina sin blanquear

En un recipiente grande, mezcle el agua caliente y 1 cucharada de azúcar o miel. Espolvoree la levadura encima. Coloque el recipiente a un lado para probar la levadura de 5 a 10 minutos.

Añada 3 tazas de harina de trigo integral. Bata bien los ingredientes durante 3 minutos con una mezcladora eléctrica (o bátalos con fuerza a mano). Agregue los *yams*, la sal, y el resto de la miel.

Vierta la mezcla sobre un mostrador espolvoreado con harina, añadiendo las otras 4½ tazas de harina de trigo integral, así como suficiente harina sin blanquear, a fin de obtener una masa que se pueda trabajar. Amásela durante 10 minutos o hasta que esté suave y elástica. Forme una bola con la masa.

Engrase ligeramente un recipiente grande con un poco de aceite. Vierta la masa en el mismo e imprégnela de aceite.

Cubra el recipiente y colóquelo en un lugar donde haya calor (80°F a 85°F/26°C a 29°C), dejando que la masa se levante durante 1 hora o hasta que adquiera el doble de su tamaño.

Engrase ligeramente 3 recipientes de hornear pan de 9 × 5 pulgadas (20,5 × 11,25 cm).

Golpee la masa y divídala en 3 partes.

Forme 3 hogazas y colóquelas en los recipientes engrasados.

Cúbralas y colóquelas de 30 a 45 minutos en un lugar donde haya calor para que se levanten, o hasta que dupliquen su tamaño.

Precaliente el horno a 350°F.

Hornee los panes durante 45 minutos o hasta que suenen como si estuvieran huecos al golpearlos suavemente por debajo.

Retire los panes de los recipientes. Déjelos refrescar sobre una rejilla.

Por rebanada: 224 calorías, 0,7 g de grasa total (3% de calorías), 0,1 g de grasa monoinsaturada, 0,3 g de grasa poliinsaturada, 0,1 g de grasa saturada, 6,1 g de proteínas, 49,8 g de carbohidratos, 3,7 g de fibra dietética, 0 mg de colesterol, 123 mg de sodio

Da para 3 hogazas grandes de pan; 36 rebanadas

Pan de Manzanas y Nueces

Este pan contiene una gran cantidad de suaves trocitos de manzanas y crujientes pedacitos de nueces. Estos ingredientes, además de la canela, son los que hacen que salga del horno un aroma incomparable cuando se está haciendo este pan. Es un pan magnífico para servirlo especialmente en la merienda y el desayuno.

TIEMPO DE HORNEADO: 45 MINUTOS

2	tazas de agua caliente (110°F–115°F/43°C–46°C)
¾	de taza de miel
2	cucharadas de levadura seca activa
6–6½	tazas de harina de trigo integral
2	manzanas ácidas, peladas, sin semillas y picadas
1	taza de nueces, picadas
1	cucharada de canela molida
2	cucharaditas de sal
2	tazas de harina sin blanquear

En un recipiente grande, mezcle el agua caliente y 1 cucharada de la miel. Espolvoree la levadura encima. Coloque el recipiente a un lado para probar la levadura de 5 a 10 minutos.

Añada 2 tazas de harina de trigo integral. Bata bien los ingredientes durante 3 minutos con una mezcladora eléctrica (o bátalos con fuerza a mano).

Agregue las manzanas, las nueces, la canela, la sal y el resto de la miel y vaya revolviéndolos.

Añada las dos tazas de harina sin blanquear a la mezcla y siga revolviendo.

Vierta la mezcla sobre un mostrador espolvoreado con harina, añadiendo una cantidad suficiente de la harina integral restante, a fin de obtener una masa que se pueda trabajar. Amásela durante 10 minutos o hasta que esté suave y elástica y sólo un poco pegajosa.

Forme una bola con la masa.

Engrase ligeramente un recipiente grande con un poco de aceite. Vierta la masa en el mismo e imprégnela de aceite.

Cubra el recipiente y colóquelo en un lugar donde haya calor (80°F a 85°F/26°C a 29°C), dejando que la masa se levante durante 1 hora o hasta que adquiera el doble de su tamaño.

Engrase ligeramente dos recipientes de hornear pan de 9 × 5 pulgadas (20,5 × 11,25 cm).

Golpee la masa y divídala a la mitad.

Forme 2 hogazas y colóquelas en los recipientes engrasados.

Cúbralas y colóquelas durante 45 minutos en un lugar donde haya calor para que se puedan levantar.

Precaliente el horno a 375°F.

Hornee los panes durante 45 minutos o hasta que suenen como si estuvieran huecos al golpearlos suavemente por debajo.

Retire los panes de los recipientes. Déjelos refrescar sobre una rejilla.

Por rebanada: 213 calorías, 3,7 g de grasa total (15% de calorías), 0,8 g de grasa monoinsaturada, 2,2 g de grasa poliinsaturada, 0,3 g de grasa saturada, 6,8 g de proteínas, 41 g de carbohidratos, 4,4 g de fibra dietética, 0 mg de colesterol, 180 mg de sodio

Da para 2 hogazas de pan; 24 rebanadas

Pan Enrollado de Canela y Pasas

Este pan de levadura, que se enrolla en forma de espiral, se rellena con pasas, canela, miel y azúcar. Como podrá imaginarse por los ingredientes, mientras se hornea este pan del horno sale un aroma tentador. Al cortarlo en rebanadas, el aspecto de este Pan Enrollado de Canela y Pasas será tan agradable como su olor. Pruébelo también en tostadas.

Para la merienda es un pan excelente. De hecho, es uno de los favoritos en nuestro hogar; por ese motivo, preparo el doble de la receta y horneo 4 hogazas de pan de una sola vez. Pongo a congelar dos hogazas; guardo la tercera en el refrigerador; y, cuando voy a buscar la cuarta para ver si se refrescó, me doy cuenta de que ya ha desaparecido.

TIEMPO DE HORNEADO: 35–50 MINUTOS

Masa

- 1 taza de leche descremada caliente (110°F–115°F/ 43°C–46°C)
- 1 taza de agua caliente (110°F–115°F)
- ¼ de taza de miel o sirope (almíbar) de arce
- 1 cucharada de levadura seca activa
- ½ cucharadita de sal
- 4½–5½ tazas de harina de trigo integral
- 2 cucharadas de mantequilla o margarina sin sal, derretida
- 1 cucharada de vainilla
- ½ cucharadita de extracto de limón o corteza de limón rallada
- ½ cucharadita de canela molida
- ¼ de cucharadita de nuez moscada molida

Relleno

- ¼ de taza de azúcar blanco o moreno
- 1 cucharada de canela molida
- ½ cucharadita de nuez moscada molida
- 2 cucharadas de miel
- 2 cucharadas de mantequilla o margarina sin sal, derretida
- ¾ de taza de pasas

Para hacer la masa: En un recipiente grande, mezcle la leche, el agua, y la miel o el sirope (almíbar) de arce. Espolvoréele la levadura encima. Coloque el recipiente a un lado para probar la levadura de 5 a 10 minutos.

Añada la sal y 2 tazas de harina de trigo integral. Bata bien los ingredientes durante 3 minutos con una mezcladora eléctrica (o bátalos con fuerza a mano).

Agregue la mantequilla o la margarina, la vainilla, el extracto o la corteza de limón, la canela y la nuez moscada, revolviéndolo todo para formar una mezcla.

Vierta la mezcla sobre un mostrador espolvoreado con harina, añadiendo una cantidad suficiente de la harina integral restante, a fin de obtener una masa que se pueda trabajar. Amásela durante 10 minutos o hasta que esté suave y elástica. Forme una bola con la masa.

(continúa)

Engrase ligeramente un recipiente grande con un poco de aceite. Vierta la masa en el mismo e imprégnela de aceite. Cubra el recipiente y colóquelo en un lugar donde haya calor (80°F a 85°F/26°C a 29°C), dejando que la masa se levante durante 1 hora o hasta que adquiera el doble del tamaño.

Engrase ligeramente dos recipientes de hornear pan de 9 × 5 pulgadas (20,5 × 11,25 cm).

Golpee la masa, amásela varias veces y divídala a la mitad. Enrolle cada una de las partes formando un rectángulo de alrededor de 9 × 12 pulgadas (20,5 × 30,5 cm).

Para hacer el relleno: En una taza, combine el azúcar, la canela y la nuez moscada.

En otra taza, mezcle la miel y la mantequilla o la margarina.

Con una brocha de repostería, unte la mezcla de miel a cada parte de la masa. Espolvoree la mezcla de azúcar y pasas por encima.

Enrolle la masa a lo largo, apriete los extremos para cerrarlos y coloque los panes en los recipientes engrasados.

Cúbralos y colóquelos durante 30 minutos en un lugar donde haya calor, o hasta que dupliquen su tamaño.

Precaliente el horno a 350°F. Hornee el pan de 35 a 50 minutos o hasta que esté ligeramente dorado por arriba.

Retire los panes de los recipientes. Déjelos refrescar sobre una rejilla.

Por rebanada: 140 calorías, 2,5 g de grasa total (15% de calorías), 0,7 g de grasa monoinsaturada, 0,3 g de grasa poliinsaturada, 1,4 g de grasa saturada, 3,8 g de proteínas, 27,5 g de carbohidratos, 3,1 g de fibra dietética, 6 mg de colesterol, 52 mg de sodio

Da para 2 hogazas de pan; 24 rebanadas

Pan *Muesli*

Este pan es ideal para el desayuno o la merienda si lo acompaña de mermelada o queso crema sin grasa. Su interior va relleno de frutas, nueces, semillas y otros ingredientes que le proporcionan una textura nutritiva. Si a usted realmente le gusta el pan compacto, sustituya la harina sin blanquear por harina de trigo integral. Este es uno de los panes favoritos de Robert cuando él quiere merendar.

TIEMPO DE HORNEADO: 45 MINUTOS

- 2 tazas de agua caliente (110°F–110°F/43°C–46°C)
- 2 cucharadas de miel
- 2 cucharadas de levadura seca activa
- 4–4½ tazas de harina sin blanquear
- 1 taza de avena desmenuzada
- 1 taza de harina integral (por ejemplo, de centeno, maíz, arroz integral, avena o mijo)
- ½ taza de albaricoques secos, picados
- ½ taza de pasas u otras frutas secas
- 1 manzana pelada, sin semillas y picada
- ¼ de taza de nueces, picadas
- ¼ de taza de semillas de girasol
- ¼ de taza de semillas de calabaza
- ¼ de taza de semillas de sésamo
- ¼ de taza de salvado de avena o salvado de trigo
- 1 cucharada de sal

En un recipiente grande, mezcle el agua y la miel. Espolvoree la levadura encima. Coloque el recipiente a un lado para probar la levadura de 5 a 10 minutos.

Añada 2 tazas de harina sin blanquear. Bata bien los ingredientes durante 3 minutos con una mezcladora eléctrica (o bátalos con fuerza a mano).

Agregue la avena, la harina integral, los albaricoques, las pasas u otras frutas secas, la manzana, las nueces, las semillas de girasol, las semillas de calabaza, las semillas de sésamo, el salvado de avena o de trigo, y la sal.

Vierta la mezcla sobre un mostrador espolvoreado con harina, añadiendo una cantidad suficiente de la harina sin blanquear restante, a fin de obtener una masa que se pueda trabajar y sea ligeramente pegajosa. Amásela durante 10 minutos o hasta que esté suave y elástica. Forme una bola con la masa.

Engrase ligeramente un recipiente grande con un poco de aceite. Vierta la masa en el mismo e imprégnela de aceite. Cubra el recipiente y colóquelo en un lugar donde haya calor (80°F a 85°F/26 a 29°C), dejando que la masa se levante durante 1 hora o hasta que la masa haya adquirido el doble de su tamaño.

Engrase ligeramente una bandeja de hornear.

Golpee la masa y divídala a la mitad. Forme 2 hogazas redondas y colóquelas en la bandeja engrasada. Cúbralas y colóquelas durante 45 minutos en un lugar donde haya calor o hasta que adquieran el doble de su tamaño.

Precaliente el horno a 350°F. Hornee los panes durante 45 minutos o hasta que suenen como si estuvieran huecos al golpearlos suavemente por debajo. Retire los panes de los recipientes. Déjelos refrescar sobre una rejilla.

Por rebanada: 165 calorías, 3,5 g de grasa total (19% de calorías), 0,9 g de grasa monoinsaturada, 1,8 g de grasa poliinsaturada, 0,4 g de grasa saturada, 5,2 g de proteínas, 29,6 g de carbohidratos, 2,4 g de fibra dietética, 0 mg de colesterol, 269 mg de sodio

Da para 2 hogazas de pan; 24 rebanadas

Rollitos de Canela

Los panecillos de canela tradicionales se confeccionan con harina blanca y un sirope (almíbar) viscoso que contiene mucha grasa. Mi versión es baja en grasa y para hacerla utilizo harina de trigo integral. Estos rollitos son deliciosos y tienen un gran tamaño; por lo tanto, son adecuados para satisfacer el apetito durante el desayuno o la merienda.

TIEMPO DE HORNEADO: 20–25 MINUTOS

- ⅓ de taza de agua caliente (110°F–115°F/43°C–46°C)
- 1 cucharadita + ½ taza de miel
- 2 cucharadas de levadura seca activa
- 2 tazas de leche descremada caliente (110°F–115°F/43°C–46°C)
- 2 huevos
- 1 cucharadita de sal
- 2 tazas de harina sin blanquear
- 5–6 tazas de harina de trigo integral

4 cucharadas de mantequilla o margarina, derretida
1¾ tazas de azúcar moreno
3 cucharadas de canela molida
2 tazas de pasas (opcional)

En un recipiente grande, mezcle el agua y 1 cucharadita de miel. Espolvoree la levadura encima. Coloque el recipiente a un lado para probar la levadura de 5 a 10 minutos.

Añada la leche, los huevos, la sal y la restante ½ taza de miel. Agregue la harina sin blanquear y 2 tazas de harina de trigo integral. Bata bien los ingredientes durante 3 minutos con una mezcladora eléctrica (o bátalos con fuerza a mano).

Vierta la mezcla sobre un mostrador espolvoreado con harina, añadiendo una cantidad suficiente de la harina de trigo integral restante, a fin de obtener una masa que se pueda trabajar. Amásela durante 10 minutos o hasta que esté suave y elástica. Forme una bola con la masa.

Engrase ligeramente un recipiente grande con un poco de aceite. Vierta la masa en el recipiente e imprégnela de aceite. Cubra el recipiente y colóquelo en un lugar donde haya calor (80°F a 85°F/26°C a 29°C), dejando que la masa se levante durante 1 hora o hasta que adquiera el doble de su tamaño.

Engrase ligeramente un molde de hornear de 12 × 16 pulgadas (30,5 × 39 cm), y luego úntele un poco de mantequilla o margarina con una brocha de repostería. Rocíele ¼ de la taza de azúcar moreno y una cucharada de canela.

Golpee la masa sobre el mostrador ligeramente espolvoreado con harina. Extienda la masa en forma de un gran rectángulo de 18 × 24 pulgadas (45 × 60 cm).

Con la brocha de repostería, úntele a la masa el resto de la mantequilla o de la margarina. Rocíele las pasas (en caso de usarlas), las restantes 1½ tazas de azúcar moreno y las restantes 2 cucharadas de canela.

Comenzando por la parte larga, enrolle la masa, y apriete los bordes y los extremos para cerrarlos. Con un cuchillo afilado, corte la masa en 12 rebanadas iguales.

Coloque las rebanadas en el molde con sus partes cortadas boca arriba, dejando alrededor de 1 pulgada (2,5 cm) de separación entre las mismas.

(continúa)

Colóquelas en un lugar donde haya calor, dejando que se levanten durante 45 minutos o hasta que adquieran el doble de su tamaño.

Precaliente el horno a 350°F. Hornee el pan de 20 a 25 minutos o hasta que los rollitos estén dorados por encima. Saque los rollitos del horno y déjelos refrescar dentro del molde.

Cada rollito: 557 calorías, 6,4 g de grasa total (10% de calorías), 1,7 g de grasa monoinsaturada, 0,8 g de grasa poliinsaturada, 3,1 g de grasa saturada, 13,1 g de proteínas, 118,7 g de carbohidratos, 8 g de fibra dietética, 47 mg de colesterol, 229 mg de sodio

Da para 12 rollitos

Palitos de Pan Franceses

Estos palitos de pan tienen forma de largas roscas. Son muy húmedos y en su elaboración se emplea una buena cantidad de semillas de amapola y sésamo.

TIEMPO DE HORNEADO: 20–30 MINUTOS

- 1¼ tazas de agua caliente (110°F–115°F/43°C–46°C)
- 2 cucharadas de miel
- 1 cucharada de levadura seca activa
- ½ cucharadita de sal
- 1½ tazas de harina de trigo integral
- 1½ tazas de harina sin blanquear
- 1 clara de huevo
- 1 cucharada de aceite de *canola* o de oliva
- 3 cucharadas de semillas de amapola
- 1 cucharada de semillas de sésamo
- 1 cucharadita de ajo en polvo

En un recipiente grande, mezcle el agua y la miel. Espolvoree la levadura encima. Coloque el recipiente a un lado para probar la levadura de 5 a 10 minutos.

Añada la sal y 1 taza de harina de trigo integral. Bata bien los ingredientes durante 3 minutos con una mezcladora eléctrica (o bátalos con fuerza a mano).

Vierta la mezcla sobre un mostrador espolvoreado con harina, añadiendo una cantidad suficiente de la harina sin blanquear restante, a fin de obtener una masa que se pueda trabajar. Amásela durante 10 minutos o hasta que esté suave y elástica. Forme una bola con la masa.

Engrase ligeramente un recipiente grande. Vierta la masa en el recipiente e imprégnela de aceite. Cubra el recipiente y colóquelo en un lugar donde haya calor (80°F a 85°F/26°C a 29°C), dejando que la masa se levante durante 1 hora o hasta que adquiera el doble de su tamaño.

Engrase ligeramente una bandeja de hornear.

Golpee la masa y divídala en 12 partes. Haga una hebra larga con cada parte y retuérzale los extremos varias veces en forma de espiral. Coloque los palitos de pan en la bandeja engrasada, dejándoles espacio para que aumenten de tamaño. (Como la masa tenderá a desenroscarse un poco, apriete los extremos de los palitos de pan para que se mantengan en su lugar.)

Cúbralos ligeramente y colóquelos en un lugar donde haya calor de 20 a 30 minutos o hasta que adquieran el doble del tamaño.

En una taza, mezcle la clara de huevo y el aceite. En otra taza, mezcle las semillas de amapola, las de sésamo, y el ajo en polvo.

Precaliente el horno a 375°F. Con una brocha de repostería, únteles la mezcla de huevo batido y rocíelos con la mezcla de semillas. Hornee los palitos de pan de 20 a 30 minutos o hasta que se doren ligeramente. Deje que se refresquen ligeramente antes de servirlos.

Cada palito de pan: 149 calorías, 2,9 g de grasa total (17% de calorías), 1 g de grasa monoinsaturada, 1,3 g de grasa poliinsaturada, 0,3 g de grasa saturada, 4,9 g de proteínas, 26,8 g de carbohidratos, 2,4 g de fibra dietética, 0 mg de colesterol, 95 mg de sodio

Da para 12 palitos de pan

Bagels Integrales

Si usted tiene la suerte de contar en el área donde vive con un establecimiento donde venden bagels, *busque los que se elaboran a base de harina de trigo integral o de diversos granos. Pero si donde usted vive no puede conseguir los* bagels *adecuados, no le será difícil hacerlos en su hogar. Los* bagels *de granos integrales se conservan bien en congelación y son deliciosos si los sirve a la temperatura ambiente o tostados.*

Es conveniente añadir bicarbonato de sodio y crémor tártaro al agua donde hierva los bagels, *ya que así evitará que se encojan mientras se cocinan.*

TIEMPO DE HORNEADO: 15–20 MINUTOS

3 tazas de agua caliente (110°F–115°F/43°C–46°C)
3 cucharadas de miel
2 cucharadas de levadura seca activa
1 cucharadita de sal
8 tazas de harina de trigo integral
2 cucharadas de bicarbonato de sodio
1 cucharada de crémor tártaro

En un recipiente grande, mezcle el agua y la miel. Espolvoree la levadura encima. Coloque el recipiente a un lado para probar la levadura de 5 a 10 minutos.

Añada la sal y 3 tazas de harina. Bata bien los ingredientes durante 3 minutos con una mezcladora eléctrica (o bátalos enérgicamente a mano).

Vierta la mezcla sobre un mostrador espolvoreado con harina, añadiendo una cantidad suficiente de la harina restante a fin de obtener una masa suave que se pueda trabajar.

Amásela durante 10 minutos o hasta que esté suave y elástica. Forme una bola con la masa.

Engrase ligeramente un recipiente grande. Vierta la masa en el mismo e imprégnela de aceite. Cubra el recipiente y colóquelo en un lugar donde haya calor (80°F a 85°F/26°C a 29°C), dejando que la masa se levante durante 1 hora o hasta que adquiera el doble de su tamaño.

Ponga a la candela una olla grande con agua. Cuando alcance el punto de hervor, añada el bicarbonato de sodio y el crémor tártaro.

Golpee la masa y divídala en 16 partes. Amase las partes individualmente, formando con cada una de ellas una soga (cuerda) de 7 a 8 pulgadas (17,5 cm a 20 cm). Vierta una gota de agua en cada extremo y una los mismos suavemente, formando un círculo.

Vierta algunos *bagels* en el agua hirviente (no eche muchos, ya que aumentan de tamaño). Hiérvalos durante 2 minutos. Vire los *bagels* con una cuchara que tenga ranuras, y deje que hiervan durante otros 2 minutos.

Saque los *bagels* del agua y colóquelos sobre una rejilla para que se escurran. Hierva el resto de los *bagels* según el mismo procedimiento.

Engrase ligeramente una bandeja de hornear y coloque encima los *bagels*.

Precaliente el horno a 400°F. Hornéelos de 15 a 20 minutos, o hasta que se tuesten y se doren ligeramente.

Cada bagel*: 220 calorías, 1,2 g de grasa total (5% de calorías), 0,2 g de grasa monoinsaturada, 0,5 g de grasa poliinsaturada, 0,2 g de grasa saturada, 8,8 g de proteínas, 47,3 g de carbohidratos, 7,6 g de fibra dietética, 0 mg de colesterol, 136 mg de sodio*

Da para 16 bagels

Variaciones

Semillas de amapola: Bata un huevo ligeramente y, con una brocha de repostería, úntele un poco de esa mezcla a cada *bagel* antes de hornearlo. Rocíeles semillas de amapola. (También podrá utilizar semillas de sésamo, cebollas trituradas o ajos triturados en vez de semillas de amapola.)

Cada bagel*: 225 calorías, 1,5 g de grasa total (6% de calorías), 0,2 g de grasa monoinsaturada, 0,7 g de grasa poliinsaturada, 0,2 g de grasa saturada, 9,1 g de proteínas, 47,5 g de carbohidratos, 7,6 g de fibra dietética, 0 mg de colesterol, 140 mg de sodio*

Canela y pasas: Utilice ½ taza de miel en vez de 3 cucharadas. Añádale a la masa ¾ de taza de pasas y 1 cucharada de canela molida después de batirla bien, pero mucho antes de agregarle más harina.

Cada bagel*: 262 calorías, 1,2 g de grasa total (4% de calorías), 0,2 g de grasa monoinsaturada, 0,5 g de grasa poliinsaturada, 0,2 g de grasa saturada, 9 g de proteínas, 58,4 g de carbohidratos, 7,9 g de fibra dietética, 0 mg de colesterol, 138 mg de sodio*

Manzana y canela: Utilice ½ taza de miel en vez de 3 cucharadas. Añádale a la masa 2 tazas de manzanas peladas y picadas, y 1 cucharada de canela molida después de batirla bien, pero mucho antes de agregarle más harina.

Cada bagel*: 251 calorías, 1,3 g de grasa total (4% de calorías), 0,2 g de grasa monoinsaturada, 0,5 g de grasa poliinsaturada, 0,2 g de grasa saturada, 8,8 g de proteínas, 47,3 g de carbohidratos, 7,8 g de fibra dietética, 0 mg de colesterol, 137 mg de sodio*

Pumpernickel: Añádale a la masa 1 taza de harina de centeno, 1 cucharada de melaza (melado) y 2 cucharaditas de semillas de carvi (*caraway*) después de batirla bien, pero mucho antes de agregarle más harina.

Cada bagel*: 246 calorías, 1,3 g de grasa total (5% de calorías), 0,2 g de grasa monoinsaturada, 0,5 g de grasa poliinsaturada, 0,2 g de grasa saturada, 9,4 g de proteínas, 53,1 g de carbohidratos, 8,4 g de fibra dietética, 0 mg de colesterol, 138 mg de sodio*

Panes rellenos

Resulta fácil confeccionar panes rellenos. Solamente tiene que moldear la masa en forma de un rectángulo grande y untarle la cantidad de ingredientes que usted desee. Antes de hornear la masa, enróllela como si fuera a hacer un rollito relleno con jalea. Cuando corte el pan en rebanadas, el relleno parecerá formar un espiral dentro del mismo.

Los deliciosos panes rellenos cuyas recetas ofrecemos a continuación son excelentes para acompañar el almuerzo o una comida ligera. Junto con una ensalada o una sopa, son una comida completa. También son muy sabrosos para la merienda.

Los panes rellenos se conservan bien en congelación. Son deliciosos si los sirve calientes, pero fríos también son muy buenos. Utilice mi receta como punto de partida para hacer sus propias creaciones. He aquí algunos de los rellenos favoritos de mi familia.

■ Pechuga de pavo ahumada, queso *provolone* con poca grasa, mostaza *Dijon* y pimientos asados
■ Tomates secados al sol, albahaca fresca, queso parmesano y tomates italianos
■ Frijoles (habichuelas) negros, queso *cheddar* parcialmente descremado, pimientos jalapeños, cilantro y crema agria sin grasa
■ *Ratatouille* (página 317) y queso *mozzarella* parcialmente descremado
■ Salteado a base de carne de pavo molida, cebollas, champiñones, zanahorias, tomillo, albahaca, mostaza *Dijon* y queso parcialmente descremado

Pan Relleno de Espinacas y Queso *Feta*

Si lo prefiere, podrá sustituir la masa indicada a continuación por masa congelada que se adquiere en el mercado. Sólo tendrá que descongelarla antes de preparar la receta.

Podrá utilizar el doble de ingredientes para el relleno, si así lo desea, pero creo que no es realmente necesario, ya que los sabores son suficientemente fuertes. Para que el pan sea más sustancioso, use harina de trigo integral.

TIEMPO DE HORNEADO: 45 MINUTOS

Masa

2 tazas de agua caliente (110°F–115°F/43°C–46°C)
1 cucharada de azúcar o miel
2 cucharadas de levadura seca activa
2 tazas de harina de trigo integral
1½ cucharaditas de sal
3–3½ tazas de harina sin blanquear

Relleno

2 cucharaditas de aceite de oliva
½ taza de cebollas rojas, picadas
10 dientes de ajo, cortados en rebanadas bien finas
10 onzas (235 gramos) de espinacas, cortadas en pedazos grandes
2 cucharaditas de azúcar
Sal

(continúa)

Pimienta negra recién molida
1 taza de queso suizo parcialmente descremado, desmenuzado
4 onzas (227 gramos) de queso *feta*, desmoronado
1 huevo, ligeramente batido
2 cucharadas de semillas de amapola o de sésamo

Para hacer la masa: En un recipiente grande, mezcle el agua con el azúcar o la miel o el sirope (almíbar) de arce. Espolvoree la levadura encima. Coloque el recipiente a un lado para probar la levadura de 5 a 10 minutos.

Añada la harina de trigo integral y la sal. Bata bien los ingredientes durante 3 minutos con una mezcladora eléctrica (o bátalos con fuerza a mano).

Vierta la mezcla sobre un mostrador espolvoreado con harina, añadiendo una cantidad suficiente de la harina sin blanquear restante, a fin de obtener una masa que se pueda trabajar. Amásela durante 10 minutos o hasta que esté suave y elástica. Forme una bola con la masa.

Engrase ligeramente un recipiente grande con un poco de aceite. Vierta la masa en el recipiente e imprégnela de aceite. Cubra el recipiente y colóquelo en un lugar donde haya calor (80°F a 85°F/26°C a 29°C), dejando que la masa se levante durante 1 hora o hasta que adquiera el doble del tamaño.

Para hacer el relleno: Caliente el aceite a fuego mediano en un sartén grande antiadherente.

Añada las cebollas y el ajo. Sofríalos durante 3 minutos. Agregue las espinacas, el azúcar, así como la sal y la pimienta a gusto.

Cocine la mezcla, revolviendo constantemente, durante 10 minutos o hasta que se haya evaporado casi todo el líquido. Coloque el sartén a un lado.

Engrase ligeramente una bandeja de hornear.

Golpee la masa y divídala a la mitad. Coloque ambas partes en un mostrador ligeramente espolvoreado con harina y entonces amáselas para formar dos rectángulos de 10 × 15 pulgadas (25 × 37,5 cm).

Vierta, de manera uniforme, el queso suizo, el queso *feta* y la mezcla de espinaca sobre los rectángulos.

Enrolle cada uno de los rectángulos, comenzando por el lado más corto, y apriete los bordes y los extremos para cerrarlos.

Coloque las hogazas en la bandeja engrasada, con las uniones boca abajo, dejando un espacio suficiente entre una y otra para que no se peguen al crecer mientras se hornean.

Con un cuchillo afilado haga tres cortes de 1 pulgada (2,5 cm) de profundidad sobre la parte superior de las hogazas. Utilizando una brocha de repostería, únteles un poco de huevo batido y rocíeles semillas de amapola o de sésamo.

Precaliente el horno a 350°F. Hornee los panes durante 45 minutos o hasta que el relleno sobresalga por los lados y la parte superior esté bien dorada. Saque las hogazas del horno y déjelas refrescar dentro de la bandeja de hornear durante unos 30 minutos antes de cortarlas en rebanadas y servirlas.

Por rebanada: 163 calorías, 3,3 g de grasa total (18% de calorías), 0,8 g de grasa monoinsaturada, 0,4 g de grasa poliinsaturada, 1,5 g de grasa saturada, 7 g de proteínas, 26,6 g de carbohidratos, 2,6 g de fibra dietética, 13 mg de colesterol, 307 mg de sodio

Da para 2 hogazas de pan; 20 rebanadas

Pan Relleno de Vegetales

Para variar esta receta, usted podrá utilizar otros vegetales que no sean los que indico aquí. Los espárragos, los corazones de alcachofas, los tomates secados al sol, los pimientos y el brócoli son excelentes para preparar el relleno.

TIEMPO DE HORNEADO: 45 MINUTOS

Masa

- 2 tazas de agua caliente (110°F–115°F/43°C–46°C)
- 1 cucharada de azúcar o miel
- 2 cucharadas de levadura seca activa
- 2 tazas de harina de trigo integral
- 1½ cucharaditas de sal
- 3–3½ tazas de harina sin blanquear

Relleno

- 2 cucharaditas de aceite de oliva
- 1 taza de cebollas rojas, picadas
- 12 dientes de ajo, cortados en rebanadas bien finas

(continúa)

- 2 calabacines (*zucchini*), cortados en cuatro y en rebanadas finas
- 8 onzas (227 gramos) de champiñones, cortados en rebanadas
- ¾ de taza de pimientos rojos asados, cortados en rebanadas
- ½ taza de perejil fresco, picado
- 3 cucharadas de albahaca fresca
- Sal
- Pimienta negra recién molida
- 2 tazas de queso *mozzarella* parcialmente descremado, desmenuzado
- ½ taza de queso parmesano, rallado
- 1 huevo, ligeramente batido
- 2 cucharadas de semillas de amapola o de sésamo

Para hacer la masa: En un recipiente grande, mezcle el agua con el azúcar o la miel. Espolvoréele la levadura por encima. Coloque el recipiente a un lado para probar la levadura de 5 a 10 minutos.

Añada la harina de trigo integral y la sal. Bata bien los ingredientes durante 3 minutos con una mezcladora eléctrica (o bátalos enérgicamente a mano).

Vierta la mezcla sobre un mostrador espolvoreado con harina, añadiendo una cantidad suficiente de la harina integral a fin de obtener una masa que se pueda trabajar. Amásela durante 10 minutos o hasta que esté suave y elástica. Forme una bola con la masa.

Engrase ligeramente un recipiente grande con un poco de aceite. Vierta la masa en el mismo e imprégnela de aceite. Cubra el recipiente y colóquelo en un lugar donde haya calor (80°F a 85°F/26°C a 29°C), dejando que la masa se levante durante 1 hora o hasta que adquiera el doble del tamaño.

Para hacer el relleno: Caliente el aceite a fuego mediano en un sartén grande antiadherente. Añada las cebollas y el ajo, sofriéndolos durante 3 minutos. Agregue los calabacines (*zucchini*), los champiñones, los pimientos rojos, el perejil y la albahaca, así como la sal y la pimienta a gusto. Cocine la mezcla, revolviendo, durante 15 minutos o hasta que se haya evaporado casi todo el líquido. Coloque el sartén a un lado.

Engrase ligeramente una bandeja de hornear. Golpee la

masa y divídala a la mitad. Coloque ambas partes sobre un mostrador ligeramente espolvoreado con harina y entonces amáselas para formar dos rectángulos de 10 × 15 pulgadas (25 × 37,5 cm).

Viértales encima, de manera uniforme, el queso *mozzarella*, el queso parmesano y los vegetales salteados. Enrolle cada uno de los rectángulos, comenzando por el lado más corto, y apriete los bordes y los extremos para cerrarlos. Coloque las hogazas en la bandeja engrasada, con las junturas boca abajo, dejando suficiente espacio entre las mismas para que no se peguen al crecer mientras se hornean. Con un cuchillo afilado, haga tres cortes de 1 pulgada (2,5 cm) de profundidad en la parte superior de las hogazas. Utilizando una brocha de repostería, únteles un poco de huevo batido y rocíeles semillas de amapola o de sésamo.

Precaliente el horno a 350°F. Hornee los panes durante 45 minutos o hasta que el relleno sobresalga por los lados, y las partes superiores estén bien doradas. Saque los panes del horno y déjelos refrescar dentro de la bandeja de hornear durante unos 30 minutos antes de cortarlos en rebanadas y servirlos.

Por rebanada: 180 calorías, 4,1 g de grasa total (20% de calorías), 1,2 g de grasa monoinsaturada, 0,6 g de grasa poliinsaturada, 1,8 g de grasa saturada, 8,9 g de proteínas, 27,8 g de carbohidratos, 2,6 g de fibra dietética, 14 mg de colesterol, 263 mg de sodio

Da para 2 hogazas de pan; 20 rebanadas

Panes Especiales

Usted podrá confeccionar una gran variedad de deliciosos panes utilizando una receta básica y cualquier ingrediente que sea de su agrado. Esta es una de las masas que a mí me gusta en particular.

TIEMPO DE HORNEADO: 30–45 MINUTOS

- 1½ tazas de agua caliente (110°F–115°F/43°C–46°C)
- 4 cucharadas de miel o azúcar
- 1 cucharada de levadura seca activa
- 2½ tazas de harina de trigo integral

(continúa)

1½ cucharaditas de sal
Ingredientes especiales (vea más adelante)
1–2 tazas de harina sin blanquear

En un recipiente grande, combine el agua con 1 cucharada de miel o azúcar. Espolvoréele la levadura por encima. Colóquelo a un lado para probar la levadura de 5 a 10 minutos.

Añada 1½ tazas de harina de trigo integral y las 3 cucharadas restantes de miel o azúcar.

Bata bien los ingredientes durante 3 minutos con una mezcladora eléctrica (o a mano, enérgicamente).

Agregue la sal y los ingredientes especiales de su agrado.

Vierta la mezcla sobre un mostrador espolvoreado con harina y amásela, añadiendo la taza restante de harina de trigo integral y una cantidad suficiente de harina sin blanquear a fin de obtener una masa que se pueda trabajar. Trabaje la masa durante 10 minutos o hasta que esté suave y elástica. Forme una bola con la masa.

Engrase ligeramente un recipiente de gran tamaño con un poco de aceite. Coloque la masa dentro del recipiente e imprégnela de aceite.

Cubra el recipiente y colóquelo en un lugar donde haya calor (80°F a 85°F/26°C a 29°C), dejando que la masa se levante durante 1 hora o hasta que adquiera el doble de su tamaño.

Engrase ligeramente una bandeja de hornear.

Golpee la masa. Moldéela en forma de un pan redondo y colóquela en la bandeja de hornear.

Cúbrala y colóquela en un lugar donde haya calor para que se levante por 45 minutos o hasta que duplique su tamaño.

Precaliente el horno a 350°F. Hornee el pan de 30 a 45 minutos, o hasta que suene como si estuviera hueco al darle un golpecito por debajo. Retire el pan de la bandeja de hornear y déjelo refrescar sobre una rejilla.

Por rebanada (sin ingredientes especiales): 147 calorías, 0,6 g de grasa total (4% de calorías), 0,1 g de grasa monoinsaturada, 0,2 g de grasa poliinsaturada, 0,1 g de grasa saturada, 4,9 g de proteínas, 32,1 g de carbohidratos, 3,4 g de fibra dietética, 0 mg de colesterol, 268 mg de sodio

Da para 1 hogaza de pan; 12 rebanadas

Ingredientes especiales

Tomates secados al sol y albahaca: Sumerja 1 ó 2 onzas (2,35 ó 4,7 g) de tomates secados al sol en agua hirviente durante 5 minutos. Escurra los tomates y córtelos en rebanadas o en pedazos. A la masa básica podrá añadirle, en el momento indicado, los tomates, ¼ de taza de queso parmesano rallado y 3 cucharadas de albahaca fresca, picada.

Por rebanada: 163 calorías, 1,3 g de grasa total (7% de calorías), 0,3 g de grasa monoinsaturada, 0,3 g de grasa poliinsaturada, 0,5 g de grasa saturada, 6 g de proteínas, 33,8 g de carbohidratos, 3,6 g de fibra dietética, 2 mg de colesterol, 310 mg de sodio

*Arándanos agrios (*cranberries*) y naranjas:* A la masa básica podrá añadirle, en el momento indicado, 1 taza de arándanos agrios secos, ½ taza de miel y 1 cucharada de corteza de naranja rallada.

Por rebanada: 200 calorías, 0,6 g de grasa total (3% de calorías), 0,1 g de grasa monoinsaturada, 0,2 g de grasa poliinsaturada, 0,1 g de grasa saturada, 4,9 g de proteínas, 45,9 g de carbohidratos, 4,3 g de fibra dietética, 0 mg de colesterol, 269 mg de sodio

Pimientos jalapeños y queso cheddar*:* Añádale a la masa básica 4 onzas (11 g) de queso *cheddar* parcialmente descremado, desmenuzado. También podrá añadirle, en el momento indicado, la cantidad que usted desee de pimientos jalapeños en conserva.

Por rebanada: 171 calorías, 2 g de grasa total (10% de calorías), 0,1 g de grasa monoinsaturada, 0,2 g de grasa poliinsaturada, 0,8 g de grasa saturada, 6,9 g de proteínas, 32,8 g de carbohidratos, 3,5 g de fibra dietética, 5 mg de colesterol, 402 mg de sodio

Azafrán y piñones tostados: Humedezca ¼ de cucharadita de hebras de azafrán en 2 cucharadas de agua caliente durante 15 minutos.

Tueste ¼ de taza de piñones en un sartén (o en una bandeja en el horno a 350°F) sólo hasta que empiecen a dorarse (preste mucha atención, porque se queman con facilidad).

Podrá añadirle a la masa básica, en el momento indicado, el azafrán y el agua donde se humedeció, los piñones y ¼ de taza de miel.

Por rebanada: 186 calorías, 2,3 g de grasa total (11% de calorías), 0,1 g de grasa monoinsaturada, 0,2 g de grasa poliinsaturada, 0,1 g de grasa saturada, 5,7 g de proteínas, 38,3 g de carbohidratos, 3,5 g de fibra dietética, 0 mg de colesterol, 269 mg de sodio

Semillas de hinojo y de anís: Triture ligeramente ½ cucharadita de semillas de hinojo y ½ cucharadita de semillas de anís.

Podrá añadirle a la masa básica, en el momento indicado, las semillas, ½ taza de miel y ¼ de cucharadita de extracto de almendras.

Por rebanada: 191 calorías, 0,6 g de grasa total (3% de calorías), 0,1 g de grasa monoinsaturada, 0,2 g de grasa poliinsaturada, 0,1 g de grasa saturada, 4,9 g de proteínas, 43,6 g de carbohidratos, 3,5 g de fibra dietética, 0 mg de colesterol, 269 mg de sodio

Vegetales: En un procesador de alimentos, combine ¼ de taza de cebollas picadas en pedazos grandes, 1 zanahoria, ½ pimiento verde o rojo dulce y 1 diente de ajo. Desmenuce bien los ingredientes, utilizando las combinaciones de apagar y encender. Podrá añadirle a la masa básica, en el momento indicado, la mezcla de vegetales, ½ taza de queso parmesano rallado, 1 cucharadita de albahaca seca y 1 cucharadita de orégano seco.

Por rebanada: 172 calorías, 1,9 g de grasa total (10% de calorías), 0,5 g de grasa monoinsaturada, 0,3 g de grasa poliinsaturada, 0,9 g de grasa saturada, 6,8 g de proteínas, 33,6 g de carbohidratos, 3,7 g de fibra dietética, 3 mg de colesterol, 348 mg de sodio

Índice analítico

Nota: Las páginas subrayadas indican que el texto aparece en un recuadro. Las páginas en **negrita** se refieren a ilustraciones. Las páginas en *letra cursiva* se refieren a tablas. Para hallar una lista de recetas e ingredientes importantes, remítase al Índice de recetas que comienza en la página 490.

A

B

C

F

M

N

O

P

Q

R

S

T

Índice

de recetas

Nota: Las páginas subrayadas indican que el texto aparece en un recuadro.

B

G

N

O

P

Q

R